Medizin, Kultur, Gesellschaft

Daniel Vitecek

Der Wiener Narrenturm

Die Geschichte der
niederösterreichischen Psychiatrie
von 1784 bis 1870

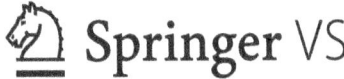 Springer VS

Daniel Vitecek
Wien, Österreich

ISSN 2730-9142   ISSN 2730-9150   (electronic)
Medizin, Kultur, Gesellschaft
ISBN 978-3-658-39049-5   ISBN 978-3-658-39050-1   (eBook)
https://doi.org/10.1007/978-3-658-39050-1

Die Deutsche Nationalbibliothek verzeichnet diese Publikation in der Deutschen Nationalbibliografie; detaillierte bibliografische Daten sind im Internet über http://dnb.d-nb.de abrufbar.

Planung/Lektorat: Frank Schindler
Springer VS ist ein Imprint der eingetragenen Gesellschaft Springer Fachmedien Wiesbaden GmbH und ist ein Teil von Springer Nature.
Die Anschrift der Gesellschaft ist: Abraham-Lincoln-Str. 46, 65189 Wiesbaden, Germany

Vorwort

Die niederösterreichischen Irrenanstalten sind krank, schwer krank. Ihre Geschichte von ihrer Entstehung an bis auf die neueste Zeit ist nichts Anderes, als ihre Anamnese und Krankheitsgeschichte, und es kommt da eine solche Menge von Krankheitsursachen vor, dass die meisten Versuche, sie zu heben und in ihnen ein segensreicheres Wirken möglich zu machen, mehr oder weniger verunglücken mussten.
– KARL SPURZHEIM, erster Primararzt der Irrenanstalt Ybbs an der Donau, 1847

Der Wiener Narrenturm, eröffnet im Jahre 1784 unter Kaiser Joseph II., steht am Beginn der modernen Anstaltspsychiatrie. Oftmals verteufelt, symbolisiert er heute die dunkle Seite der Psychiatrie. Seine Geschichte ist jedoch bis dato völlig unerforscht. Zwar gab es schon einige Versuche, die Vergangenheit der Wiener Irrenanstalt aufzuarbeiten, aber viele Werke boten oftmals nur zeitliches Stückwerk oder wurden selbst zum Überträger von Märchen und Legenden.

Der Narrenturm wurde – wie die gesamte Psychiatrie – in den letzten Jahrzehnten von zwei geschichtswissenschaftlichen Schulen als Truppenübungsplatz benutzt, die in ihm ihre jeweiligen Stellungen in Beschlag nahmen. Die geisteswissenschaftliche Schule, geprägt durch die antipsychiatrische Soziologie der 1960er-Jahre, sah im Turm vor allem ein Werkzeug der Ausgrenzung, Bestrafung und Umerziehung des gesellschaftlich *Anderen*. Das Ziel dieser Art von Geschichtsschreibung war es, ein möglichst dunkles Bild des Turmes zu entwerfen, um damit die Rechtmäßigkeit der zeitgenössischen Psychiatrie anzugreifen. Nicht viel besser erging es dem Turm in den Betrachtungen der medizinhistorische Schule. Denn auch der Medizin war das Bild des dunklen Turmes nicht unrecht, ließ es sich doch gut als schwarzer Schirm hinter den leuchtenden Fortschritt der modernen Psychiatrie setzen. Betont wurde in dieser Art der Geschichtserzählung zuvorderst, dass die Medizin den Turm, und alles für was er stand, überwunden habe. Beide Schulen gaben sich daher mit dem vorhandenen

Wissen über die Wiener Irrenanstalt zufrieden, konnten sie es doch jeweils pass-genau in die eigenen Erzählungen einfügen.

Diese Arbeit hat das Ziel, die Märchen und Legenden von dieser sagen-umwobenen Irrenanstalt wie eine falsche Haut abzuziehen, wobei nicht die Widerlegung oder Bestätigung bekannter Mythen angestrebt wird, sondern die Erarbeitung eines festen geschichtswissenschaftlichen Grundes, von dem aus ein neuer, sagenfreien Diskurs über die Wiener Irrenanstalt einsetzen kann. Dieser neue Diskurs muss dabei nicht zwingend zu einem günstigeren Ergebnis betreffs des Turms kommen – denn womöglich war dieser tatsächlich dunkel und die Irrenversorgung in ihm wirklich verbrecherisch –, das Ergebnis des Diskurses muss aber geschichtswissenschaftlich begründbar gemacht werden, anstatt auf vorgefassten Urteilen aufzubauen.

Das Hauptanliegen dieser Arbeit ist es, ein umfassendes und tatsachenunter-mauertes Bild der frühen Wiener Anstaltspsychiatrie und der zunehmend größer werdenden niederösterreichischen Irrenversorgung des 18. und 19. Jahrhunderts zu zeichnen. Einschränkend gilt es anzuerkennen, dass die Arbeit auf einige Fragen keine endgültigen Antworten geben kann. Hier hoffe ich, dass das Buch eine erste grobe Übersichtskarte über ein noch unbekanntes Gebiet sein wird, die Anstoß dazu gibt, die psychiatrischen Landschaften der Vergangenheit genauer zu verkarten.

Wien
01. Februar 2023

Inhaltsverzeichnis

Zusammenfassung

Der Forschungsgegenstand dieses Buches ist die öffentliche Irrenversorgung im historischen Verwaltungsbezirk Erzherzogtum unter der Enns – dem heutigen Wien und Niederösterreich – zwischen 1784 und 1870. In der Einleitung wird die Unterteilung der geschichtlichen Entwicklung der niederösterreichischen Psychiatrie zwischen dem 18. und dem 20. Jahrhundert in drei grobe Abschnitte vorgeschlagen und die wichtigsten psychiatrischen Einrichtungen in dieser Zeit überblicksartig dargestellt. Weiters wird die richtige Benennung von historisch psychisch Kranken im geschichtswissenschaftlichen Zusammenhang besprochen. Zum Geleit durch das Buch bietet die Einleitung eine Übersicht über die Gliederung und die Inhalte der folgenden Kapitel.

1.1 Zeit, Gebiet und Gegenstand der Untersuchung

Dieses Buch behandelt als Hauptgegenstand die Gesamtheit aller öffentlichen Gesundheitseinrichtungen für Irre im historischen Verwaltungsbezirk → *Erzherzogtum Österreich unter der Enns*.[1] Das Erzherzogtum entsprach den heute bestehenden österreichischen Bundesländern Wien und Niederösterreich. Umgangssprachlich wurde es schlicht *Niederösterreich* genannt, eine Gewohnheit, die hier aufgrund ihrer Einfachheit gerne aufgegriffen wird.

Die Spanne der Untersuchung liegt zwischen 1784 und 1870, dem Nutzungszeitraum des Narrenturms als Irrenanstalt. Es handelt sich um einen bisher wenig

---

[1] Für alle in Folge mit „→" gekennzeichnete Begriffe siehe Glossar, Anhang F

© Der/die Autor(en), exklusiv lizenziert an Springer Fachmedien Wiesbaden GmbH, ein Teil von Springer Nature 2023
D. Vitecek, *Der Wiener Narrenturm, Medizin, Kultur, Gesellschaft*,
https://doi.org/10.1007/978-3-658-39050-1_1

1

erforschten Zeitabschnitt der niederösterreichischen → *Psychiatrie*, wobei für die einleitenden Jahre vor 1784 so gut wie keine wissenschaftlichen Arbeiten bestehen, die Zeit nach 1870 hingegen bereits vielfach erschlossen wurde.

Neben der öffentlichen Irrenversorgung bestand in Niederösterreich ab dem 19. Jahrhundert auch eine wachsende Zahl von privaten Einrichtungen, die psychisch kranke PatientInnen betreuten. Dazu zählten eigens gewidmete Privatirrenanstalten, Wasserheilanstalten oder sonstige Erholungs- und Kurhäuser. Auch im niedergelassenen Bereich, etwa bei Hausärzten oder später bei Neurologen, wurden psychisch Kranke privat betreut. Die Geschichte der privaten Irrenversorgung in Niederösterreich wird in dieser Arbeit nicht erschöpfend behandelt, sie wird aber überblicksweise dargestellt (s. Abschn. 8.3).

1.2   Entwicklung der niederösterreichischen Psychiatrie

Die niederösterreichische Irrenversorgung war während des 18. und 19. Jahrhunderts Teil eines größeren öffentlichen Gesundheitswesens, das sich in fünf Anstaltsteilbereiche auffächerte: In die Krankenversorgung in verschiedenen Krankenhäusern in Wien und Niederösterreich; in die Irrenversorgung in diversen Einrichtungen; in die Mütter- und Neugeborenenversorgung in Gebär- und Findelhäusern; in die Waisenkinderversorgung in Waisenhäusern; und in die Armen- und Altenversorgung in → *Versorgungshäusern*.

Es ist schwierig, die niederösterreichische Psychiatrie zwischen dem 18. und dem frühen 20. Jahrhundert in klar getrennte geschichtliche Abschnitte zu unterteilen. Eindeutig ist allerdings, dass die öffentliche medizinische Irrenversorgung in Wien schon vor Eröffnung des Narrenturms 1784 bestand, die Eröffnung des Narrenturms also nicht als Ursprung der niederösterreichischen Psychiatrie gelten kann. Wesentlich für das gesamte Gesundheitswesen war die josephinische Gesundheitsreform von 1784. In dieser wurde die bis dahin geschichtlich gewachsene Kranken-, Irren-, Mütter- und Findelversorgung in einer Universalanstalt für ganz Niederösterreich zusammengefasst, im *Wiener Allgemeinen Krankenhaus*. Für die Aufstellung der niederösterreichischen Irrenversorgung blieb diese Bündelung bis weit ins 19. Jahrhundert hinein prägend. Zu Beginn des 20. Jahrhunderts hatte sich die Psychiatrie auf weitere Standorte ausgedehnt, um eine breitflächigere Betreuung bieten zu können.

Um die Entwicklung des niederösterreichischen Psychiatrie übersichtlich darzustellen, wird folgende Teilung in drei Zeitabschnitte vorgeschlagen.

1.2.1 Dezentrale Irrenversorgung vor 1784

Die Wurzeln der niederösterreichischen Irrenversorgung lassen sich bis ins Mittelalter zurückverfolgen. Spätestens seit Mitte des 18. Jahrhunderts bestand in Wien eine medizinisch organisierte Psychiatrie. Hauptträger dieses Systems waren die Irrenabteilungen in den öffentlichen → *Hospitälern St. Marx* und dem *Spanischen Spital*. Als Nebenträger der Irrenversorgung arbeiteten Armenversorgungshäuser und teilweise Ordensspitäler. Darüber hinaus gibt es Hinweise auf das Bestehen von privat geführten Irrenanstalten, deren Betrieb allerdings durch Joseph II. in den 1780er-Jahren für unzulässig erklärt wurde. Die dezentrale niederösterreichische Irrenversorgung vor 1784 ist nur wenig erforscht.

1.2.2 Zentralisierte Irrenversorgung von 1784 bis 1870

Im Zuge der josephinischen Gesundheitsreform wurden 1784 die bis dahin bestehenden öffentlichen Wiener Spitäler aufgelassen und im Wiener Allgemeinen Krankenhaus zusammengeführt. Damit wurde auch die niederösterreichische Irrenversorgung im Allgemeinen Krankenhaus gebündelt. Von 1784 bis 1870 bestand die niederösterreichische Psychiatrie aus drei eng miteinander verbundenen Anstalten. Den Mittelpunkt dieses Netzwerks bildete die Wiener Irrenanstalt: Sie verfügte über die höchste Bettenanzahl und wirkte auch als wissenschaftliches Zentrum.

Wiener Irrenanstalt

Die Wiener Irrenanstalt im Allgemeinen Krankenhaus diente ab 1784 als Zentralpsychiatrie für Niederösterreich. Neben dem *Narrenturm* bestand sie seit 1792 auch aus dem *Lazarett*. Bis 1853 stand die Irrenanstalt unter der Direktion des Allgemeinen Krankenhauses.

Ab den 1820er-Jahren wurde von der Direktion des Allgemeinen Krankenhauses ein Neubau für die Wiener Irrenanstalt verfolgt, da man den Narrenturm als baulich unpassend empfand. Nach fast drei Jahrzehnten feststeckender Planungen wurde 1853 die reformierte und selbstständige → *relativ verbundene Irrenheil- und Pflegeanstalt* Wien eröffnet. Als → *Heilanstalt* diente das in den Jahren 1848 bis 1852 errichtete Anstaltsgebäude am Wiener *Bründlfeld*. Als → *Pflegeanstalt* wurde bis 1855 das Lazarett und bis 1869 der Narrenturm verwendet.

Nach der Schließung des Turmes wurde das Bründlfeld 1869 zur Heil- und Pflegeanstalt umgewidmet. Als Ersatz für die abgebauten Pflegebetten des Narrenturms wurde 1870 die *Irrensiechen-Anstalt Klosterneuburg* eröffnet.

Versorgungshaus Ybbs an der Donau

Das → *Versorgungshaus* Ybbs an der Donau nahm seit 1817 → *unheilbare psychia-trische PatientInnen* aus der Wiener Irrenanstalt auf. 1842 erhielt die Filialabteilung zwei eigene Irrenärzte. Ab diesem Jahr wurden auch → *heilbare PatientInnen* aus dem ländlichen Niederösterreich direkt aufgenommen. Ab 1858 wurden die → *PfründnerInnen* aus dem Versorgungshaus ausgelagert und das Gebäude anschlie-ßend zur Gänze zur Irrenanstalt umgebaut.

Beobachtungszimmer im Allgemeinen Krankenhaus

Eine kleine und eigenständige psychiatrische Abteilung bestand im Allgemeinen Krankenhaus seit spätestens 1815. Diese Abteilung diente dem Krankenhaus zur Beobachtung und Behandlung von bereits aufgenommenen PatientInnen mit geis-tigen Auffälligkeiten. Ab 1828 bis zur Eröffnung des Bründlfelds 1853 wurden diese psychiatrischen → *Beobachtungszimmer* im Allgemeinen Krankenhaus als Aufnahmestation für die Wiener Irrenanstalt genutzt, blieben jedoch rechtlich ein Bestandteil des Krankenhauses. Von 1853 bis 1870 waren die Beobachtungszim-mer des Krankenhauses wieder nur für krankenhausinterne PatientInnen zuständig. 1870 wurden sie zur *Psychiatrischen Abteilung* umgewandelt und dienten fortan als Zentralaufnahme für die niederösterreichische Psychiatrie. 1875 wurde dort die *II. Wiener Psychiatrische Klinik* gegründet.

1.2.3 Multizentrische Irrenversorgung ab 1870

1870 kam es zu einer grundlegenden Neuaufstellung der niederösterreichischen Psychiatrie. Die *Irrensiechen-Anstalt Klosterneuburg* wurde als Ersatz für die Pfle-geanstalt im Narrenturm eröffnet. Zeitgleich wurde in einem Flügel der Anstalt am Bründlfeld die *I. Psychiatrische Universitätsklinik* gegründet, die sich unabhängig von der Wiener Irrenanstalt um Ausbildung, Forschung und Lehre kümmerte.

Ebenfalls 1870 wurde die Aufnahme von psychisch Kranken für Niederösterreich neu geregelt: Nur mehr PatientInnen, deren Krankheit bereits ärztlich bescheinigt worden war, durften direkt in die Anstalten eingeliefert werden. Es wurde verfügt, dass alle zweifelhaften Fälle zuerst in den *Beobachtungszimmern* des Allgemeinen Krankenhauses begutachtet werden mussten, die große Mehrheit aller PatientInnen. Dadurch wurde die Station im Allgemeinen Krankenhaus zur Zentralaufnahme der niederösterreichischen Irrenanstalten.

Durch die neuen Einrichtungen büßte die Wiener Irrenanstalt ihre Stellung als Universalanstalt für Behandlung, Wissenschaft und Lehre im psychiatrischen Versorgungssystem ein. Es entwickelte sich eine multizentrische Psychiatrie mit mehreren Knoten- und Durchgangspunkten.

In den nächsten Jahrzehnten wurden in *Gugging-Kierling* (1890) und *Mauer-Öhling* (1902) moderne Anstalten eröffnet, die über mehr Betten als die Wiener Anstalt verfügten. Nach der Fertigstellung der Anstalt Mauer-Öhling wurden Aufnahmebezirke für die niederösterreichischen Anstalten festgesetzt, womit die Bündelung der niederösterreichischen Psychiatrie in der Wiener Irrenanstalt auch rechtlich ihr Ende fand (Nö LGBl 1902/56).

Das veraltete Anstaltsgebäude am Bründlfeld wurde 1907 durch die neue Anlage *Am Steinhof* ersetzt. Das Gebäude am Bründlfeld wurde dem Allgemeinen Krankenhaus angegliedert und bis zu seinem Abriss 1974 als *Psychiatrisch-Neurologische Klinik* genutzt.

Für die Zeittafel der Wiener Irrenanstalt von 1784 bis 1907 siehe Anhang B.

1.3   Die „Irren" – Zur Benennung der Kranken in dieser Arbeit

Sowohl in den öffentlichen als auch den privaten Irrenanstalten wurden im 18. und 19. Jahrhundert zuvorderst Menschen versorgt, die an einer das Leben unterbrechenden seelischen Erkrankung litten, während Menschen, die eine das Leben begleitende Krankheit hatten, außerhalb der Anstalten am verfügbaren Gesundheitsmarkt behandelt wurden. Die Wiener Psychiatrie behandelte daher im 19. Jahrhundert erstrangig schwere Krankheitsverläufe, die auch im Mittelpunkt dieser Arbeit stehen, siehe Tab. 1.1.

Unter den dutzenden Begriffen, die es für psychisches Kranksein im Deutschen gab, setzte sich zu Beginn des 19. Jahrhunderts das Wort *Irresein* allgemein durch, weil es damals als der „*gelindeste Namen*" galt und als breiter Sammelbegriff verwendet werden konnte. [1, S. 343] Für heutige Ohren klingen die Bezeichnungen „Irresein", „Irrenanstalt" oder „Irrer" allerdings anstößig. Man ist daher versucht, die alten Begriffe auszusparen, sie durch gleichwertige moderne Fachausdrücke zu ersetzen oder immer unter Anführungszeichen zu schreiben.

Im geschichtswissenschaftlichen Zusammenhang ist es aber nur durch unansehnliche Verrenkungen möglich, den Begriff „Irresein" und seine Ableitungen zu vermeiden, denn die altertümliche Bezeichnung lässt sich nicht ohne Bedeutungsverlust in den heutigen Sprachschatz übertragen. Die *Irren* sind eine historische PatientInnengruppe, die von den heutigen psychisch Kranken unterschieden werden muss, auch wenn es sicherlich eine große Schnittmenge zwischen beiden Gruppen

Tab. 1.1 Bandbreite der Versorgung psychiatrischer Krankheiten

Art der psychischen Erkrankung	Das Leben begleitende Erkrankungen[a]	Das Leben unterbrechende Erkrankungen[a]
Behandlungsort	verfügbarer Markt der Gesundheitsanbieter	*Anstalt*[b]
Träger	staatlich und privat	größtenteils staatlich
Einrichtungen	niedergelassene Ärzte, Kurhäuser, Wasserheilanstalten, psychotherapeutische Angebote, religiöse Angebote, Esoterik, Volksmedizin, Quacksalberei …	Krankenhaus, *Irrenanstalt*[b]

[a]Die beiden Gruppen treffen nicht von selbst Aussagen über die tatsächliche Schwere der Erkrankung; auch stark ausgeprägte psychische Krankheiten müssen nicht lebensunterbrechend verlaufen, bedenke etwa chronisch psychisch kranke Obdachlose
[b]Im Hauptaugenmerk dieser Arbeit

gibt. Es können zwei Thesen (A und B) aufgestellt werden, wie sich das *Irresein* zum heutigen Begriff der *psychischen Störung* verhält.

These A geht von der Beobachtung aus, dass viele Irre an einem krankhaften Zustand litten, der durch eine damals unerkannte körperliche Erkrankung hervorgerufen worden war. Körperliche Erkrankungen, die aufgrund ihrer psychopathologischen Auswirkungen damals der Psychiatrie zugeordnet wurden, waren unter anderem: Epilepsie mit Geistesstörung, Neurosyphilis („progressive Paralyse"), angeborene Behinderungen, angeborenes Jodmangelsyndrom („Kretinismus"), Delire bei Infektionserkrankungen wie Typhus und diverse neurodegenerative Erkrankungen. These A postuliert, dass zum Beispiel die Infektionskrankheit Neurosyphilis heute nicht mehr primär zu den psychischen Störungen gezählt wird, während die dadurch verursachte progressive Paralyse eindeutig zu den historischen Formen des Irreseins gehört. These A formuliert, dass das Irresein mehr biologisch bedingte Krankheiten enthielt als das heutige Modell der psychischen Störung. Siehe Abb. 1.1

These B gründet auf dem Gedanken, dass das Irresein eine Hervorbringung der historischen Anstaltspsychiatrie war. Wie noch beschrieben werden wird, litten die meisten Irren der Wiener Irrenanstalt an psychotisch-manischen und depressiven Zustandsbildern. Als dritte große Gruppe kamen PatientInnen mit geistiger Behinderung hinzu. These B postuliert, dass der Fokus der Anstaltspsychiatrie damals deutlich enger war als jener der heute ausgebildeten Gesamtpsychiatrie, da nur

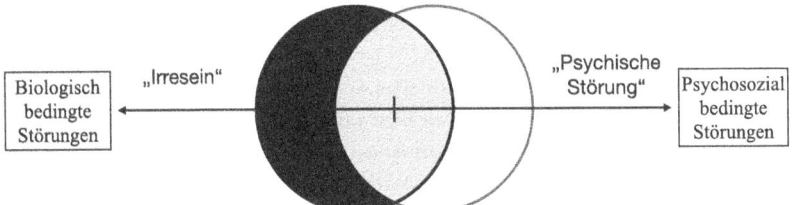

Abb. 1.1 These A. Der Brennpunkt der Psychiatrie hat sich Richtung psychosozial bedingter Störungen verschoben. Der historische Begriff des Irreseins, der viele biologisch bedingte Krankheiten umfasste, wird vom heutigen Begriff nicht mehr vollständig abgedeckt

schwer kranke Personen in Irrenanstalten aufgenommen wurden. Somit wären viele „leichter" psychisch Erkrankte nicht als Irre erfasst worden, während sie sich heutzutage zu einem größeren Anteil in psychiatrischer Behandlung befänden. These B geht daher von der Annahme aus, dass historisch als irre bezeichneten Personen auch heute noch in die Zuständigkeit der Psychiatrie fallen würden. In diesem Sinne wäre das historische Irresein ein Teilbereich des heutigen Begriffs. Siehe Abb. 1.2

Beide Thesen verdeutlichen die Unterschiede zwischen den Begriffen Irresein und psychischer Störung. Die Begriffe können nicht deckungsgleich verwendet werden, da sie unterschiedliche PatientInnengruppen beschreiben. Ausgehend von diesen Überlegungen, halte ich die Verwendung der altertümlichen Begriffe im geschichtswissenschaftlichen Zusammenhang für gerechtfertigt. Der Abwechslung halber verwende ich neutrale Begriffe wie *PatientIn* oder *psychisch Kranker* in dieser Arbeit bedeutungsgleich: Sie bezeichnen hier aber nicht die Gruppe der heute an

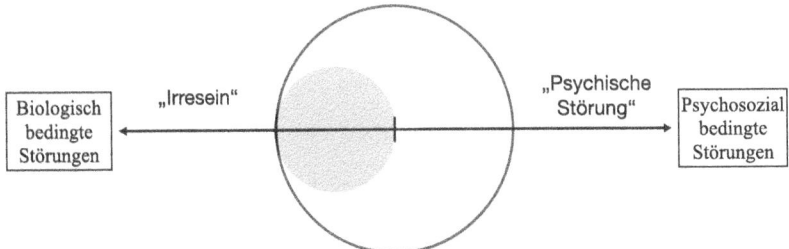

Abb. 1.2 These B. Die Brennweite der Psychiatrie hat sich in Richtung psychosozial bedingter Störungen vergrößert. Der historische Begriff des Irreseins wird von dem modernen und breiter gefassten Störungsbegriff vollkommen abgedeckt

einer psychischen Störung Leidenden, sondern zielen auf die historische Gruppe
der *Narren, Irren* und *Wahnwitzigen.*
  Um Männer wie Frauen gleichermaßen sprachlich in der Arbeit abzubilden,
wurde bei manchen gruppenbezogenen Bezeichnungen die inklusive Schreibweise
mit dem Binnen-I gewählt, so beim Wort *Patient.* Andere Wörter wurden absichtlich
nicht angepasst, um auf geschichtliche Wirklichkeiten hinzuweisen, etwa darauf,
dass im Untersuchungszeitraum nur Männer *Ärzte* werden konnte.

1.4   Gliederung

Die vorliegende Arbeit besteht aus drei Teilen. Der erste Teil widmet sich der
Beschreibung der Entwicklung der niederösterreichischen Psychiatrie von 1784 bis
1870. Der erste Teil beinhaltet drei gesonderte Bildkapitel, in denen die wichtigsten
Gebäude der niederösterreichischen Irrenversorgung anhand von Fotos, Grafiken
und Kunstwerken dargestellt werden. In drei weiteren Kapiteln, die als Titel „Der
Blick von Außen I–III" tragen, werden ausgewählte Zeitzeugenberichte zur Wiener
Irrenanstalt vorgestellt und ausgewertet.
  Der zweite Teil besteht aus der nachgebauten Gesamtstatistik der Wiener Irren-
anstalt für 1784 bis 1870.
  Im dritten Teil finden sich fünf Anhänge (A–F). Den Anhang A bilden vier Karten
zur Entwicklung der niederösterreichischen Psychiatrie zwischen 1780 und 1907.
Der Anhang B besteht aus einer Zeittafel zur Entwicklung der Wiener Irrenanstalt.
Der Anhang C ist eine Liste von Krankenschödeln, die Franz Josef Gall aus der
Wiener Irrenanstalt entnommen hat. Der Anhang D ist die zeitgenössische Aufga-
benbeschreibung für die Primare der Wiener Irrenanstalt von 1814. Im Anhang E
wird in einem kurzen Aufsatz über die Möglichkeit von politischen Gefangenen in
der Wiener Irrenanstalt im 19. Jahrhundert gesprochen. Im abschließenden Glossar,
dem Anhang F, werden die wichtigsten Fachbegriffe der damaligen Zeit erläutert,
die in dieser Arbeit verwendet werden.

Zum Geleit
Die Schreibweise einiger geschichtlichen Bezeichnungen wurde im Fließtext an
die heutige Rechtschreibung angepasst. „*Thurm*" wurde zu Turm, „*Lazareth*" zu
Lazarett u. s. f. „*Kurze Zitate im Fließtext sind kursiv gestellt und beginnen und
enden mit Gänsefüßchen."*

Alle Blockzitate über drei Zeilen Länge sind auf diese Art eingerückt und tragen keine Anführungszeichen. [Mit eckigen Klammern gezeichnete Texte innerhalb ausgewiesener Zitate sind Anmerkungen des Verfassers.]

Literatur

1. Wagner, Michael. „Anmerkungen und Zusaetze". In: *Philosophischmedicinische Abhandlung über Geistesverirrungen oder Manie : Mit Figuren, welche die Formen des Schedels, und Abbildungen der Wahnsinnigen darstellen.* Hrsg. von Phillipe Pinel. Wien: Schaumburg, 1801, S. 356–364. http://mdz-nbn-resolving.de/urn:nbn:de:bvb:12-bsb10473949-4 (besucht am 24. 01. 2022).

Teil I
Haupttext

Vor dem Narrenturm

2

> *„Sind Vorkehrungen zur Rettung der Verzweifelten und
> Wahnsinnigen gemacht?"*
> —JOSEPH II. [zitiert nach: 22, S. 102]

Zusammenfassung

Dieses Kapitel widmet sich der bisher wenig erforschten niederösterreichischen
Psychiatrie vor 1784 und arbeitet auf, in welcher Weise die damalige Irrenversorgung mit dem restlichen öffentlichen Gesundheitswesen für Kranke, Schwangere und Arme verknüpft war. Im Detail werden die Überlegungen hinter der
josephinischen Gesundheitsreform von 1784 dargestellt und wie die Reform
das niederösterreichische Gesundheitswesen in den kommenden Jahrzehnten
prägte. Besprochen wird weiters, welche Vorstellungen über die Bedürfnisse und
Behandlungsmöglichkeiten von „Irren" der Reform zugrunde lagen. Abschlie-
ßend wird die neu geschaffene Universalanstalt Wiener Allgemeines Krankenhaus und ihre Leistungsfähigkeit vorgestellt.

2.1   Die dezentrale Wiener Irrenversorgung

Geht es nach den Autoren der 1840er- und 1850er-Jahre, die erstmals über die
Geschichte der Wiener Psychiatrie schrieben, stellte die Eröffnung des Narrenturms in Wien am 19. April 1784 die Stunde Null der öffentlichen Wiener und
niederösterreichischen Psychiatrie dar. Davor hätte in der Irrenversorgung das finstere Mittelalter geherrscht.

Man kannte keine Heil- und Pflegeanstalten für diese Art von Kranken, ihr Aufenthalt
war in Kerkern, ihre Heilmittel waren Fesseln, und sie wurden mehr als Bestien, denn
als Menschen behandelt; an ein rationelles ärztliches Einschreiten dachte Niemand.
Die Geschichte der Irren in Wien im Beginne des vorigen Jahrhunderts [des 18. Jahrhunderts, Anm. d. Verf.] ist in ein Dunkel gehüllt und es verlautet nur: dass die Mehrzahl
derselben in einem Gefängnisse am „Salzgries" eingesperrt gehalten wurde, woselbst
sie nothdürftig bekleidet in Ketten lagen, und gleich Thieren gefüttert wurden. [42, S.
183]

Die von ihrer eigenen Fortschrittlichkeit überzeugten AutorInnen des 19. Jahrhunderts nahmen an, dass vor 1800 alle Irren und Narren als unheilbar gegolten hätten.
Wegen dieser *„traurigen Annahme der Unheilbarkeit"* seien die Irren nicht medizinisch betreut, sondern nur zusammengepfercht worden. Die Eröffnung des Narrenturm sei unter Berücksichtigung dieses geschichtlichen Hintergrunds ein erstes
Aufleuchten der *„Morgendämmerung der psychischen Heilkunde"* gewesen. [20,
S. 191]

Waren diese erleuchteten Sichtweisen auf die frühe niederösterreichische Psychiatrie gerechtfertigt? Herrschte vor 1784 wirklich dunkle Nacht in der Irrenversorgung? Welche Einrichtungen für psychisch Kranke gab es vor dem Narrenturm und
wie wurden die Irren dort behandelt?

Im Mittelalter verwahrte das *Gefängnis am Salzgrieß* in der heutigen Wiener
Innenstadt einzelne Irre, wahrscheinlich ohne diese ärztlich zu versorgen. Im Verlauf
der Frühen Neuzeit von 1500 bis 1750 übernahmen öffentliche, private und auch
kirchliche Hospitäler Aufgaben der Irrenversorgung. In welchem Ausmaß in den
damaligen Spitälern die Irren ärztlich betreut wurden, ist ungewiss, punzierte doch
der Spitalsbegriff der damaligen Zeit eine *„Sozialanstalt"* für Bedürftige aller Art
und nicht eine medizinisch geleitete Einrichtung im heutigen Sinne. [Vgl. 35, S. 230]

Mittelalterliche und neuzeitliche Spitäler dienten zunächst als umfassende Fürsorgeeinrichtungen für Kranke, Gebärende, Irre, Alte, Behinderte, Waisen und
Arme. Die Krankenbetreuung war dabei ein Nebenzweig des größeren Armenwesens. Da es vermögende Personen im Allgemeinen vorzogen, im Krankheitsfall
im eigenen Zuhause gepflegt und verarztet zu werden, wurde die Krankenfürsorge
in den Spitälern als Teil des Armenwesens gesehen. Einige Stiftungsurkunden von
frühen Krankenhäusern sprechen ausdrücklich davon, dass sie zur Aufnahme von
armen Kranken gedacht waren. Im Verlaufe des 17. und 18. Jahrhunderts lösten
sich die einzelnen Wohlfahrtszweige langsam voneinander und bekamen eigene
Anstalten zugewiesen. Diese Entwicklung mündete um 1800 in das Bestehen von
zwei getrennten aber doch eng miteinander verbundenen öffentlichen Wohlfahrts-
zweigen: Die vorrangig ärztliche Betreuung von akut hilfsbedürftigen Personen
– von Kranken, Irren und Gebärenden – in Krankenhäusern; und die vorrangig

lebensunterstützende Betreuung von Armen, Alten und chronisch Kranken in den Versorgungshäusern. Weiters galt für beide Gruppen, dass ihre Mitglieder zunächst überwiegend aus den armen Bevölkerungsschichten stammten. Erst im Laufe des 19. Jahrhunderts wurden Krankenhäuser schließlich für wohlhabende Kranke anziehend, da die Einrichtungen nun zunehmend medizinische Leistungen anboten, die im Privatbereich nicht zu bekommen waren. [Vgl. 28. Siehe auch Abb. 2.1].

Für den Wiener und niederösterreichischen Raum besteht bis heute keine Arbeit, die die Frage nach der ärztlichen Betreuung der Irren in den allgemein ausgerichteten neuzeitlichen Spitälern zwischen 1500 bis etwa 1700 endgültig klärt. Allerdings zeigen Forschungen über Spitäler in Graz, Hauptstadt des Herzogtums Steiermark, dass dort in der Barockzeit psychisch Kranke ohne weiteres behandelt und geheilt wurden. Von 1684 bis 1711 wurden im Grazer Ordensspital der *Barmherzigen Brüder* 187 psychisch kranke Männer aufgenommen, was etwa 3 % aller Behandelten entsprach. Diese Patienten konnten offensichtlich schnell und erfolgreich behandelt werden: Nur 11 % der 187 Männer blieben länger als zwei Monate in Behandlung.

18. Jahrhundert   **19. Jahrhundert**

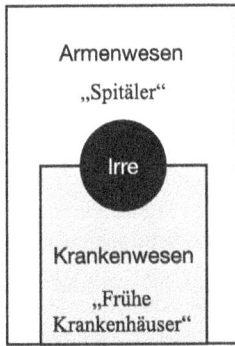
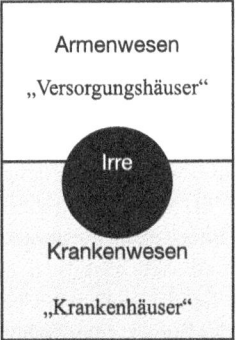

Abb. 2.1 Vereinfachte Darstellung der geschichtlichen Beziehung zwischen öffentlichem Armen-, Irren- und Krankenwesen. Während des 18. Jahrhunderts wurden Kranken- und Irrenversorgung als Teilbereich des Armenwesens gesehen. Beginnend mit dem späten 18. Jahrhundert lösten sich die Wohlfahrtszweige langsam voneinander ab, sodass sie im 19. Jahrhundert als getrennt betrachtet wurden. In Wirklichkeit blieben Armen- und Krankenwesen weiterhin eng miteinander verbunden. Das Irrenwesen blieb stets ein Teilbereich beider Fürsorgezweige. Sowohl im 18. als auch im 19. Jahrhundert waren Irre im Kranken- wie auch im Armenwesen anzutreffen. Durch die josephinischen Gesundheitsreformen wurde die medizinische Behandlung von Irren in Allgemeinen Krankenhäusern zentralisiert, wodurch das Irrenwesen stark ans Krankenwesen angekoppelt wurde

76 % wurden als geheilt entlassen, nur 5 % starben. [Vgl. 38, 302f] Da bei Grazern und Wiener Spitälern jener Zeit von einer sehr ähnlichen ärztlichen und pflegerischen Kultur auszugehen ist, ist es sehr wahrscheinlich, dass auch in Wien Irre erfolgreich geheilt wurden.

Ein vollständigeres aber bei weitem nicht erschöpfendes Bild des Wiener Gesundheitswesens kann für die Zeit ab 1700 gezeichnet werden. Im Folgenden werden die wichtigsten Wiener Hospitäler des 18. Jahrhunderts dargestellt und in welchem Ausmaß sie an der Irrenversorgung beteiligt waren.

2.1.1 Wiener Bürgerspital

Die Versorgung und medizinische Behandlung von Irren in Spitälern war während des 18. Jahrhunderts im städtischen Umfeld zur Regel geworden. Das Spital *St. Marx* (s. Abb. 2.2), das Spital *Bäckenhäusel* in der Alservorstadt und das Spital *St. Clara* beim Kärntnertor in der heutigen Innenstadt bildeten gemeinsam das sogenannte *Wiener Bürgerspital*. Das Bürgerspital war eine seit dem Mittelalter zur Stadt Wien gehörende Einrichtung, dessen Häuser bis ins späte 17. Jahrhundert die Hauptlast der öffentlichen Wiener Wohlfahrt trugen. Anders als der Name vermuten lässt, waren die Anstalten des Bürgerspitals nicht nur Wiener Bürgern, sondern auch Ortsfremden zugänglich. St. Clara diente in den Jahren vor 1784 vorrangig als Versorgungshaus für Arme und Waisenkinder. Für die Jahre 1611 und 1766 sind dort auch Zellen für *„ruhige aber pflegebedürftige Irre"* nachgewiesen. [12] Im Bäckenhäusel wurden zuvorderst PatientInnen mit chronischen Erkrankungen untergebracht. St. Marx war in diesem Gefüge das krankenhausartige Spital und versorgte zuvorderst akute und ansteckende Kranke, Schwangere und Irre. In jedem dieser Spitäler arbeitete jeweils ein graduierter Arzt sowie ein Wundarzt und seine Gehilfen. Die Tab. 2.1 gibt einen Überblick über die Anzahl der Verpflegten in den drei Häusern des Bürgerspitals während vierer Jahre des 18. Jahrhunderts. [Vgl. 40, S. 83–101] Von den im Jahre 1781 behandelten Personen im Versorgunghaus St. Clara waren etwa zwei Drittel Kinder, die außerhalb des Hauses bei Pflegefamilien lebten. [Vgl. 27]

Nach den Zerstörungen der 2. Wiener Türkenbelagerung 1683 entstand nach 1706 in St. Marx im heutigen dritten Wiener Gemeindebezirk ein eigenes *„Zellengebäude"* für Irre, das als *„eines der allerersten Spezialgebäude für unruhige Geisteskranke in Österreich"* gilt. [12, S. 48] Im Erdgeschoß dieses zweistöckigen Krankenhausflügels gab es 30 kleine Kammern, in denen Irre untergebracht wurden,

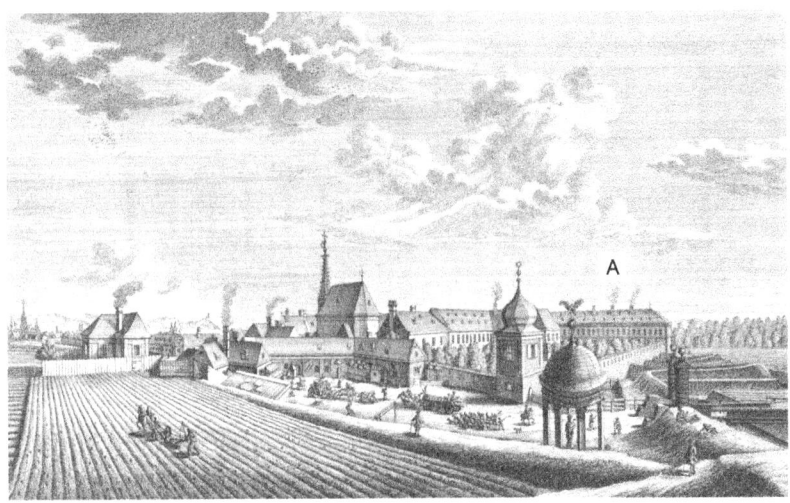

Abb. 2.2 Ansicht des krankenhausartigen Spitals St. Marx von 1733, einem der drei Haupt-häuser des Wiener Bürgerspitals. Der hintere Flügel (**A**) enthielt im Erdgeschoß die erste ausdrücklich gewidmete Irrenabteilung Wiens [19]

Tab. 2.1 Bettenzahl oder Anzahl der Verpflegten im Wiener Bürgerspital

Spital	Jahr				Bezirk[a]
	1715	1742	1751	1781	
Versorgungshaus St. Clara	–	539	686	1718[b]	1.
Krankenhaus Bäckenhäusel	–	184	300	300	9.
Krankenhaus St. Marx	–	400	500	310	3.
Summe	1344	1123	1486	2328	

[a]Heutige Bezirksgrenzen
[b]Die Zahl setzt sich zusammen aus Verpflegten im Haus selbst und etwa 1250 Kindern, von denen der größte Teil außerhalb des Spitals bei Pflegefamilien wohnten

während im ersten Stock Schwangere und Wöchnerinnen in größeren Krankensälen lagen, siehe Abb. 2.3. [Vgl. 41]

Aus St. Marx sind die ersten genauen Schilderungen über die medizinische Behandlung von Irren in Wien überliefert. Spätestens ab den 1760er-Jahren wur-den dort psychiatrische und neurologische PatientInnen von dem Arzt Maximilian

Erdgeschoß

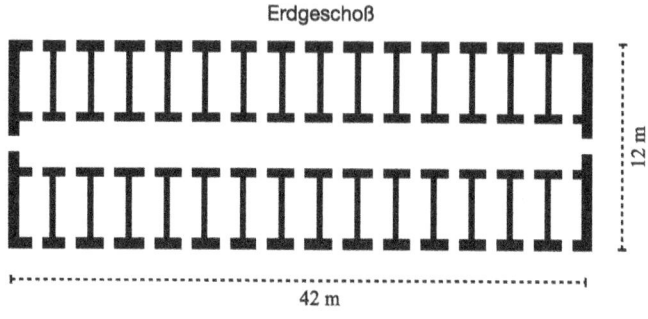

42 m

Innenhof mit Garten

Abb. 2.3 Nicht maßstabsgetreue Grundrisszeichnung der nach 1706 erbauten Irrenabteilung im Spital St. Marx. Um den Mittelgang waren beidseits 15 Zellen angelegt, von denen 25 oder 26 tatsächlich mit PatientInnen besetzt wurden. Ein dort wohnendes Wärterehepaar war für die Pflege der PatientInnen zuständig [Vgl. 33]

LOCHER (* ?; † 1768) [1] nach medizinischen Regeln betreut, wie er selbst in seinem Buch über St. Marx darlegte.

Magna quoque habetur cura circa Maniacos in Nosocomio ad S. Marcum. Viginti quinque Ergastula in uno ambitu exisunt, in quibus singulatim includuntur; in foro anteriori funt fex alia, et reliqui, qui in his locari non possunt, in aliis cameris clausis degunt, ita, ut stultorum plena sint omnia.

*„Es wird auch große Sorgfalt mit den Wahnsinnigen im Krankenhaus St. Marx gepflegt. Es gibt 25 Kerker in einem Trakt, in denen sie einzeln eingesperrt werden; im vorderen Trakt sind sechs andere, und die übrigen, die in diesem Ort nicht passen, leben in anderen verschlossenen Kammern, so, dass der Narren alle vollständig sind." *[23, S. 57]

Locher unterteilte den Wahnsinn auf althergebrachte Weise in Manie und Melancholie, wobei er bemerkte, *„dass nicht selten die Manie in eine Melancholie übergeht und umgekehrt."* Für EpileptikerInnen gab es in St. Marx eigene niedere Betten, vermutlich, um bei Krampfanfällen Verletzungen durch Stürze zu verhindern. Locher hielt eine Mischung aus Kampfer und Opium für ein *„großes Heilmittel"* bei *„Erkrankungen des Kopfes, der Nerven (...)"*, und setzte auch reizende Blasenpflaster und Ätzmittel bei der Behandlung von psychisch Kranken ein. Damit folgte Locher den Methoden der traditionellen europäischen Medizin, der seit der Antike angewandten → Humoralpathologie (Glossar: Anhang F). Gegenüber tobenden und vermutlich auch bei krampfenden PatientInnen wendete Locher eine Fixierung mit

Bändern und Gurten an. Schläge lehnte er zumindest bei manischen und melancholischen PatientInnen ab.

Sunt quidam Authores, qui in Mania et Melancholia etiam verberibus locum concedunt, ut magis coerceantur, et per castigationem ex profunda sua imaginatione et delirio resuscitentur. Dum nosocomii Physicum agere incepi, pro more sueto hoc remedium accuratissime ab invigilantibus fuit administratum et tam strenue percutiebant sæpe miseros, ut causticis et vescatoriis opus non habuerim, quemadmodum tales homines sæpe deteriores fiunt licentia, et magis insaniebant, quam stultus in ergastulo suo; pro authoritate mea cuncta verbera penitus inhibui.

„Es gibt gewisse Autoren, die bei Manie und Melancholie auch den Schlägen einen Ort einräumen, dass sie mehr in Schranken gehalten werden und durch Züchtigungen aus ihren tiefen Wahnbildern und der Verrücktheit herausgetrieben werden. Bis ich begonnen habe als Arzt des Krankenhauses zu arbeiten, wurde dieses Mittel zum gewöhnlichen Gebrauch aufs Sorgfältigste von Überwachenden angewandt und sie haben oft die Elenden so kräftig geschlagen, dass ich die Arbeit mit den Ätzmitteln und Blasenpflastern nicht hatte, sodass solche Menschen oft schlechter wurden durch die Erlaubnis und mehr verrückt wurden als die Dummen in ihrem Kerker. Durch meine Autorität habe ich alle Schläge gründlich verhindert." [23, S. 36–37, 57–59, 73]

2.1.2 Spanisches Spital

Neben dem Bürgerspital gab es weitere Wiener Spitäler, in denen psychisch Kranke versorgt wurden. Ab 1766 wurden Irre auch im hoch entwickelten *Spanischen und Dreifaltigkeitsspital* im heutigen neunten Wiener Gemeindebezirk untergebracht. [12, S. 49] Das Spital war als Krankenhaus für arme Kranke beiderlei Geschlechts gewidmet und verfügte neben pflegerischem und geistlichem Personal über drei graduierte Ärzte für die Innere Medizin und über zwei Wundärzte für äußere Leiden (→ Glossar: Anhang F). Im Spanischen Spital gab es bereits eine chirurgische Schule, die mit der Medizinischen Fakultät verbunden war. [Vgl. 40, S. 154–164] Außerdem fand dort auch die einzige kostenfreie ambulante Krankenordination Wiens statt. In Vielem war das Spanische Spital das unmittelbare organisatorische Vorbild für das 1784 eröffnete Allgemeine Krankenhaus. Unter anderem wurde vom Allgemeinen Krankenhaus die Speiseordnung der PatientInnen und die Dienstinstruktionen der Ärzte und WärterInnen aus der Hausordnung des Spanischen Spitals übernommen. [Vgl. 42, S. 24–27]

2.1.3 Spitäler der Armenkassa

Eine weitere Gruppe von Wiener Spitälern vor 1784 wurde durch die staatliche Armenkassa – die sogenannte *cassa pauperum* – finanziert. Die Spitäler der Armenkassa wurden schon zeitgenössisch als Versorgungshäuser bezeichnet, waren also erstrangig der Unterbringung von Alten und Armen gewidmet. Zwar waren in den Spitälern jeweils ein Arzt und/oder ein Wundarzt angestellt, die Durchführung einer Heilbehandlung stand aber nicht im Vordergrund. Im Jahre 1766 versorgte die Armenkassa insgesamt 2634 Personen in acht großen Wiener Häusern und sieben kleinen Grundspitälern in den Vorstädten. Das größte Versorgungshaus der Armenkassa war der sogenannte *Contumazhof*, ein ehemaliges Pestspital im Alsergrund, das in unmittelbarer Nähe zum Bäckenhäusel und zum Großarmenhaus stand. („Contumaz" bedeutete Quarantäne.) 61,5 % aller im Jahre 1766 Verpflegten waren Frauen, 23,3 % Männer und 15,2 % Kinder. Siehe Tab. 2.2.

Der Anteil der Kranken machte in diesen Spitälern nur etwa 6 % aus, was sie deutlich von den bestehenden krankenhausartigen Spitälern wie St. Marx oder dem Spanischen Spital absetzte. Mit 37,4 % machten Alte und Gebrechliche den größten Teil der BewohnerInnen aus. Etwa 8,6 % galten als bettlägerig. Noch etwa 15 % der erwachsenen BewohnerInnen waren zu einfachen Haus- und Textilarbeiten fähig. In diesen Versorgungshäusern zählten 4,9 % zur Gruppe der *„Hinfallenden [EpileptikerInnen], Halbnärrischen [und] Blödsinnigen"*, was genau der Bandbreite der damaligen Irrenversorgung entsprach. Siehe Tab. 2.3. [3, 19f]

Damit psychisch Kranke und geistig Behinderte in Versorgungshäuser der Armenkassa aufgenommen mussten, musste sie einige Anforderungen erfüllen.

Tab. 2.2 Verpflegte Personen in Spitälern der Armenkassa 1766

Spital	Männer	Frauen	Kinder	Summe	Bezirk[a]
Am Alserbach	75	126	102	303	9.
Contumazhof	268	512	36	816	9.
Kaiserebersdorf	42	330	0	372	11.
Kollonitzgarten	54	193	8	255	2.
Sonnenhof	44	165	0	209	5.
Langer Keller	36	114	3	153	7.
Waisenhaus Rennweg	27	34	250	311	3.
Grundspitäler	67	147	1	215	mehrere
Summe	613	1621	400	2634	

[a]Heutige Bezirksgrenzen

Tab. 2.3 Bewohnergruppen in Spitäler der Armenkasse 1766

Bewohnergruppen[a]	Anzahl	in %
Blinde	112	4,25
Taube, Gehörlose, Sprachlose	173	6,57
Grame und Lahme	226	8,58
Hinfallende, Halbnärrische, Blödsinnige	128	4,86
Schadhafte, mit f. v. offenen Schaden	71	2,70
Kranke	157	5,96
Gebrechliche, Mühselige, und zur Arbeit gänzlich Unbrauchbare	985	37,40
Haus- und Textilarbeiter, gesunde Waisenkinder	782	29,69
Summe	2634	100,00

[a]Bezeichnungen aus Platzgründen leicht verändert

Betont wurde vor allem, dass sie ausreichend *ruhig* und *rein* sein mussten, damit sie den übrigen PfründnerInnen nicht zur Last fielen. Ein Irrer in der Versorgung galt darüber hinaus meistens als medizinisch austherapiert, also als chronisch krank.

2.1.4 Wiener Großarmenhaus

Eine weitere wichtige Fürsorgeeinrichtung vor 1784 war das Wiener *Großarmen- und Invalidenhaus* (s. Abb. 2.4). Der Hof Nr. I der Einrichtung entstand 1694 bis 1697 in Sichtweite zum bereits bestehenden Contumazhof, dem Bäckenhäusel und der Siechenals, also in jenem Teil der Alservorstadt, der sich während des 17. und 18. Jahrhunderts zu einem wahren Zentrum der öffentlichen Wohlfahrt entwickelte. Bis in die 1770er-Jahre wurde die Anstalt durch Anbau der Höfe Nr. II–VII schrittweise vergrößert. (Für die Karte des Wohlfahrtsbezirk Alservorstadt vor 1784 siehe Abb. A.2.) Seit ihrer Eröffnung beherbergte die Anstalt unter anderem zugezogene Arme vom niederösterreichischen Land, ehemalige Soldaten – sogenannte *Militär-Invalide* –, Studenten und Kinder. Später nahm das Armenhaus auch Gebärende und für eine kurze Zeit auch „*Bettler und Müssiggeher*" auf, die dort in einer von 1717 bis 1721 bestehenden Wollfabrik arbeiten mussten. 1724 wohnten bereits 1740 Personen in der Anstalt. Medizinisch versorgt wurde diese große Menge an BewohnerInnen durch einen Apotheker, einen Arzt, zwei Assistenzärzte und einen Wundarzt in zwei großen Krankensälen. 1781, drei Jahre vor der Umwidmung des Armenhau-

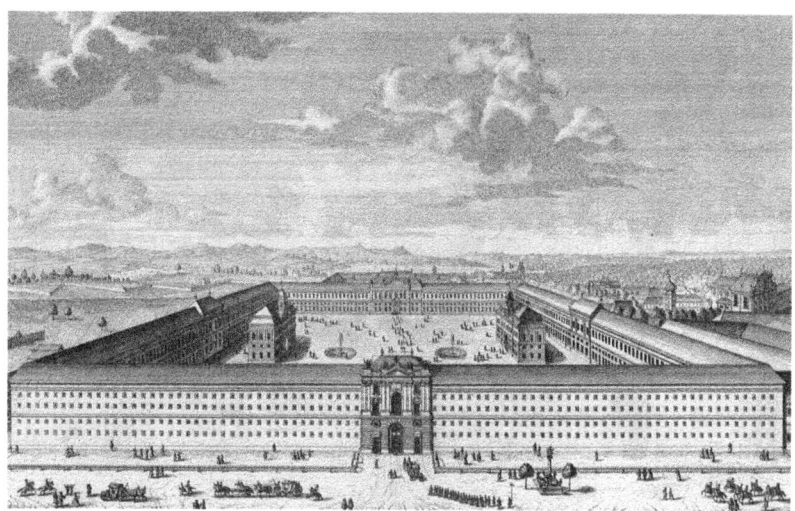

Abb. 2.4 Verklärende Ansicht des Wiener Großarmenhaus von 1733. Das Gebäude wurde 1784 im Zuge der josephinischen Gesundheitsreform nach Umbauten zum Allgemeinen Krankenhaus umgewidmet [18]

ses in das Allgemeine Krankenhaus und der folgenden Aussiedelung der bisherigen BewohnerInnen, lebten dort 1614 Personen: 1136 Frauen (70,4 %), 422 Männer (26,1 %), 40 Knaben (2,5 %) und 16 Pensionisten („Selbstzahler", 1,0 %). [Vgl. 40, S. 112–137] In den ersten Jahrzehnten seines Bestehens wurden auch psychisch Kranke und EpileptikerInnen im Armenhaus versorgt. Dies endete jedoch 1732, als sich das Spital St. Marx verpflichtete, die Betreuung aller Irren aus dem Armenhaus zu übernehmen. [42, S. 22]

2.1.5 Ordenshäuser

Neben diesen öffentlichen Einrichtungen bestanden in Wien auch privat und kirchlich geführte Spitäler. Das wichtigste Ordenskrankenhaus Wiens war das Spital der *Barmherzigen Brüder* im heutigen 2. Wiener Gemeindebezirk. Im Stiftsbrief von 1624 ist festgehalten, dass sich die Ordensbrüder entsprechend ihrem Gelübde kostenlos um *„Arme, Preßhafte [Gebrechliche] und Hilflose"* zu kümmern hätten, um diesen ihre Gesundheit wieder zurückzubringen. Die benötigten Wundärzte und Krankenpfleger waren zumeist selbst Mitglieder des Ordens, wodurch die Ausgaben des Spitals niedrig gehalten werden konnten. Der leitende Arzt des Krankenhauses war ein weltlicher Doktor der Medizin, der einmal täglich zum Krankenbesuch ins Haus kam. Die Barmherzigen Brüder zählten zu den medizinisch hoch entwickelten Krankenhäusern und verfügten nach 1736 über rund 100 Krankenbetten. Da in Spitälern das allgemeine Gebot galt, dass Patientinnen nicht von männlichen Pflegern betreut werden durften, konnten wegen des rein männlichen Personals des Ordens nur kranke Männer aufgenommen werden. [Vgl. 40, S. 112–137][1] Im Haus gab es Sonderzimmer, in die sterbende, ansteckende und delirierende Kranke gebracht wurden, damit sie den anderen Verpflegten nicht zur Last fielen. In diesen Sonderzimmern der Barmherzigen Brüder wurden auch Irre behandelt. [Vgl. 12, S. 49] Wie viele psychisch Kranke in Wien bei den Barmherzigen Brüdern aufgenommen wurden, ist – im Gegensatz zum Grazer Spital des Ordens – nicht bekannt.

Für weibliche Kranke gab es seit 1710 das ähnlich aufgestellte Ordensspital der *Elisabethinerinnen* auf der Landstraße im heutigen 3. Wiener Gemeindebezirk. Das Spital verfügte nach 1740 über 50 Krankenbetten. [Vgl. 40, S. 153–155] Da laut Stiftung nur akut kranke Frauen dort behandelt werden durften, ist es unwahrscheinlich, dass Irre und Epileptikerinnen vor 1783 im Ordensspital aufgenommen wurden, da es sich dabei nach dem Verständnis der Zeit um langwierige Erkrankungen handelte. [Vgl. 20, S. 223]

2.1.6 Private Einrichtungen

Möglicherweise bestanden neben diesen öffentlichen und kirchlichen Einrichtungen auch schon privat geführte Anstalten zur Irrenversorgung, über die heute nur sehr wenig bekannt ist. Um 1900 geisterte eine geschmackige Geschichte über eine solche private Irrenanstalt aus der Zeit vor dem Narrenturm durch die Wiener Blätter. Ein gewisser *„Dr. Jovis"* habe von 1756 bis 1784 in der Pramergasse in der Roßau, im heutigen neunten Wiener Gemeindebezirk, eine private *„Anstalt für Wahnwitzige"* besessen, in der *„recht gescheide Leute als Geisteskranke unter Schloß und Riegel"* gesessen seien, *„wofür die entmenschte Familie solcher ihnen lästigen Personen glänzend bezahlte."* [15]

> Dr. Jovis war ein grausamer Schurke, und seine Anstalt nichts als ein Haus, in dem unter den Augen der Behörde Massenmorde verübt wurden. Die „Wahnwitzigen" wurden zu Tode gemartert, den furchtbarsten Folterungen ausgesetzt, und wer in Wien irgend einen lästigen Menschen hatte, dessen er sich entledigen wollte, brachte ihn mit List

---

[1] Zur Geschichte der Barmherzigen Brüder in Österreich und deren Leitlinien für die Pflegearbeit vgl. [36].

oder auch mit Gewalt in das „Narrenspittel" des Dr Jovis. Er konnte sicher sein, den Unglücklichen für immer los zu sein. [14]

Nach dem geläufigen Gang solcher verklärten Erzählungen aus dem 19. und 20. Jahrhundert entkommt ein junger Adeliger aus diesem Todeshaus. (Natürlich war er dort wegen einer Liebschaft mit einem Mädchen unter seinem Stand eingesperrt gewesen.) Der Entkommene wendet sich persönlich an den römisch-deutschen Kaiser und Erzherzog von Österreich JOSEPH II. (* 1741; † 1790) und berichtet ihm von den schrecklichen Zuständen, woraufhin der menschenfreundliche Monarch die Anstalt unverzüglich schließen lässt. Dr. Jovis und seine Wärter seien danach 1784 zu langen Haftstrafen verurteilt worden. Es sei dieser Vorfall gewesen, der den Kaiser dazu bewogen habe, Ordnung in die unübersichtliche Irrenversorgung Wiens zu bringen. [Vgl. 15]

Ähnliche Schreckensgeschichten über die private Wiener Psychiatrie vor dem Narrenturm wurden auch über die kirchliche Irrenversorgung erzählt. So habe es im Wiener Kapuzinerkloster einen geheimen Keller gegeben, in dem unliebsame und psychisch kranke Ordensbrüder über 30 Jahre lang eingesperrt gewesen seien. Dieser oder ein ähnlich gearteter Missstand drang an das Ohr des Kaisers, der sogleich eine Untersuchungskommission ausschickte. Darauffolgend erließ Joseph II. am 3. März 1783 ein Gesetz, das es verbot, psychisch kranke Ordensbrüder und -schwestern in Klöstern einzusperren. Anstatt dessen sollten sie in das nächstgelegene öffentlich zugängliche Ordensspital gebracht werden. Das Gesetz sollte „den geistlichen Vorstehern alle Gelegenheit (...) nehmen, ihre Mitbrüder aus blossem Verfolgungsgeiste, unter dem Vorwand einer Narrheit, mehrere Jahre hindurch in Klöstern einzukerkern (...)" Dort, wo es keine Ordensspitäler in der Nähe gab, sollte

> jedes Kloster, beyderley Geschlechts, für die Seinigen, die mit Narrheit befallen werden, Sorge tragen, so, als wenn sie an einer andern Krankheit litten, — dieselben wohl verwahren, allen möglichen Schaden abhalten, ihnen die zur Genesung erforderliche Hülfe, Aerzte, Arzneyen verschaffen (...). [zitiert nach: 17, 163f][2]

Geht es nach den Erklärungen solcher schauerromantisch eingefärbten Erzählungen – glauben muss man ihnen nicht, berichtenswert sind sie allemal –, sei Joseph II. durch die Missstände gleichsam zur Einrichtung einer regierungsseitig überwachten Irrenversorgung gezwungen gewesen. Demnach sei die Triebfeder der Reform der Wunsch des Kaisers gewesen, die missbräuchliche Verwendung der Psychiatrie in privaten und kirchlichen Bereichen abzustellen.

---

[2] Aufgrund dieses Gesetzes wurden psychisch kranke Ordensbrüder aus Niederösterreich ab 1783 vor allem bei den Barmherzigen Brüdern in Wien aufgenommen.

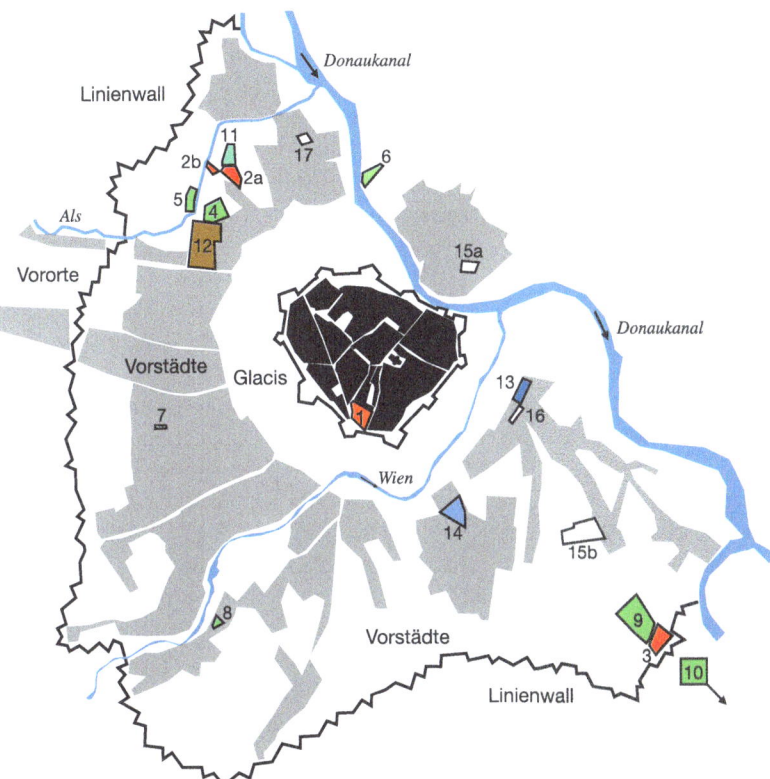

Abb. 2.5 Wien um 1770. Die Stadt Wien innerhalb der neuzeitlichen Stadtmauer ist schwarz eingezeichnet. Die dicht besiedelten Gebiete der Vorstädte innerhalb des Linienwalls sind grau hervorgehoben. Die geschichtlich gewachsenen Wiener Wohlfahrtseinrichtungen erstreckten sich über das gesamte Siedlungsgebiet. *Bürgerspital*: **1** St. Clara (Innere Stadt). **2a** Krankenhaus Bäckenhäusel. **2b** Lazarett, Filiale des Bäckenhäusel. **3** Krankenhaus Spital Sankt Marx. *Spitäler der Armenkasse*: **4** Kontumazhof. **5** Am Alserbach (Kleines Armenhaus). **6** Kollonitzgarten. **7** Langer Keller. **8** Sonnenhof. **9** Waisenhaus. **10** Kaiserebersdorf. **x** Grundspitäler (nicht eingezeichnet). *Eigenständige Einrichtungen*: **11** Spanisches Spital. **12** Großarmenhaus. **13** Johannesspital. (späteres Invalidenhaus). **14** Hofspital. *Religiöse Einrichtungen*: **15a** Ordenskrankenhaus Barmherzige Brüder. **15b** Rekonvaleszentenhaus der Barmherzigen Brüder. **16** Elisabethinenspital. **17** Jüdisches Spital [24]

Aber auch mit der öffentlichen Wiener Wohlfahrt, diesem unübersichtlichen Gewächs aus verschiedensten Trägern, Kassen, Stiftungen, Kranken-, Siechen- und Versorgungshäusern, zeigte sich die Regierung unzufrieden. Vor allem deshalb, weil die aufgewendeten Mittel und Bemühungen in „*keinem Verhältnisse zu den erzielten Erfolgen standen.*" Die alte und zersplitterte Wiener Wohlfahrt war der wachsenden Bevölkerung Wiens nicht im zufriedenstellenden Maße gewachsen. [40, S. 191] Für eine Übersichtsdarstellung der Wiener Wohlfahrt um 1770 siehe Abb. 2.5. [Vgl. für den Standort des Kollonitzgarten: 31, S. 284] [Vgl. 8, S. 3–15][Vgl. 16, S. 79–100]

2.2   Allgemeine Krankenhäuser

Um die medizinische Versorgung der armen Bevölkerung in großen Städten wie Wien zu gewährleisten, wurde in den 1780er-Jahren der Spitalstyp der → Allgemeinen Krankenhäuser (Glossar: Anhang F) entwickelt. Mit der Planung dieser Einrichtungen verfolgte die Regierung im Wesentlichen drei Ziele: Erstens sollten diese Krankenhäuser als Zentralspitäler die bisher historisch gewachsenen Gesundheitseinrichtungen einer Stadt für Kranke ersetzen. Zweitens sollten sie zu einer endgültigen Trennung von Kranken- und Armenwesen in der öffentlichen Wohlfahrt führen. Drittens sollte durch die Zentralisierung die Verwaltung vereinfacht und Kosten eingespart werden. Üblicherweise verfügten Allgemeine Krankenhäuser über eigene Abteilungen für akut hilfsbedürftige Personen – Kranke, Irre und Gebärende. Hingegen berechtigten Alter, Armut, chronische Krankheit oder Obdachlosigkeit nicht zur Aufnahme in diesen Anstalten.

2.2.1   Untersuchungen zum Ausmaß der Wiener Wohlfahrt

Die größte Schwierigkeit, die sich zunächst bei Entwürfen zu Allgemeinen Krankenhäusern zeigte, war, dass niemand genau wusste, wie viele Kranke es überhaupt zu versorgen galt. Aus diesem Grund wurde im März 1781 eine Untersuchung in den Wiener Spitälern durchgeführt, um die dortigen BewohnerInnen zu zählen und sie in die beiden Gruppen der *Kranken* oder der *Versorgten* einzuteilen, siehe Tab. 2.4. [Vgl. 40, Anhang S. XCIX]

Demnach gehörten das Bäckenhäusel, das Spital St. Marx, das Spanische Spital, die kirchlichen Ordenskrankenhäuser und das Spital im Contumazhof – in dem weiterhin auch ein Versorgungshaus untergebracht war – vorrangig zum Krankenwesen, während die übrigen Anstalten der Versorgung zuzurechnen waren. Insgesamt umfasste die öffentliche Wiener Wohlfahrt zum Zeitpunkt der Untersuchung

10.043 Plätze oder versorgte Personen. Von allen Plätzen entfielen 13,9 % (1396) auf Krankenbetten – für Kranke, Irre und Schwangere – und 86,1 % (8647) auf Versorgungsplätze – für Alte, Arme und Kinder. Die Versorgungsplätze gingen bei einem Anteil von 52,0 % (5226) zur übergroßen Mehrheit an erwachsene Pfründnerinnen; 21,9 % (2199) der Versorgungsplätze gingen an Kinder und 12,2 % (1222) an Pensionistinnen, die entweder außerhalb der Anstalten durch Geldleistungen unterstützt wurden oder Selbstzahler in den Spitälern waren.

Insgesamt wurden mehr Frauen als Männer versorgt: Von den 5226 erwachsenen Pfründnerinnen waren 70,6 % (3689) Frauen und nur 29,4 % (1537) Männer. Bei den versorgten Kindern, von denen wir das Geschlecht wissen, war die Geschlechterverteilung hingegen beinahe ausgeglichen: 51,3 % Knaben (783) und 48,6 % Mädchen (741). Von den Kranken ist die Geschlechterverteilung leider nicht überliefert.

2.2.2 Faukens Vorschlag

Der Arzt Johann Peter FAUKEN (* 1740; † 1794), der in den 1770er- und 1780er-Jahren Nachfolger von Maximilian Locher im Spital St. Marx gewesen war, stellte seine eigenen Berechnungen für ein Allgemeines Krankenhaus an. Er veröffentlichte 1784, in dem Jahr in dem das vom Kaiser gewollte Wiener Allgemeine Krankenhaus bereits Gestalt annahm und schließlich eröffnet wurde, einen Gegenvorschlag für ein Allgemeines Krankenhaus für eine Stadt von 200.000 Einwohnern. [Fauken weicht vom gängigen Modell der Allgemeinen Krankenhäuser darin ab, dass er keine Gebär- und Findelanstalt mit dem Krankenhaus verbinden wollte, da sich die Nähe zu Kranken nachteilig auf Schwangere und Kinder auswirke, vgl. 9, S. 91–100] Auch Fauken stützte seinen Entwurf dabei auf die Zahlen der betreuten Kranken in den öffentlichen Wiener Spitälern, wobei er den Zeitraum der fünf Jahre von 1776 bis 1781 zur Grundlage nahm. Die Zahl der nichtkranken Versorgten ließ er in seinen Überlegungen unberücksichtigt, denn diese sollten nicht in das Allgemeine Krankenhaus übernommen werden. Fauken errechnete, dass während 1776 bis 1781 etwa 50.000 Kranke in Wiener Spitälern behandelt worden waren, etwa 8300 im Jahr. Eine weitere ihm bekannte Tatsache war, dass am 26. November 1782 insgesamt 1303 Kranke in den Wiener Spitälern versorgt worden waren. Er konnte also annehmen, dass sich die Anzahl der an einem normalen Tag in Wiener Krankenhäusern verpflegten Kranken irgendwo im Bereich zwischen 1300 bis 1400 Personen bewegte. Die größte Zahl von Krankenbetten stellten laut Fauken 1782 folgende Häuser: das inzwischen offenbar vergrößerte Contumazhof-Spital mit 375 Betten, das Spital St. Marx mit 328, das Bäckenhäusel mit 320, das Spanische und Dreifaltigkeitsspital mit 131 und die Barmherzigen Brüder mit 100 Betten

Tab. 2.4 Bettenzahl der öffentlichen Wiener Wohlfahrt 1781

Träger	Anstalt	Kranke	Versorgung				Pens.[a]	Sum.
			Erwachs.		Kinder			
			M	W	M	W		
Bürgerspital	St. Clara[b]	0	139	340	604	647	0	1730
	St. Marx	300	0	0	0	0	0	300
	Bäckenhäusel	310	0	0	0	0	0	310
Spanisches Spital		366	0	0	0	0	0	366
Contumazhof-Spital		200	0	0	0	0	0	200
Kirche[f]	Barmherzige Brüder	100	0	0	0	0	0	100
	Elisabethinen	50	0	0	0	0	0	50
Dreifaltigkeitsspital[c]		70	0	0	0	0	0	70
Jüdische Gemeinde	Jüdisches Spital	?						0
Armenkassa	Geldleistungen	0	0	0	0	0	926	926
	Waisenhaus[d]	0	0	0	?	?	0	675
	Contumazhof	0	122	448	80	0	0	650
	Alserbach	0	193	319	3	0	0	515
	Ybbs	0	132	358	6	0	0	496
	Andere[e]	0	220	780	0	0	0	1000
Großes Armenhaus		0	422	1136	40	0	16	1614
Johannesspital		0	249	248	50	74	0	621
Breitenfurter Spital		0	20	20	0	0	0	40
Hofspital		0	40	40	0	20	280	380
Summe		1396	1537	3689	783	741	1222	10.043

[a]PensionistInnen. Beinhaltet aus Platzgründen auch die sehr kleine Gruppe der „Presshaften".
[b]Beinhaltet das kleine Siechenhaus „Klagbaum" mit 12 BewohnerInnen.
[c]Teil des Spanischen Spitals, in der Originaltabelle aus Verrechnungsgründen von diesem getrennt ausgewiesen.
[d]Ein Druckfehler in der Quelle verhindert die Aufschlüsselung der Waisenhauskinder nach Geschlecht.
[e]Beinhaltet: Kollonitzgarten, Sonnenhof, Langer Keller und die kleinen Grundspitäler.
[f]Kirchliche Einrichtungen werden eigentlich nicht zur öffentlichen, sondern zur privaten Wohlfahrt gezählt. Aus Gründen der Übersichtlichkeit wurden sie hier trotzdem mit einbezogen, auch weil ihre PatientInnen ebenfalls Arme waren.

– eine Aufschlüsselung mit insgesamt 1255 Krankenbetten. [Vgl. 9, S. 14–16 und Tab. S. 116] Von diesen Zahlen ausgehend entwarf Fauken für die angenommene 200.000-Einwohnerstadt ein Allgemeines Krankenhaus für 1600 bis 1800 Betten, wobei er jahreszeitliche Schwankungen der Aufnahmezahlen mit in Betracht zog, siehe Abb. 2.6.

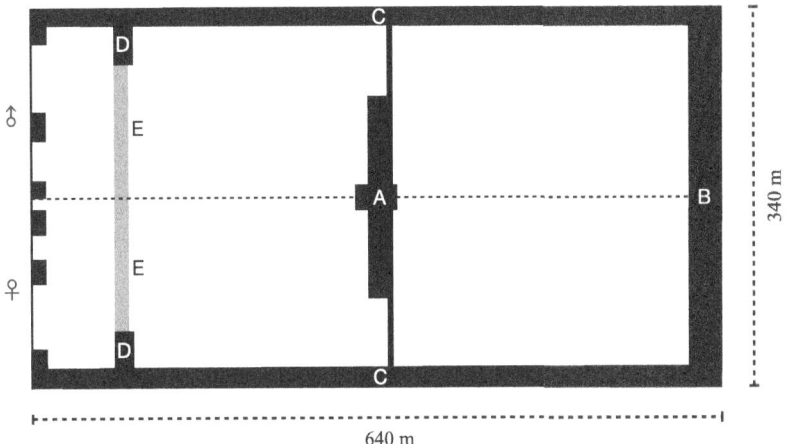

Abb. 2.6 Vereinfachter Grundriss von Faukens Krankenhausentwurf. **A** Zentralbau mit Kirche, Ordenshäusern, Apotheken und Wundarztwohnungen. **B** Stirngebäude mit Verwaltung, Arztwohnungen und Krankensälen der I. und II. Klasse. **C** Seitenflügel mit zwölf großen Krankensälen der III. Klasse. **D** Badeanstalten. **E** Die beiden langen Irrenabteilungen mit WärterInnenwohnungen (grau hervorgehoben). Faukens vorgeschlagene Anlage besaß etwa die doppelten Ausmaße des im gleichen Jahr eröffneten Wiener Allgemeinen Krankenhauses [Vgl. 9, Tafel 1]

Wie die Zitate am Anfang dieses Kapitels zeigen, war lange Zeit in der Geschichtsschreibung die Meinung vorherrschend, dass Irre vor 1800 im Allgemeinen als unheilbar angesehen wurden und daher auch nicht behandelt worden wären. Diese Behauptung findet sich nicht nur bei Autoren aus dem 19. Jahrhundert wieder, sondern auch bei zeitgenössischen Psychiatriehistorikern. [Vgl. z. B. 32] Alles Bekannte über die Versorgung von Irren in Wiener Spitälern vor 1784 spricht dagegen, dass dem tatsächlich so war. Auch Fauken wendet sich klar gegen das Vorurteil der Unheilbarkeit:[3]

> Ebenso sind auch nicht alle Narren als unheilbar, folglich als Sieche zu betrachten; die Erfahrung hat mich des Gegentheils überwiesen; oft verzweifelte ich an der Wiedergenesung solcher Unglücklichen, und oft wurde ich nach ein oder zwey, ja sogar

---

[3] Was natürlich zeigt, dass dieses Vorurteil weit verbreitet war. Nur ist dies kein alleiniger Gedanke des 18. Jahrhunderts; er findet sich auch im 19., im 20. und im 21. Jahrhundert. Und immer wieder muss man auch zu bedenken geben, dass es – heute wie damals – tatsächlich unheilbar psychisch kranke Personen gibt, es sich also nicht um ein reines Vorurteil handelt, sondern um eine Sichtweise auf die Wirklichkeit.

nach drey Jahren durch beständig fortgebrauchte Heilmittel mit ihrer vollkommenen Herstellung erfreuet.

Wie selbstverständlich finden sich daher zwei Irrenabteilungen in Faukens Krankenhausentwurf; jeweils 37 kleine Einzelzimmer für „ *Wahnwitzige* " im Frauen- und 37 gleichgestaltete Zimmer im Männerflügel der großen Anlage. Überwacht werden sollten die beiden Irrenabteilungen von jeweils zwei anliegenden Wärterwohnungen. Fauken ordnete die Zimmer in einer langen Reihe an, weil er dadurch hoffte, dem üblichen „ *Gestank* " in Irrenabteilungen Herr zu werden. Außerdem hätten dadurch die PatientInnen nicht wie im Irrentrakt von St. Marx die Gelegenheit, in die gegenüberliegenden Zellen zu sehen; dies sollte verhindern, dass ein Irrer die „ *Handlungen und Gehirngeburten* " des anderen nachahmte. Die Zimmer sollten durch unerreichbar hoch in den Wänden liegende Fenster mit Licht versorgt werden, damit sich die PatientInnen nicht an den Scheiben verletzten, siehe Abb. 2.7. Fauken plante nicht, diese Zimmer einzeln zu belegen. Denn Irre sollten nicht

ohne Unterschied einzeln eingesperret seyn müßen; dieses verstehet sich nur von sehr Unruhigen und Gefährlichen, die man wegen ihren heimtückischen Bosheiten, oder ungestümmen Gewaltthätigkeiten unter andern nicht verpflegen kann: denn ruhigere oder mit einer tiefen Schwermuth behaftete würden nicht allein schwerer geheilet werden, sondern vielleicht noch närrischer werden, wenn sie ganz allein eingesperret noch bessere Gelegenheit hätten ihren Träumereyen nachzuhangen. Für die Art Kranke ist es besser, wenn mehrere in einem Zimmer beysammen sind, und durch eine anständige Beschäftigung und öfteres Zureden von ihren Einbildungen abgeleitet werden. Denn so viel die Bewegung des Körpers in der freien Luft die Wirkung der Heilmittel befördert, eben so sehr wird auch der Geist durch die verschiedenen zu bearbeitenden Gegenstände von den einmal gefasten Eindrücken abgeleitet; und dieses war vielleicht eine stark mitwirkende Ursach, warum ich so viele dergleichen Unglückliche im Marxerspitale vollkommen hergestellet habe. [9, S. 89]

Im Spital sollten die Irren wegen ihres Gestanks und ihrer Gefährlichkeit von anderen Kranken abgesondert bleiben, „ *auswärts aber ist ihnen alle Gemeinschaft mit andern Menschen durch den breiten Spitalhof ... benommen.* " [9, S. 48] Bei doppelter Belegung aller Zimmer ergäbe sich in Faukens Entwurf ein Raum für 148 Irre. Fauken führte nicht aus, mit welcher Anzahl behandelter Irre er bei seinem Entwurf rechnete. Aus dem Belegsdokument des Narrenturms ist bekannt, dass im Jahre 1784 insgesamt 153 Irre aus Wiener Krankenhäusern in andere Einrichtungen

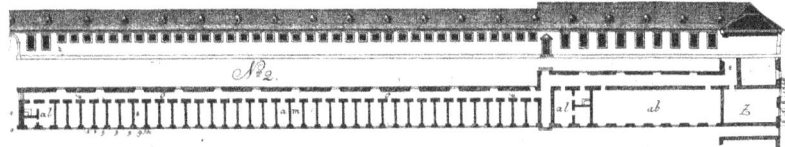

Abb. 2.7 Die Irrenabteilung für Männer und die angehängte Badeanstalt in Faukens Entwurf. Entspricht den Gebäuden D und E in der Abb. 2.6. Am linken Rissende liegt die Mittellinie des Entwurfs, von der aus die Irrenabteilung für Frauen gespiegelt abgehen würde. Die beiden Irrenabteilungen mit ihren 37 kleinen Kammern wären jeweils 60 Wiener Klafter (113 m) lang gewesen [9, Tafel 3]

übersiedelt wurden; von etwa 1400 verfügbaren Krankenbetten waren damit 10,9 % mit psychisch kranken PatientInnen belegt gewesen. In Faukens Entwurf hätten die Irren hingegen nur einen Anteil von etwa 9,2 % an den Krankenbetten erhalten. Dies wäre wahrscheinlich gerade ausreichend gewesen, um die Irrenversorgung von 1784 stemmen zu können, hätte aber für die Zukunft keinen weiteren Raum geboten.

Wesentlicher als dieser Planungsfehler ist aber in Faukens nie umgesetzten Entwurf die nahtlose Eingliederung der Irrenabteilungen in das übrige Krankenhaus. Von Außen ist kein deutlicher Unterschied zwischen den Gebäuden für Kranke und Irre zu erkennen. Seine Angliederung der Badeanstalten an die Irrenabteilungen ist zukunftsweisend; genauso, dass Kranke und Irre den großen Park gemeinschaftlich nutzen sollten. Fauken hätte ein solches Krankenhausmodell nicht erstellen können, wenn er nicht von einigen – für ihn selbstverständlichen – Grundannahmen ausgegangen wäre. 1) Irre gehören zuallererst zu den Kranken. 2) Ihr Platz ist das öffentliche Krankenhaus. 3) Dort sollen sie durch medizinische Behandlung geheilt werden. 4) Die Heilung der Kranken wird wesentlich durch eine gute Unterbringung, ausreichende Bewegung und Beschäftigung und körperliche Hygiene günstig beeinflusst. Die Auffassung des 19. Jahrhunderts über die ärztliche Irrenversorgung des 18. Jahrhunderts – von der *„traurigen Annahme der Unheilbarkeit"* und der vorrangigen Unterbringung der Irren in Kerkern – ist in ihrer Grundannahme und ihrem Kern fehlerhaft.[4,5] Vor der Eröffnung des Narrenturms bestand eine dezen-

---

[4] Für einen kurzen Überblick über die Gesamtgeschichte der internationalen Psychiatrie in den letzten 3000 Jahren s. [6].

[5] Über die Irrenbehandlung vor 1800 in Österreich hat Carlos Watzka die meisten Arbeiten verfasst. Für ihn liegt der Grundirrtum der gängigen Psychiatriegeschichtsschreibung darin, dass die AutorInnen die Geschichte der Psychiatrie mit der Geschichte des gleichnamigen medizinischen Fachbereichs verwechseln: Fürsorge und Behandlung psychisch Kranker sind uralt; die Geschichte des universitären Fachs beginnt ab etwa 1800, vgl. [38, 39].

tral aufgestellte Irrenversorgung in Wien. Wie die Krankenversorgung insgesamt
war diese ein Teilbereich des größeren Armenwesens. Sie wurde von vielen Trägern – öffentlichen, privaten und kirchlichen – aus unterschiedlichen Beweggründen
heraus geschultert. Die Behandlung der Irren war nicht einheitlich oder durch staatliche Stellen überwacht, wodurch Missständen in allen Bereichen der Irrenpflege
Tür und Tor geöffnet waren. Trotzdem wurden während des 18. Jahrhunderts psychisch Kranke vielfach nicht in Kellern, sondern in Krankenbetten untergebracht, wo
sie eine ärztlich geführte Heilbehandlung erhielten. Die Krankenbehandlung folgte
größtenteils der humoralpathologischen Lehre und war darauf ausgerichtet, die vier
angenommenen Körpersäfte ins Gleichgewicht zu bringen. Wie die gesamte öffentliche Wohlfahrt litt auch die Irrenversorgung an einer Zersplitterung der Kräfte.
Die Wiener Krankenhäuser hatten auch in der ärmeren Bevölkerung einen derart
schlechten Ruf, dass sich einige PatientInnen nur bereits im Sterben liegend dorthin
aufnehmen ließen, weil die Einrichtungen üblicherweise die Begräbniskosten übernahmen. [Vgl. 4, S. 199] Mitsamt dem gesamten Kranken- und Armenwesen musste
die Irrenversorgung daher zwangsläufig in den Fokus des auf staatliche Ordnung
sinnenden aufgeklärten Absolutismus geraten.

2.3   Die Josephinische Gesundheitsreform: Trennung des Armen- und Krankenwesens und Zentralisierung der Wiener Irrenversorgung

Kaiser Joseph II. schenkte dem öffentlichen Gesundheitswesen besondere Aufmerksamkeit. Unter seiner Regierung wurden staatliche Krankenanstalten im großen Stil
eröffnet, um *„breiten Bevölkerungsschichten den Zugang zu kompetenter medizinischer Betreuung"* zu sichern, *„nicht zuletzt natürlich im wohlverstandenen Interesse des absolutistischen Staates an möglichst zahlreichen und möglichst gesunden
Untertanen"*. [37, S. 359] Bei Gesprächen mit seinen beratenden Ärzten setzte sich
bei Joseph II. die Auffassung durch, dass eine zu unordentliche Verwaltung die
an sich gute Wiener Medizin an der Versorgung großer Bevölkerungsteile hindern
würde.

2.3.1 Die „Directiv-Regeln" von Joseph II.

Im April 1781 gab er daher die sogenannten „Directiv-Regeln" heraus, eine genaue Anordnung darüber, wie die Wiener Wohlfahrt neu aufzustellen sei. Der Kaiser hatte dabei vor allem die Waisenkinder und die schwangeren Frauen im Blick; die Directiv-Regeln berücksichtigten aber auch *„auf von Mitteln entblösste Kranke, auf gänzlich zur Arbeit unfähige, dann auf ekelhafte oder Andere anstecken könnende Menschen (…)"* Die Beherbergung vieler Armer in Spitälern war hingegen kein ausgesprochenes Denkziel mehr; im Gegenteil, der Kaiser wollte alle Personen aus den Wiener Spitälern entlassen wissen, die weder Kinder, Gebrechliche, Kranke oder Ekelhafte waren. [Vgl. 40, Anhang S. C] Folglich arbeitete die Hofkanzlei bis 1782 einen Entwurf für die neue Wiener Wohlfahrt aus, den der Kaiser 1783 noch einmal persönlich überarbeitete. Die wichtigsten Punkte der angedachten Reform waren nun:

1. Alle Wiener Spitäler, die sowohl Kranke, Arme als auch Waisen beherbergen, sollen aufgelassen werden.
2. Die *kranken* Armen sollen ins Großarmenhaus und in den Contumazhof übersetzt werden, die beide zum vereinigten „*Generalspital"*, dem neuen Allgemeinen Krankenhaus umgewidmet werden sollen.
3. Nichtkranke Arme, die sich zum freiwilligen Austritt aus den aufzulassenden Spitälern bereit erklären, sollen als Ersatz den geschätzten Betrag ihrer Erhaltungskosten („Haus-Portion" um die 5–7 Kreuzer täglich) wöchentlich ausgezahlt bekommen.
4. Ekelhafte, unheilbare Arme und solche, die die Versorgung nicht verlassen wollen, sollen vorrangig in der Ybbser Kaserne, im Kloster Mauerbach und zweitrangig im Contumazhof untergebracht werden.
5. Die Leitung des neuen Allgemeinen Krankenhauses soll unter bekannten Wiener Medizinern ausgeschrieben werden. Derjenige, der den besten Entwurf zu einem Allgemeinen Krankenhaus liefert, soll dessen Direktor werden.
6. Fremde Arme, die sich nicht durch Militärdienst oder lange Arbeit Verdienst erworben haben, sollen einen kleinen Geldbetrag erhalten und aus Wien in ihre Heimatgemeinden oder ins Ausland abgeschoben werden.
7. Die elternlosen Kinder sollen aus den bisherigen Spitälern ins Waisenhaus am Rennweg umgesiedelt werden.
8. Die kleinen Grundspitäler bleiben bestehen, sollen aber nun öfters durch die Gemeinden überprüft werden.

9. Aus dem Johannesspital sind alle bisher dort wohnenden PfründnerInnen und Kinder auszusiedeln und das Gebäude in eine Militär-Invalidenanstalt umzuwidmen.

10. Die Aussiedlung der Armen und Alten aus den Wiener Spitälern hat ab Mitte Mai 1783 zu erfolgen.

11. Die Krankenhäuser sollen bis zur Eröffnung des Allgemeinen Krankenhauses (geplant für den 1. Mai 1784) weitergeführt werden.

12. Die danach aufgelassenen Spitäler sollen verkauft und die bisherigen getrennten Fonds der Spitäler in einem neuen Fond für das neue Allgemeine Krankenhaus zusammengeführt werden.[6]

Die vorgeschlagene Reform folgte den Leitlinien der Ver-Anstaltung und Zentralisierung des Krankenwesens, auf Kosten der Verkleinerung und Verun-Anstaltung des bisher bestehenden Armenwesens. Durch die Beschneidung der Armenfürsorge hoffte die Regierung Gelder freizumachen, die zur Aufstellung eines Allgemeinen Krankenhauses und einer daran angeknüpften Krankenkassa verwendet werden sollten. Josephs II. Beweggründe hinter dieser Reform dürften zweigeteilt gewesen sein: Einerseits verfolgte der Kaiser in vielen seiner Entscheidungen eine eher abstrakte ästhetische Idee einer „schöngeordneten" Staatsverwaltung, anderseits trieb ihn auch immer das handfeste Verlangen, in Zukunft weniger Geld auszugeben. Joseph II. wollte zwar den Bau bzw. die Errichtung des neuen Allgemeinen Krankenhauses aus seiner eigenen Börse zahlen, die Anstalt sollte sich aber nach ihrer Eröffnung selbst tragen und ohne weitere staatliche Geldspritzen auskommen.

2.3.2 Programmwettbewerb für das Allgemeine Krankenhaus

Der Wettbewerb für die geplante Neuaufstellung der Wiener Wohlfahrt wurde ausgeschrieben und zehn Vorschläge von leitenden Wiener Ärzten eingesandt. Drei galten als ausgereift: Jener von Maximilian STOLL (* 1742; † 1787), dem Leiter des Spanischen Spitals, jener von Fauken (hierbei handelte es sich nicht um seinen oben besprochenen Entwurf über ein Allgemeines Krankenhaus, der erst 1784 erschien) und jener von Joseph QUARIN (* 1733; † 1814), dem persönlichen Leibarzt von Joseph II. Bemerkenswerterweise sträubten sich sowohl Fauken als auch Stoll gegen die vollständige Zentralisierung aller Wiener Krankenhäuser in einem

---

[6] Diese Darstellung der gefassten Grundsätze folgt, mit einigen Ergänzungen des Verfassers, einer Zusammenfassung von: [40, S. 195. Die beiden umfangreicheren Originale sind ebendort nachzulesen im Anhang S. CIV–CXII].

einzigen Haupthaus. Stoll bevorzugte eine dezentrale Struktur mit vielen kleinen Krankenhäusern unter einer Zentralverwaltung; Fauken hingegen schlug zunächst ein Mischsystem aus einem großen Krankenhaus mit 1000 Betten und einigen ergänzenden kleineren Krankenhäusern vor. Beide Ärzte drückten ihre Sorge darüber aus, dass ein Krankenhaus mit zu vielen Betten zu einer erhöhten PatientInnensterblichkeit führen würde. Dazu Stoll:

> Auch geben die Sterbelisten der kleinen Spitäler den entscheidensten Ausspruch: in einem gewissen Spitale von 50 Krankenbettern starb nach einer Berechnung von 10 Jahren im Durchschnitte nur jeder 21ste Kranke, wo hingegen nach eben dieser Berechnung in einem andern viel grössern Spitale auf 5 Kranke allezeit eine Leiche kam. [34, S.7][7]

Doch gerade von seinem Großkrankenhaus wollte der Kaiser nicht mehr abrücken. [Vgl. 4, 220f] Anders als die Vorschläge seiner Mitbewerber sah Quarins Vorschlag die von Joseph II. gewünschte Umwidmung des Großarmenhauses in ein Zentralkrankenhaus vor. Als sein Leibarzt wusste Quarin die Vorstellungen des Herrschers in seinem Entwurf am besten zu bedienen. Als Belohnung wurde Quarin 1783 vom Kaiser zum Oberdirektor des zukünftigen Krankenhauses ernannt und mit der Umsetzung der Aufbauarbeiten betraut. Quarin arbeitete zunächst einen inneren Organisationsplan der Anstalt aus, die er für den Regelbetrieb auf 1500 bis 1600 PatientInnen auslegte. Die aufgenommenen Kranken sollten von vier leitenden Ärzten, vier Assistenzärzten, einem obersten Wundarzt, drei Oberwundärzten, vier Assistenzwundärzten und acht medizinischen Praktikanten medizinisch verpflegt werden. Die Anzahl des benötigten Pflegepersonals veranschlagte Quarin mit sieben WärterInnen auf 100 Kranke, also auf etwa 112 Pflegekräfte. Neben der stationären Krankenbetreuung sollten zwei weitere angestellte Ärzte und ein Wundarzt einmal täglich eine kostenfreie ambulante Armenordination durchführen. Weiters sollte im Krankenhaus eine „*praktische Lehrschule*" mit 12 Betten unterhalten werden. Quarin erwartete, dass die erhofften jährlichen Einnahmen, veranschlagt auf 152.000 Gulden Conventions-Münze (fl. C.M), und die geschätzten jährlichen Ausgaben,

---

[7] Stolls hier zitiertes Buch „Über die Einrichtung der öffentlichen Krankenhäuser" ist eine allgemeine und wohlbegründete Kritik an Allgemeinen Krankenhäusern. Stoll schlägt die Zergliederung des Wiener Hauptspitals in einzelne Krankenhäuser vor und fordert mehr Geld und Personal zur Betreuung der Kranken. Fauken hingegen wollte der befürchteten Übersterblichkeit in seinem in Abb. 2.6 vorgestellten Entwurf zu einem Allgemeinen Krankenhaus aus dem Jahre 1784 dadurch begegnen, dass er das Krankenhaus und die Räume sehr groß gestaltete. Durch die großen Abstände zwischen zwei Kranken und Abteilungen sollte die Übertragung von Krankheiten verhindert werden.

berechnet auf 150.390 fl. C.M., des Krankenhauses sich knapp die Waage halten würden.

Joseph II. überarbeitete eigenhändig Quarins Vorschlag, wobei er Kostenminderung in allen Belangen verordnete. Unter anderem fielen die zwei von Quarin für die ambulante Krankenordination vorgesehenen Arztstellen dem Rotstift des Kaisers zum Opfer. Die ambulanten PatientInnen sollten nun von den vier bereits im Spital arbeitenden Ärzten betreut werden. Durch alle Einsparungen erhoffte sich der Kaiser einen jährlichen Überschuss von rund 8000 Gulden zu erzielen, der als Puffer für Notzeiten angelegt werden sollte. Nach diesen Anpassungen genehmigte er Quarins Vorschlag. [Der Wortlaut beider Originaldokumente ist nachzulesen bei: 42, S. 37–45]

2.3.3 Josephs II. Haltung gegenüber den Irren

In vielen Belangen war das Wiener Allgemeine Krankenhaus ein reines Geisteskind von Joseph II. Daher sollte seine Haltung gegenüber den Irren auch deren Behandlung in den nächsten Jahren bestimmen. Welchen Platz räumte der Kaiser also den Irren in seinem Hauptspital ein? Schon 1781, im Zuge der ersten Überlegungen zum zukünftigen Allgemeinen Krankenhaus, machte sich der Kaiser Gedanken, wie die unterschiedlichen Gruppen von BewohnerInnen darin am vernünftigsten angeordnet werden sollten. Dabei zählte Joseph II. die Irren nicht zu den Kranken, sondern zur Gruppe der „ekelhaften Personen".

> Unter jenen, die Schaden oder Ekel verursachen, verstehe Ich Wahnwitzige und mit Krebsen oder solchen Schäden behaftete Personen, welche aus der allgemein Gesellschaft, und aus den Augen deren Menschen müssen entfernt werden, diese müssen zusammen in ein entferntes Spital verlegt werden, allwo weder andere Kranke, noch weniger Jugend oder Kindsbetterinnen sich befinden.

Als das „erste Ziel" einer Unterbringung der Irren in einem solchen „entfernten Spital" nannte der Monarch die „Verbeßerung derselben, damit noch ein, noch der andere unter das Publikum komme (…)" [40, Anhang S. CIIf]

Joseph II. befürchtete vor allem die fruchtabtreibende Wirkung der Irren auf schwangere Frauen. So richtete er einen Rundbrief an die niederösterreichischen Gemeindevorsteher, in dem er die Frage stellte: „Finden sich etwa hin und wieder an öffentlichen Orten ekelhafte Gegenstände oder Menschen, welche durch ihre Gestalt zu Mißgeburten Gelegenheit geben könnten?" [zitiert nach: 22, S. 103] Eine Haupttriebfeder des Kaisers für die Gesundheitsreform war die Hebung der

Geburtenrate in seinem Land. Daher sollte die neue Gebäranstalt im Allgemeinen Krankenhaus Frauen auch anonyme Geburten ermöglichen, womit Abtreibungen und Kindsmorde verhindert werden sollten. Mütter, die ihre Kinder nicht verpflegen konnten oder wollten, sollten ihr Neugeborenes nach der Geburt dem Findelhaus übergeben können. Es waren seine noch nicht geborenen Untertanen, die Joseph II. vor Schäden durch ekelhafte Irre bewahren wollte.

Einerseits wollte der Monarch also den Wahnwitzigen und Verzweifelten Hilfe anbieten und ihre ungerechtfertigte Einkerkerung in Klöstern und Privatanstalten verhindern. Anderseits wollte er, und dieser Gedanke ist spürbar ausgeprägt, die Gesellschaft vor den Irren schützen. Wie noch besprochen werden wird, gingen die Schutzmaßnahmen so weit, dass Joseph II. den Irren 1784 nicht erlaubte, den neugebauten Narrenturm zu verlassen: Selbst ruhige PatientInnen durften in den ersten zehn Jahren seines Bestehens nur in die beiden kleinen Innenhöfe hinuntergelassen werden, um sich die Beine zu vertreten. Diese kleinliche, sicherheitsbedachte Haltung steht in klarem Gegensatz zu den zeitgenössischen ärztlichen Leitgedanken zur Irrenbehandlung, wie sie zum Beispiel Fauken in seinem oben zitierten Entwurf für ein Allgemeines Krankenhaus zum Ausdruck brachte. Zwar waren hier wie dort den Irren ein abgesonderter Platz im Krankenhaus zugewiesen, aber bei Fauken wären die Irren nicht ohne Unterschied eingesperrt und nicht vollständig von den übrigen Kranken vereinzelt gewesen.

Und auch sonst sind eher peinliche Anordnungen des Kaisers zur tagtäglichen Versorgung der Irren in seinem neuen Hauptspital bekannt. Von den vorhergesagten jährlichen Kosten für das Allgemeine Krankenhaus entfiel in Quarins Aufstellung der größte Posten auf die Verköstigung der PatientInnen, etwa 58.000 der 150.000 Gulden Gesamtkosten. Der Krankenhausdirektor rechnete mit 7 Kreuzern Verpflegskosten pro Tag und Patient. In seiner eigenhändigen Überarbeitung schrieb der auf Kostenminderung bedachte Kaiser vor, dass die *„Narren (…) nur mit einer Kost von 4 Kreuzer täglich verpflegt werden"* sollten, wodurch er sich, je nach deren Anzahl, *„größere oder mindere Ersparung"* erhoffte. [zitiert nach: 42, S. 44] Die Irren und die anderen ekelhaften Personen sollten im Allgemeinen *„nach ihren Umständen mit der geringsten Kost, und wohlfeilesten [billigsten] Bekleidungen nach simplester Verwaltung und administration sammt allen nöthigen an Medicis Chyrurgicis …"* auskommen. [40, Anhang S. CIII] Die Irren bekamen vom Kaiser also nicht dieselben Rechte und Freiheiten und auch nur das Nötigste an medizinischer Behandlung zugesprochen.

Dies steht auch im Widerspruch zu Josephs II. oben wiedergegebenen eigenen Worten in Bezug auf psychisch kranke Ordensangehörige, dass diese in ihren Klöstern gleich wie körperlich Kranke behandelt werden sollten. Bei Joseph II. zeigt sich die in der Psychiatriegeschichte bereits häufig beschriebene Zweigesichtigkeit von

öffentlichen Gesundheitsmaßnahmen betreffend psychisch Kranke. Wie auch bei
den körperlichen Heilverfahren, bei Bändigungsmaßnahmen und der Medikation
liegen in der Irrenversorgung Heilverfahren und Strafe, Herberge und Verlies, Kör-
perschutz und Körperverletzung so eng beisammen, dass kaum ein prüfendes Blatt
Papier dazwischen zu bekommen ist. Letztlich muss offenbleiben, ob der Kaiser die
Erbauung der neuen Wiener Irrenanstalt aus humanitären oder sanitären Gründen in
Angriff nahm. Josephs II. eigene Aussage, dass das *„erste Ziel"* dieser Einrichtung
die Wiedereingliederung geheilter Irrer in die Gesellschaft sein solle, wirkt aber,
wenn man sich seine sonstigen Aussagen zur Irrenversorgung vor Augen führt,
wie ein zweitrangiger Nachgedanke. In der eigenen Sichtweise holte der Kaiser
die Irrenversorgung aus dunklen Kellern in das Licht der Öffentlichkeit, anderseits
wusste er mit den Irren auf der offenen Bühne auch nicht mehr anzufangen, als sie
möglichst sicher zu beschränken.

2.3.4 Umsetzung des Vorhabens

Dem Reformplan folgend wurden im Laufe der Jahre 1783 und 1784 alle Bewohner-
Innen der bisherigen Wiener Spitäler, die nicht als *krank* eingestuft worden waren,
vor die Wahl gestellt: Entweder stimmten sie einer freiwilligen Entlassung aus den
Anstalten zu: dann bekamen sie weiterhin einen lebensunterstützenden Geldbetrag
ausgezahlt, – oder sie wünschten in der Versorgung zu verbleiben: dann wurden sie
in die jetzt nur noch für Arme und Alte zuständigen Versorgungshäuser überstellt,
– oder sie waren nicht unterstützungsberechtigte Fremde: dann wurden sie in ihre
Heimatgemeinden und ins Ausland abgeschoben.

In Wien wurden die Grundspitäler, das Versorgungshaus „Langer Keller", das
Versorgungshaus Am Alserbach und bis 1786 auch der Sonnenhof und der Kollonitzgarten der zukünftigen Armenversorgung gewidmet. [Wenn nicht anders angegeben,
folgt die untenstehende Darstellung: 40, S. 247–252] Außerdem wurde das bisherige Krankenhaus St. Marx zum *Bürgerversorgungshaus* umgewandelt. Es stand ab
1784 etwa 100 verarmten und alten BürgerInnen der Stadt Wien offen, wobei die
Anzahl der Versorgten um 1800 bereits 200 und um 1840 etwa 400 Personen betrug.
[Vgl. 2, S. 70]

Das kaiserliche Richtmaß gab vor, dass in Wien nur mehr diejenigen Armen versorgt werden sollten, die über das Bürgerrecht verfügten, oder die Angehörige und
Freunde in der Stadt hatten, von denen noch private Unterstützung für die Pfründner-
Innen zu erwarten wäre. Die beiden größten Versorgungshäuser für Wiener Arme
wurden daher am niederösterreichischen Land eröffnet, worin die nicht-bürgerlichen
und nicht-vernetzten PfründnerInnen versorgt werden sollten:

Das Kartäuserkloster Mauerbach hatte 1781 Veranlassung zum sogenannten „josephinischen Klostersturm" gegeben. Zwei aus der Kartause geflohene Mönche, Teil der „Klosteropposition", hatten in einem Bittbrief dem Kaiser dunkle Zustände im Kloster – Kerker, Missbrauch, Veruntreuung – geschildert. Durch die folgende Untersuchung der Kartause Mauerbach angeregt, hob Joseph II. am 12. Jänner 1782 alle Klöster unter seiner Herrschaft auf, die dem Staat keinen unmittelbaren Nutzen brachten, also nicht die „*Jugend erziehen, keine Schulen halten und nicht die Kranken warten, und welche sowohl weiblich als männlich bloß vitam contemplativam führen.*" [Joseph II., zitiert nach: 5] Allein in Niederösterreich mussten 39 Klöster zusperren. Die geräumten Klostergebäude wurden verschiedenen Nachnutzungen zugeführt oder verfielen. Das ehemalige Kloster Mauerbach wurde ab Sommer 1782 zur Aufnahme von etwa 400 bis 500 Wiener PfründnerInnen umgebaut. Die Erstbelegung fand im September 1784 statt.

Einen anderen Ursprung hatte das zweite große niederösterreichische Versorgungshaus in Ybbs an der Donau. Dieses Haus war in den 1720er-Jahren als Reiterkaserne errichtet worden – ein großes rechteckiges Gebäude mit zwei Innenhöfen am Ufer des Donaustroms. Da das Gebäude bald nicht mehr für seinen Errichtungszweck verwendet wurde, wurden schon in den 1770er-Jahren zum ersten Mal dort PfründnerInnen der Wiener Armenkassa untergebracht. 1781 lebten dort rund 500 Bedürftige, die Anlage verfügte aber noch über einen Freiraum von etwa 700 Plätzen. Ab 1783 wurden nun weitere PfründnerInnen aus Wien nach Ybbs versetzt. [Vgl. 30] (Siehe dazu Abb. 7.5 und 8.1)

1783 saßen, ohne Berücksichtigung der Ordenskrankenhäuser, weiterhin 9753 Menschen in den öffentlichen Wiener Wohlfahrtsanstalten: 1246 (12,8 %) Kranke und 8507 (87,2 %) Arme. [Vgl. 40, S. 293] Von den 4912 erwachsenen Menschen, die im April 1783 in den Wienern Versorgungshäusern verpflegt worden waren, nahmen 2689 (55 %) das Angebot zum freiwilligen Austritt bei Auszahlung wöchentlicher Geldleistungen an. [Vgl. 40, S. 249] Und auch sonst versuchte der Kaiser die Notwendigkeit von anstaltsgebundener Armenversorgung einzuschränken und setzte vermehrt auf die Auszahlung von Geldleistungen: Nach einer zweijährigen Vorlaufzeit rief Joseph II. 1785 das sogenannte „Wiener Armeninstitut" ins Leben. Im gewohnten Muster speiste er dabei die Mittel für die neue Einrichtung aus der Ausbeutung bereits bestehender Wohlfahrtsstrukturen, wobei er diesen Übergriff wie üblich mit angeblich bestehenden Missständen in den alten Einrichtungen begründete. Um das neue Armeninstitut umzusetzen, hob Joseph II. 1783 die „Bruderschaften" auf, seit dem Mittelalter bestehende Vereinskassen mit wohltätigen oder religiösen Zwecken, und vereinigte sie zu einer einzigen Kassa unter dem Namen „*Die Liebe des Nächsten*". Leitgedanke des Armeninstituts war eine Abstufung innerhalb der Gruppe der Bedürftigen vorzunehmen und „Arme" von „Dürfti-

gen" abzugrenzen. Unter Dürftigen wurden Menschen verstanden, die durch Alter
oder Krankheit einer Anstaltsversorgung bedurften; rein Arme hingegen sollten in
Zukunft nur durch Geldzahlungen in ihrem bisherigen Leben unterstützt werden. Im
März 1784 versorgte das Armeninstitut in der Stadt Wien und den Wiener Vorstäd-
ten bereits rund 6500 Menschen mit „Portionen" genannten Geldbeträgen von zwei,
vier, sechs oder acht Kreuzern täglich (60 Kreuzer entsprachen einem Gulden C.M.).
Zwischen 1843 und 1865 wurden jährlich etwa 11.–15.000 Personen vom Armen-
institut unterstützt. Das ausgesprochene Ziel dahinter war, die Ver-Anstaltung der
Armut in Wien in Zukunft zu verhindern. [Vgl. 40, S. 197f, S. 213–219, Tabelle
Anhang CLXXXII]

   In dem durch Entlassung, Übersiedlung und Umschichtung geleerten Wiener
Großarmenhaus begannen 1783 die Umbauarbeiten unter der Aufsicht von Direktor Quarin. Die Bauarbeiten wurden vom Architekten Josef GERL (* 1732; † 1798)
durchgeführt, einem erfahrenem Baumeister, der auch für viele andere josephinische Bauten verantwortlich war. [Vgl. 13] Auch dem in Wien lebenden französischen Architekten Isidor CANEVALE (* 1730; † 1786), der beim zeitgleich entstehenden Militärspital die militärisch-chirurgische Lehrakademie „Josephinum" entwarf,
wird eine Mitarbeit bei den Planungsarbeiten zugeschrieben. Das Ausmaß seiner
Mitwirkung – besonders was den Entwurf des Narrenturms anbelangt – ist allerdings unsicher. [Vgl. 11] Wie angekündigt, zahlte Joseph II. sämtliche Um- und
Neubauten für das Allgemeine Krankenhaus aus eigener Tasche.

2.3.5 Eröffnung des Allgemeinen Krankenhauses

Bereits am 20. Juni 1784 erschien die von Direktor Quarin verfasste Festschrift
„Nachricht an das Publikum" mitsamt eines Stichdrucks, die der Wiener Bevölkerung die bevorstehende Eröffnung der neuen Zentralanstalt verkündete. In der Festschrift schlüsselte Quarin die Aufgaben, Leistungen und Größe der neuen Anstalt
genau auf. Zu Beginn bestand das Allgemeine Krankenhaus noch aus fünf Anstaltsteilen und war damit tatsächlich ein „Universalspital" (und nicht nur ein „Allgemeines Krankenhaus"), das außer der Armenversorgung alle Wohlfahrtszweige
abdeckte. [Für alle folgenden Tatsachen vergleiche, falls nicht anders angegeben: 29]

   Die größte Anstalt unter dem gemeinsamen Dach des Zentralspitals bildete das
Krankenhaus, das im ehemaligen Großarmenhaus untergebracht wurde. Es verfügte
über insgesamt 1714 Krankenbetten. Die Männerabteilung für die IV. und III. Versorgungsklasse umfasste 648 Betten. Die Frauenabteilung für die IV. und III. Klasse

686 Betten. Die beiden Abteilungen für Geschlechtskrankheiten – sogenannte „*ve-nerische*" PatientInnen, die ebenso wie die Schwangeren anonym aufgenommen werden konnten – besaßen jeweils 86 Betten. Die Zahlabteilungen für PatientInnen der I. und II. Klasse kamen auf insgesamt 208 Männer- und Frauenbetten. [Vgl. 42, S. 50] Die Irrenanstalt im Narrenturm war für etwa 250 psychisch Kranke ausgelegt. Die Geburtshilfe rund um den Hof Nr. VII verfügte über Raum für etwa 120 Schwangere und Wöchnerinnen. Siehe Abb. 2.8.

Außer diesen drei Anstalten, die das medizinische Herzstück des Hauptspitals bildeten, gehörten noch die drei Siechenhäuser Alserbach, Lazarett und Bäckenhäusel zum Hauptspital. Siechenhäuser waren Anstalten für chronisch und unheilbar Kranke, die an langwierigen Erkrankungen litten und deren Tod in nächster Zeit erwartet wurde. Eine andere Gruppe von PatientInnen in den Siechenhäusern waren Wiedergenesene, die medizinisch als weitgehend austherapiert aber als (noch) nicht

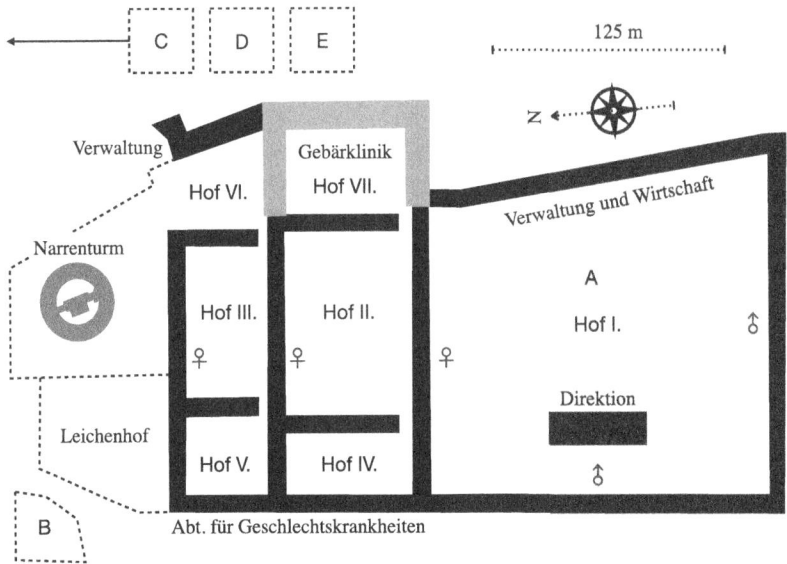

Abb. 2.8 Die fünf ursprünglichen Anstaltsteile des Wiener Universalspitals 1784. Das Krankenhaus (**A**) beherbergte drei Anstalten: 1. die Krankenabteilungen für Frauen und Männer, 2. die Geburtsklinik im Hof VII und 3. die Irrenanstalt im Narrenturm. Als 4. Anstaltsteil waren dem Universalspital die Siechenhäuser Am Alserbach (**B**), Lazarett (**C**) und das Bäckenhäusel (**D**) angeschlossen. Weiters gehörte auch 5. eine Waisen- und Findelanstalt (**E**) zum Gesamtgefüge

vollständig geheilt galten. Das Hauptspital verfügte mit den drei Häusern über Raum für mehrere hundert Sieche. Das Siechenhaus Am Alserbach diente gleichzeitig weiterhin auch als Versorgungsanstalt in der Wiener Armenversorgung. Es bekam die Aufgabe zugewiesen, all jene PfründnerInnen aufzunehmen, die in nächster Zeit in die Versorgungshäuser Ybbs oder Mauerbach überstellt werden sollten. Ein derartiger Pfründnerschub fand in Folge zweimal jährlich statt. [Vgl. 40, S. 251] Schon Quarin dachte 1784 daran, das Lazarett als zweites Haus der Wiener Irrenanstalt zur Verfügung zu stellen, es war aber zu diesem Zeitpunkt noch nicht zur PatientInnenaufnahme in Stand gesetzt worden. [Vgl. 42, S. 67]

Der letzte Zweig im Bündel war das vereinigte Waisen- und Findelhaus, das im Gebäude des ehemaligen Spanischen Spitals und im angeschlossenen Strudelhof untergebracht wurde. Jedoch wurde der Büschel der Kinderversorgung nur lose mit den anderen vier zusammengeschnürt. Zu unterschiedlich waren wohl die verschiedenen Bedürfnisse von Kindern und Kranken, als dass die Einrichtungen unter einen gemeinsamen Hut zu bekommen gewesen wären. In Folge waren beide Anstalten nur zeitlich beschränkt und unvollständig mit dem Hauptspital vereinigt. Vor allem das Waisenhaus blieb aufgrund seiner bereits bis 1742 zurückreichenden Geschichte an seinem früheren Standort am Rennweg von der Krankenhausoberdirektion unabhängig. Auch das Findelhaus, das zur Aufnahme von Kindern aus der Gebäranstalt diente, wurde 1788 sowohl vom Waisen- als auch von Krankenhaus getrennt. 1806 wurde es jedoch wieder organisatorisch mit der Gebäranstalt im Krankenhaus vereinigt. Für die zeitliche und räumliche Entwicklung der Anstalten in der Alservorstadt um 1800 siehe die Übersichtskarte Abb. A.3.

Außer im Findel- und Waisenhaus bestanden in allen Anstalten des Hauptspitals vier Verpflegungsklassen für PatientInnen. Jene der I. Klasse zahlten einen Gulden täglich: Dafür bekamen sie einen eigenen Krankenwärter (eine von Quarin sogenannte „Bedienung") und ein eigenes Krankenzimmer zugewiesen. Außerdem bekamen sie bessere Bettstätten, Zimmereinrichtungen und fleischlastigeres Essen zugesprochen. PatientInnen der II. Klasse lagen in kleineren Mehrbettzimmern, abgesondert von PatientInnen der III. und IV. Klasse und zahlten 30 Kreuzer täglich. Die III. und IV. Klasse von Kranken lagen gemeinsam in großen Krankensälen. Der III. Klasse gehörten PatientInnen an, die entweder selbst 10 Kreuzer täglich zu bezahlen im Stande waren, oder die unterstützende Geldleistungen (sogenannte „Stiftungen" oder „Stipendien") bezogen; für die Dauer des Krankenhausaufenthalts fielen die Geldleistungen dem Krankenhaus zu. Quarin rechnete damit, dass viele PatientInnen der III. Klasse aus dem Stand der Wiener Hausdienerschaft kommen würden, denen von ihren Dienstherren der Aufenthalt bezahlt werden würde. Die IV. Klasse von PatientInnen waren diejenigen, die wegen erwiesener Armut unentgeltlich aufgenommen werden mussten. Dazu musste ein amtlicher Armutsnachweis, ausgestellt vom Pfarrer oder vom Bezirksarmenvater, mitgebracht werden. In der Verpflegung und Behandlung bestand zwischen der III. und IV. Klasse kein Unterschied. Von allen Krankenbetten waren etwa 86 % zur Aufnahme von PatientInnen der III. und IV. Klassen gedacht.

Das umgestalte Wiener Wohlfahrtswesen wurde im Wesentlichen von drei neuen Fonds getragen, die aus bereits bestehenden Kassen und Stiftungen gespeist wurden. Da eine vollständige Neuaufstellung zu schwierig schien, ließ man die alten Fonds und ihre Geldquellen bestehen und legte stattdessen fest, dass jede der alten Kassen einen bestimmten Anteil der jährlichen Einnahmen an die drei neuen Fonds abtreten musste. Der „Fond der Waisen- und Findelkinder" hatte die Aufgabe, die gleichnamigen Anstalten und die Gebäranstalt im Allgemeinen Krankenhaus zu erhalten. Der „Krankenhausfond" finanzierte die Krankenabteilungen und das Irrenhaus. Der „Versorgungsfond" war die Geldquelle des Wiener Armeninstituts und der Versorgungshäuser. Die Fonds, die ihr Geld durch verschiedene Arten von Abgaben, Steuern und Mieteinnahmen bezogen, sollten durch diese Einnahmen die Leistungen ihrer zugewiesenen Einrichtungen selbstständig ohne weitere Hilfe bestreiten können. [Vgl. 40, S. 292–295]

Der neugebaute Narrenturm konnte im April 1784 als erste Anstalt des Zentralkrankenhauses eröffnet werden. Das Krankenhaus und die Gebäranstalt folgten am 16. August desselben Jahres. Joseph II. dürfte sehr glücklich mit seiner Schöpfung gewesen sein. Er besuchte die Anstalt und die verschiedenen Abteilungen selbst immer wieder, um Nachschau zu halten und sprach dabei mit PatientInnen und Ärzten. So sehr den Kaiser das Erblühen seines Werkes auch mit Zufriedenheit erfüllen mochte und so sehr auch das Ausland mit Bewunderung auf Wien und seine neue Anstalt blickte, das Hauptspital erwies sich als dorniges und bisweilen giftiges Gewächs.

2.3.6   Bewertungen zum Allgemeinen Krankenhaus

Zunächst war im Zuge der Reform das Wiener Krankenwesen künstlich aufgebläht und das Armenwesen in ebendiesem Maß zusammengeschrumpft worden. Es erwies sich bald, dass trotz der Bekämpfung der Armut durch Geldleistungen im Rahmen des Armeninstituts zu wenige Anstaltsplätze für arme WienerInnen zur Verfügung standen. Nach 1785 verblieben der Armenversorgung in Wien nur folgende Anstalten: Das Bürgerversorgungshaus St. Marx für etwa 150 BürgerInnen. Ein Teil des Versorgungshauses Am Alserbach für etwa 200 Arme, das als Sammelstelle für den Pfründnerschub nach Ybbs und Mauerbach diente. (Der andere Teil wurde, wie oben besprochen, vom Hauptspital als Siechenhaus benutzt.) Der Lange Keller mit Raum für etwa 150 Menschen. Und die kleinen Grundspitäler mit etwa 300 Betten. (Der Kollonitzgarten und der Sonnenhof waren inzwischen zu Gunsten der Wohlfahrtsfonds verkauft worden.) In Wien bestanden damit insgesamt etwa 800 Anstaltsbetten für Arme. Zuzüglich der großen Anstalten am Land, die Platz für etwa 1600 Menschen hatten, ergab sich dadurch eine Versorgungsbettenzahl für erwachsene PfründnerInnen von 2400. Vor der Reform hatte diese Zahl bei annähernd 5000 gelegen, die Armenversorgung für Erwachsene büßte also durch die Veränderungen über 50 % ihres tatsächlichen Raumes ein. Da sich diese Beschneidung als zu weitreichend erwies, wurden 1791 der Direktion des Hauptspitals die Häuser Am Alserbach und Bäckenhäusel wieder entzogen und ganz der Armenversorgung zur Verfügung gestellt. Die Anstalt am Alserbach behielt ihre Aufgabe als Verschickungseinrichtung für nicht nach Wien gehörende Arme, während das Bäckenhäusel – nun *Versorgungshaus Währingergasse* genannt – für PfründnerInnen bestimmt wurde, die noch durch Freunde oder Bekannte in Wien unterstützt wurden. [Vgl. 40, 251f]

Am deutlichsten wurden die Schwierigkeiten des neuen Hauptspitals jedoch im medizinischen Bereich durch den Anstieg der PatientInnensterblichkeit sichtbar. Während sich in den aufgelassenen und gut geführten kleinen Wiener Krankenhäusern die jährliche Sterblichkeit der 6 %-Marke angenähert hatte, stieg die Todesrate der Kranken in der neuen Krankenanstalt stark an. [Vgl. 4, S. 213] Zwischen 1784 und 1848 wurden in den Krankenabteilungen des Allgemeinen Krankenhauses insgesamt 909.751 Fälle behandelt. Von diesen Fällen fielen 510.833 auf kranke Männer (56,2 %) und 398.918 auf kranke Frauen (43,8 %). 137.915 verzeichnete Fälle endeten mit dem Tod der Behandelten, eine Gesamtsterblichkeit von 15,16 %. Von den aufgenommenen Männern starben 71.882, von den Frauen 66.033. Männer hatten damit einen Anteil von 52,1 % an allen Sterbefällen, Frauen einen Anteil von 47,9 %. Verglichen mit den Aufnahmezahlen war die Sterblichkeit von Frauen in der Krankenanstalt erhöht: Die Männersterblichkeit betrug 14,1 %; die Frauensterblichkeit 16,6 % Die Gründe hierfür sind unbekannt und vielfältige Erklärungen denkbar: Etwa eine gesellschaftliche Benachteiligung der weiblichen Kranken durch eine männlich besetzte Ärzteschaft; oder eine bisher nicht bekannte natürliche Ursache, etwa ein höheres Durchschnittsalter der kranken Frauen. Die jährlichen Sterblichkeitsraten schwankten außerordentlich zwischen guten und furchtbaren Jahren. 1786, dem besten Jahr der Aufzeichnung, betrug die Jahressterblichkeit 8,4 %, während sie im zweiten „Franzosenjahr" 1809 – der zweiten Besetzung Wiens durch napoleonische Truppen – auf rund 24 % aller PatientInnen hochschnellte.

Schwierigkeiten zeigten sich auch bei der Gebärabteilung. Zwischen 1784 bis 1848 wurden dort 186.767 schwangere Frauen aufgenommen, die 91.743 (51,3 %) männliche und 87.009 (48,7 %) weibliche Säuglinge gebaren. Dies entspricht genau der natürlichen Geschlechtsverteilung bei menschlichen Geburten von 1,05–1,07 geborenen Buben zu 1,00 geborenen Mädchen. 7688 (4,1 %) Frauen starben während des Aufenthalts, 6193 (6,8 %) Buben und 4559 (5,2 %) Mädchen. Auffällig ist auch bei der Gebärabteilung die große Schwankungsbreite der Sterblichkeit. Während in den ersten Jahrzehnten ihres Bestehens die Müttersterblichkeit beständig zwischen 0,35 % bis 3,20 % lag, stieg sie ab 1823 deutlich an und lag danach zwischen 2,15 % bis 12,11 %. Diese Probleme betrafen zuvorderst die I. Gebärabteilung, in der die männlichen Studenten zu Ärzten ausgebildet wurden, während die II. Gebärabteilung, in der nur weibliche Schülerinnen Hebammenunterricht erhielten, eine deutlich niedrigere Sterberate aufwies. Die Müttersterblichkeit der I. Gebärabteilung verminderte sich erst ab dem Jahr 1847 wieder, als dort der Assistent Ignaz SEMMELWEIS (* 1818; † 1865 als Patient der Wiener Landesirrenanstalt Am Bründlfeld) das Händewaschen mit Chlorkalk für Ärzte und Studenten verpflichtend einführte: Die Vernachlässigung der einfachsten Hygienemaßnahmen unter den Ärzten hatte zum Tod hunderter Frauen und Kinder geführt.

Ausgerechnet in keiner anderen Anstalt zeigte sich das Scheitern des josephinischen Baus aber derart blutabschneidend, wie beim Findelhaus, das eigentlich zur Rettung von unehelichen Kindern gedacht und dem Kaiser besonders am Herzen gelegen war. Im ersten Jahr wurden dort 1366 Kinder aufgenommen; die meisten davon waren anonyme Geburten aus der Gebäranstalt. Während der nächsten Jahre kletterten die Aufnahmezahlen stetig in die Höhe. Ab 1787 wurden fast jedes Jahr mehr als 2000, ab 1799 fast jedes Jahr mehr als 3000 Kinder aufgenommen. Von den insgesamt zwischen 1784 und 1848 aufgenommen 244.732 Kindern, starben 191.097, das sind furchterregende 78,1 %. Die Sterblichkeit der Kinder zwischen 1784 und 1813 lag noch höher, bei mörderischen 97 %. Diese Zahlen waren derart verheerend, dass die öffentlichen Statistiken die Zahlen nur geschönt wiedergaben. Die Todesrate des Findelhauses wurde künstlich dadurch erniedrigt, dass die Aufnahmezahl im Nenner durch die höhere Fallzahl ersetzt und dadurch eine Sterblichkeit von nur 28 % zusammengeschustert wurde. [Für alle Zahlen siehe die Tabellen bei: 10, S. 530–534, 543–546 und 579–581] Das Findelhaus kann, wie es später ein niederösterreichischer Abgeordneter tat, in den ersten Jahrzehnten seines Bestehens nur als „k. k. privilegierte Mordanstalt" beschrieben werden. Ein Neugeborenes, das in einem schwimmenden Korb in die Donau gesetzt worden wäre, hätte eine ähnlich gute Überlebenswahrscheinlichkeit gehabt wie ein Kind, das man in dieses Todeshaus abgab. [Für die vollständige Geschichte der Wiener Findel- und Gebäranstalt vgl. 25, 26] Die Schattenseiten des neuen Hauptspitals lagen für viele Zeitgenossen offen sichtbar auf der Hand. Die Befürchtungen der Ärzte Fauken und Stoll bewahrheiteten sich. Das Spital war übergroß und hatte darüber hinaus im Zuge seines Entstehens auch die bisherige Wiener Armenversorgung in den Anstalten abgewürgt. Der fünfteilige Anstaltsaufbau war in Wirklichkeit nicht zu halten und nach einigen Jahren schrumpfte das Universalspital tatsächlich zu einem (immer noch sehr großen) Allgemeinen Krankenhaus zusammen, in dem nur mehr die drei ärztlichen Kernaufgaben der Kranken-, Irren- und Gebärendenversorgung geleistet wurden. (Das Findelhaus wurde nach seiner Abtrennung 1788 erst wieder 1806 an die Gebärabteilung angeschlossen.) In den ersten Jahrzehnten seines Bestehens zeigte sich das Krankenhaus anfällig für Seuchen, Missverwaltung und Schädigung der PatientInnen durch mangelnde ärztliche und pflegerische Sorgfalt. Die Einsparungen des Kaisers beim Personal mögen ihren Teil dazu beigetragen haben. Der schlechte Ruf, den sich das Allgemeine Krankenhaus dadurch erwarb, schädigte es auch in Geldbelangen: Die Selbstzahlerbetten wurden bei weitem nicht so häufig wie erhofft in Anspruch genommen, wodurch das Krankenhaus anstatt Gewinne nur Schulden einfuhr. Im Laufe der Jahre mussten dem Allgemeinen Krankenhaus daher immer wieder Staatsgelder zugeschanzt werden, um es von der Pleite zu bewahren. [Vgl. 4, 213ff] Als wesentliche Ursache all dieser Missstände trug bei, dass die Bündelung der fünf Anstaltsteile in einem riesigen Universalspital erstrangig auf staatspolitischen und verwalterischen Überlegungen gegründet hatten und nicht auf medizinischen. Das Ergebnis war, dass die neue Zentralanstalt im Vergleich zu den abgelösten kleinen Krankenhäusern keine bessere Medizin ermöglichte. Krankheiten ließen sich nicht (allein) durch absolutistische Ordnungsgedanken und aufgeklärte Hofdekrete bekämpfen.

In der geschichtswissenschaftlichen Rückschau verblassen jedoch alle diese Einwände gegen das Allgemeine Krankenhaus. Bewunderten die Autoren des 19. Jahrhunderts vorzüglich den Wagemut und die Durchsetzungskraft von Joseph II.,[8] wurde in der Geschichtsforschung des 20. Jahrhunderts erstrangig die wissenschaftliche Habenseite der neuen Einrichtung herausgestrichen: Erst die Zusammenlegung aller ärztlichen Tätigkeiten an einem Ort und die Verbindung desselben mit der Wiener Universität habe die Wetterbedingungen für das Aufblühen der Wiener Medizin im 19. Jahrhundert geschaffen. Die gesammelten Erzählungen von ärztlichen Heldentaten und medizinischen Durchbrüchen am Wiener Allgemeinen Krankenhaus sind heutzutage unter dem Schlagwort der „Zweiten Wiener Medizinischen Schule" bekannt: Eine erfindungsreiche ärztliche Kunst, die, getrieben durch technische Neuerungen und naturwissenschaftliche Beobachtungsgabe, Grenzen des Wissens und ärztliche Handlungsmöglichkeiten ins vorher Undenkbare hinein ver-

---

[8] Hier gemeint Wittelshöfer, Viszánik, Knolz und viele andere SchriftstellerInnen, vgl. etwa 42, S. 183f.

schob. Ganz bestimmend für diese Erzählung ist das Wiener Allgemeine Krankenhaus als „genius loci" dieser wissenschaftlichen Wende, ein beseelter Platz, wie der
Schriftsteller Heimito DODERER (* 1896; † 1966) gesagt haben würde. [Vgl. u. a.:
21][9]

Literatur

1. „[Testamentverkündung von Maximilian Locher]". In: *Wienerisches Diarium [Wie-
   ner Zeitung]* 91 (12. Nov. 1768), Scanseite 18. https://anno.onb.ac.at/cgi-content/
   anno?aid=wrz&datum=17681112&seite=18&zoom=53&query=%22locher%22&
   ref=annosearch (besucht am 26. 01. 2022).
2. Altmann, Michael. *Das Wiener Bürgerspital : zur Erinnerung an die Eröffnung des neuen
   Bürger-Versorgungshauses in der Alservorstadt.* ger. Wien: Selbstverl. d. Bürgerspital-
   amtes, 1860. http://data.onb.ac.at/rec/AC02648392 (besucht am 24. 01. 2022).
3. „Anmerkung, Die allhier in Wien in der Verpflegung stehende Arme betreffend." In:
   Wienerisches Diarium [Wiener Zeitung] (21. Apr. 1767), Scanseiten 19-20. https://anno.
   onb.ac.at/cgi-content/anno?aid=wrz&datum=17670401&zoom=33 (besucht am 24. 01.
   2022).
4. Bernard, Paul P. „The Limits of Absolutism: Joseph II and the Allgemeines Krankenhaus."
   In: *Eighteenth-Century Studies* 9.2 (1975/1976), S. 193–215. https://doi.org/10.2307/
   2737597.
5. Boguth,Walter. „Die Aufhebung der Kartause Mauerbach." In: *Jahrbuch für Landeskunde
   von Niederösterreich* 1 (1902), S. 297–312. https://www.zobodat.at/pdf/Jb-Landeskde-
   Niederoesterreich_1_0297-0312.pdf (besucht am 21. 01. 2022).
6. Brückner, Burkhart. *Geschichte der Psychiatrie.* 2., korr. Aufl.. Basiswissen. Bonn:
   Psychiatrie-Verl., 2015.
7. Doderer, Heimito von. *Die Strudlhofstiege : oder Melzer und die Tiefe der Jahre ; Roman.*
   ger. Jubiläumsausg.. München: Beck, 2013. isbn: 9783406655555.
8. Dont, Jakob. *Das Wiener Versorungsheim. Eine Gedenkschrift zur Eröffnung (. . .)* Verlag
   der Gemeinde Wien, 1904. https://archive.org/details/bub_gb_tn6ZXGPPUYcC/page/
   n5/mode/2up (besucht am 24. 01. 2022).
9. Fauken, Johann Peter Franz Xaver. *Entwurf zu einem allgemeinen Krankenhause : mit
   vier Kupfertafeln.* Wien: Auf Kosten der Korrespondenz Expedition, 1784. http://data.
   onb.ac.at/rec/AC07966960 (besucht am 24. 01. 2022).
10. Haller, Carl. „Aerztlicher Bericht über das k.k. allgemeine Krankenhaus in Wien
    (. . .) im Solar-Jahre 1848". In: *Zeitschrift der k.k. Gesellschaft der Aerzte zu
    Wien* 5.2 (1849), S. 493–581. http://anno.onb.ac.at/cgi-content/anno-plus?aid=zga&
    datum=1849&page=566&size=45 (besucht am 24. 01. 2022).
11. „Isidor Canevale". In: Architektenlexikon Wien 1770–1945. Architekturzentrum Wien,
    2013. http://www.architektenlexikonat/de/1025.htm (besucht am 21. 01. 2022).
12. Jetter, Dieter. „Wiener Irrenhausprojekte". In: *Fortschr. Neurol. Psychiat.* 49.2 (1981), S.
    43–52.

---

[9] Der Begriff „genius loci" entstammt [7].

13. „Josef Ignaz Gerl". In: Architektenlexikon Wien 1770–1945. Architekturzentrum Wien, 2013. http://www.architektenlexikon.at/de/1070.htm (besucht am 21. 01. 2022).

14. „Kaiser Joseph's Guglhupf". In: *Neue Freie Presse* 13650 (24. Aug. 1902), S. 9. http://anno.onb.ac.at/cgi-content/anno?aid=nfp&datum=19020824&seite=9&zoom=33 (besucht am 26. 01. 2022).

15. „Kaiser Josephs Gugelhupf". In: *Illustrirtes Wiener Extrablatt* 31.217 (8. Aug. 1902), S. 8. http://anno.onb.ac.at/cgi-content/anno?aid=iwe&datum=19020808&seite=8& zoom=33 (besucht am 26. 01. 2022).

16. Kaloudin, Sotir Iliev. „Der bauliche Wandel Wiens während der Regentschaft des Kaisers Joseph II. unter kartographischen und städtebaulichen Gesichtspunkten [1765]-1780-1790". Magisterarb. Wien: Technische Universität Wien, 2020. https://doi.org/10.34726/ hss.2020.75904

17. Kirchhoff, Theodor. *Grundriss einer Geschichte der deutschen Irrenpflege.* Berlin: A. Hirschwald, 1890. https://archive.org/details/b21905289/page/162/mode/2up (besucht am 24. 01. 2022).

18. Kleiner, Salomon und Corvinus, Johann August. „Prospect des Armen Hausses und Soldaten Spithals". In: *Wahrhafte und genaue Abbildung (...)* Hrsg. von Andreas d. Ä. Pfeffel. Bd. 3. Wien Museum Inv.-Nr. 15737, 1733. Kap. Abb. 14. https://sammlung. wienmuseum.at/objekt/91679/ (besucht am 08. 04. 2022).

19. Kleiner, Salomon und Corvinus, Johann August. „Prospect des Hospitals S. Marx". In: *Wahrhafte und genaue Abbildung (...)* Hrsg. von Andreas d. Ä. Pfeffel. Bd. 3. Wien Museum Inv.-Nr. 105765/84, CC0, 1733. Kap. Abb. 14. https://sammlung.wienmuseum. at/objekt/181463/ (besucht am 08. 04. 2022).

20. Knolz, Joseph Johann. *Darstellung der Humanitäts- und Heilanstalten im Erzherzogt-hume Oesterreich unter der Enns ... nach ihrer dermaligen Verfassung und Einrich-tung herausgegeben.* Wien: Mechitaristen, 1840. http://data.onb.ac.at/rec/AC10021353 (besucht am 24. 01. 2022).

21. Lesky, Erna. *Die Wiener medizinische Schule im 19. Jahrhunder.* Studien zur Geschichte der Universität Wien ; 6. Graz Köln: Böhlau in Komm., 1965.

22. Lesky, Erna. *Österreichisches Gesundheitswesen im Zeitalter des aufgeklärten Absolu-tismus.* ger. Archiv für österreichische Geschichte 122,1. Wien: Rohrer, 1959.

23. Locher, Maximilian. *Observationes practicae circa luem veneream, epilepsiam et maniam (etc.)* Viennae Austriae: Trattner, 1762. http://data.onb.ac.at/rec/AC10077319 (besucht am 26. 01. 2022).

24. Nagel, Joseph Anton. *[Stadtplan] Wien mit Vorstädten und Vororten - Grundriß der kayserlich-königlichen Residenz-Stadt Wien, Ihrer Vorstädte, und der anstoßenden Orte.* Wiener Stadt- und Landesarchiv, Kartographische Sammlung, Sammelbestand, P1: 5: Druckversion (1780/1781). 1780/1781. https://www.wien.gv.at/kultur/kulturgut/plaene/ nagel.html (besucht am 21. 01. 2022).

25. Pawlowsky, Verena. „Das „Aussetzen überlästiger und nachtheiliger Kinder" : Die Wie-ner Findelanstalt 1784-1910." In: *Österreichische Zeitschrift für Geschichtswissenschaf-ten* 25.1+2 (2014), S. 18–40. https://www.studienverlag.at/bookimport/oezgArchiv/ media/data0483/5334_oezg_1_2_2014_s18_40_pawlowsky.pdf (besucht am 24. 01. 2022).

26. Pawlowsky, Verena. *Mutter ledig - Vater Staat : das Gebär- und Findelhaus in Wien 1784–1910.* ger. Innsbruck Wien [u.a.]: Studien- Verl., 2001. isbn: 3706515482.

27. Pichlkastner, Sarah. „Vom Physikus über die Hebamme bis zur Kindsdirne. Medizinisch-pflegerisches Personal im Wiener Bürgerspital und seinen Filialen in der Frühen Neuzeit". In: *Virus* 16 (2017), S. 43–64. https://doi.org/10.1553/virus16s043.

28. Pichlkastner, Sarah. „Zusammenfassung und Ausblick: Institutionelle Räume der Pflege und des Alter(n)s im diachronen und interdisziplinären Vergleich." In: *Virus* 16 (2017), S. 293–302. https://doi.org/10.1553/virus16s293.

29. Quarin, Joseph von. *Nachricht an das Publikum, über die Einrichtung des Hauptspitals in Wien : bei dessen Eröffnung von der Oberdirektion herausgegeben*. Wien: gedruckt bey Johann Thomas Edlen von Trattnern, 1784. http://data.onb.ac.at/rec/AC02186870 (besucht am 26. 01. 2022).

30. Scheutz, Martin. „Zum Transfer von städtischer Wiener Altersarmut auf das Land - das Wiener Versorgungshauswesen und seine ländlichen Außenposten Mauerbach, St. Andrä und Ybbs an der Donau." In: *Armut auf dem Land. Mitteleuropa vom Spätmittelalter bis zur Mitte des 19. Jahrhunderts. Helmut Bräuer gewidmet*. Hrsg. von Gerhard Ammerer et. al. Wien: Böhlau Verlag, 2010, S. 203–228. https://homepage.univie.ac.at/martin. scheutz/website/wp-content/uploads/2010/01/90_Scheutz_Zentralanstalt.pdf (besucht am 26. 01. 2022).

31. Schimmer, Carl August. *Ausführliche Häuser-Chronik der inner Stadt Wien, mit einer geschichtlichen Uebersicht sämmtlicher Vorstädte und ihrer merkwürdigsten Gebäude*. ger. Wien: Kuppitsch, 1849. http://data.onb.ac.at/rec/AC10287763 (besucht am 24. 01. 2022).

32. Shorter, Edward. *Geschichte der Psychiatrie*. ger. Berlin: Fest, 1999. isbn: 382860045X.

33. *Spital zu St. Marx: Gartentrakt (nicht ausgeführter Erweiterungsplan, um 1760)*. WStLA, Pläne und Karten: Sammelbestand, P1: 972. um 1760. https://www.geschichtewiki. wien.gv.at/images/7/71/WSTLA_Pl%C3%A4ne_und_Karten_Sammelbestand_P1_972_001.jpg (besucht am 21. 01. 2022).

34. Stoll, Maximilian. *Über die Einrichtung der öffentlichen Krankenhäuser*. Hrsg. von Georg Adalbert von Beeckhen. Wien: Wappler, 1788. http://data.onb.ac.at/rec/AC10351634 (besucht am 26. 01. 2022).

35. Watzka, Carlos. „Interpretation des Wahnsinns. Zur Pluralität der Wahrnehmungs- und Handlungsmuster betreffend psychisches Kranksein im frühneuzeitlichen Europa". In: *Archiv für Kulturgeschichte* 85 (2003), S. 201–242. https://www.carlos-watzka.at/downloads/BZ_4-Watzka,Interpretationen-des-Irrsinns-ompr.pdf (besucht am 26. 01. 2022).

36. Watzka, Carlos. „Krankenpflege als soziale Praxis in den Hospitälern der Barmherzigen Brüder in Österreich im 17. und 18. Jahrhundert. Eine Übersicht auf Grundlage insbesondere des „Manuale oder Hand- Büchlein Religions B. Joannis Dei" von 1681 sowie der Krankenpflege als soziale Praxis in den Hospitälern der Barmherzigen Brüder in Österreich im 17. und 18. Jahrhundert." In: *Virus* 16 (2017), S. 65–98. https://doi.org/10.1553/virus16s065.

37. Watzka, Carlos. „Psychiatrische Anstalten in Österreich 1780-1850. Eine Übersicht aus wissenschaftlicher und soziologischer Perspektive," in: *Österreich in Geschichte und Literatur* 53.4 (2009), S. 356–372.

38. Watzka, Carlos. *Vom Armenhaus zur Landesnervenklinik Sigmund Freud. Zur Geschichte psychisch Kranker und des gesellschaftlichen Umgangs mit ihnen in der steirischen Landeshauptstadt vom 16. bis zum 21. Jahrhundert*. Historisches Jahrbuch der

Stadt Graz Bd. 36. Graz: Bouvier-Reisinger, 2006, S. 295–337. https://www.carlos-watzka.at/downloads/BZ_9-Watzka,Vom-Armenhauszur-Landesnervenklinik-kompr.pdf (besucht am 26. 01. 2022).

39. Watzka, Carlos. *Vom Hospital zum Krankenhaus. Zum Umgang mit psychisch und somatisch Kranken im frühneuzeitlichen Europa.* Menschen und Kulturen. Beihefte zum Saeculum Bd. 1. Köln, Weimar, Wien: Böhlau Verlag, 2005.

40. Weiß, Karl. *Geschichte der öffentlichen Anstalten, Fonde und Stiftungen für die Armenversorgung in Wien.* Wien: Selbstverl. Des Gemeinderathes, 1867. http://data.onb.ac.at/rec/AC10432507 (besucht am 24. 01. 2022).

41. Wien Geschichte Wiki, Hrsg. *Spital zu St. Marx.* 7. Juli 2021. https://www.geschichtewiki.wien.gv.at/Spital_zu_St_Marx (besucht am 21. 01. 2022).

42. Wittelshöfer, Leopold. *Wien's Heil- und Humanitätsanstalten, ihre Geschichte, Organisation und Statistik ; Nach amtlichen Quellen.* Wien: Seidel, 1856. http://data.onb.ac.at/rec/AC10446930 (besucht am 26. 01. 2022).

Bildteil A: Der Narrenturm im Allgemeinen Krankenhaus

3

Zusammenfassung

Im ersten Bildkapitel werden anhand von Karten, Grundrissen und Kunstwerken die Standorte und Gebäude der niederösterreichischen Psychiatrie unmittelbar nach der josephinischen Reform von 1784 dargestellt.

3.1 Bilder

© Der/die Autor(en), exklusiv lizenziert an Springer Fachmedien Wiesbaden GmbH, ein Teil von Springer Nature 2023
D. Vitecek, *Der Wiener Narrenturm*, Medizin, Kultur, Gesellschaft,
https://doi.org/10.1007/978-3-658-39050-1_3

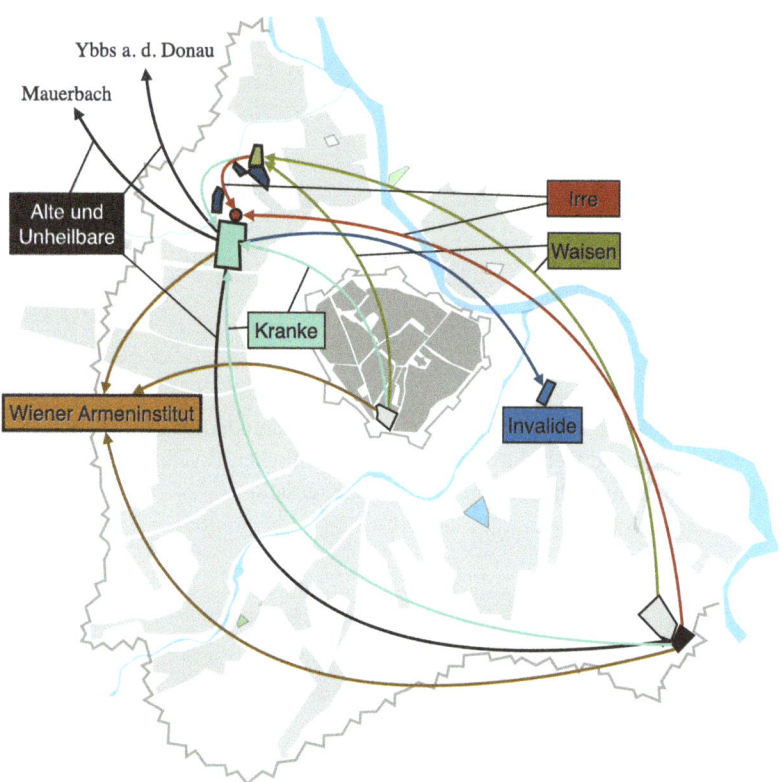

Abb. 3.1 Die Josephinische Gesundheitsreform. Die ehemals über das gesamte Wiener Siedlungsgebiet verteilten geschichtlich gewachsenen Spitäler und Krankenhäuser wurden in der josephinischen Gesundheitsreform von 1784 in der Alservorstadt gebündelt. Die Kranken (türkis eingezeichnet) wurden unter anderem vom ehemaligen Spanischen Spital und dem Spital St. Marx in das neugegründete Allgemeine Krankenhaus übersetzt. Irre (rot eingezeichnet) wurden größtenteils auch aus diesen beiden Einrichtungen in den neu gebauten Narrenturm transferiert. Mit der Gesundheitsreform ging auch eine weitreichende Deinstitutionalisierung des früheren Armenwesens einher: Viele bisher in den Spitälern untergebrachte Arme wurden aus den Häusern entlassen und von nun an durch das Wiener Armeninstitut durch Geldleistungen unterstützt. Anstaltsbedürftige Alte oder Arme, die ihrer Entlassung nicht zugestimmt hatten, wurden entweder ins Versorgungshaus St. Marx oder in die neuen Anstalten am Land Ybbs a. d. Donau und Mauerbach gebracht. Die bisher im Großarmenhaus lebenden Militärinvaliden wurden ins Johannesspital gebracht, dem nunmehrigen Invalidenhaus. [Unter Verwendung von: 3]

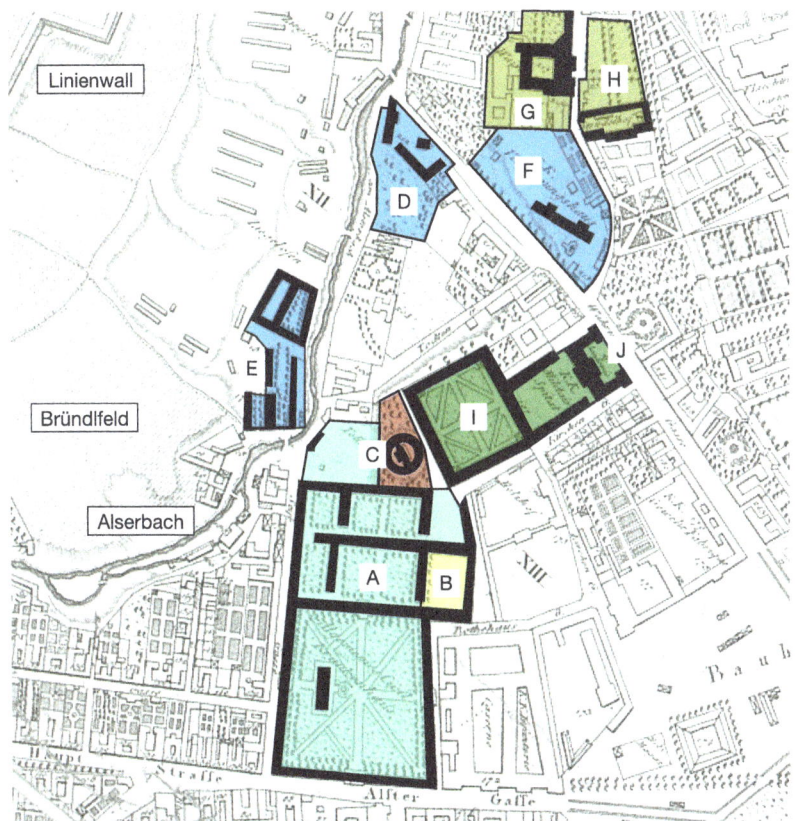

Abb. 3.2 Übersichtskarte Alservorstadt 1784. Der Narrenturm (**C**) wurde 1783 bis 1784 hinter dem Allgemeinen Krankenhaus (**A**) und neben dem Militärspital (**I**) im heutigen neunten Wiener Gemeindebezirk erbaut. Der Narrenturm war der einzige Neubau auf dem Gelände des Allgemeinen Krankenhauses. Für die neue Zentralanstalt wurden das seit den 1690er-Jahren bestehende Großarmenhaus und weitere Anstalten im Wohlfahrtsbezirk Alservorstadt von PfründnerInnen geräumt und umgewidmet. Neben der Irren- und der Krankenanstalt bestand das Hauptspital bei Eröffnung noch aus der Gebärabteilung (**B**), den Siechenhäusern Lazarett (**D**), Alserbach (**E**) und Bäckenhäusel (**F**) sowie aus dem vereinigten Waisen- und Findelhaus (**G** und **H**). Das nicht zum Allgemeinen Krankenhaus gehörende Militärspital mitsamt der medizinisch-chirurgischen Akademie Josephinum (**J**) wurde zeitgleich mit dem Turm auf dem Grund des 1783 abgerissenen Contumazhofes errichtet. Die Irrenanstalt war zunächst nur im Narrenturm untergebracht, obwohl bereits 1784 angedacht worden war, das Lazarett mit dem Turm zu verbinden. Das Lazarett wurde aber zunächst noch für die Aufnahme von Siechen verwendet und danach umgebaut. Zwischen 1785 bis 1792 wurden ruhige PatientInnen und Rekonvaleszente der Wiener Irrenanstalt daher im Siechen- und Versorgungshaus Am Alserbach untergebracht. [Unter Verwendung von: 5]

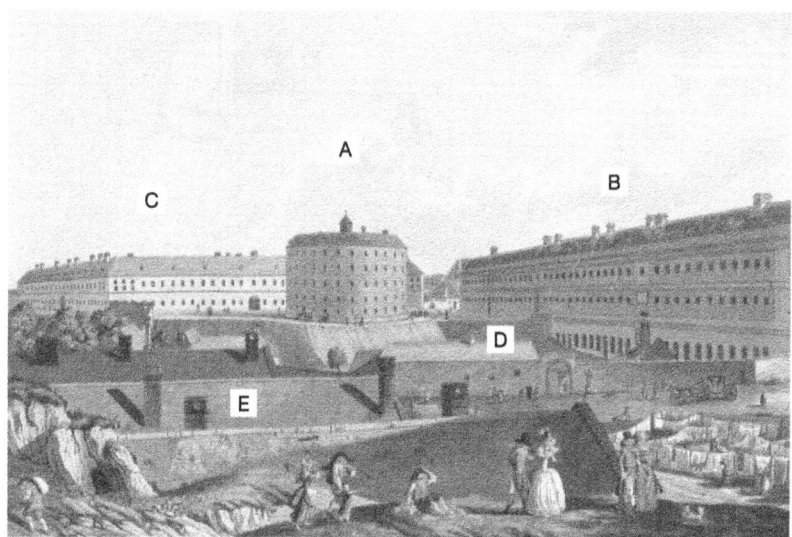

Abb. 3.3 Ansicht des Narrenturms vom Bründlfeld aus um 1790. Der Stich zeigt den baulichen Zustand des Narrenturms (**A**) von 1784 bis zum Bau einer das Turmgelände umgebenen Gartenmauer 1796. Der Narrenturm wurde als Rundbau mit einem Durchmesser von etwa 40 m oder 21 Wiener Klaftern entworfen. In seinem ursprünglichen Zustand besaßen seine fünf Stockwerke insgesamt 139 Kammern für die Unterbringung von Irren. Jedes der oberen Stockwerke verfügte über 28 Kammern; das Erdgeschoß besaß wegen des Eingangs nur 27. Jedes Stockwerk wurde als eigene Abteilung geführt und nahm verschieden eingestufte PatientInnengruppen auf. Über dem Eingangsportal war unter Kaiser LEOPOLD II. (*1747; †1792) der Spruch „*Custodiae mente captorum*" angebracht worden: *Zur Verwahrung der Irren*. Rechts neben dem Narrenturm liegt im Bild der hinterste Frauenflügel des Allgemeinen Krankenhauses (**B**), links des Turms die Rückseite des Militärspitals (**C**). Die ausgedehnte Grube vor dem Turm diente dem Allgemeinen Krankenhaus als Leichenhof und war Standort des Sektionslokals. Umgangssprachlich wurde die Grube auch als „*Totenloch*" bezeichnet (**D**). Die drei Dächer im Vordergrund gehören zum Siechen- und Versorgungshaus Am Alserbach (**E**). [6]

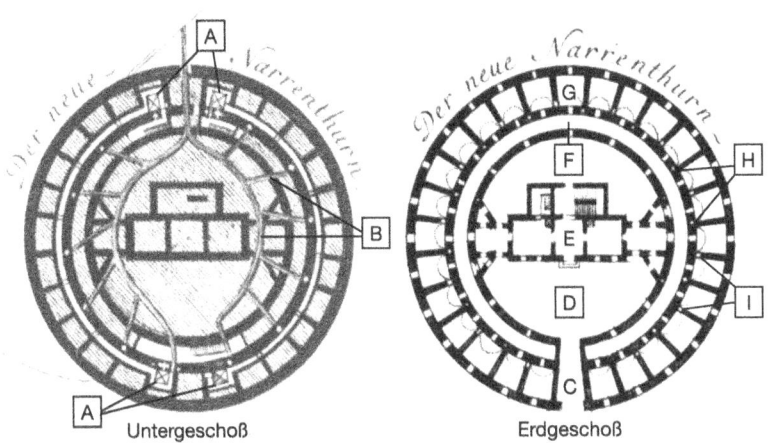

Untergeschoß   Erdgeschoß

Abb. 3.4 Grundriss des Narrenturms. Jede der zunächst „*Behälter*" genannten Kammern des Narrenturms war für die Aufnahme von zwei PatientInnen ausgelegt (**G**). Damit war die Bettenhöchstzahl auf 278 festgesetzt. Die Kammern waren 9 Wiener Schuh hoch (284 cm), 11 Schuh lang (347 cm), 10 Schuh breit (316 cm) und verfügten jeweils an der Außenwand über ein vergittertes schießschartenartiges Fenster (H: 94 cm, B: 47 cm). Der Boden der Kammern bestand entweder aus Dielen oder war mit Mergelsteinen gepflastert. Er war zur Tür hin abschüssig, sodass Wasser und Urin abfließen konnten. Jede Kammer konnte mit zwei Türen versperrt werden. Die nach außen aufschwingende erste Tür bestand aus dickem Holz und besaß ein verschließbares Sichtfenster in der oberen Hälfte. Die innere Tür, aus Eisengittern geschmiedet, ging in die Kammer auf. In den Wänden und Fußböden der Kammern befanden sich eiserne Ringe, an denen tobende PatientInnen mit Ketten „*geschlossen*" werden konnten. Der Narrenturm war ein experimentelles Bauwerk, in dem neue, aber noch nicht ausgereifte Sanitäts- und Heiztechniken versucht wurden umzusetzen. In jeder Kammer befand sich ein Abtritt (**H**). Urin und Fäkalien sollten ohne Wasserspülung über ein Rohrsystem in den Alserbach geleitet werden (**B**). Außerdem sollte jede Kammer durch Rohre mit Heißluft (**I**) aus vier Öfen im Keller beheizt werden (**A**). Beide Installationen funktionierten nicht und wurden rasch durch bleibende Provisorien ersetzt. In dem „*Sehne*" genannten Mittelgebäude des Turms befanden sich neben dem Stiegenhaus die Wohnungen für das ärztliche und das pflegerische Personal (**E**). Der innen umlaufende Gang (**F**) konnte nur durch die Wärterwohnungen betreten werden und PatientInnen nur durch diese in die beiden Innenhöfe (**D**) hinuntergelangen. Dadurch war eine strenge Überwachung der Irren gewährleistet. Das Portal wurde zusätzlich noch von einem Portier überwacht (**C**). Der Turm verfügte über keinen eigenen Brunnen. Wasser musste mittels Träger aus dem Allgemeinem Krankenhaus herbeigeschafft werden, wozu in späteren Jahren auch ruhige PatientInnen herangezogen wurden. [Unter Verwendung von: 1 Blatt 3 und 4]

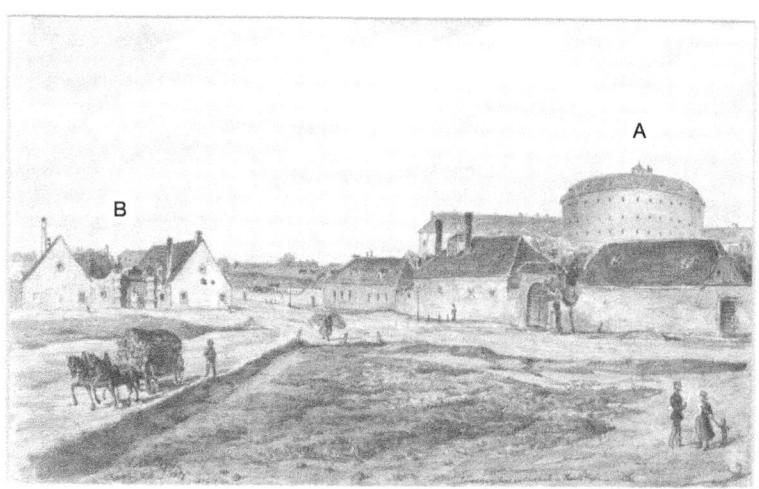

Abb. 3.5 Das Versorgungshaus Am Alserbach (**B**) und der Narrenturm (**A**) um 1853. Das Versorgungshaus Am Alserbach wurde 1752 eröffnet. Wie das Großarmenhaus am anderen Ufer des Alserbachs diente die auch „Kleinarmenhaus" genannte Anstalt zunächst der Beherbergung von PfründnerInnen. Die Anstalt bestand aus zwei lang gestreckten Häusern mit 13 Pfründnerzimmern und fünf weiteren Räumen zur Aufnahme von obdachlosen Familien sowie einem dahinter liegenden Gebäude mit zwei Innenhöfen. Im Jahre 1779 wohnten dort bereits über 500 Personen. 1784 wurde ein Teil der Anstalt als Siechenhaus an das Allgemeine Krankenhaus angeschlossen, während der andere Teil als Verschickungsstelle im Armenversorgungswesen diente. Als Siechenhaus nahm das Gebäude zwischen 1785 und 1792 ruhige und rekonvaleszente PatientInnen aus der Wiener Irrenanstalt auf. 1792 wurde es wieder vollständig in ein Versorgungshaus umgewandelt. Das hier gezeigte Bild des Wiener Malers Emil HÜTTER (* 1835; † 1886) ist bewusst altertümelnd und spart durch seinen Ausschnitt die 1853 bereits bestehende Irrenheilanstalt Am Bründlfeld und den großen Neubau der Versorgungsanstalt Am Alserbach aus; beide Gebäuden befanden sich unmittelbar links neben dem vom Künstler gewählten Blickfeld. [2]

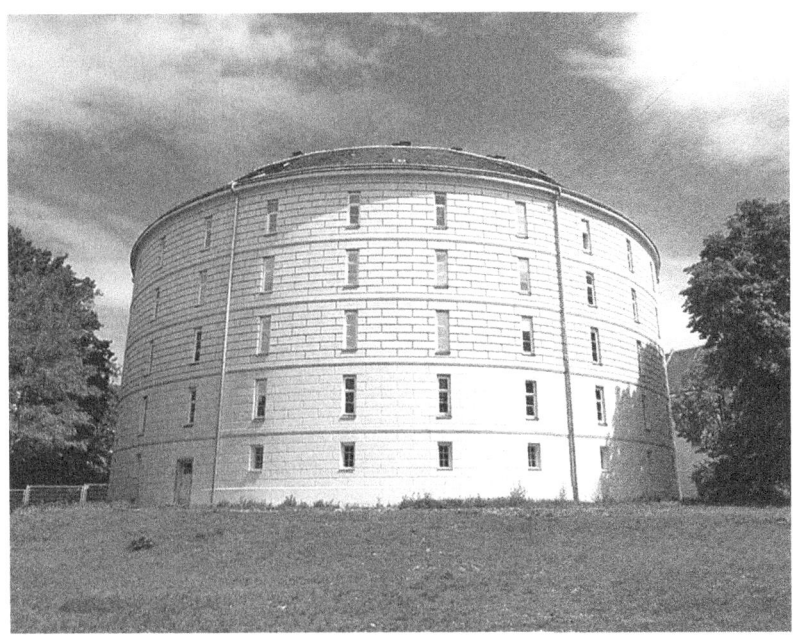

Abb. 3.6 Der Narrenturm heute. Von 1784 bis 1869 wurde der Turm von der Wiener Irrenanstalt zur Unterbringung von PatientInnen genutzt. Im Mittel waren etwa 200 bis 250 PatientInnen dort untergebracht. Von 1784 bis 1853 bildete der Turm das Haupthaus der Anstalt.
Ab 1853 diente er der neu gegründeten Wiener „relativ verbundenen Irrenheil- und Pflegeanstalt" als Pflegeanstalt, in dem unheilbare PatientInnen meist bis zu deren Tod beherbergt
wurden. 1869, nach insgesamt 85 Jahren irrenärztlicher Nutzung, wurde die Psychiatrie im
Turm geschlossen. Danach wurde er als Lager- und Personalwohnhaus für das Allgemeinen Krankenhaus verwendet. Mehrmals stand der Turm kurz vor dem Abriss, der jedoch nie
durchgeführt wurde. Zu einem unbekannten Zeitpunkt nach 1895 wurden die Kammerfenster
im zweiten, dritten und vierten Stock auf ihr heutiges Ausmaß vergrößert. Die Fenster des
ersten Stockwerks wurden in einem zweiten undatierten Bauschritt zwischen 1904 und 1930
auf die jetzige Größe umgebaut. Die im Bild zu sehenden „Schießscharten" des Erdgeschosses entsprechen den ursprünglichen Ausmaßen aller Turmfenster. Seit 1971 beherbergt der
Turm die Pathologisch-Anatomische Bundessammlung. Der Turm wurde zuletzt im Jahre
2020 runderneuert. [4]

Literatur

1. Gerl, Jos. und Lander, Ferd. *Plans des Allgemeinen Krancken Hauses, des Militär Spitals und der Chirurgischen Academie in Wien.* ÖNB/Wien. Wien, 1784. http://data.onb.ac. at/dtl/4733750 (besucht am 26. 01. 2022).
2. Hütter, Emil. *Versorgungshaus am Alserbach und Narrenthurm.* ÖNB/Wien. 1858. http://data.onb.ac.at/rec/baa13519340 (besucht am 26. 01. 2022).
3. Nagel, Joseph Anton. [Stadtplan] *Wien mit Vorstädten und Vororten - Grundriß der kayserlich-königlichen Residenz-Stadt Wien, Ihrer Vorstädte, und der anstoßenden Orte.* Wiener Stadt- und Landesarchiv, Kartographische Sammlung, Sammelbestand, P1: 5: Druckversion (1780/1781). 1780/1781. https://www.wien.gv.at/kultur/kulturgut/ plaene/nagel.html (besucht am 21. 01. 2022).
4. Ortner, Herbert. *Narrenturm NHM Wien.* Wikimedia Commons. 2019. https://commons. wikimedia.org/wiki/File:Narrenturm_NHM_Wien_2019-05-31.jpg (besucht am 26. 01. 2022).
5. Roscher, J. von und Reisser, F. *Wien und Vorstädte 1812.* WStLA, Pläne der Plan- und Schriftenkammer, P10/2: 112196.1: Auflage von 1812. 1812. https://www.wien.gv.at/ kultur/kulturgut/plaene/stadtplan-1812.html (besucht am 21. 01. 2022).
6. Schaffer, Joseph und Schaffer, Peter. *Allgemeines Krankenhaus mit Narrenturm.* ÖNB/Wien. um 1790. http://data.onb.ac.at/rec/baa10307039 (besucht am 24. 01. 2022).

Zur Gestalt des Turms

4

Zusammenfassung

Seit seinem Bestehen sorgt die Gestalt des Wiener Narrenturms für Aufsehen. In diesem Kapitel werden die gängigsten Überlegungen zu seiner Bauweise vorgestellt und mit der Quellenlage abgeglichen. Zuletzt wird der Beweis geführt, dass es der römisch-deutsche Kaiser Joseph II. selbst war, der den Erstentwurf zum Bau lieferte und dem Gebäude dabei viele Merkmale seines Eigengeschmacks gab.

4.1 Seltsame Gebäude für seltsame Menschen?

Die Gestaltung des Narrenturms, dem Hauptgebäude der Wiener Irrenanstalt von 1784 bis 1853, verblüfft die AutorInnen, seit über den Turm geschrieben wird. Die brennende und ungelöste Frage dabei ist und war dabei stets, warum das Gebäude *„ohne Noth in so bizarrer Form"* errichtet wurde. [6, S. 477] Auch zum Zeitpunkt seines Baus war der Turm ein außergewöhnliches Gebäude, das sich deutlich von den beiden benachbarten Krankenhausbauten abhob: Dort die eckigen Anstaltskästen des Allgemeinen Krankenhauses und des Militärspitals, beide nur ein Obergeschoß hoch, damit Essen, Güter und Kranke nicht über mehrere Stiegen geschleppt werden mussten; hier ein kreisrunder fünfstöckiger Turm, verwinkelt im Inneren, mit einem äußeren Ansehen irgendwo auf halber Strecke zwischen Trutzburg und Tempel. Warum das Gebäude diese bemerkenswerte Gestalt erhielt, blieb rätselhaft. Kein Aktenstück konnte die Frage nach dem steinernen Grundgedanken des Turmes erleuchten. Diese kriminalistische Lücke hat zu einigen teils ersprießlichen, teils abwegigen Vermutungen über den Bestimmungstrieb des Gestaltgebers geführt.[1,2]

Bei den Planungsarbeiten zum Allgemeinen Krankenhaus tauchte der Narren-turm erst spät im Entwurfsprozess auf. Die Erbauung des Turms scheint tatsächlich ein Schnellschuss gewesen zu sein. Noch im August 1782 hoffte Joseph II. die Gruppe der ekelhaften Personen – darunter fielen in seiner Ordnung auch die Irren – im Contumazhof unterzubringen. Die Irren hätten dort neben den „venerischen" (an Geschlechtskrankheiten leidenden) PatientInnen im hinteren Teil des Gebäudes eine eigene Abteilung bekommen. [Vgl. 28, S. 30 und 48f]

Der Contumazhof erwies sich aber als zu heruntergekommen, als dass er noch in ein Krankenhaus umgebaut hätte werden können und wurde eingeebnet. Der frei-gewordene Bauplatz wurde zu einem Teil dazu genutzt, um darauf das Militärspital zu errichten, ein zweiter Teil aber wurde als Grundstück des zukünftigen Zentral-irrenhauses festgelegt. Der Baugrund, der dem Allgemeinen Krankenhaus dabei zugeschlagen wurde, hätte durchaus einen weiteren Krankenhaushof im üblichen Kastenstil gefasst. Die runde Turmform war also keine Notwendigkeit und keine geschickte architektonische Antwort auf mangelnden Raum. (Vergleiche dazu die Karten im Anhang A.)

Der erste bekannte Grundriss des Narrenturms stammt aus dem Jahr 1783 und zeigt das Gebäude bereits vollständig. [Vgl. 7] Da der Turm im April 1784 fer-tiggestellt wurde, vergingen zwischen dem ursprünglichen Vorhaben, den Contu-mazhof zur Irrenanstalt zu machen und der Eröffnung des Neubaus gerade ein-mal 21 Monate; und zwischen gültigem Bauplan und Eröffnung höchstens 16 Monate, wahrscheinlich weniger. Vergleicht man diese Verwirklichungsdauer mit jener von späteren Irrenanstaltsbauten, dann kann man über die Baugeschwindig-keit nur erstaunt sein. Wie beim Allgemeinen Krankenhaus auch war Josef Gerl der ausführende Baumeister des Turms und Joseph II. die allerhöchste treibende Kraft dahinter.

Im Allgemeinen ist also bekannt, wer für den Turm verantwortlich zeichnete. Nur macht das seine Gestaltung nicht weniger rätselhaft: Welcher der bekannten Geister führte das Bauvorhaben zu dieser seltsamen Gestalt und von was wurde dieser Geist

---

[1] Ausgerechnet der beste Aufsatz zur Turmgestaltung findet sich im abwegigsten Buch über die Wiener Irrenanstalt, s. [24, Anhang 2/Teil 1; unter Mitautorenschaft von Gert Hasen-hütl]. Die Autoren besprechen drei mögliche Planungsgrundsätze des Turms: 1) Ökonomisch-funktionale Gründe, 2) symbolische Werte und 3) architekturtheoretische Strömungen jener Zeit. Meine Überlegungen entspringen u. a. der Auseinandersetzung mit diesen Punkten.

[2] Zur Architektur des Turmes siehe auch [17, S. 92–105]. Die Autorin betont in dieser sehr lesenswerten Arbeit den allgemeinen Einfluss der französischen Architektur und von ver-schiedenen vorausgehenden Rundbauentwürfen auf den Narrenturm.

dabei geführt? Vor allem: Warum wurde nicht einfach eine rechtwinkelige Erweiterung des Allgemeinen Krankenhauses als Irrenhaus ins Auge gefasst? Die folgenden Unterpunkte stellen ohne Anspruch auf Vollständigkeit vier verbreitete Betrachtungsweisen zu den möglichen gestalterischen Grundsätzen des Narrenturms vor und versuchen zu ergründen, warum ein einfacher Anbau an das bestehende Großarmenhaus nicht umgesetzt wurde. Keiner dieser möglichen Planungsgrundsätze ist dabei allein als ausschlaggebend zu betrachten. Wie bei jedem Nutzbau flossen auch beim Turm sicherlich mehrere Hauptüberlegungen in die Gestaltung mit ein.

4.1.1 Der Turm als Schutzbau: Einem Gefängnis gleich

Der am besten im Bauprozess belegte mögliche Gestaltungsgrundsatz des Narrenturms ist seine Rolle als Schutzbau für die Gesellschaft. Joseph II. war sehr deutlich, welche Sicherheitsmaßnahmen er gegen ekelige Kranke ergreifen wollte. Aus Sorge um die Jugend und schwangeren Frauen wollte er Irre in einem „entfernten Spital" eingesperrt wissen, wo sie abgesondert von den normalen Kranken behandelt werden sollten. Dem Kaiser ging es erstrangig um die Vereinzelung der Irren. Einige BeobachterInnen sehen in der festungsartigen Architektur des Turms ganz diese Maßgabe des Kaisers umgesetzt, „*wobei die Entfernung nicht unbedingt im räumlichen Sinne zu verstehen ist, sondern in der Abgrenzung von den anderen.*" [11, S. 54] Da die tatsächlich entfernten Spitäler Mauerbach und Ybbs für PfründnerInnen gebraucht wurden, konnte die Verschickung der Irren in die Weite nicht wie ursprünglich angedacht stattfinden und musste daher durch ihre Übersetzung in ein im wahrsten Sinne des Wortes *abwegiges* Haus in Wien gleichnishaft dem absolutistischen Ordnungssinn vorgespiegelt werden.

Sollte dieser Eindruck von den Gestaltenden erwünscht worden sein, so waren sie sehr erfolgreich damit. Auch zeitgenössische BeobachterInnen verglichen den Turm immer wieder mit einem Gefängnis oder einem Festungsbau. Und auch ein langjähriger Insasse des Turms sah sich selbst nicht als Patient, sondern als „*Staatsgefangener*". [16, S. 258–275][3]

Die Absonderung der Irren erreichte der Bau nicht nur durch die Ausgrenzung der Gesellschaft durch dicke Gefängnismauern, die Absonderung setzte sich auch in seinem Inneren fort. Selbst von denen, die im Turm als Ärzte oder PflegerInnen arbeiteten, sollten die Irren so entfernt wie möglich gehalten werden. So gab es keine Gemeinschaftsräume, keine Werkstätten, keine Badeanstalt und kein Speisezimmer im Gebäude. Im Dienste der Vereinzelung der Irren standen auch die beiden

---

[3] Auf diesen Text wird später noch Bezug genommen, vgl. Kap. 11.

modernen technischen Einrichtungen des Turms. Eine Zimmertoilette wird heute vor allem als Bequemlichkeit betrachtet. Im Turm war sie aber zunächst ein weiteres Mittel zur Abschottung der Kranken. Wäre mit Leibstühlen gearbeitet worden, hätte jemand in die Zellen gehen müssen, um die Ausscheidungen aufzusammeln und wäre dabei unweigerlich in Berührung mit den PatientInnen gekommen. Wäre eine Toilettenanlage außerhalb der Kammern gebaut worden, hätten die gehfähigen Irren dorthin gelassen werden müssen. Den PatientInnen eine Zimmertoilette mit Ablauf zur Verfügung zu stellen, vergrößerte die Zeitspanne, in denen sie ganz allein gelassen werden konnten. Für die Zentralheizung, die die Kammern durch Heißluft aus vier Öfen im Keller versorgte, galt das Gleiche. Sie sollte verhindern, dass sich die Irren um die Öfen sammelten oder dass jemand zu den Irren einheizen kommen musste.

Wie jeder Schutzbau wirkte der Turm nach beiden Seiten: Zuvorderst beschützte er die Gesellschaft vor den Irren, aber er schützte auch zu einem gewissen Grad die Irren selbst. Nahezu vollständig umgedreht wurden die Schutzverhältnisse 1796, als eine Gartenmauer um den Turm errichtet wurde. Verhinderte der Turm einen Ausbruch des innen festsitzenden vermeintlichen Übels, war die Gartenmauer ein Bollwerk gegen den äußeren Feind. Aus vielen Quellen ist bekannt, dass sich oft wahre Menschenmassen vor dem Turm zum „Narrenschauen" einfanden und die Irren dabei belästigten und gefährdeten. Durch den Bau der Gartenmauer wurde

(…) einem ehemals bestandenen Unfuge gesteuert; anfangs nämlich konnte man ungehindert von aussen sich dem Thurme nähern, und es gehörte fast zu den Belustigungen der niederen Volksklassen, besonders an Sonn- und Feiertagen sich an dem Anblicke der unglücklichen Geisteskranken zu ergötzen, und mit roher Neugierde die Geberden anzusehen, womit dieselben in der Fensternische ihrer Zellen lauernd in die freie Gegend starrten, und unter kläglichen Geschrei ein Almosen, mittelst Säckchen, die an langen Zwirnfäden befestiget waren, zu erhaschen suchten. [26, S. 11]

Die Gartenmauer sollte den PatientInnen, nachdem sie zwölf Jahre lang im Turm wie festgenagelt gewesen waren, endlich einen offenen Zugang ins Freie ermöglichen. Allerdings blieb selbst mit dieser Abwehrmaßnahme das Narrenschauen beim Turm bis weit in die 1840er-Jahre eine Schwierigkeit – und zwar auch deshalb, weil Neugierige immer wieder zum Schauen in den Turm eingelassen wurden. [Vgl. 27, S. 195–200][4]

Geht man davon aus, dass der Turm zuvorderst als Schutzbau entworfen wurde, dann erklärt sich seine Gestalt durch den Versuch, den Sicherheitsabstand zwischen

---

[4] Diese Schilderung steht im krassen Gegensatz zur Selbstdarstellung der Wiener Irrenanstalt in den 1840er-Jahren und wird im Kap. 11 besprochen.

Irren und Gesellschaft auf die größtmögliche Weite auszudehnen. Eine bauliche Verbindung mit dem Allgemeinen Krankenhaus wäre nach dieser Denkart nicht erwünscht gewesen. In seiner Zeichensprache sollte der Turm in Gegensatz zu den beiden eckigen Krankenhäusern für körperlich Kranke gesetzt werden, als sinnbildliche Verkörperung eines entfernten Spitals.

(Einordnende Nebenbeobachtung: Die „Belagerung durch Publikum" betraf nicht nur das Irrenhaus, sondern auch die normalen Krankenabteilungen; auch vor dem Krankenhaus mussten Barrieren zur Besucherabwehr errichtet werden: *„In allen das grosse Hauptspital umgebenden Strassen sollten Schranken die Fussgänger, wenigstens bis auf 10–12 Schuh Entfernung, abhalten die in den Erdgeschossen liegenden Kranken zu beunruhigen oder ihnen verbotene Getränke oder Speisen herbeizubringen."* [28, S. 49])

4.1.2 Der Turm als Bettenburg: Auf möglichst engem Raum

Die weit verbreitetste Vermutung zur Gestalt des Turms im 19. Jahrhundert war, dass dieser schlichtweg auf diese Art und Weise gebaut worden war, um möglichst viele Menschen auf möglichst kleinen Raum unterzubringen.[5]

Die 139 Kammern des Turmes sollten nach Möglichkeit doppelt belegt werden. Damit hatte der Turm eine ungefähre Bettenhöchstzahl von 250 bis 270. (Kammern mussten auch als Stauraum herhalten und manche PatientInnen einzeln untergebracht werden.) An allen 2084 Krankenbetten des Allgemeinen Krankenhauses, der Kranken-, Irren- und Gebäranstalt, hielt die Irrenanstalt einen Anteil von ungefähr 12 %. In den aufgelösten kleinen Wiener Krankenhäusern hatte diese Zahl vor 1784 etwa 11 % betragen. Das Verhältnis zwischen Irren- und Krankenbetten wurde also durch die Eröffnung des Allgemeinen Krankenhauses kaum geändert. Eine unverhältnismäßige Aufblähung der Irrenversorgung hatte nicht stattgefunden. Kann der Narrenturm also zu Beginn als großzügig bemessen gelten? Kaiser Joseph II. gab vor, dass das neue Hauptspital unbedingt 2000 Krankenbetten fassen sollte. Die Überlegung hinter dieser Vorgabe war, Freiraum für das zukünftige Wachstum der Stadt Wien zu schaffen. [Vgl. 28, S. 37]

Geht man für die Zeit um 1784 von einem Normalstand von etwa 150 Irren in Wiener Krankenhäusern aus, dann ließe das im Turm einen Freiraum von 100 Betten. Allerdings plante der Kaiser auch das Erdgeschoß mit *„Militär-Irren"* aus dem nahen Militärspital zu besetzen. Den zivilen PatientInnen sollten zunächst nur etwa 200 Betten zur Verfügung stehen, ein Freiraum für die nächsten Jahren von

---

[5] Vgl. etwa [26, S. 11], [10, S. 191] und [28, S. 184]

nur etwa 50 Betten. Dass dies sehr knapp bemessen war, dürfte Direktor Quarin bereits früh verstanden haben und ein Grund dafür gewesen sein, warum er plante, das Lazarett mit 150 Krankenbetten an die Irrenanstalt anzuschließen. Der Narrenturm kann zum Eröffnungszeitpunkt nicht als übergroß beschrieben werden. Die Bettenzahl entspricht sehr genau seiner zukünftigen Aufgabe. Der Kern der Beobachtung der AutorInnen des 19. Jahrhunderts ist nicht, dass im Allgemeinen zu viele PatientInnen im Turm behandelt werden sollten, sondern dass das Gebäude an sich schlecht geplant und nicht als Irrenanstalt geeignet war. Diese Beobachtung ist richtig, bietet aber weder eine Erklärung für die runde Turmform noch dafür, warum man die Irrenanstalt nicht baulich mit dem Allgemeinen Krankenhaus verband; auch eine eckig gebaute Anstalt hätte man ohne Weiteres bis zum Platzen der Mauerfugen mit PatientInnen besetzen können.

4.1.3   Der Turm als Heilgerät: Wind und Wetter

Die abwegigste Vermutung zur Gestalt des Turms erklärt die gesamte Anlage des Baus mit der Vorliebe von Joseph II. für alchemistische Geheimwissenschaften. Der Architektur des Turms läge eine okkulte Zahlenreihe und die genaue Ausrichtung der Anlage gegenüber dem Weltall zu Grunde. Dadurch hätten sich im Turm kosmische Kräfte sammeln und heilend auf die PatientInnen wirken sollen. [Vgl. 24]

Bemerkenswert an diesem Erklärungsversuch ist vorangig, dass dem Gebäude selbst im Verständnis der damaligen Zeit eine Heilwirkung auf die Untergebrachten zugeschrieben wird: Der ganze Turm wird in solchen Vermutungen als Heilvorrichtung aufgefasst. Auch in der Geschichts- und Bauwissenschaft wird dieser Gedanke immer wieder als Grundsatz der Turmgestaltung vorgeschlagen. Eher unter der Hand wird dabei die mögliche therapeutische Nutzung von elektrischem Strom im Gebäude besprochen, wobei Bezug auf eine stromleitende Anlage genommen wird, deren Reste sich heute noch im ersten Innenhof des Turmes finden. [Vgl. 17, S. 101f] Die Installation bestand ursprünglich aus einem umlaufenden Leitungskranz am Dachfirst und aus vier senkrecht in den Himmel ragenden Eisenruten. Sie dürfte zeitgleich mit dem Turm entstanden sein und wurde daher als einer der ersten Blitzableiter Wiens aufgefasst oder, in entgegengesetzter Rolle, als Blitzfänger für therapeutische Zwecke. Die sichere Ableitung der eingeschlagenen Blitze erfolgte über abführende Drähte im ersten Innenhof, siehe Abb. 4.1. Das Drahtnetz dürfte als Blitzableiter tatsächlich wirksam gewesen sein und erwies sich in dieser Verbindung als erfolgreiche und sinnhafte technische Neuerung. [Vgl. 12]

Dass abgeleitete Blitze aber auf irgend eine Art und Weise zur Heilbehandlung von Irren eingesetzt wurden, ist eine reine Vermutung, die durch nichts gestützt wird.

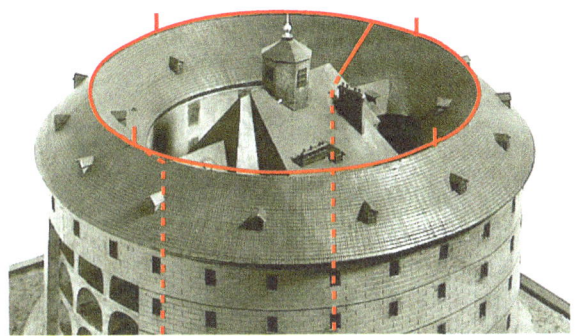

Abb. 4.1 Undatiertes Architekturmodell des Narrenturms. Die stromabführenden Leitungen auf dem Gebäude sind rot hervorgehoben [Unter Verwendung von: 18]

Alle bekannten Besuchsberichte erwähnen den Blitzableiter mit keinem Wort. Er wurde vom Personal des Turms also nicht als Außergewöhnlichkeit hervorgestrichen. Und die fortschrittsgierigen ReiseschriftstellerInnen hätten sicherlich über eine so spannende Einrichtung wie eine experimentelle Strombehandlungsvorrichtung im Turm berichtet, hätte es denn eine gegeben. Weitere Einwände ergeben sich aus den Tatsachen, dass die damalige Medizin keine blitzbetriebenen Elektrotherapieanlagen kannte und im Turm auch gar nicht das Personal vorhanden gewesen wäre, um diese zu bedienen. Im Innenbereich des Turms finden sich, im Gegensatz zu den Rohren der Zentralheizung und der Zimmertoiletten, keine Hinweise auf alte stromführende Leitungen, weder als verrosteter Überrest noch als Vermerk auf Bauplänen. Insgesamt ist es daher im höchsten Maße unwahrscheinlich, dass das Leitungsnetz zu Heilzwecken erbaut wurde. Manchmal ist ein alter Blitzableiter eben nur ein alter Blitzableiter und keine Vorrichtung aus Mary SHELLEYS (* 1797; † 1851) „Frankenstein". [Vgl. 22][6]

Im Gegensatz zu den Mutmaßungen über eine Elektrotherapieanlage gründet sich der Gedanke, dass im Turm Zugluft als Heilmittel eingesetzt wurde, auf der bis weit ins 19. Jahrhundert hinein verbreiteten ärztlichen Anschauung, dass Krankheiten durch „Miasmen" – den Pesthauch – übertragen würden oder entstünden.

---

[6] Möglicherweise ist diese Wiener Sage über einen donnerbetriebenen Elektroheilapparat im Narrenturm eine Übernahme aus der Fundgrube der Bilder, die uns Shelley geschenkt hat. Im Buch von 1818 wird die Kreatur allerdings nur während eines Gewitters und nicht durch ein Gewitter belebt. Die funkenspritzende Elektrizität fand vor allem durch die Verfilmungen des Stoffes in den 1930er-Jahren Eingang ins Allgemeingut.

Das ganze 18. Jahrhundert ist beherrscht von der Vorstellung, schlechte Luft könne Krankheiten hervorrufen. Die Erfindung wirkungsvoller Belüftungseinrichtungen zieht sich wie ein roter Faden durch die Entwürfe der Zeit. Der Ingenieur des Narrenturms scheint sich an die Wirkung eines Schornsteins erinnert zu haben. Durch die Fenster der Verliese sollte die frische Luft strömen. Bei geöffneten Holztüren mußte diese ihren Weg durch die verschlossenen Eisengitter der Zelleneingänge nehmen, um dann (...) durch seine [des Turms] schmale, hohe Gestalt nach oben ins Freie gesogen [zu werden]. [8, S. 135–137]

Auch diese, in die medizinische Denkweise der Zeit eingebettete Vermutung, leidet an denselben fehlenden Beweisen wie die der Elektrotherapieanlage. Zwar beschreiben BesucherInnen immer wieder, dass es im Turm zog wie am offenen Meer, keiner bringt das jedoch mit einer angedachten Heilbehandlung für die Irren in Verbindung. So schreibt ein Besucher 1805:

Der Narrenthurm ist nicht sehr glücklich erdacht; (...) besonders übel ist es aber, dass ein entsetzlicher Zugwind im ganzen Gebäude freyes Spiel hat, so dass man sich an manchen Orten gar nicht davor schützen kann. [20, S. 186]

Ist es vorstellbar, dass der wichtigste therapeutische Gestaltungsgrundsatz eines Gebäudes innerhalb von 20 Jahren einfach vergessen wird? Eher nicht. Und auch bei den frühsten Augenzeugen herrscht Stillschweigen darüber, dass im Turm aus Heilzwecken ein künstlicher Luftzug erzeugt werden würde. Grundsätzlich ist es ein Irrtum anzunehmen, dass Frischluftzufuhr im 18. Jahrhundert gleichbedeutend mit der Erzeugung von staubaufwirbelnden Böen in Innenräumen war. So tue zwar frische Luft Kranken gut, schreibt etwa Fauken in seinem Entwurf zu einem Universalspital, ein spürbarer Windzug im Krankenhaus sei aber zu vermeiden, da er sich nachteilig auf die Kranken auswirke. [Vgl. 5, S. 75] Vom medizinischen Standpunkt aus betrachtet war kräftige Zugluft nicht nur ein Ärgernis, sondern auch ein Krankmacher, also ein Markstein eines schlechten Krankenhausbaus.

Die Gestalt des Turms durch seine Nutzung als Heilgerät zu erklären, ist eine verlockende Annahme. Würde sie bewiesen, könnten alle Seltsamkeiten der Anlage in einem großen Streich aufgeklärt werden. Leider gründen solche Vermutungen eher auf der Lust nach Mutmaßungen als auf harten Tatsachen. Geschichtswissenschaftlich kann die Gestalt des Turms nicht auf diese Weise erklärt werden.

4.1.4   Der Turm als Kunstbau: Der Besuch des dänischen Dichters

Wenn der Turmbau kein Ergebnis von wirtschaftlich-praktischen oder heiltherapeutischen Überlegungen war, kann er dann vielleicht am besten als Kunstbau gefasst werden? Ein Kunstbau ist vorrangig Ausdruck eines ästhetischen Empfindens oder einer ästhetischen Weltordnung eines gestaltenden Geistes – eine Weltordnung, wie sie sich unter anderem in der Politik des josephinischen Absolutismus zeigte. Die Verwendbarkeit des Baus wird auf dem Gradmesser der Wichtigkeit hinter seinen Anschein zurückgestellt und die Oberflächen werden wesentlicher als seine Nutzbarkeit. Zweck und Hauptmerkmal eines Kunstbaus ist es, mit Wucht einen unmittelbaren Eindruck auf *unbeteiligte* BetrachterInnen auszuüben. Ein Kunstbau versucht, die Aufmerksamkeit eines großen Publikums anzuziehen; seine Sprache richtet sich nach Außen, nicht nach Innen. Die eigentlichen Benutzer des Baus stehen im Entwurf in der zweiten Reihe, was dazu führt, dass sie in Folge durch die Gestalt des Baus benachteiligt werden, da sie nicht vorderstes Denkziel des Bauplaners waren. Das wahre Nachrichtenspiel läuft zwischen dem Kunstbau und der ansonsten von seiner Funktion unbehelligten Menge ab. Die Empfindung dieser BetrachterInnen versucht der gestaltende Geist durch die Baugestaltung zu steuern. Wie bei Kirchen, Denkmälern und Triumphbögen sollen durch den Bau bestimmte Botschaften übermittelt werden (meist die Botschaft von der Großartigkeit ihrer Erbauer). Im Fall des Narrenturms würde dies bedeuten, dass sich der Bau nicht zuvorderst an die dort lebenden und arbeitenden PatientInnen, Ärzte und WärterInnen richtete, denn diese hätten durch ihre tagtägliche Verbindung sowieso einen Eindruck von der Anstalt gewonnen, egal welche Gestalt gewählt worden wäre. Kann dargelegt werden, dass der Narrenturm ein solcher Kunstbau ist, dem in seiner Gestaltung erstens ein bestimmter künstlerischer Leitgedanke zugrunde lag und zweitens, dass der Bau vor allem auf Außenwirkung abzielte?

Bereits 1796 erklärte sich ein Besucher, der dänische Dichter Adolph Wilhelm Schack VON STAFFELDT (* 1769; † 1826), den Turm folgender Maßen: *„Warum ist die runde Form des Gebäudes gewählt worden? Diese runde Form sollte Symbol der Tollen sein, nach der Redensart* tourner la tete". [14, S. 466.] [7] Das angesprochene geflügelte Wort bedeutet: einen verdrehten Kopf haben; schwindelig sein;

---

[7] Für die beiden anderen Teile s. [13, 15]. Staffeldt verfasste während einer Studienreise ein Tagebuch. Die deutsche Übersetzung aus dem Dänischen stammt vermutlich vom Autor des Artikels, dem Geschichtswissenschafter und Mediziner Adolf Kronfeld. Eine Schwierigkeit beim Zitieren dieses Textes ist es, dass Kronfeld nicht sichtbar markiert, welche Sätze getreue Übersetzungen aus dem Original und welche Sätze abgeleitete Zusammenfassungen des Inhalts sind. Es ist also nicht immer klar, wo Staffeldt aufhört und Kronfeld anfängt.

dass sich einem die Sinne verdrehen. Es handelt sich um ein im europäischen Raum verbreitetes Sprachbild für Verwirrung.[8] Über den sprichwörtlichen Drehwurm sei der Turmgestalter auf die runde Form gekommen.

Nach dieser Annahme, gleich ob die französische Redensart nun wirklich der Urgrund des Turms war oder nicht, verfolgte der Turmgestalter den Planungsgrundsatz der Gleichnishaftigkeit und entschied sich für eine Gebäudeform, die Verwirrtheit versinnbildlichen sollte. Grob gesprochen: Er plante ein seltsames Gebäude für Menschen, die er für seltsam hielt, weil ihm das in seinem Sichtvermögen am angemessensten erschien.

Dies könnte der Grund dafür gewesen sein, warum das Gebäude ein hochaufragender Turm sein musste. In der europäischen Bildsprache wurden Turmbauten seit jeher mit Verwirrung in Zusammenhang gebracht. Ursprung dieser Verbindung ist der biblische Turmbau zu Babel, der der Menschheit laut Überlieferung als Gottesstrafe für ihren Hochmut die Sprachverwirrung einbrachte (Gen 11, 1–9). [Vgl. 1][9] Gut möglich, dass der gestaltende Geist hinter dem Turm so eine Verbindung zwischen den unverständlichen Reden der Irren und der biblischen Erzählung über die Sprachverwirrung herstellen wollte. Die berühmteste Darstellung des Turmbaus zu Babel, Pieter BRUEGELS D. Ä. (*um 1525; † 1569) „Große Ausführung" von 1563, gehörte dem österreichischen Kaiserhaus und wird kunstsinnigen Menschen bekannt gewesen sein. Siehe Abb. 4.2.

Die Annahme, dass es sich beim Narrenturm erstrangig um einen Kunstbau handelt, lässt unweigerlich die Vermutung aufkommen, dass der Fädenzieher beim Turmbau Joseph II. selbst gewesen sein muss. Es ist zumindest nur schwer vorstellbar, dass ein solches Gebäude ohne Wissen und Zustimmung des Kaisers in seinem großen Hauptspital aufgeführt werden würde. Da Joseph II. den Bau aus eigener Tasche bezahlte, könnte er sich – mehr als schon im ohnehin üblichen Ausmaße – das Recht auf Mitgestaltung des Baus herausgenommen haben. Es gibt einige Hinweise darauf, dass die Bindung von Joseph II. zu seinem Hauptspital und besonders dem Narrenturm gegenüber tatsächlich sehr eng gewesen war. *„Unerwartet war er plötzlich im Institute [= Allgemeines Krankenhaus], und wehe dann dem*

---

[8] Im Deutschen meistens im Sinne von Hals über Kopf verliebt sein; im Wienerischen steht „Schwindlicher" aber auch für einen seltsamen Menschen.

[9] Die hier zitierte Internetseite „BabelStone Blog" bietet einen geschichtlichen Überblick über dutzende künstlerische Abbildungen des Turmbaus: Zwei Gestaltungsmerkmale zeichneten ab etwa 1500 die Bildsprache des Babelturms aus. Erstens, in den allermeisten Fällen, die Pyramidenform und zweitens, nicht bei allen Ausführungen, die Kreisform. Als Einwand kann angeführt werden, dass der Narrenturm keine Pyramide ist. Der Babelturm selbst geht zurück auf das Zikkurat Etemenanki der Stadt Babylon, eine Stufenpyramide, die als Tempel verwendet wurde.

Abb. 4.2 Oben: Ausschnitt aus Bruegels Gemälde „Turmbau zu Babel" (Rotterdamer Ausführung 1563). Unten: Der Narrenturm mit dem „Laterne" genannten Türmchen (1904). In der europäischen Bildsprache war ein Turmbau ein Zeichen für Verwirrung [3, 23]

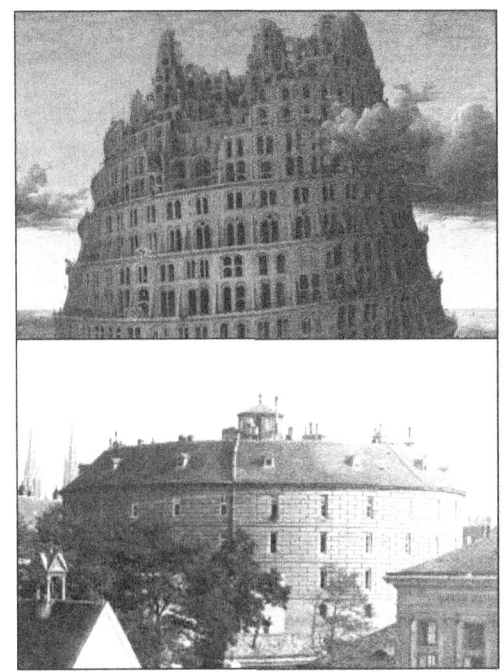

Beamten, der sich auf einer Treulosigkeit oder einer Nachlässigkeit ertappen liess!"
[13, S. 419] Endpunkt seiner Kontrollzüge durch das Spital sei immer der Narrenturm gewesen, im Besonderen die sogenannte „Laterne". Die Laterne, die zu einem
unbekannten Zeitpunkt im 20. Jahrhundert abgetragen wurde, war ein achteckiger
hölzerner Dachreiter in Gestalt eines Türmchens mit vier Fenstern am Dachfirst des
Mittelgebäudes, s. Abb. 4.1 und 4.2.[10] „Josef stieg hier in jeder Woche mehrmals
hinauf. Diese Rotunda war gleichsam der Thron seiner Liebe, von welcher sie ihre
Tochter, die grosse Stadt unten, mit zärtlichen Blicken umfasste." Laut Schack von
Staffeldt, dem Besucher der 1796 diese Beobachtungen aufzeichnete, „erhob sich"
die Anstalt für Joseph II., wenn er in seinem Türmchen stand, zum Denkmale des
Edlen, zum Tempel des Verklärten, in welchem das Lallen der Kranken ihm zum

---

[10] In diesem Artikel von 1902 ist sie beispielsweise noch als begehbar dargestellt, s. [4]. Laut
einer anderen frühen Quelle wurde das Türmchen auch „Belvedere" genannt, s. [19, S. 311]

Lobgesang erscholl. [14, S. 466].[11] Der Dichter Staffeldt fasste den Turm dadurch, dass er ihn als Kunstwerk und Joseph II. zum Künstler erklärte. Diese Vermutung hat einiges für sich: Denn entweder verschlüsselt der Narrenturm eine Botschaft, die derart schwierig zu lesen ist, dass selbst Zeitgenossen sie nicht zu deuten vermochten; oder die Botschaft des Turmes ist es, als steingewordenes Ausrufezeichen seines Bauherren in der Landschaft zu stehen und der Gegend für lange Jahre den eigenen unverkennbaren Stempel aufzudrücken.

Geschichtlich gestützt wird letztere Vermutung durch eine Bemerkung des kaiserlichen Leibchirurgen und ersten Vorstands der militärisch-chirurgischen Lehrschule *Josephinum* (s. Abb. 3.2), Giovanni Alessandro BRAMBILLA (* 1728; † 1800). Brambilla beschrieb in seiner Totenrede auf Joseph II., wie der Monarch und er im Jahre 1779 gemeinsam ein Irrenhaus besucht hatten.

Ich hatte die Ehre vor eilf Jahren zu P e s t h des HÖCHSTSELIGEN KAISERS MAJESTÄT in das Irrenhospital zu begleiten. Man fand hier wegen Mangel des Raumes acht bis zehn Menschen, ohne Rücksicht auf ihren Zustand, in einem Zimmer zusammengepfercht; alle lagen ohne Unterschied durch einander, der Rasende lag bey dem Melancholischen, der Jüngling bey dem Greise, der Reinliche bei dem Unfläthigen. Man denke sich diese schreckende Unordnung (...) – Betäubender Schrecken ergriff jeden Zuschauer, der ein menschliches Herz in diese Stätte des Elendes und des Jammers mit brachte, ehender gemacht, Wahnsinn zu erzeugen, als zu heilen.

Der Grund des Besuches war gewesen, dass Brambilla dort einen Patienten behandelte, einen melancholischen Militärchirurgen.

Überzeugt, dass man nichts für seine Heilung zu hoffen habe, sobald er mit den übrigen Kranken vermengt würde, bath ich SE. MAJESTÄT recht unterthänig zu befehlen, dass man ihn nicht unter die andern Kranken, sondern in ein besonderes Zimmer allein möchte legen lassen. Es geschahe, und der Kranke genas nach fünf Wochen ohne den geringsten Verlust seiner Geisteskräfte (...) Diese Begebenheit machte auf den MONARCHEN einen bleibenden Eindruck (...) Dieses brachte IHN nicht lange darnach zu dem Entschlusse, den Unserm Spitale angrenzenden Irrenthurm auf eigne Kosten bauen zu lassen, wozu ER selbst den Riss entwarf (...) [2, S. 22–24]

Der Arzt hatte den Kranken von den anderen Irren in ein Einzelzimmer abgesondert und glaubte dadurch, die Genesung erreicht zu haben. Joseph II. übernahm diese Ansicht und machte die vermeintlich heilsame Vereinzelung der Irren im Turminneren zum medizinischen Leitgedanken seines Entwurfs.

---

[11] Gerade bei dieser Stelle ist leider unklar, ob die benutzten Worte von Staffeldt stammen oder Umschreibungen des Inhalts durch Kronfeld sind. Im schlimmsten Fall sind es Herdichtungen von Kronfeld.

Den hauptsächlichen Schwerpunkt legte Joseph II. jedoch auf die äußere Turmgestalt, wobei er sich von seinen ganz eigenen Vorlieben leiten ließ. Für seine Privatarchitektur bevorzugte der Kaiser in der Regel achteckige oder runde Pavillontürmchen, von denen er einige in der Residenzstadt Wien von seinem Hofbaumeister Isidor Canevale errichten ließ. Diese achteckigen Turmbauten, die wie der Narrenturm auf ihren Dächern jeweils eigene „Laternen" als Aussichtswarten trugen, bezeichneten „*kaiserliche Orte, sie waren eine Art kaiserliches ‚Logo' oder ‚Icon'*" und dienten als Räume der Begegnung, „*an denen sich Kaiser Joseph II. oft und gerne aufhielt, anderen Menschen außerhalb vom Protokoll begegnete und in Kontakt mit der Natur treten konnte.*" [Vgl. 9, S. 135–140] Als Beispiele dieser josephinischen Privatbauten lassen sich das Lusthaus im Prater von 1783, der später in einem Feuer vernichtete Pavillon „Josephsruhe" am Laaer Berg von 1786 und die sogenannte „Kleine Gloriette" im Schönbrunner Schlosspark aus 1780 anführen [Vgl. 17, S. 70–80]. Siehe Abb. 4.3. Die Bauweisen dieser kaiserlichen Genuss- und Kunstbauten, zu denen Joseph II. ebenfalls teilweise die Risse selbst zeichnete [Vgl. 25, S. 105], lassen eine große Ähnlichkeit zur Architektur des Narrenturms erkennen: Joseph II. kann daher tatsächlich als der wahre Gestaltgeber des Turmes angesehen werden.

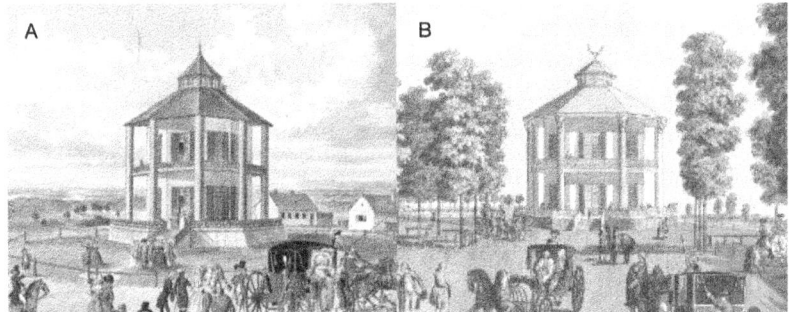

Abb. 4.3 Josephinische Turmbauten. Die nicht erhalten gebliebene Josephsruhe am Laaer Berg (**A**) und das bis heute stehende Lusthaus im Wiener Prater (**B**) gelten als Beispiele der josephinischen Privatarchitektur. Beide Bauten weisen eine hohe Ähnlichkeit zum Narrenturm auf [21, 29]

4.1.5   Einordnung

Viele Texte zum Narrenturm beschäftigen sich mit seiner Gestalt. Das ist nur folgerichtig, wurde das Gebäude doch dafür errichtet, die Blicke an sich zu ziehen. Dadurch kann es aber geschehen, dass die Betrachtung an der Hülle hängen bleibt und nie bis ins Innere vordringt. Im Grunde ist es nebensächlich, wie und warum der Turm zum Turm wurde. Unwesentlich sind für die Psychiatriegeschichte Deutungen, die sich nur auf die Gestalt des Gemäuers beziehen. Psychiatrie ist mehr als das Mauerwerk, in dem sie stattfindet. In einem hässlichen Haus kann gute Medizin getrieben werden – und umgekehrt. In Bezug auf den Narrenturm als Krankenhaus ist nur anzumerken, dass jeder dort arbeitende Arzt, von dem eine Äußerung über das Gebäude bekannt ist, seine Bauart verdammte. Die Ungeeignetheit des Turms als Irrenanstalt war weithin bekannt. Der Ursprung seiner schlechten Beschaffenheit war, dass der Turm keiner ärztlichen Überlegung entsprang, sondern einer ästhetisch-politischen. Die geschichtliche Untersuchung muss nach dieser einfachen Feststellung weg von der Gestalt des Gebäudes und hin zu seinem Inhalt führen. Als wesentlichste Frage gilt es zu klären: Welche Art von Psychiatrie wurde im Narrenturm getrieben? Die nächsten Kapitel versuchen eine Antwort auf diese Frage.

Literatur

1. BabelStone Blog, Hrsg. *72 Views of the Tower of Babel; 72 More Views of the Tower of Babel.* https://www.babelstone.co.uk/Blog/2007/01/72-views-of-tower-of-babel.html (besucht am 24. 01. 2022).
2. Brambilla, Johann Alexander. *Rede auf den Tod des Kaisers Joseph II., gehalten in dem Versammlungssaale der K. K. Josephinischen medizinisch-chirurgischen Akademie im April MDCCXC.* ger. Wien: Alberti, 1790. http://data.onb.ac.at/rec/AC09733854 (besucht am 26. 01. 2022).
3. Bruegel der Ältere, Pieter. *Turmbau zu Babel (Rotterdamer Version).* 1563. https://de.wikipedia.org/wiki/Turmbau_zu_Babel_(Bruegel)#/media/Datei:Pieter_Bruegel_the_Elder_-_The_Tower_of_Babel_(Rotterdam)_-_Google_Art_Project_-_edited.jpg (besucht am 26. 01. 2022).
4. „Der alte Wiener Narrenthurm und sein Inneres." In: *Illustrirtes Wiener Extrablatt* 31.229 (20. Aug. 1902), S. 1. https://anno.onb.ac.at/cgi-content/anno?aid=iwe&datum=19020820&seite=1&zoom=39 (besucht am 24. 01. 2022).
5. Fauken, Johann Peter Franz Xaver. *Entwurf zu einem allgemeinen Krankenhause : mit vier Kupfertafeln.* Wien: Auf Kosten der Korrespondenz Expedition, 1784. http://data.onb.ac.at/rec/AC07966960 (besucht am 24. 01. 2022).
6. Haidinger, Andreas. *Das wohlthätige und gemeinnützige Wien.* Wien: Pichler's sel. Witwe, 1842. http://data.onb.ac.at/rec/AC09929173 (besucht am 24. 01. 2022).

7. Hausner, Ernst. *Das Pathologisch-Anatomische Bundesmuseum im Narrenturm des alten Allgemeinen Krankenhauses in Wien*. ger. Wien: Ed. Hausner, 1998. ISBN: 3901141138.

8. Jetter, Dieter. „Zur Planung der Schleswiger Irrenanstalt (1817)". In: *Sudhoffs Archiv für Geschichte der Medizin und Naturwissenschaften* 45.2 (1961), S. 127–140. http://www.jstor.org/stable/20774737 (besucht am 26. 01. 2022).

9. Kaloudin, Sotir Iliev. „Der bauliche Wandel Wiens während der Regentschaft des Kaisers Joseph II. unter kartographischen und städtebaulichen Gesichtspunkten [1765]-1780-1790". Magisterarb. Wien: Technische Universität Wien, 2020. https://doi.org/10.34726/hss.2020.75904.

10. Knolz, Joseph Johann. *Darstellung der Humanitäts- und Heilanstalten im Erzherzogthume Oesterreich unter der Enns ... nach ihrer dermaligen Verfassung und Einrichtung herausgegeben*. Wien: Mechitaristen, 1840. http://data.onb.ac.at/rec/AC10021353 (besucht am 24. 01. 2022).

11. Konopitzky, Natascha. „Der Turm für die Narren und das Schloss am Brünnlfeld : eine Diskursanalyse ; Irreninstitutionen vor und nach Etablierung der psychiatrischen Herrschaft in Wien des 18. und 19. Jahrhunderts". ger. unveröffentlichte Diplomarbeit, Wien. 2002.

12. Kratschmer, Thomas. „Der Blitzableiter am Narrenturm". In: *Wiener Zeitung* (8. Apr. 2005). https://www.wienerzeitung.at/nachrichten/zeitreisen/298956-Der-Blitzableiter-am-Narrenturm.html?em_cnt_page=2 (besucht am 24. 01. 2022).

13. Kronfeld, Adolf. „Das Medizinische Wien vor 100 Jahren [Teil 1]". In: *Wiener Medizinische Wochenschrift* 46.10 (29. Feb. 1896), S. 417–419. https://anno.onb.ac.at/cgi-content/anno-plus?aid=wmw&datum=1896&size=45&page=197 (besucht am 31. 01. 2022).

14. Kronfeld, Adolf. „Das Medizinische Wien vor 100 Jahren [Teil 2]". In: *Wiener Medizinische Wochenschrift* 46.11 (7. März 1896), S. 465–467. https://anno.onb.ac.at/cgi-content/anno-plus?aid=wmw&datum=1896&size=45&page=221 (besucht am 31. 01. 2022).

15. Kronfeld, Adolf. „Das Medizinische Wien vor 100 Jahren [Teil 3]". In: *Wiener Medizinische Wochenschrift* 46.12 (14. März 1896), S. 501–504. https://anno.onb.ac.at/cgi-content/annoplus?aid=wmw&datum=1896&page=239&size=45 (besucht am 31. 01. 2022).

16. Luetzow, Therese von. *Eine Reise nach Wien*. Leipzig: F. A. Brockhaus, 1848. http://data.onb.ac.at/rec/AC09675238 (besucht am 24. 01. 2022).

17. Medvecka, Jekaterina. „Architect on the imperial throne or fools' tower by Joseph II". Magisterarb. Wien: Technische Universität Wien, 2017. http://hdl.handle.net/20.500.12708/3853 (besucht am 24. 01. 2022).

18. Oberer, Michael. *Modell des Narrenturms*. Copyright Bundesdenkmalamt. 1985.

19. Roeder, Philipp Ludwig Hermann. *Reisen durch das suedliche Teutschland*. Bd. 1. Leipzig und Klagenfurth: bey S. L. Crusius und Friedrich Carl Walliser, 1789. http://data.onb.ac.at/rec/AC03476941 (besucht am 26. 01. 2022).

20. Rudolphi, Karl Asmund. *Bemerkungen aus dem Gebiet der Naturgeschichte, Medicin und Thierarzneykunde, auf einer Reise durch einen Theil von Deutschland, Holland und Frankreich*. Bd. 2. Berlin: Bey Gottlieb August Lange und Realschulbuchhandlung, 1805. https://www.biodiversitylibrary.org/item/275691 (besucht am 24. 01. 2022).

21. Schaffer, Joseph. *Die Josephs-Ruhe mit der Aussicht gegen Schwechat und dem Laaerwald. - Vue du Château nommé Repos de Joseph, du village Schwechat et d'une partie du*

bois de Laa. ÖNB/Wien. um 1790. http://data.onb.ac.at/rec/baa13502164 (besucht am 24. 01. 2022).

22. Shelley, Mary. *Frankenstein, or the Modern Prometheus.* First Edition. London: Lackington, 1818. https://en.wikisource.org/wiki/Frankenstein,_or_the_Modern_Prometheus_ (First_Edition,_1818) (besucht am 24. 01. 2022).

23. Stauda, August. *Wien 9, Garnisonsspital.* ÖNB/Wien. 1904. http://data.onb.ac.at/rec/baa10362768 (besucht am 26. 01. 2022).

24. Stohl, Alfred. *Der Narrenturm oder die dunkle Seite der Wissenschaft.* ger. Wien [u.a.]: Böhlau, 2000. ISBN: 3205992075.

25. Swittalek, Markus. „Das Josephinum: Aufklärung, Klassizismus, Zentrum der Medizin". Magisterarb. Wien: Technische Universität Wien, 2011. http://hdl.handle.net/20. 500.12708/13283 (besucht am 24. 01. 2022).

26. Viszánik, Michael von. Leistungen und Statistik der k. k. Irrenanstalt zu Wien, seit ihrer Gründung im Jahre 1784 bis zum Jahre 1844. ger. Wien: Mörschner, 1845. http://data. onb.ac.at/rec/AC10407681 (besucht am 26. 01. 2022).

27. Wilde, William R. *Austria: its literary, scientific, and medical institutions : with notes upon the present state of science, and a guide to the hospitals and sanatory establishments of Vienna.* eng. Dublin [u.a.]: Curry [u.a.], 1843. http://data.onb.ac.at/rec/AC00376442 (besucht am 24. 01. 2022).

28. Wittelshöfer, Leopold. *Wien's Heil- und Humanitätsanstalten, ihre Geschichte, Organisation und Statistik ; Nach amtlichen Quellen.* Wien: Seidel, 1856. http://data.onb.ac.at/rec/AC10446930 (besucht am 26. 01. 2022).

29. Ziegler, Johann. *Wien 2., Prater um 1783.* ÖNB/Wien. um 1783. http://data.onb.ac.at/rec/baa12615595 (besucht am 26. 01. 2022).

Das Wiener Tollhaus

5

Zusammenfassung

Das Kapitel beschreibt die Funktionsweise der Wiener Irrenanstalt ab ihrer Eröffnung 1784, wobei besonders auf die Lebens- und Arbeitsbedingungen im Narrenturm eingegangen wird. Um die Leistung der neuen Einrichtung fassen zu können, werden frühe Statistiken zu Anzahl und Geschlecht der PatientInnen sowie deren Behandlungsverlauf gezeigt. Es werden räumliche Erweiterungen und Anpassungen besprochen, insbesondere der Anschluss des Lazaretts als zweites Haupthaus an die Irrenanstalt. Weiters wird gezeigt, wie das zuständige ärztliche Personal die Irrenanstalt nach dem Tod von Kaiser Joseph II. langsam aus den engen Vorgaben der Anfangszeit herausführte und eine medizinisch sinnvoll arbeitende Einrichtung schuf. Zuletzt wird noch die enge Verbindung der Irrenanstalt zu dem bekannten Hirnforscher Franz Joseph Gall ausgearbeitet, der in seinen Forschungen am menschlichen Gehirn von der Einrichtung unterstützt wurde. Insgesamt beschreibt das Kapitel die Wiener Irrenanstalt während der Jahre um 1800 als angemessene und zeitgemäße Psychiatrie, die allerdings später innerhalb kurzer Zeit rasch veraltete.

5.1 Eröffnung

Am 19. April 1784 wurde die neue Wiener Zentralirrenanstalt in Betrieb genommen, knappe vier Monate vor der Eröffnung des Allgemeinen Krankenhauses am 16. August. Der im Schriftwechsel innerhalb der Anstalt *„Tollhaus"* [3, S. 51] genannte Turm wurde zeitgenössisch als „Narren-" oder „Irrenturm" wie auch als „Narren-" oder „Irrenhaus" bezeichnet. Von 1784 bis 1853 bildete er das Haupthaus der wichtigsten psychiatrischen Einrichtung Niederösterreichs, der „Wiener Irrenanstalt",

deren voller Name ab den 1840er-Jahren auch „k. k. Irrenheilanstalt zu Wien" lautete. Das Tollhaus war neben der Kranken- und Gebäranstalt die dritte medizinische
Hauptabteilung unter dem gemeinsamen Dach der Oberdirektion des Wiener Allgemeinen Krankenhauses. [Vgl. 43, S. 2]

Am 10. April 1784 gab Joseph II. dem Krankenhausdirektor Joseph Quarin
peinlichst genaue Anweisung, wie der Betrieb des Tollhauses zu beginnen habe.

> Lieber Dr. Quarin!
>
> Da ich die Uebersetzung der Irren aus dem spanischen Spitale und St. Marx in das
> Irrenhaus zukünftigen Montag über acht Tage, endlich den 19. d. zugleich bei Anbruch
> des Tages veranlassen will, so überschicke ich Ihnen hieneben die Listen, die ich mir
> von den in beiden Orten bestehenden Irren habe geben lassen. Die zwölf Geistlichen,
> so roth bezeichnet angestrichen sind, werden von den Barmherzigen Brüdern über-
> nommen und sind also in das Irrenhaus nicht mitzunehmen, sowie die elf Arrestanten
> aus St. Marx bei den Arrestanten verbleiben und wegen den fünf hinfallenden [epi-
> leptischen] und sechzehn incurablen Männern und Weibern ich dem Grafen Bouquoy
> aufgetragen habe, sie nach Ybbs oder Mauerbach zu übersetzen. [Joseph II., zitiert
> nach: 6][1]

Die Eröffnung des Narrenturms bedeutete das Ende der alten dezentralen Irrenversorgung in Wien. Die bisher bestehenden öffentlichen Irrenabteilungen wurden
aufgelöst und die meisten PatientInnen in den Turm überstellt. Von den 153 in Wiener Krankenhäusern behandelten Irren wurden 109 – eine Gruppe von Unreinen,
Unruhigen, Ruhigen und Unheilbaren – in den Turm übersetzt. Siehe Tab. 5.1.

Die zwölf männlichen Irren, die dem geistlichen Stand angehörten, wurden nach
dem Befehl des Kaisers im Ordenskrankenhaus der Barmherzigen Brüder untergebracht.[2] Die Anordnung, die insgesamt 21 hinfallenden und unheilbaren PatientInnen in die Versorgungshäuser Ybbs und Mauerbach zu transferieren, zeigt erstens
das größere Netzwerk der Irrenversorgung, welches sowohl die ärztlich geleitete
Psychiatrie als auch die allgemeine Armenversorgung umfasste, und zweitens, dass
der Turm von Anfang an nicht, wie an manchen Stellen behauptet wurde, zur reinen
Unterbringung von unheilbaren PatientInnen gedacht war.

---

[1] Der von Joseph II. hier erwähnte Johann Nepomuk BUQUOY (* 1741; † 1803) war einer
der wichtigsten Berater des Kaisers in Gesundheitsangelegenheiten und geistiger Vater des
Wiener Armeninstituts.

[2] Spätestens ab 1829 – und möglicherweise schon früher – wurde niederösterreichisches
„geistliches Personale" aber auch in der Wiener Irrenanstalt aufgenommen, vgl. [43, Tab. G.]

Tab. 5.1 Neuaufstellung der Wiener Irrenversorgung 1784

Bezeichnung	Anzahl der Irren	Zielanstalt
Geistliche	12	Barmherzige Brüder
Arrestanten	11	Arrest
Incurable	16	}Ybbs/Mauerbach
Epileptiker	5	
Unreine	14	
Unruhige	48	}Narrenturm
Ruhige und Incurable	47	
Summe	153	

Im selben Schreiben an den Krankenhausdirektor regelte Joseph II. auch die innere Aufteilung der Irren im Gebäude und setzte eine erste „Hausordnung" für das Tollhaus fest:

Die 109 Irren [im Turm] sind demnach folgendermaßen einzutheilen:

  I. In die 28 Zimmer des obersten Stockes des Irrenhauses (Irrenthurmes) kommen aus dem spanischen Spitale die vier Unreinen und die zehn von St. Marx zu zwei und zwei, also in 7 Kammern, jeder angeschmiedet. In den übrigen 21 Kammern kommen von den 48 Unruhigen 21 hinauf, jeder einzelweis.
 II. In den darunter befindlichen niederen Stock kommen dann die übrigen 27 ebenfalls Unruhigen, und müssen auch einzelweis verbleiben.
III. Der weiters tiefere Stock bleibt ganz leer.
IV. In den folgenden ersten Stock kommen die ganz ruhigen und theilweise incurablen Männer, sowol von St. Marx als vom spanischen Spitale, in jede Kammer je zwei und zwei zusammen. Es versteht sich von selbst, daß diese zwei und zwei Männer und Weiber immer vom nämlichen Geschlechte zusammengesperrt werden.
 V. Die Kammern zu ebener Erde bleiben noch leer und werden diese zweien Stöcke für die Militär-Irren oder Zuwachs reservirt. Auf diese Art ist die Eintheilung im Hause sogleich zu treffen, sowol wegen der Krankenwärter, als Kost und allem übrigen Nöthigen, damit an dem bestimmten Tage in aller Frühe von beiden Orten zugleich ins Haus eingezogen werde. In den unteren oberen Stöcken bleiben die Irren versperrt, können also nicht zusammenkommen und werden nicht herausgelassen. Von den unteren Stöcken, wo zwei und zwei zusammenliegen, werden wechselweise Männer und Weiber zu unterschiedlichen Stunden in den Hof herabgelassen. Die zwei reservirten Stöcke bleiben einstweilen gänzlich versperrt. [zitiert nach: 6]

Am 20. April wurden die ersten irren Militärangehörigen aus Pest in das Erdgeschoß gebracht. Vier Monate später, zur allgemeinen Eröffnung des Allgemeinen Krankenhauses, wurden nochmals einige PatientInnen aus dem nun ganz aufgelassenen Spital St. Marx in den Turm überstellt. [Vgl. 48, S. 47 und 66]

Durch die Hausordnung von Joseph II. verfügte der Turm von Anfang an über eine abgestufte innere Struktur, die eine gute PatientInnenleitung ermöglichen sollte. Für die Irren war es jedoch ein Unglück, dass der Kaiser selbst die Bedingungen ihres Aufenthalts festlegte. Seine Anordnungen können, abgesehen von der inneren Aufgliederung des Turmes in besonders gewidmete Unterabteilungen, kaum fortschrittlich genannt werden; sie waren teilweise sogar ein großer Rückschritt. So ist bekannt, dass Irre in manchen der aufgelassenen Wiener Krankenhäusern Zugang zu einem Garten gehabt hatten. Aber selbst ruhigen Irren gestand Joseph II. die einfachsten Freiheiten nicht zu: Er sorgte weder für die regelmäßige Beschäftigung der Kranken noch für ihre körperliche Betätigung an der frischen Luft. Auch die friedliebendsten Irren im Turm sahen in den ersten Jahren den Himmel nur durch die Schlote der zwei engen Innenhöfe, über deren Trittsteinen die Luft unbewegt stand wie am Boden eines tiefen Brunnens.[3] (In derselben Zeit waren wiederum andere ruhige Irre der Anstalt in der offeneren Siechenanstalt Am Alserbach und später im Lazarett untergebracht; nicht jeder ruhige Irre wurde also im Turm beherbergt, was allerdings ebenfalls eine ungerechtfertigte Ungleichbehandlung darstellte.)

Wäre die Hausordnung von einem Arzt festgelegt worden, hätte sie wahrscheinlich den täglichen Bedürfnissen der Kranken mehr Rechnung getragen. Ärzte wie Fauken waren in diesem Sinne fortschrittlicher, da sie durch eigene Erfahrung eine gefestigte Anschauung davon hatten, welche Hilfestellungen psychisch Kranke benötigten und in welchem Ausmaß ihre Beschränkung wirklich notwendig war. Joseph II. besaß keine ärztliche Erfahrung und entwarf seine Hausordnung ausgerichtet auf die höchstmögliche Sicherung der PatientInnen und auf die Vermutung hin, dass strenge Isolation die Genesung der Irren begünstigen würde (vgl. Abschn. 4.1.4). Auch dem Krankenhausdirektor Quarin dünkte offensichtlich schon vor Eröffnung des Narrenturms, dass dieser für manche irre PatientInnen keine ausreichend gute Unterbringung gewährleisten würde. Daher wurde von ihm bereits 1784 angedacht, das Lazarett als zweites Haus mit dem Turm zu verbinden und als Abteilung für „ganz ruhige Wahnsinnige" herzurichten. [29, S. 21] Durch Umbauten verzögerte sich dieses Vorhaben. Daher wurden von 1785 bis 1792 wiedergenesene und gebesserte PatientInnen des Tollhauses, sogenannte „Rekonvaleszente", im nahen Siechenhaus Am Alserbach [Vgl. 48, S. 67] und im Allgemeinen Kran-

---

[3] Zitat aus einem Reisebericht von 1791: „(...) the form of the building causing the air to stagnate in its centre, as in a deep well." [16, S. 68]

kenhaus untergebracht, wo sie mehr Freiheiten in Anspruch nehmen konnten als die PatientInnen des Turms (s. Abb. 3.5). Ein Besucher berichtete 1786: *„Wegen Mangels an Platz werden die ganz unschädlichen Narren in ein besondres Haus [= Anstalt Am Alserbach] oder ins Spitthal [= Allgemeines Krankenhaus] gebracht."* [26, S. 87] Die vom Besucher bemerkte Raumnot dürfte nicht nur auf eine tatsächliche Überfüllung des Turms zurückgegangen sein, sondern zumindest teilweise auch auf seine ungünstig enge Bauweise. Es ist aber zu bemerken, dass in den ersten Jahren von einem auf das andere manchmal eine schwallartige Vermehrung von männlichen Patienten im Turm stattfand. Die Ursache dafür dürfte in der Abteilung für irre Militärpersonen im Erdgeschoß gelegen haben, die offensichtlich manchmal Zielstätte eines größeren Krankenschubs von Soldaten war, die vermutlich vorher in irgendwelchen entfernten Kasernen und Militärspitälern zusammengesammelt und dann gebündelt nach Wien überstellt wurden. Die Tab. 5.2 zeigt die Aufnahmezahlen für die Jahre 1784 bis 1790. [Vgl. 28, S. 82] Auffällig sind hierbei die hohen männlichen Aufnahmezahlen in den Jahren 1784 und 1786, die vermutlich auf Soldatenschübe zurückgingen. Durch solche Krankenschübe konnte der Turm in seiner Frühzeit kurzfristig an seine Aufnahmegrenzen gebracht werden und musste daher Irre an die mit ihm verbundenen Häuser abgeben.

Wie im ganzen Allgemeinen Krankenhaus bestand auch in der Irrenanstalt die Unterscheidung der PatientInnen nach Zahlklassen. Irre PatientInnen oder deren Familien zahlten in der I. Klasse einen Gulden täglich, wofür sie einen eigenen Wärter und eine eigene Kammer im Turm bekamen. Für die Unterbringung nach der II. Klasse zahlte man 30 Kreuzer am Tag. In der III. und IV. Klasse ohne Geldzahlungen aus eigener Tasche wurden versorgt *„die Gestifteten, deren Stipendium dem Hause zufällt; weiters Wahnwitzige aus der Klasse derjenigen, welche bei dem*

Tab. 5.2 Aufnahmen 1784–1790 (Statistik Puschmann)

Jahr	Männer	Frauen	Gesamt
1784	142	65	207
1785	89	76	165
1786	124	63	187
1787	91	73	164
1788	97	76	173
1789	92	59	151
1790	80	59	139
Summe	715	471	1186

allgemeinen Krankenhause, mit 10 Kreuzern, oder unentgeltlich aufgenommen werden." [29, S. 21]

5.1.1 Eine Frühzeit im Zeichen der Verwahrlosung?

Die Anfangszeit der Wiener Irrenanstalt hat selbst bei den medizinnahen und habsburgtreuen Schreibern der 1840er- und 1850-Jahren einen äußerst schlechten Ruf.[4] Zwar stehen diese Beobachter dem Vorhaben einer Wiener Zentralirrenanstalt mit knapp 60 Jahren Abstand grundsätzlich wohlmeinend gegenüber, sie wissen aber nichts Gutes über die tatsächliche Umsetzung zu berichten. Stattdessen bedauern und entschuldigen sie die Machart der Anstalt. Bedauern, dass der Turm so unpassend gebaut wurde und entschuldigen es damit, dass es *„damals kaum an irgend einem Orte eine Musteranstalt für Heilung und Pflege geisteskranker Individuen, die man bei Anlage und Organisation unserer Irrenanstalt hätte nachahmen können"*, gegeben habe. Bedauern, dass die Irren nur *„verwahrt"* wurden, um sie für die *„menschliche Gesellschaft unschädlich"* zu machen und entschuldigen es damit, dass man in den 1780er-Jahren noch von der grundsätzlichen Unheilbarkeit des Irreseins ausgegangen sei. [19, S. 191] Bei diesen Schreibern, die seit Jahrzehnten mit dem ungeliebten Turm leben und arbeiten müssen, ist eine große Enttäuschung über die ursprüngliche Bauart der Anstalt spürbar.

> Der eigentliche Thurm ist eine wahre Verkörperung des Josephinischen Zentralisationssystemes, und ein monumentaler Beweis wohin eine an sich vortreffliche Idee führt, wenn sie ohne Berücksichtigung der Verhältnisse ausgeführt wird und dann eben nichts darstellt als ein Extrem. [36, S. 1241]

Von einem im geschichtlichen Rückblick derart verklärten Kaiser wie Joseph II. hätten sich diese Autoren den Bau einer großzügigen Musteranstalt erwartet. Stattdessen hatte Wien den *„Gugelhupf"* bekommen, einen Turmzwinger, der sich für die Psychiatrie als beinahe unbrauchbar erwies.[5] Gleichlautend berichten diese Schreiber auch davon, dass es in der ärztlichen Betreuung der Irren große Missstände gegeben habe. Anfänglich wurden die Irren von den zwei jeweils jüngst ernannten Primarärzten des Allgemeinen Krankenhauses betreut (im Krankenhaus selbst waren zunächst nur vier angestellt), wobei einer für männliche und der andere für

---

[4] Zuvorderst gemeint die hier immer wieder angeführten Autoren Viszánik, Knolz, Haidinger und Wittelshöfer.

[5] Der früheste mir bekannte Beleg dafür, dass der Turm in Wien umgangssprachlich nach dem Kuchenreindl benannt wurde, findet in einem Reisebericht von 1848, s. [23, S. 269].

weibliche PatientInnen zuständig war. [Vgl. 48, S. 184–86] Diese Vorgehensweise
war aus mehreren Gründen unglücklich erdacht. Erstens war für die betroffenen
Primarärzte die Betreuung der Irrenanstalt eine Doppelbelastung, da sie auch weiterhin uneingeschränkt ihre eigenen medizinischen Abteilungen im Allgemeinen
Krankenhaus zu leiten hatten.[6] Zweites dürfte die ärztliche Irrenheilbehandlung –
das heute dafür gebräuchliche Wort „Psychiatrie" wurde erst 1808 geprägt – schlicht
ein ungeliebter Zweig der Medizin gewesen sein. Drittens hemmte die dadurch verursachte Randlage der Irrenversorgung den wissenschaftlichen Fortschritt.

Es ist einleuchtend, dass unter so bewandten Umständen die armen Geisteskranken
nicht auf das grösste Interesse für ihr Heil von Seite der schon im Krankenhause
stark beschäftigten Primarärzte zu rechnen hatten, die sich auch wirklich ihrer Pflicht
der Besorgung der Irrenanstalt alsbald zu entledigen suchten, so zwar, dass man bei
dem raschen Wechsel unter den Aerzten der Irrenanstalt jetzt [= um 1845] nicht
mehr im Stande ist, ihre Namen in chronologischer Aufeinanderfolge mit Bestimmt-
heit anzugeben; dass dabei das Gebiet der Psychiatrie keiner nur etwas bedeutenden wissenschaftlichen Erweiterung sich zu erfreuen hatte, versteht sich von selbst.
[43, S. 3]

Es ist ein Bild der allgemeinen Verwahrlosung und des Wirrwarrs, das die Autoren
des 19. Jahrhunderts von der Frühzeit der Wiener Irrenanstalt zeichnen: Die Irren
seien nicht als Kranke begriffen und behandelt, sondern als Störenfriede gesehen
und weggesperrt worden. Die Primarärzte des Allgemeinen Krankenhauses hätten
die Irrenbehandlung nicht besonders ernst genommen oder seien durch die Fülle
von anderen Aufgaben gehemmt gewesen. Insgesamt sei der Turm ohne ärztliche
und sittliche Führung dagestanden.

Wie nah kommt diese Einschätzung, die unter Verwendung von nur wenigen
Quellen 60 Jahre später getroffen wurde, der Wirklichkeit der ersten Turmjahre?
Können begründete Einwände gegen das schlechte Urteil gemacht werden?

Zuerst ist fraglich, inwieweit die Irrenanstalt in der Regierungszeit von Joseph
II. wirklich zur Gänze ohne Leitung auskommen musste. Es gibt viele anekdotische
Berichte darüber, wonach der Kaiser selbst regelmäßig im Turm Nachschau halten
ging: *„Er besuchte das Haus wöchentlich einmal, zuweilen zweimal, und sah immer*

---

[6] Einer Einzelquelle zufolge war allerdings Primararzt Stefan Hieronymus de Vigiliis von
KREUZENFELD in den ersten Jahren der hauptverantwortliche Primararzt der Irrenanstalt. Er
starb 1788 an *„Faulfieber"*, einer Krankenhausseuche, der von 1784 bis 1790 23 weitere Ärzte
des Universalspitals zum Opfer fielen.[Vgl. 12] Beim Faulfieber dürfte es sich um Fleckfieber
gehandelt haben, einer Infektion mit Bakterien der Gattung Rickettsien, die durch den Biss
der Kleiderlaus übertragen wird, was ein grelles Licht auf die mangelhaften hygienischen
Zustände in der Frühzeit des Krankenhauses wirft.

im Detail." [7, S. 401] Diese angeblich so häufigen Besuche des Kaisers in seinem Narrenturm haben zu allerlei Mutmaßungen über seine dahinterliegenden Beweggründe geführt. [Vgl. 41] Selbst wenn die kaiserlichen Stippvisiten nicht zweimal die Woche stattgefunden haben sollten, sondern seltener, kann als gesichert gelten, dass sich der Kaiser besonders gründlich um den Narrenturm kümmerte. [Vgl. 46, S. 360] Der Narrenturm war also während der Regierungszeit von Joseph II. keineswegs führungs- oder aufsichtslos, er wurde, im Gegenteil, von höchster Stelle im Auge behalten. Der Turm arbeitete in den ersten Jahren genau nach den Maßgaben und Vorstellungen von Joseph II. Dass diese Zuwendung des Kaisers für die Irren nicht von Vorteil war, wurde schon dargestellt. Die Irren wurden in ihren Behältnissen eher unschädlich gemacht als behandelt und die Kosten der ganzen Anstalt so gering wie möglich gehalten: knappste Ausstattung, knappstes Personal, keine eigene ärztliche Leitung. Wie ein zu enger Gürtel war das kaiserliche Regelwerk um die Brust der Anstalt geschlungen, als dass sich kräftige Lungen hätten entwickeln können. Die von den späteren Autoren beklagten schlechten Zustände im Turm waren daher kein Ausdruck fehlender Führung, sondern Ausdruck der bestehenden fehlerhaften Führung.

Nach dem Tod von Joseph II.
Die gänzliche ärztliche Übernahme der Turmleitung geschah wahrscheinlich erst nach dem Tod von Joseph II. im Februar 1790. Ab da ist zu beobachten, dass die Krankenhausdirektion die josephinischen Vorgaben zur Irrenbehandlung aufzuweichen begann und sie nach und nach durch ein medizinisch geprägtes Regelwerk ersetzte. Anstoß dazu gab wohl auch Josephs Bruder und Nachfolger als römisch-deutscher Kaiser, LEOPOLD II. (* 1747; † 1792). Über Regierungserfahrung verfügte Leopold, seit 1765 war er veränderungsfreudiger Großherzog der habsburgischen Toskana gewesen. Unter Leopolds Ausprägung des aufgeklärten Absolutismus wurden in der Toskana Landgewinnungsvorhaben umgesetzt, die Pockenimpfung flächendeckend eingeführt, Anstalten zur Wiedereingliederung von straffällig gewordenen Jugendlichen errichtet und im Justizbereich Folter und Todesstrafe abgeschafft. Wie seinem Wiener Bruder war Leopold II. die medizinische Versorgung seiner Bevölkerung ein Anliegen. Wie sein Wiener Bruder fasste Leopold II. Anteilnahme an den Zuständen in der Irrenversorgung. Bereits 1774 wurde in der Toskana die erste Irrengesetzgebung Europas verabschiedet. Das „legge sui pazzi" sollte die Behandlung von Irren in Krankenhäusern durchsetzen. 1788 wurde ein neues Tollhaus in Florenz eröffnet, dass von Vincenzo CHIARUGI (* 1759; † 1820) geleitet wurde. Chiarugi war ein fortschrittlich handelnder und denkender Arzt: Als Anstaltsvorstand unterließ er es, die Irren mit Ketten zu beschränken und setzte stattdessen auf Zwangsjacken und Bettgurte. (In der Wiener Anstalt wurden Irre

noch bis in die 1840er-Jahre angekettet, vgl. Abschn. 10.2.2.) Als Wissenschafter schrieb er eine dreibändige Abhandlung über den Wahnsinn. [Die Schrift wurde bereits 1795 ins Deutsche übersetzt: 5, 4] In ihrer Handhabung der Irrenreform zeigten sich die unterschiedlichen Herangehensweisen beider Kaiser: Während Joseph II. selbst Pläne wälzte, vertraute Leopold II. seine Vorhaben Fachmännern an und verschaffte diesen die Möglichkeit, in ihrem Bereich wirken zu können. [Vgl. 25] Sechs Monate nach dem Tod seines Bruders beauftragte Leopold II. Johann Peter FRANK (* 1745; † 1821) – Arzt, Anstaltsexperte und Verfasser einer Buchreihe zur ordentlichen Aufstellung des staatlichen Gesundheitswesens [Vgl.: 9] – der sich gerade zufällig in Wien aufhielt, mit der Ausarbeitung eines Gutachtens über das Wiener Allgemeine Krankenhaus. Leopold II. kannte Frank von einem Besuch der norditalienischen Universität Pavia, an der Frank als Professor für Medizin lehrte.

> (…) dem gedachten Doct. Frank [ist] der freye und ungehinderte Zutritt in das hiesige Universalkrankenhaus sowohl als in den Narrenthurm zu allen Zeiten [zu gewähren,] damit selbiger Gelegenheit und Muße habe, das ganze System so allda gehalten wird zu untersuchen und zu prüfen, um mir sonach einen ausführlichen Bericht sammt seiner gutachtlichen Meinung Abänderung, die er für nothwendig und zuträglich halten wird, zu meiner Einsicht vorzulegen. (…) Den 20ten August 1790.
>
> Leopold. [1]

Der neue Kaiser kümmerte sich also weiterhin um das Leuchtturmunterfangen seines Vorgängers, er legte seine Aufsicht allerdings in fachkundigere Hände.

5.2 Lebens- und Arbeitsbedingungen in der frühen Anstaltszeit

5.2.1 Anzahl der PatientInnen: Statistik Wagner

Die höchstrangigen Quellen, die zu den PatientInnen der Wiener Irrenanstalt vorliegen, die Statistiken, widersprechen der Behauptung späterer AutorInnen, dass in der Frühzeit der Irrenanstalt PatientInnen nur aufbewahrt und nicht geheilt worden seien. Die bekannten Statistiken sind jedoch zueinander widersprüchlich und rechnen mit unterschiedlichen Zahlen. Die frühe Statistik von Michael WAGNER (Lebensdaten unbekannt) aus 1801 [44] zeigt andere Zahlen als die spätere von Primar Viszánik (1845) [43, Tab. A–C]. Erklärbar ist das dadurch, dass beide Statistiken auf grundsätzlich andere Art entstanden. Wagners Statistik ist eine zeitgenössische Aufzeichnung, sie maß das Auf und Ab der PatientInnenzahl sozusagen in Echtzeit. Viszániks Statistik ist ein Erzeugnis von Geschichtsschreibung, sie wurde in der

Rückschau aus vorhandenen Aufzeichnungen zusammengesetzt. Daher ist Wagners Statistik für die Frühzeit der Anstalt erheblich aussagekräftiger. Allerdings ist diese Statistik schwer zu deuten, die Verbindung ihrer Jahresdaten zueinander unsicher. Die historische Statistik Wagner gibt nur vier Zahlenspalten an, „Aufnahmen", „Entlassungen", „Transferierungen" und „Todesfälle". Nicht genannt werden die jährliche Fallzahl und die Anzahl der am Ende des Jahres in der Anstalt verbleibenden PatientInnen. Es wurde daher vorgeschlagen, die fehlenden Daten durch die anderen Zahlengruppen zu berechnen und die Tabelle fortlaufend lesbar zu machen. [Vgl. 41, Anmerkung 6, Anhang 2/Teil 4] In der hier abgedruckten Tab. 5.3 sind die kursiv überschriebenen und mit einem hochgestellten ^{e} bezeichneten Spalten auf diese Weise entstanden.

Die Bruchstelle dieses Verfahrens ist, dass dabei eine derart hohe Anzahl von Untergebrachten errechnet wird, die kaum in den damals verfügbaren Belagsraum der Irrenanstalt gepasst haben dürfte. Der Turm hatte höchstens 270, die Anstalt Am Alserbach vielleicht ein paar Dutzend Betten. Es ist sehr unwahrscheinlich, dass die Irrenanstalt in der Frühzeit mehr als 300 PatientInnen gleichzeitig hätte aufnehmen können. Trotzdem weisen die Zahlen der errechneten Kolumne „01.01." ab 1787 meistens mehr als 300 zeitgleich Behandelte für den Neujahrstag aus. Die errechneten Belagszahlen erweisen sich auch als überhöht, sobald man sie mit geschichtlich verbürgten Zahlen vergleicht. An einem unbekannten Tag des Jahres 1785 waren 169 Irre in der Anstalt [Vgl. 13, S. 330]; an einem unbekannten Tag des Jahres 1786 waren es 240 Irre, 166 Männer und 74 Frauen [22, S. 150]; am 13. Dezember 1786 waren es 261 Irre, 183 Männer und 78 Frauen [Vgl. 16, S. 68]; am 31. Dezember 1795 waren es 261 Irre, 156 Männer und 105 Frauen [Vgl. 32]; an einem unbekannten Tag im Jahre 1796 waren es 272 Irre, wovon 212 im Narrenturm und 60 bereits im Lazarett (dem zweiten Haus der Anstalt) untergebracht worden waren. [Vgl. 20, S. 466] Keine dieser Quellen zeigt eine Belagszahl nördlich von 272 Irren an, wobei schon bei dieser Menge die PatientInnen in zwei Haupthäusern lebten. Erst nach 1800 wohnten mehr als 300 Irre gleichzeitig in der Anstalt. An einem unbekannten Tag im Sommer 1804 waren es 317, davon lebten 192 im Turm und 125 im Lazarett. [Vgl. 7, S. 400] Eine andere frühe Statistik, bei der die Zahlen im Allgemeinen von Wagners Statistik abweichen, gibt uns Zahlen für den PatientInnenstand am Ende des Jahres, die denen, die durch die Fortrechnung der Statistik Wagner gewonnen werden können, deutlich widersprechen, vgl. Tab. 5.4. [Vgl. 28, S. 82]

Die bekannten Tatsachen sprechen dagegen, dass die Statistik Wagner fortlaufend gelesen werden kann. Wahrscheinlicher ist, dass die Jahre nur einzeln betrachtet werden dürfen; jährliche Aufschlüsselungen über Fallzahl, verbliebene PatientIn-

Tab. 5.3 Wiener Irrenanstalt 1784–1801 (Statistik Wagner)

Jahr	Aufn.	Entl.	Trans.[a]	Gest.	01.01.[b,e]	Fallzahl[c,e]	Sterb.(%)[d,e]
1784[f]	202	25	1	10	166	202	4,95
1785	195	97	9	35	220	361	9,70
1786	197	88	15	22	292	417	5,28
1787	177	74	35	25	335	469	5,33
1788	193	117	20	56	335	528	10,61
1789	162	122	26	45	304	497	9,05
1790	145	98	15	40	296	449	8,91
1791	139	93	19	27	296	435	6,21
1792	193	112	18	36	323	489	7,36
1793	178	103	11	33	354	501	6,59
1794	161	74	0	52	389	515	10,10
1795	166	95	12	54	394	555	9,73
1796	190	104	17	50	413	584	8,56
1797	173	110	16	50	410	586	8,53
1798	179	110	9	49	421	589	8,32
1799	191	107	11	48	446	612	7,84
1800	238	112	35	65	472	684	9,50
1801[f]	122	75	5	32	482	594	5,39
Summe	3201	1716	274	729	482	–	–
in %	100	53,61	8,56	22,77[g]	15,06[h]	–	–

[a] Transferiert ins Allgemeine Krankenhaus
[b] Verbliebene PatientInnen zur Jahreswende
[c] Fallzahl (Aufnahmen + Verbliebene PatientInnen zur Jahreswende)
[d] Jährliche Sterblichkeit (Gestorbene ÷ Fallzahl)
[e] Errechnete und ungesicherte Zahlen
[f] Zeitraum: 19.04.1784–04.08.1801
[g] Gesamtsterblichkeit (Gestorbene ÷ Aufnahmen)
[h] Verbliebene PatientInnen (Stichtag 05.08.1801) und/oder PatientInnen, deren Abgang nicht verzeichnet wurde

nen zur Jahreswende und die jährliche Sterblichkeit können aus der Tabelle nicht herausgezogen werden.

Wesentliche Aussagen über die Irrenanstalt können durch die gelieferten Gesamtzahlen in Wagners Statistik trotzdem gemacht werden: Im Zeitraum vom 19.04.1784 bis zum 04.08.1801 wurden insgesamt 3201 Aufnahmen an der Wiener Irrenanstalt verzeichnet. Bei 2719 PatientInnen (84,9 %) wurde die Behandlung als beendet ein-

Tab. 5.4 01.01.[a] (Statistik Puschmann)

Jahreszahl	Männer	Frauen	Insgesamt
1784	120	52	172
1785	137	68	205
1786	179	76	255
1787	187	90	277
1788	164	104	268
1789	134	89	223
1790	127	76	203

[a] Anzahl der am Ende des Jahres in der Anstalt verbliebenen PatientInnen

getragen. 482 PatientInnen (15,1 % aller PatientInnen) befanden sich am Stichtag
dem 05.08. 1801 entweder weiter in der Anstalt, was aus den oben gezeigten Gründen unwahrscheinlich ist, oder ihr Abgang wurde aus unbekannten Gründen nicht
verzeichnet. Um diese rund 15 % unklaren Fälle aus der Berechnung zu tilgen, ist
es möglich, die Entlassungs-, Transferierungs- und Todesraten der Anstalt anhand
der bekannten Abgangszahl zu berechnen. Vom Gesamtabgang entfielen 1716 Fälle
auf Entlassungen (63,1 %), 274 auf Transferierungen ins Allgemeine Krankenhaus
(10,1 %) und 729 auf Sterbefälle (26,8 %), siehe Tab. 5.5. (Diese prozentuellen Verhältnisse sind durchaus ähnlich zu jenen aus späteren Jahren und Jahrzehnten, vgl.
Tab. 15.4.)

Aus Wagners Statistik geht eindeutig hervor, dass die Irrenanstalt die meisten
ihrer PatientInnen wieder entließ, was auf eine deutliche Besserung oder sogar auf
eine vollständige Genesung der Erkrankten schließen lässt. Es kann daher keine
Rede davon sein, dass die Ärzte des Turms von der grundsätzlichen Unheilbarkeit
ihrer PatientInnen ausgingen, vgl. auch Abb. 5.1.

Tab. 5.5 Prozentuale Verhältnisse 1784–1801 (Statistik Wagner)

	Anzahl	Entl. (%)	Transf. (%)	Gest. (%)	Fehler (%)
Aufnahme	3201	53,61	8,56	22,77	15,06
Abgänge[a]	**2719**	**63,11**	**10,08**	**26,81**	–

[a] Die in dieser Arbeit vorgezogene Berechnungsweise ist mit Fettschrift gezeichnet

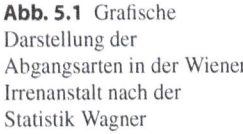

Abb. 5.1 Grafische Darstellung der Abgangsarten in der Wiener Irrenanstalt nach der Statistik Wagner

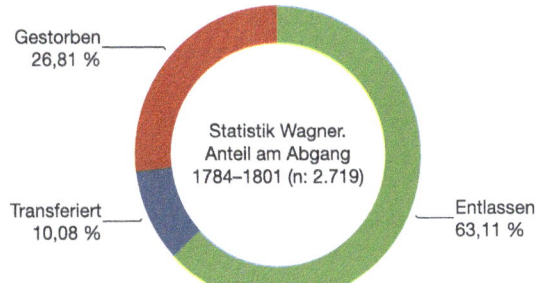

5.2.2 Geschlechterverhältnisse: Statistik Puschmann

Eine andere Statistik mit frühen Zahlen erlaubt es, näher auf die Geschlechterverhältnisse im Turm zu blicken. Die Zahlen wurden von Theodor PUSCHMANN (* 1844; † 1899, deutscher Arzt und Medizinhistoriker) überliefert und umfassen die ersten sechs Jahre des Bestehens der Anstalt von 1784 bis 1790. Die Zahlen sind zunächst ähnlich der Statistik Wagner, unterscheiden sich aber in den späteren Jahren deutlich. Es gibt keine Statistik zweier Autoren über die Wiener Irrenanstalt, die nicht andere Zahlen zeigen würde. Bei allen Aussagen, die aufgrund von Statistiken in dieser Arbeit getroffen werden, handelt es sich daher nicht um die festgestellte Wirklichkeit, sondern um eine begründete Schätzung. Puschmanns Statistik dürfte zeitgenössisch sein, das heißt ihr Entstehungszeitraum fällt in die von ihr abgedeckten Jahre oder kurz danach; leider gibt Puschmann keine Quelle zu ihr an, wodurch das nicht zur Gänze bestätigt werden kann. [Vgl. 28, S. 82] Anders als Wagners Statistik ist Puschmanns Tabelle fortlaufend zu lesen, das heißt, sie zeigt, wie viele PatientInnen am Ende eines Jahres in der Anstalt verblieben, siehe Tab. 5.4. Zusätzlich schlüsselt sie die Zahlen der ausgewiesenen Kategorien – „Aufnahmen", „Entlassen", „Gestorben" und „Verblieben" – nach Männern und Frauen auf, was erlaubt, eine begründete Schätzung über die Geschlechterverhältnisse im Turm zu treffen.

Zum Überblick zunächst die Gesamtzahlen der Statistik: Über den Zeitraum von 1784 bis 1790 wurden nach Puschmanns Statistik 1186 Aufnahmen verzeichnet und 983 Behandlungen wieder beendet, dies entspricht einem Gesamtabgang 82,9 %. 744 PatientInnen wurden aus der Irrenanstalt entlassen und 239 PatientInnen starben. Daraus ergeben sich die in Tab. 5.6 ausgewiesenen Prozentverhältnisse.

Hierbei zeigen sich sehr ähnliche Zahlen wie bei der Statistik Wagner. Von allen Abgängen entfielen rund 75 % auf Entlassungen (diese PatientInnen waren entweder

Tab. 5.6 Prozentuale Verhältnisse 1784–1790 (Statistik Puschmann)

Nenner	Anzahl	Entlassen (%)	Gestorben (%)	Verblieben (%)
Aufnahmen	1186	62,73	20,15	17,12
Abgänge[a]	**983**	**75,69**	**24,31**	–

[a]Die in dieser Arbeit vorgezogene Berechnungsweise ist mit Fettschrift gezeichnet

Tab. 5.7 Geschlechterverhältnisse 1784–1790 (Statistik Puschmann)

Kategorie		Gesamt	%
Aufnahmen	m	715	60,29
	w	471	39,71
	$\sum$	1186	
Entlassen	m	413	55,51
	w	331	44,49
	$\sum$	744	
Gestorben	m	175	73,22
	w	64	26,78
	$\sum$	239	

geheilt, gebessert oder wurden ungebessert in die Versorgung gegeben) etwa 25 % auf Sterbefälle. Die Geschlechterverhältnisse der angegeben Kategorien verhalten sich wie in Tab. 5.7 gezeigt.

Auffällig ist hierbei das Ungleichgewicht der Geschlechter. Von allen Aufnahmen entfielen 60,3 % auf Männer und nur 39,7 % auf Frauen. Der Männeranteil in den frühen Jahren der Anstalt war deutlich höher als in der Gesamtheit aller Jahre, in der aber immer noch männliche Aufnahmen mit etwa 53,5 % zu 47,5 % überwogen, vgl. Tab. 15.4. Die Überzahl der Männer gegenüber den Frauen in der Anfangszeit dürfte ihre Ursache in der gut besetzten Abteilung für irre Soldaten im Erdgeschoß des Turms gehabt haben, wodurch drei der fünf Turmabteilungen Männern vorbehalten waren. Damit im Einklang berichtete 1787 ein Besucher über den Turm: *„Ein großer Theil der Unglücklichen, hier eingesperrten, sind Soldaten."* [Vgl. 31, S. 310][7] Männer hatten im Vergleich zu den Aufnahmezahlen auch ein deutlich erhöhtes Risiko in der Anstalt zu sterben ($\approx$73:27 %) und machten folglich auch einen im Verhältnis wesentlich kleineren Anteil unter den entlassenen PatientInnen

---

[7] Ein Jahr zuvor hatte vermutlich ein großer Soldatenschub in den Turm stattgefunden, der dazu zwang, ruhige PatientInnen in umliegende Anstalten auszulagern, vgl. Tab. 5.2.

aus ($\approx$55:45 %). Es ist unklar, wodurch die hohe Sterberate bei den männlichen
Patienten zu erklären ist.

5.2.3 Ärzte und WärterInnen

Da die Irrenanstalt keinen eigenen ärztlichen Leiter hatte, verrichtete ein Arzt aus
dem Allgemeinen Krankenhaus täglich um 15 Uhr *„die innere Kurbesorgung der
Tollen"*. Bei diesem Arzt handelte es sich um einen der beiden dienstjüngsten und
dazu verpflichteten Primarärzte, der dafür neben seinem Gehalt aus dem Kranken-
haus noch zusätzliche 600 Gulden pro Jahr verdiente. Neben diesem besuchenden
Arzt für innere Medizin wohnten ständig ein *„Wundarzt mit einem Assistenten"* im
Turm, womit die chirurgische Versorgung der PatientInnen im Turm rund um die
Uhr gegeben war.
  Jedes Stockwerk des Turms bildete eine eigene Abteilung und verfügte über
jeweils einen Wärter und zwei Wärterinnen. Im gesamten Haus gab es also 15
Pflegekräfte, die in dem „Sehne" genannten Mittelgebäude ihre Wohnungen hatten. [Vgl. 13, S. 328] Die Umstände und einige Berichte sprechen dafür, dass sich
unter den Wärtern auch verheiratete Paare oder ganze Familien befanden. *„[I]m
Mittelpuncte [jeder Abteilung] wohnte jedesmal ein Wärter mit seiner Familie."*
[40, S. 67] Ein wichtiges Regelwerk aus der Frühzeit der Anstalt waren die 1789
vom damaligen Oberchirurgen des Allgemeinen Krankenhauses und späterem Professor für Chirurgie Franz Xaver RUDTORFFER (* 1760; † 1833)[Vgl. 48, S. 68]
ausgearbeiteten *„Instrucktionen des Portiers, der Krankenwärter und Gehilfen im
Tollhaus"*. [In Folge zitiert nach: 3, S. 58–60] Die Instruktionen waren eine Art
Dienstvertrag; sie legten fest, welches Verhalten von den nicht ärztlichen Angestellten der Anstalt erwartet wurde und welches unterlassen werden sollte. Aus den
Instruktionen geht hervor, dass nicht nur „Wärter" im Turm Dienst versahen, sondern auch eine unbekannte Anzahl von „Gehilfen". Die Gehilfen waren ungelernte
Hilfskräfte, die ein *„soziales Gefälle"* [3] von den Krankenwärtern unterschied
und denen Rudtorffer misstraute. Die Gehilfen wurden daher mit strengeren Regeln
belegt als die Wärtersleute.

  Generell beziehen sich die Instruktionen für die WärterInnen eher auf die unmittelbare
  Diensttätigkeiten — also etwa die genaue Beobachtung des Einnehmens der Medizin
  durch die PatientInnen — während sich die Vorschriften für die GehilfInnen viel stärker
  im Bereich allgemeiner Verhaltensmaßregeln bewegten.

So wurde vorgeschrieben, dass Gehilfen nicht untereinander streiten, sich nicht „*besauffen*" und auch nicht in der Gruppe oder mit PatientInnen um Geld spielen sollten; diese ausdrücklichen Verbote sind wohl die besten Beweise dafür, dass diese Art von Fehlverhalten bereits vorgekommen war. Ausserdem war es den Gehilfen „*auf das schärfste verbothen, mit den Patienten umzugehen.*" Auch den übergeordneten WärterInnen war es „*auf das schärfste verbothen, (…) den Patienten übel zu behandeln.*" Die Hauptaufgabe der WärterInnen war es, Sicherheit und Reinlichkeit auf den Abteilungen zu gewährleisten. „*Gefährliche Kranke*" mussten Tag und Nacht unter Bewachung gehalten werden. Da die WärterInnen diejenige Berufsgruppe mit dem engsten PatientInnenkontakt war, wurde ihnen zunächst auch die Verhängung von Beschränkungsmaßnahmen gegen die Irren überantwortet. Bei „*übler Aufführung*" von Irren war es den WärterInnen erlaubt, diese in ihre Kammer einzusperren und/oder sie mit den eingemauerten Ketten zu „*Schließen*", falls es die „*Umstände*" erforderlich machten. (In späteren Zeiten durften Beschränkungsmaßnahmen gegen PatientInnen nur mehr nach ärztlicher Anordnung verhängt werden.)

Als Drittes wurden in den Instruktionen die Aufgaben des Portiers festgesetzt. Der Portier sollte „*Niemand in das Tollhaus*" hineinlassen „*ausser sehr nahe Freunde der Patienten*" oder BesucherInnen, die eine „*Billet*" genannte Erlaubnis der Oberdirektion des Allgemeinen Krankenhauses vorweisen konnten.

5.2.4 Unterbringung

Im ersten Jahrzehnt arbeitete der Turm nach der Hausordnung, die Joseph II. 1784 festgelegt hatte und die den Irren nur wenig Freiheiten gab.

> Wahnsinnige, welche nicht wüthen, gehen frei auf dem Gange umher, auch erlaubt man ihnen im Hof zu spazieren. Dieser ist aber klein, und ein freierer, mit Bäumen besetzter Platz, würde ohne Zweifel wohltätiger für solche Wahnsinnige sein, deren Zustand mit Melancholie verbunden ist. [42]

Der Tagesablauf in der Anstalt war eintönig und bot keinerlei Abwechslung. „*Morgens werden den Lenksamen die Zellen aufgeschlossen und sie dürfen bei Tage auf dem Gange herumgehen. Des Abends werden sie wieder eingesperrt. Jeden Morgen werden Zellen und Gänge gekehrt und die Fenster geöffnet.*" [20, S. 465] Ruhige PatientInnen lagen nachts auf bodennahen Betten, um bei Krampfanfällen Stürze aus großer Höhe zu verhindern – „*Die Betten [sind] sehr niedrig, wie auf der Erde.*" [33, S. 186] – während „*wüthende*" Irre nur auf Strohlagern schliefen und nach „*Erforderniß geschlossen [wurden], wozu schon in jedem Behälter die Einrichtung*" *getroffen ist.*" [13, S. 328] – „*Wenn einer der Unglücklichen höchst wüthend und unbändig ist, so wird er oder sie auf einen Strohsack in der Mitte der Zelle niedergeworfen und an beide Wände angeschlossen.*" [20, S. 465] Die Unreinen wurden im obersten Stock des Turms untergebracht, damit sie durch ihren hochziehenden „*Gestank nicht so sehr das ganze Gebäude anstecken.*" PatientInnen der I. Klasse, für die täglich ein Gulden gezahlt werden musste, wohnten im Turm in einem eigenen „*Behälter*" (Zimmer) und verfügten über eine eigene „*Bedienung*", einen nur für sie zuständigen Wärter. Siehe für die Verwendung der Turmstockwerke auch die Abb. 5.2.

Schon früh zeigten sich die baulichen Nachteile des Turms; die Zentralheizung, eine der beiden technischen Neuerungen des neuen Irrenhauses, erwies sich in den ersten kalten Tagen des Jahres 1784 als völlig nutzlos.

> Der ganze Thurm sollte durch vier grosse eiserne Oefen die unter der Erde gelegt sind, und durch lange Röhren in alle Behälter ableiten, geheizt werden. Bey dem ersten Versuche sah man aber sogleich, daß sie ihren Absichten gar nicht entsprachen.

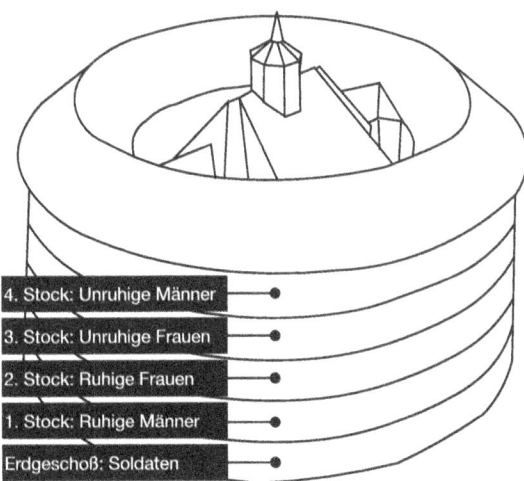

Abb. 5.2 Vermutliche Anordnung der Abteilungen im Narrenturm um 1800. Im Erdgeschoß befand sich die Abteilung für irre Militärpersonen, im 4. Stock die Abteilung für unruhige und unreine Männer. Im 1. und 2. Stock lagen die Abteilungen für ruhige Männer und Frauen, im 3. Stock die Abteilung für unruhige und unreine Frauen. In späteren Zeiten wurde das Erdgeschoß als allgemeine Männerabteilung geführt

Man heizet jetzt jede Abtheilung durch zwey Oefen, die auf den Gängen, die vor den Behältern herumlaufen, gesetzt sind. [13, 327f]

Bald erhöhte man die Anzahl der in den Gängen stehenden Öfen von zwei auf vier, aber auch das reichte bei der ungünstigen Bauart des Gebäudes im strengen Winter nicht aus, um ausreichend Wärme in die Behältnisse zu leiten:

> Allein der Raum ist zu groß und die Zimmer liegen zu sehr ausser der Peripherie der Wärme, die sich ohnehin mehr in die Höhe als in die Weite zieht. Die hier verwahrten Unglücklichen müssen daher im Winter sehr von der Kälte ausstehen und sich fast immerhin in den Betten halten. [40, S. 67]

Fortwährend lief im Turm ein Kampf gegen den sich aufhäufenden Schmutz ab. (Dies war allerdings keine Eigenart des Irrenhauses, sondern galt gleichermaßen für die Krankenhausabteilungen.) Der Kampf zeitigte unterschiedliche Ergebnisse. Während manche Zeitzeugen die Gänge und Kammern des Turms vorbildlich sauber vorfanden – *„Alles ist mit der größten Sorgfalt und Genauigkeit eingerichtet, und wird in Ordnung und Reinlichkeit gehalten (...)"* [2, S. 160] – sahen andere trotz aller eingestandenen Bemühungen des Personals ekelerregende Zustände vorherrschen: *„Though great attention was paid to cleanliness, the passages were very offensive. [Obwohl viel Wert auf Sauberkeit gelegt wurde, waren die Gänge äußerst abstoßend.]"* [16, S. 68] Ein weiterer baulicher Nachteil des Turms war in dieser Beziehung, dass er über keinen eigenen Brunnen verfügte. Eine Badeanstalt war sowieso nie für die Irren geplant gewesen, aber das Fehlen der Wasserversorgung bedeutete, dass selbst das Putzwasser mühsam mit Trägern von Brunnen im Allgemeinen Krankenhaus zum Turm gebracht werden musste.

Das Essen, das die Irren erhielten, unterschied sich möglicherweise durch die Verordnung von Joseph II. von der Verköstigung im Allgemeinen Krankenhaus, als dass den Irren täglich nur vier Kreuzer anstatt sieben zur Versorgung zugestanden wurden. Ob sich die Kost im Irrenhaus aber wirklich von jenem im Krankenhaus unterschied, ist unbekannt. Grundsätzlich unterschied sich die Verköstigung zwischen den verschiedenen Zahlklassen durch die Höhe des Fleischanteils – je höher die Klasse umso mehr Fleisch in der Schale. Das Essen für die niederen Klassen dürfte aber insgesamt nicht weniger nahrhaft gewesen sein. Wesentlicher für die einzelnen PatientInnen war die Unterteilung der Speisenmenge in „Schwache", „Viertel-", „Drittel-", „Halbe-" und „Ganze Portionen". Die Größe der Portionen setzte der diensthabende Arzt für innere Medizin nach medizinischen Überlegungen fest. Dies war auch im Irrenhaus eine feste Regel. [Vgl. 29, S. 42–47] Die Irren löffelten das Essen zu den festgesetzten Zeiten – in der Früh, zu Mittag und abends

– aus irdenen Schalen in ihren Kammern, aus Sicherheitsbedenken waren ihnen
weder Messer noch Gabeln gegeben, weshalb die WärterInnen größere Stücke vorschneiden mussten. Den Tobenden wurden ihre Mahlzeiten durch die geschlossenen
Gittertüren in die Kammern hineingestellt. [Vgl. 20, S. 465]

5.2.5 Behandlung

Die medizinische Behandlung, die im Narrenturm getrieben wurde, unterschied
sich nicht wesentlich von jener, die 30 Jahre früher von Maxim Locher in St. Marx
durchgeführt worden war. Eine in den Quellen ab etwa 1800 immer wieder als neu
hervorgehobene Entwicklung im Heilverfahren war die „psychologische Behandlung" der Irren, wie sie auch in Frankreich als „traitement moral" und in Groß-
britannien als „moral treatment" angewandt wurde. Der wichtigste Vertreter der
psychischen Kurart im deutschen Sprachraum war der Arzt Johann Christian REIL
(* 1759; † 1813). Reil warf seinen Kollegen vor, die Anwendung von körperlichen
und pharmakologischen Heilverfahren zu überspannen und als Folge daraus die
seelischen Einflussmöglichkeiten auf die Irren zu vernachlässigen. Psychische Heilkunde war für Reil alles, was einen guten Einfluss auf die Stimmung, das Gemüt
und die Geistes- und Lebenskräfte der Kranken ausübte und dabei kein Medikament oder körperliche Behandlung war: *„Psychische Curen sind Wirkungen auf die
Seele, Behufs des Zwecks der Heilung einer Krankheit."* Wie auch Reil eingestand,
gab es psychische Kurverfahren in der Irrenbehandlung seit Anbeginn der Medizin,
die seelische Einwirkung auf die Kranken war keineswegs eine Entwicklung der
Aufklärung, wurde aber um 1800 verstärkt systematisiert und theoretisiert. [Vgl.
30, S. 22–44] Im Grunde war „psychische Kurmethode" ein Schwammwort für
viele lang geübte ärztliche Verfahren und Tätigkeiten, die nun unter einem neuem
Überbegriff zusammengefasst wurden. (Sie steht sozusagen als spitze Auskragung
der Gedankengerade der antiken „Diätetik" in die damalige Gegenwart hinein, als
heutiger Fortsatz dieser altertümlichen „Lehre von der gesunden Lebensweise".
Die psychische Kur ist in vielfacher Hinsicht die Verbringung der diätischen Lehren in die immer noch recht zappendusteren Irrenhäuser der Aufklärung.) Zu den
psychologischen Heilverfahren wurden gerechnet die sinnvolle Beschäftigung der
Irren durch angemessene Arbeit, ihre Zerstreuung durch Musik, Literatur, Spiele
und Gespräche, die körperliche Anregung der Kranken durch Spaziergänge in der
freien Luft sowie leichte Gartenarbeiten. Damit fiel die vermehrte Wertschätzung
des Arzt-PatientInnengespräches zusammen, wobei dem Arzt hierbei die Aufgabe
zukam, in einer mitfühlenden und verstehenden Art den wahnhaften Einbildungen
und Geistesbildern der Kranken fest und deutlich zu widersprechen. In Bezug auf

die Wiener Verhältnisse: Die psychische Kurart beinhaltete all das, was den Irren im Narrenturm durch seine Bauart und die Hausordnung von Joseph II. größtenteils entzogen blieb. Die ärztlich geführten Änderungen in der Irrenanstalt in den 1790er-Jahren gingen daher unter anderem auf das Ziel zu, die psychischen Kurverfahren in der Wiener Anstalt zu kräftigen.

In der körperlichen Behandlung der Irren lief die europäische Medizin weiterhin fest in den althergebrachten Bahnen der Humoralpathologie. Ursprüngliches Ziel der humoralpathologischen Behandlung war gewesen, vier angenommene Körpersäfte ins Gleichgewicht zu bringen. Dafür wurden zumeist abführende Kuren wie Aderlass, Schröpfungen, reizende Salben und Pflaster sowie innerliche Brech- und Abführmittel angewendet. Ob die Ärzte des Narrenturms noch an das Vorhandensein der vier Säfte im menschlichen Körper glaubten, ist unbekannt. Wie die gesamte Medizin führten sie jedoch die überlieferten Verfahrensweisen weiter fort. [Vgl. 27, S. 68] (Vgl. dazu auch Glossar, Anhang F) Von der breiten Anwendung der äußeren humoralpathologischen Behandlungsweisen kam man aber langsam ab und setzte verstärkt auf die Heilwirkung von innerlich wirksamen Diäten und drastischen Magerkuren bei schwer kranken Personen:[8]

> Die Kurart ist [in der Wiener Irrenanstalt] überhaupt sehr einfach, und besteht meistens in Diät. Auch die Hungerkur, welche neuerlich Winslov in Koppenhagen mit glücklichem Erfolge einführte, hat sich in dem hiesigen Hospitale schon lange als vortreflich bewährt. [32, S. 44]

Bei der Hungerkur nach dem dänischen Chirurgen Friderich Christian WINSLØW (* 1752; † 1811) erhielten die Kranken für sechs Wochen

> Mittags und Abends jedesmal nur 2 Unzen [≈60 g] mageres, gebratenes oder gekochtes Fleisch, und eben so viel Brod, dabey ein Decoct [Absud] von 2 Unzen Rad. Chin. oder Sarsaparil. [beides Wurzeln der Stechwinde „Smilax aspera"] mit 5 Pfund Wasser bis zur Hälfte eingekocht, und gewöhnlich Morgens und Abends 6 Gran Cicutaextrakt [Wasserschierling „Cicuta virosa"].

Die in diesem Rezept verordneten Pflanzenbestandteile konnten auch durch leichter verfügbare europäische Phytotherapeutika ersetzt werden; die verwendeten Pflanzen können also bei jedem Anwender verschieden gewesen sein.[9] Die Hungerkur

---

[8] Auch Diäten waren seit der Antike Teil der europäischen Ärztetasche und der Humoralpathologie, ihre Durchführung wurde aber nun nicht mehr humoralpathologisch begründet.

[9] Die Geschichte der Arzneipflanzentherapien bei psychischen Krankheiten wäre ein eigenes noch zu verfassendes Buch. Nur so viel: In derselben Quelle werden in anderen Aufsätzen auch die heilende Wirkung von Nieswurz (Helleborus), Gottes-Gnadenkraut (Gratiola officinalis)

wurde bei einigen langwierigen körperlichen Erkrankungen wie Kopf- und Magen-
weh, Schwindel, Gicht und sogar Hautkrebserkrankungen angeblich mit Erfolg versucht. Besonders wurde sie aber zur Behandlung von manischen und melancholischen *„Gemüthskrankheiten"* empfohlen. Der leitende Gedanke im Hintergrund war
dabei, die in sich selbst zurückgesunkenen Irren *„durch Wiedererregung [der] äussern Sinnlichkeit wieder mit der äussern Welt in Verbindung (...)"* zu bringen. Mittel
zum Zweck war dazu, starke äußere Reize zu setzen, etwa durch *„Stockschläge"*,
„Anfesseln", *„rubefacientia [hautreizende Mittel] und Brennmittel"*, *„Ekelreiz"*
und dem *„schnellen Werfen ins Wasser etc."*.[10] Hunger wurde in der Gruppe der
Reizbehandlungen als erstrangiges Mittel angesehen, da es keinen *„kräftigern Reiz
[gibt], um ein Gemüth, das sich in hyperphysische Sphären, in selbst geschaffene
Welten verirrt hat, wieder auf die Erde und in die Sinneswelt herabzuziehen (...)"*
[Alle obigen Zitate, sofern nicht anders angegeben: 17]

Es ist leicht nachzuvollziehen, wie ein manischer Irrer nach der sechsten Woche
einer solchen Hungerkur ein gutes Pfund überschüssiger Lebensfreude verlor und
streichelweich in der Haltung wurde. Nachvollziehbar ist auch, wie die taubstummen Wälle um einen in seiner Depression eingemauerten Menschen durch den
Ansturm eines lebensgefährlich wirkenden Hungergefühls durchbrochen wurden.
Gemeinsam war den humoralpathologischen Verfahren und der Hungerkur, dass sie
im unterschiedlichen Ausmaß eine körperliche Schwächung der Irren hervorrufen
sollten. Durch die ärztlicherseits ausgelöste und gesteuerte „Krisis" der Gesundheit
erhoffte man sich, das kranke Gehirn neu zu ordnen.

Exkurs: Behandlung durch Krisis
Diese und ähnliche Verfahrensweisen gingen auf Beobachtungen zurück, die bereits
in der Antike gemacht wurden, dass sich psychische Krankheiten durch körperliche
Schwächung, epileptische Anfälle oder hohes Fieber zu bessern schienen. Hierzu
eine zeitgenössische Fallgeschichte aus 1849:

> Ein Beamter von 30 und einigen Jahren wurde mit allen Symptomen des Größenwahns
> (*Monomanie de grandeur*) in die Irrenanstalt Sachsenberg gegeben, nachdem er wegen

---

und Kampfer (Cinnamomum camphora) bei Wahnsinn besprochen, siehe [17, S. 71-75 und
434-436].
[10] Auch häufig angewendet, aber nicht in der Quelle erwähnt wurden Glüheisen und Elektri-
siermaschinen. Bericht aus der als hochfortschrittlich geltenden Irrenanstalt Sonnenstein in
Sachsen, 1828: *„Eine Frau glaubte, sie kömme in die brandige Hölle, und liess sich von dem
Glauben nicht abbringen; da wurde sie hier hinein gesetzt [in eine Schwefelräucherungs-
maschine], und glaubte dasselbe; dann machte man ihr mit dem Glüheisen sechs fusslange
Streifen auf den Rücken, und sie glaubt es nicht mehr."* [15, S. 38]

zunehmender Aufregung seiner Nerven in eine Wasserheilanstalt gegangen und dort
von Tobsucht befallen worden war. Als sein Zustand sich beruhigte, nahm eine schon
anfänglich merkliche Häsitation der Sprache immer mehr zu und wurde zum wirklichen
Stammeln; dazu gesellte sich stolpernder, unsicherer Gang, öfteres Fallen, schiefe,
hängende Haltung des Körpers, Lahmheit des rechten Armes, ausgeprägte Pupillen-
Differenz und eine zunehmende Schwäche des Geistes, so daß der Kranke trotz aller
Bemühung unfähig war zu lesen und den Sinn einer Seite wiederzugeben, oder einige
zusammenhängende, leserliche Zeilen zu schreiben.

Der Mann zeigte das Vollbild des Wahnsinns mit Lähmung, die sogenannte *progressive Paralyse*. Die Paralyse ist ein fortgeschrittenes Stadium der geschlechtlich
übertragbaren Syphilis, welches einige Jahre nach der Erstinfektion auftritt, wenn
die bakteriellen Erreger Rückenmark und Gehirn befallen. Der Zusammenhang zwischen Syphilis und Paralyse war Mitte des 19. Jahrhunderts noch unbewiesen. Übliche Obduktionsbefunde fanden bei diesen PatientInnen – es handelte sich zuvorderst
um Männer – einen merkbaren Hirnschwund, der zum Volksnamen der Neurosyphilis als Hirnerweichung führte. Mit damaligen Verfahren war die Paralyse unheilbar,
sie führte zu Blödsinn und schließlich zum Tod. Dieser Weg schien auch dem Beamten vorgeschrieben: *„Unter so betrübenden Umständen wurde seine Pensionirung
eingeleitet. Einige Wochen später erschien er im höchsten Grade blödsinnig, stumpf,
apathisch, gelähmt und mußte gefüttert werden (…)"* Am Tiefpunkt seiner Krankheit
wurde er jedoch vom Auftauchen eines Fiebers gerettet. Eines Nachts *„schwitzte
[er] stark und war darauf den andern Tag merklich belebter, sprach, aß selbst aus
eigenem Antriebe und machte Bewegung."* Da sein Zustand nun häusliche Pflege
erlaubte, nahm in seine Familie wieder heim, wo er einen weiteren Fieberschub
erlitt.

Nach vierzehn Tagen wurde der Kranke von heftigen Krämpfen befallen, bekam ein
Nervenfieber [Typhus abdominalis, eine Salmonelleninfektion], welches er binnen
sechs Wochen überstand, und schritt, wenn auch sehr langsam, seiner Wiedergenesung entgegen. Er konnte sein Amt wieder antreten und etwa fünf Jahre sind seitdem
verflossen, wo er völlig gesund blieb. [37, S. 278]

Die wundersame Heilung des schwer psychisch und neurologisch kranken Patienten durch hohes Fieber ist hier klar herauszulesen. Ohne anerkannte Erklärung für
diese Heilungen führten diese Beobachtungen zu einigen experimentellen Heilbehandlungen: Die vollständige Schwächung des Köpers zum Wiedereinrenken des
Geistes, also die ärztliche Herbeiführung einer körperlichen Krise, ist eine Denkart,
die sich in der psychiatrischen Medizin bis weit ins 20. Jahrhundert hinein findet,
etwa bei der Insulin- und Pentetrazolschocktherapie. Einige Behandlungsverfah-

ren der übergeordneten Denkschule haben auch wissenschaftlich anerkannte Wirkung erlangt: Geschichtlich bedeutend ist zuvorderst die Malariatherapie von Julius WAGNER-JAUREGG (* 1857; † 1940) zur Heilung der oben geschilderten Neurosyphilis durch künstlich hervorgerufene Fieberschübe. Wagner-Jauregg führte bereits in den 1880er-Jahren erste Versuche mit fieberauslösenden Stoffen bei Paralyse durch, der Durchbruch gelang 1917, als er begann, abgeschwächte Malariaerreger anzuwenden. 1927 erhielt er dafür den Nobelpreis in Medizin. Die physiologische Wirkungsweise liegt hierbei allerdings nicht in einer Schwächung des Körpers, sondern in der Abtötung des bakteriellen Erregers durch künstlich hervorgerufene hohe Körpertemperaturen, ein Vorgang, der erst nach 1905 nachvollzogen wurde, nachdem der Syphiliserreger *Treponema pallidum* im Hirnwasser von Paralytikern nachgewiesen worden war. (Man hatte allerdings schon seit den 1850er-Jahren den starken Verdacht gehegt, dass Syphilis mit der Paralyse oder einer anderen Psychosenform in einer ursächlichen Verbindung stehen könnte, vgl. diesen Aufsatz von 1872, dessen Autor aus eigenen Forschungen und der bestehenden Literatur eine Verbindung zwischen Syphilis und Geisteskrankheit herstellt, aber die Syphilis ausdrücklich nicht als den alleinigen Grund für Paralyse annimmt.[Vgl. 47]) Noch heute angewandt wird die Elektrokrampftherapie zumeist bei schwerer Depression. Dabei wird in Kurznarkose mittels Stroms ein epileptischer Anfall ausgelöst. Die genaue Wirkungsweise der Elektrokrampftherapie ist unbekannt.

5.2.6 Einordnung

Der Wahrheitsgehalt des strengen Urteils der nachgeborenen Autoren der 1840er-Jahre muss alles in allem angezweifelt werden. Ihr Urteil gründeten sie auf einer eingeschränkten Quellenlage und auf einem bereits vorgefassten Standpunkt zur psychiatrischen Vergangenheit, was nicht heißen soll, dass die Anstalt nicht mit schweren Geburtsfehlern zu kämpfen hatte. Neben dem ungünstigen Turmbau war es zu Anfang auch das knappe ärztliche Personal und die einschränkende Hausordnung, die einer guten Medizin im Wege standen. Trotzdem war die Irrenanstalt in ihrer Frühzeit, geht man von den Zahlen der bekannten Statistiken aus, ähnlich medizinisch erfolgreich wie in späteren Jahren. Vergleicht man in der heutigen Anschauung die Frühzeit der Wiener Irrenanstalt mit den Zeugnissen aus den Wiener Vorgängeranstalten, so kann allerdings geschlossen werden, dass im Turm keine fortschrittlichere oder menschlichere PatientInnenbehandlung stattfand. Das geschichtliche Alleinstellungsmerkmal des Turms in seiner Anfangszeit ist die Zentralisierung der Psychiatrie in einer Anstalt, nicht eine medizinisch verbesserte Behandlung der Kranken.

5.3   Vom Tollhaus zur Anstalt

5.3.1 Anschluss des Lazaretts

Die ursprüngliche Aufstellung der Wiener Irrenanstalt wurde in den 1790er-Jahren schrittweise verändert, wobei die Oberdirektion des Allgemeinen Krankenhauses danach strebte, die bestehenden Fehler der Anstalt auszubessern. Die Reform der Irrenanstalt war eine von zahlreichen Verfeinerungen, die nach dem Tod von Joseph II. in den groben Klotz des Hauptspitals eingemeißelt wurde. Das Ergebnis aller kleinen Steinmetzarbeiten zusammen erschuf schließlich erst das Wiener Allgemeine Krankenhaus des 19. Jahrhunderts, dessen medizinischer Ruf weit über die Grenzen des Habsburgerstaates hinausreichte.

Die größte Veränderung an der Wiener Irrenanstalt bildete der Anschluss des Lazaretts an den Turm 1792, wodurch die Anstalt in Folge über zwei Haupthäuser verfügte. Das Lazarett war ein ehemaliges Pesthaus, das 1540 bis 1542 erbaut und während seines knapp 250-jährigen Bestehens unzählige Male ausgebessert, vergrößert und umgebaut worden war. Vor 1784 diente es als Zweiganstalt des Wiener Bürgerspitals und war dem nahen Krankenhaus Bäckenhäusel zugeordnet gewesen. [Vgl. 14, S. 109–112] Durch die josephinische Gesundheitsreform war es, wie alle Wohlfahrtsanstalten in der Alservorstadt, unter das Dach des Allgemeinen Krankenhauses gekommen. Als „*Ort des Schreckens und Grauens zur Pestzeit*" bekannt, befand es sich nördlich des Allgemeinen Krankenhauses – davon geschieden durch einen lang gestreckten botanischen Garten – an der Kreuzung von Alserbach und Währingergasse am heutigen Standort des Arne-Karlsson-Parks im 9. Wiener Gemeindebezirk. Das Lazarett bestand aus zwei zweistöckigen Gebäuden, einem größeren und einem kleineren, die beide von einem gemeinsamen Hofraum aus betretbar waren. In diesem Innenhof, eingeklemmt zwischen der Währingergasse und den Anstaltsgebäuden, stand die Kapelle „St. Johannes", die von den PatientInnen besucht werden durfte. (Innerhalb der Wiener Irrenanstalt verfügten nur die im Lazarett untergebrachten Kranken über die Möglichkeit, dem christlichen Gottesdienst beizuwohnen.) Hinter den Lazarettgebäuden lag ein weitläufiger Garten, ein ehemaliger Pestfriedhof, der den Hauptvorzug des alten Pesthauses gegenüber dem Turm darstellte. Während die Irren im Turm immer noch keine Möglichkeit hatten ins Freie zu kommen, konnten die ruhigen Kranken des Lazaretts dort Spazierengehen oder kleinere Gartenarbeiten verrichten. Auf das größere Gebäude kamen etwa 100, auf das kleinere etwa 50 bis 60 Betten. Wie der Turm war das Lazarett in Abteilungen für Männer und Frauen unterteilt, die jeweils von zwei oder drei WärterInnen überwacht wurden. [Vgl. 43, S. 12] Die Gesamtbettenzahl der Anstalt erhöhte sich

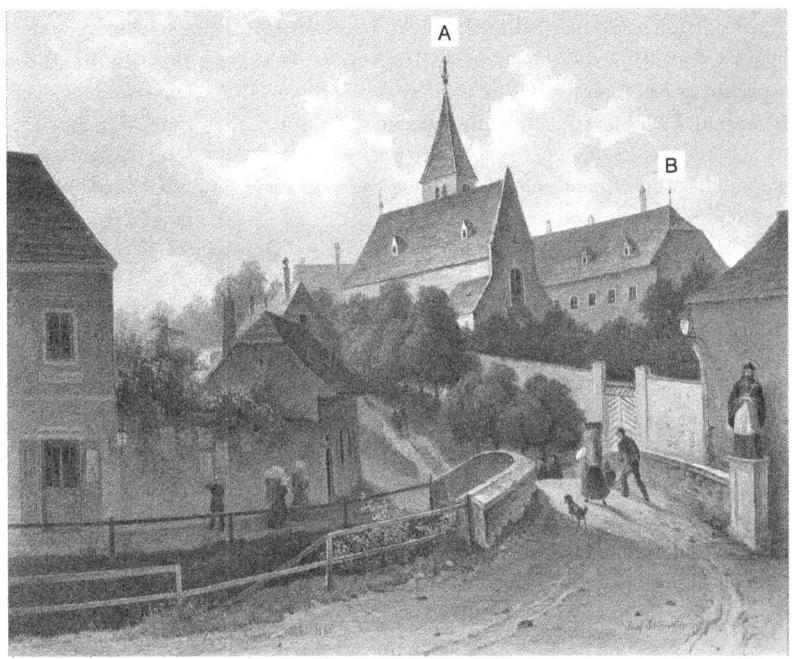

Abb. 5.3 Das Lazarett als Irrenhaus. In diesem Gemälde von Josef SCHWENNINGER (*1804; †1895) aus 1830 erkennt man das große Lazarettgebäude (**B**) und die im Innenhof stehende Johanneskapelle (**A**). Das kleine Lazarettgebäude wird durch die Hausecke am rechten Bildrand verdeckt [38]

mit dem Anschluss des Lazaretts von 278 auf etwa 442.[11] (Siehe Abb. 5.3, 7.3 und Anhang A)

Die Nutzung des Lazaretts als zweites Anstaltshaus der Irrenanstalt war bereits 1784 vom ersten Krankenhausdirektor Joseph Quarin angekündigt worden. Bis 1788 wurde das Haus mit Kosten von 14.035 Gulden „zum Theil für rekonvaleszirende Geisteskranke, zum Theil für Arme" hergerichtet. Die ruhigen Irren blieben aber vorerst noch im Versorgungshaus Am Alserbach. [48, S. 67] Sicher in Betrieb stand das Lazarett für die Irrenanstalt ab 1792 unter dem Krankenhausdirektor Ferdinand MELLY (*?; †1795, Direktor ab 1791 nach Quarins Rücktritt). Melly war gleichzeitig auch Primararzt der 5. medizinischen Abteilung der Krankenanstalt, die die

---

[11] Diese Zahl ist inklusive der Betten der I. Klasse, die der Irrenanstalt ab 1796 im „Dreiguldenstock" des Allgemeinen Krankenhauses zur Verfügung standen.

Irrenanstalt mitzubetreuen hatte; der Direktor musste also für einige Jahre zumindest einer der besuchenden Primarärzte des Turms gewesen sein. [Vgl. 48, S. 70] Da das Siechenhaus Am Alserbach 1792 wieder vollständig in ein Armenversorgungshaus umgewandelt wurde, bekam die Irrenanstalt das Lazarett als Ersatz zugesprochen. Die Vorteile des Lazaretts gegenüber dem Siechenhaus waren seine große Bettenzahl und dass die Irrenanstalt das alleinige Nutzungsrecht für das Gebäude besaß.

> (…) über das von der (…) Spitalsdirektion gemachte (…) Gesuch womit die halbrekonvaleszirten Wahnsinnigen von dem Versorgungshause am Alsterbache wieder in das leer stehende Lazarethgebäude übersetzt werden möchten, ist der Hofbescheid (…) herabgelangt, daß der diesfällige Antrag genehmigt wurde.[3]

Die Unterbringung der PatientInnen im Siechenhaus Am Alserbach und im Lazarett geschah nicht allein aus Platzgründen. Zwischen 1784 und etwa 1800 hätte die Bettenzahl des Turmes vermutlich ausgereicht, um alle ankommenden Irren aufzunehmen. Die Unterbringung der PatientInnen im Siechenhaus und im Lazarett muss daher den Grund gehabt haben, dass man ruhigen und gebesserten Kranken schönere und heilsamere Lebensumstände als das Verscharrt-Sein im Turm bieten wollte. Der Turm wurde also von Beginn an von einigen verantwortlichen Ärzten als teiluntauglich für manche Irre empfunden. Zu Anfang scheint es so, dass neben den „Halbrekonvaleszenten" auch viele Unheilbare im Lazarett untergebracht wurden, beziehungsweise sich bei vielen als gebessert dorthin Übersetzten nie die erhoffte vollständige Genesung einstellte. Als Ausgedinge für Unheilbare wurde das Lazarett allerdings nicht in all seinen Möglichkeiten ausgeschöpft. 1803 wurde daher auf Betreiben des damaligen Primararztes Franz NORD (Lebensdaten unbekannt) [Vgl. 7, S. 400] eine wesentliche „Verbesserung im Spital der Wahnsinnigen" vorgenommen, insbesondere wurde dem Lazarett eigenes ärztliches Personal verordnet und es stärker in die eigentliche Irrenheilbehandlung eingebunden. Ziel dieser kleinen Reform war, ruhigen heilbaren PatientInnen das aufreizende Leben im lauten Turm zu ersparen.

> Der hierorts gemachte Vorschlag, daß zur Verbesserung der hiesigen Irrenanstalt, nicht wie bisher meistens unheilbare, sonder auch h e i l b a r e, r u h i g e W a h n s i n n i g e in das Lazareth aufgenommen und daselbst, von den Rasenden ganz entfernt, der Aufsicht des dortigen Sekundararztes unterzogen werden sollen, ist nützlich und ausführbar befunden worden. Zu diesem Ende haben daher die Beamten des allgemeinen Krankenhauses
>
> a. Diesem Sekundararzt jene Wohnung im Lazareth einzuräumen, welche der Hausvater [oberster Krankenwärter] daselbst bisher inne hatte, und diesem dagegen
> b. irgend eine andere im Krankenhaus anzuweisen (…) [34, 223f]

Durch die Anbindung des Lazaretts an die Heilbehandlung bildete sich für die PatientInnen der Irrenanstalt ein interner Durchlauf. Neu in die Anstalt kommende Irre wurden im Turm aufgenommen, wo sie zunächst beobachtet und dann behandelt wurden. Besserte sich ihr Zustand, kamen sie ins Lazarett, wo ihnen mehr Freiheiten zur Verfügung standen und von wo sie bei Genesung schließlich auch entlassen wurden. [Vgl. 3, S. 51–53] (Siehe Abb. 5.4)

Nach 1803 wohnten ein eigener Sekundararzt, Sekundarwundarzt und ein interner Präparand (fertige oder angehende Wundärzte, die eine weiterführende Ausbildung im Krankenhaus machten [Vgl. 48, S. 70]) im Lazarett. Damit verfügte es über genau gleich viel ärztliches Personal wie der Turm, der inzwischen ebenfalls von einem Sekundararzt, einem Sekundarwundarzt und einem internen Präparanden bewohnt wurde. 1807 wurde nochmals ins Gefüge der Irrenanstalt eingegriffen, als das Lazarett zur Beobachtungs- und Aufnahmestation für PatientInnen mit nicht erwiesenem Wahnsinn gemacht wurde.

Wahnsinnige sollen nicht gleich in das Tollhaus, sondern vorher in das Lazareth gegeben werden.

Die in das allgemeine Krankenhaus für die Irrenanstalt überbrachten Personen sollen, bey nicht gleich bemerktem oder zweifelhaftem Wahnsinn, nicht mehr gleich in

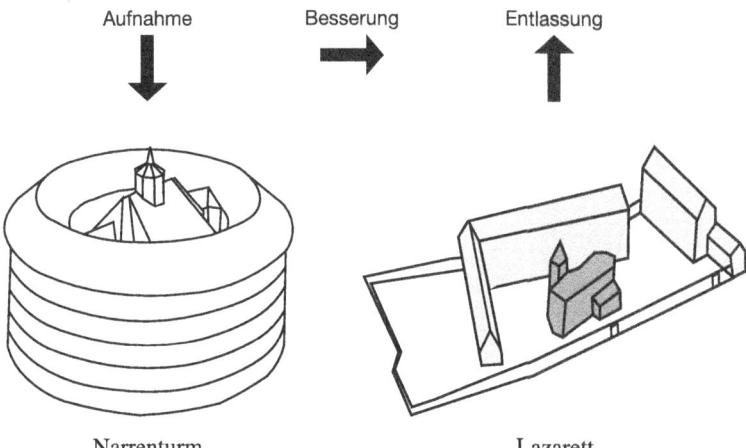

Abb. 5.4 Der PatientInnendurchlauf ab 1803: Die Neuaufgenommenen wurden zunächst im Turm untergebracht. Besserte sich ihr Zustand oder erwiesen sie sich als ruhig, wurden sie ins Lazarett überstellt

das Tollhaus, sondern künftig in das Lazareth zur vorläufigen genauen Untersuchung überbracht werden. [Regierungsdekret vom 28.08.1807, Z. 28301 35, S. 36]

Ein Patient galt als erwiesen wahnsinnig, wenn der ihn behandelnde Arzt oder Wundarzt dies in einem Gutachten bekundete. Ab Jänner 1796 sollten eigentlich keine PatientInnen mehr in der Anstalt aufgenommen werden, über die weder ein solches Gutachten noch eine Krankengeschichte vorlag. [Vgl. 32, S.46] Die benötigten Papiere wurden tatsächlich nur in den seltensten Fällen mitgeliefert. Die meisten PatientInnen kamen zwar mit einem ärztlichen Zeugnis aber ohne eine niedergeschriebene Krankengeschichte [Vgl. 44, S.359] und waren somit als Verdachtsfälle zu behandeln und zuerst ins Lazarett aufzunehmen. Dass Verdachtsfälle nicht im Turm aufgenommen werden sollten, hatte vermutlich zwei Gründe: Gesellschaftlich wollte man wohl den nicht sicher oder nur minder Kranken die Brandmarkung durch den seltsamen Narrenturm ersparen. Zweitens kann dieses Vorgehen als ärztliches Eingeständnis verstanden werden, dass sich der Zustand von auf der Kippe stehenden Personen nach Einlieferung in den Turm oft verschlechterte, weil der enge Bau einer raschen Genesung bei leichten oder kurzandauernden Erkrankungen zuwiderlief. (Siehe Abb.5.5.)

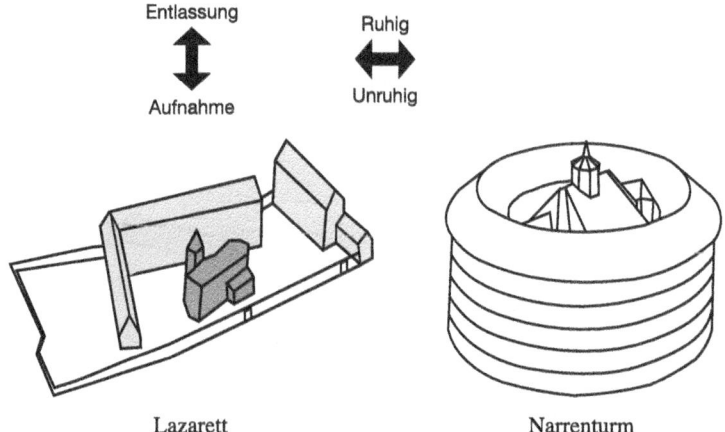

Abb. 5.5 Der Durchlauf für Verdachtsfälle 1807 bis 1828: Neuaufnahmen ohne erwiesenen Wahnsinn wurden zur Beobachtung im Lazarett untergebracht. Bestätigte sich der Verdacht auf die Erkrankung und waren die Betroffenen unruhig oder unrein, wurden sie in den Turm transferiert. PatientInnen mit bereits erwiesenem Wahnsinn konnten gleich in den Turm aufgenommen werden

Dass dem Lazarett 1803 eigenes ärztliches Personal gegeben wurde, deutete man
ein halbes Jahrhundert später derart, dass es etwa ab 1800 zu einer grundsätzlich
veränderten ärztlichen Auffassung über das Irresein gekommen sei, man nämlich an
dieser Zeitenwende begonnen habe, an die Heilbarkeit von Wahnsinn zu glauben.[12]

Im Jahre 1803 begann für die Psychiatrie in Oesterreich eine neue Zeitperiode; man
kam zur Einsicht, dass die Geistesverwirrung auch in die Reihe der Krankheiten aufzunehmen sei, man dachte an eine mögliche Heilung derselben, und es wurde in Folge
dessen verfügt, dass nicht wie bisher bloss Unheilbare, sondern auch ruhige Geisteskranke, bei denen noch Heilung zu erwarten, in das mit dem Thurme vereinte, und
schon zur Zeit Kaiser Joseph II. von der Wiener Stadtgemeinde acquirirte: „*Lazareth*"
aufzunehmen kämen, „*damit sie in einem ruhigeren Lokale, entfernt von den Tobenden
unter der Aufsicht eines daselbst wohnenden Sekundararztes der Heilung zugeführt
werden.*" [48, S. 185]

In der Literatur findet man daher die Behauptung, dass das Lazarett ab diesem
Zeitpunkt als „Heilanstalt" und der Turm als „Pflegeanstalt" der Wiener Anstalt
gedient hätten. [Vgl. 18, S. 49] Die Beziehung zwischen Turm und Lazarett kann
allerdings nicht durch diese Zuschreibungen erklärt werden, weil die PatientInnen
nicht nach ihrer vermuteten Heil- oder Unheilbarkeit in die beiden Häuser aufgeteilt
wurden. Entscheidend für die Aufteilung war die Grenzziehung zwischen „ruhig
und unruhig" und „rein und unrein" – also wie schwierig sich der Umgang mit
den Kranken gestaltete. Unruhige und unreine Irre wurden in den Turm versetzt,
weil sie dort strikt überwacht werden konnten, es wurde aber keineswegs damit ein
Urteil über ihre mögliche Heil- oder Unheilbarkeit abgegeben. Die Wiener Anstalt
verblieb während 1784 bis 1853 ein Irrenhaus des „gemischten Typus". (Siehe auch
den Abschn. 14.1 und den Glossar, Anhang F)

5.3.2 Anpassungen unter Direktor Frank und Primar Nord

Weitere Abänderungen an der Irrenanstalt wurden beginnend mit dem Jahre 1796
durchgeführt. Im Jahr zuvor, 1795, war Johann Peter Frank, der bereits 1790 ein
Gutachten über das Allgemeine Krankenhaus verfasst hatte, nach dem Tod von
Ferdinand Melly von Kaiser FRANZ II./I. (* 1768; † 1835)[13] zum Oberdirektor des

---

[12] Diese weit verbreitete Annahme des 19. Jahrhunderts wurde bereits oben als falsch wider-
legt.

[13] Als Franz II. letzter Kaiser des 1806 durch Napoleon aufgehobenen Heiligen Römischen
Reiches deutscher Nation; als Franz I. seit 1804 erster Kaiser des neugegründeten Kaisertums
Österreich.

Hauptspitals berufen worden. Frank suchte das Krankenhaus in drei Hauptbelangen zu verbessern: Erstens in der Pflege der Kranken, zweitens in der Ausbildung der Ärzte und Wundärzte, drittens in der allgemeinen Vermehrung des medizinischen Wissens. Er gründete das sogenannte „pathologische Museum" des Krankenhauses, um vorzeigbare Präparate für seine Vorlesungen zu haben[14] und schuf ein fünftes Primariat, um die Betreuung der Kranken zu verbessern. Frank setzte sich auch mit dem Schicksal der Irren im Turm auseinander. Hier in seinen eigenen Worten:

> Da aber die meisten in dem Irrenturme befindlichen Wahnwitzigen aus Mangel eines schicklichen Platzes nie aus diesem ungesunden Gebäude gelassen werden konnten, und sich auf Sonn- und Feyertage eine Menge müßiger, fürwitziger Personen um jenen Thurm versammelte, die daselbst verhafteten Personen durch Zurufen störte, oft reizte, auch manchmal denselben schneidende und andere schädliche Werkzeuge zusteckte, so wurde jetzt auf meinen Rat hin durch eine Mauer aller willkürlicher Zutritt versperrt, zugleich aber zu beiden Seiten des Irrenturms ein Rasenplatz mit Bäumen besetzt und den unglücklichen Verrückten zu einiger Bewegung in freier Luft und zu ihrer Ergötzung angewiesen.

Der Bau der rund dreieinhalb Meter hohen umlaufenden Gartenmauer wurde 1796 fertiggestellt. [Vgl. 43, S. 11] Als umgekehrter Schutzbau wirkte sie als Wehranlage nach außen (in Spiegelung zum nach innen wirkenden Turm) und schützte die Irren vor der Gesellschaft. Dem *„ungesunden"* Turmbau wurde die gesundheitsfördernde Mauer entgegengesetzt. Da die Mauer an zwei Seiten eng an den Turm herangeführt wurde, schuf sie zwei voneinander getrennte Gartenbereiche, die zur Beschattung mit Akazien und Kastanien bepflanzt wurden. Der südliche, zum Hintertrakt des Allgemeinen Krankenhauses gehende größere Grünflecken ($\approx$2250 m^2) wurde fortan als Männer- und der nördliche, zur damaligen Fuhrmannsgasse blickende kleinere Mauereinschluss ($\approx$950 m^2) als Frauengarten verwendet. Beide Plätze waren nicht sonderlich groß und boten den rund 200 Irren nicht viel mehr als etwas Frischluft und Beinevertreten zur Zerstreuung. Aber sie gaben den im Turm eingesperrten Kranken zum ersten Mal seit zwölf Jahren einen geschützten Bereich unter freiem Himmel, womit eine der größten Bausünden des Turms nicht ganz getilgt, aber etwas erleichtert werden konnte. (Siehe Abb. 5.6.) Ein kleinerer Umbau im Turm war die Vermauerung der Zimmerabtritte, die Frank unangenehm auffielen, weil sie, ohne über eine Wasserspülung zu verfügen, einen *„unerträglichen Gestank"* verbreiteten. Vermutlich hatten die Ausscheidungen die ableitenden Rohre im Keller verstopft und sich dann in den Leitungen aufgestaut. Die Abtritte wurden durch übliche Nachttöpfe ersetzt, wodurch auch die zweite technische Neue-

---

[14] Diese Sammlung bildet den Grundstock des heutigen anatomischen Bundesmuseums im Narrenturm.

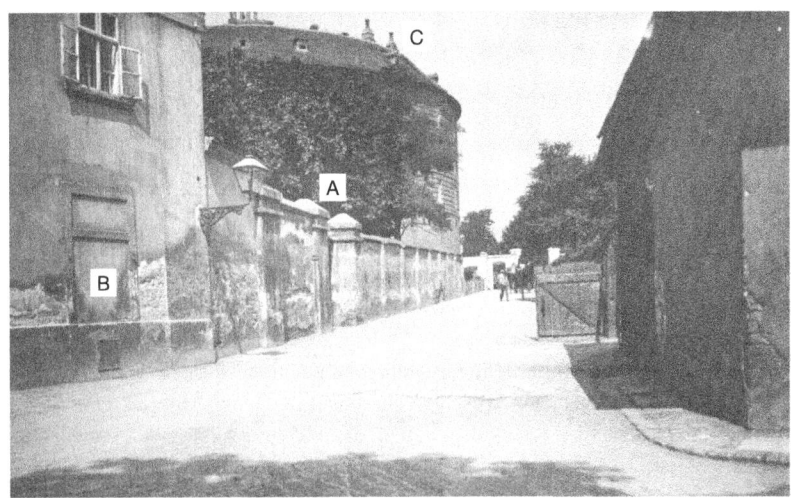

Abb. 5.6 Der Narrenturm und die 1796 errichtete Gartenmauer vom Hof VI. des Allgemeinen Krankenhauses aus. **A**: Gartenmauer mit dem dahinterliegenden Männergarten. **B**: Ecke des Allgemeinen Krankenhauses. **C**: Narrenturm, dahinter verdeckt der Frauengarten. Die Mauer um den Frauengarten ist bis heute erhalten geblieben. Fotografie um 1904 [39]

rung des Turms wegen Mangelhaftigkeit außer Betrieb gesetzt wurde. [Vgl. für alle Zitate und Tatsachen, sofern nicht anders vermerkt: 8, 150f]

Der letzte Eingriff Franks in die Aufstellung des Irrenhauses betraf die Unterbringung der PatientInnen der I. Klasse. Da der Turm wohl kaum anziehend auf zahlende Irre und deren Familien wirkte, wurden der Irrenanstalt einige Zimmer in der Klassenabteilung des Allgemeinen Krankenhauses (dem sogenannten „Dreiguldenstock") angeschlossen. [3, S. 53] Die insgesamt 14 Einzelzimmer befanden sich abseits des Turmes und des Lazeretts in einem der Längsflügel des Krankenhauses und boten eine deutlich gehobenere Ausstattung als die Kammern der anderen Gebäude, vgl. Abb. 7.4.

Den Aufschwung der Irrenanstalt in den 1790er-Jahren vervollständigte, dass sie um 1795 mit Primar Franz Nord erstmals einen Arzt erhielt, dessen guter Ruf untrennbar mit seinen Leistungen in der Irrenanstalt verbunden war.

Dieser verdiente Mann ist schon seit zehn Jahren [hier gemeint: 1794] Arzt dieses Hauses. Er nimmt sich dessen, ungeachtet er einer der gesuchtesten Aerzte Wiens ist, mit dem größten Eifer an. Mit der menschenfreundlichsten Sorgfalt richtet er seine Bemühung insonderheit auch auf die psychologische Behandlung dieses für die Menschheit so traurigen Uebels. [7, S. 399][15]

Die Doppelführung für männliche und weibliche PatientInnen durch die beiden dienstjüngsten Primarärzte dürfte zu diesem Zeitpunkt ausgeschlichen worden sein; Nord behandelte männliche und weibliche Irre gleichermaßen. Es ist gut möglich, dass Nord sich die Betreuung des Turmes selbst zur Aufgabe machte, weil er an der Irrenbehandlung ein echtes Interesse gefasst hatte. Daher ist es Nord, den man als ersten richtigen „Irrenarzt" der Wiener Irrenanstalt bezeichnen kann. Durch die Betreuung von Turm und Lazarett setzte sich Nord einer langwierigen Doppelbelastung aus. Wie alle ärztlichen Leiter der Irrenanstalt bis 1817 hatte Nord auch weiterhin sein eigenes Primariat im Allgemeinen Krankenhaus zu betreuen.

Hätte der Primar ganz nach Vorschrift gearbeitet und jeden Morgen seine Visite bei allen ihm obliegenden Kranken gehalten, dann hätte er leicht 400 oder gar 500 PatientInnen am Tag besucht. (Dass er dazu auch noch drei auseinanderliegende Gebäude hätte besuchen müssen, erscheint hierbei fast eine Nebensächlichkeit zu sein.) Eine derartige Arbeitslast war zu schwer, als dass sie Nord jeden Tag hätte bewältigen können. Was Nord daher tat, war, dass er den Turm zwar täglich besuchte, aber nur jeweils eine Abteilung abging. Die Irren sahen den Primararzt, solange kein Notfall vorlag, jeden fünften Tag und wurden unterdessen vom Sekundararzt betreut.

[Nord] besucht täglich den Thurm, doch ist jedesmal eine gewisse Abtheilung der Kranken daran, doch so, daß er die, so es bedürfen, alle Tage besieht. Noch ist eine Art von Unterarzt und Dispensator [Verwalter], dem er die Medicin und ihren Gebrauch zudiktirt, alle Tage da. [2, S. 160]

Es ist wahrscheinlich, dass in dieser Zeit auch immer wieder andere Primarärzte die Irrenanstalt besuchten und die Kranken behandelten. Ab Nords Bestellung um 1795 bis 1817, als die Irrenanstalt zum eigenen Primariat erhoben wurde, ist es jedoch augenscheinlich, dass jeweils ein Primar des Krankenhauses der Irrenanstalt als Hauptverantwortlicher zugeordnet war. Nords Wirkungszeit wurde später gewürdigt, da er als erfolgreich in der Heilung von PatientInnen galt und auch nicht davor zurückscheute „*die Gebrechen der Anstalt bei verschiedenen Gelegenheiten offen zu bekennen und auf eine zweckmässige Abhilfe anzutragen.*" [43, S. 3]

---

[15] Nords Eignung für den Posten wird von allen bekannten zeitgenössischen Berichten über die Anstalt uneingeschränkt anerkannt, vgl. [2, 33, 44]

5.4 Franz Josef Gall und die Wiener Irrenanstalt

Einer der wenigen Kritikpunkte, die später gegen Primar Nord geäußert wurde, war, dass aus seiner Zeit *„keine wissenschaftlichen Arbeiten im Gebiete der Psychiatrie"* bekannt seien. [43, S. 3] Die Forschungsarbeiten und die experimentellen Behandlungsversuche, die um 1800 in der Wiener Irrenanstalt durchgeführt wurden, scheinen vier Jahrzehnte später vollständig vergessen oder verdrängt gewesen zu sein. Ein Besucher der Irrenanstalt beschreibt 1804, dass der Sekundararzt des Lazaretts, Dr. GEORGER, Forschungen zu den phrenologischen Theorien des deutschen Arztes Franz Josef GALL (* 1758; † 1828) betrieb. Dr. Georger taucht nur in einer Quelle über die Irrenanstalt auf. Der Arzt Bruno GÖRGEN (* 1777; † 1842) wurde aber schon 1805 Hauptprimar der Wiener Irrenanstalt und gründete 1819 die Privatirrenheilanstalt Görgen. (Vgl. dazu Abschn. 8.3.) Wahrscheinlich handelte es sich bei Georger um Görgen.

> Jetzt fängt [Georger] an, die Schädel zu analysiren. Das Resultat seiner Bemerkungen muß durchaus Galls System entweder zur völligen Gewißheit bringen oder es umstürzen. Noch getrauet er sich nicht, sich für oder wider zu erklären. Er hat Erfahrungen gesammlet, die der Theorie zusagen; andere, die ihr zuwider laufen. Aber er verlangt erst weit mehrere [Schädel], ehe er eine bestimmte Meinung haben kann. [7, S. 400]

Die Beziehungen zwischen dem immens berühmten und gleichermaßen umstrittenen Hirnforscher Gall und der Wiener Irrenanstalt waren außerordentlich eng.[16] Gall, geboren im deutschen Baden, kam 1781 zum Medizinstudium in die österreichische Hauptstadt. Nach seiner Promotion eröffnete er hier eine Nobelhausarztpraxis, die seine Forschungen in Geldbelangen absicherte. Ab 1796 stellte Gall in einer Reihe von Privatvorlesungen – er war nicht habilitiert und arbeitete nicht an der Universität – einem breitgefächerten und wissbegierigen Publikum seine *„Schedellehre"* oder *„Organologie"* vor, die ein riesiges Getöse in der Fachwelt und bei medizinischen Laien gleichermaßen auslöste. Gall behauptete, die Eigenschaften und Fähigkeiten eines Menschen anhand der Gestalt seines Schädels und/oder den Ausstülpungen seines Gehirns bestimmen zu können, erklärte also, durch sein Verfahren bisher undeutbares Gewebe – die *„psychologische Hieroglyfe"* des Kopfes [11, Erste Fußnote, S. 312] – lesbar und das Erkennen des innersten Wesens eines Menschen durch das Vermessen seines Äußeren möglich gemacht zu haben. Galls Forschungsgegenstand waren menschliche und tierische Schädel und Gehirne, die er

---

[16] Auch die Urteile in der Geschichtsschreibung über Gall unterscheiden sich stark; für manche war er Scharlatan, für andere ein ernsthafter Wissenschafter. Hier wird im Zweifel für den Angeklagten gestimmt und der zweiten Bezeichnung der Vorzug gegeben.

zur Bestätigung seiner Annahmen nach folgenden vorgefassten Leitsträngen unter-
suchte.

1. *„Seelische und geistige Eigenschaften sind angeboren."*
2. *„Ihr Funktionieren hängt von materiellen Bedingungen ab."*
3. *„Das Gehirn ist das Organ aller Fakultäten, aller geistigen und seelischen."*
4. *„Das Gehirn setzt sich aus so vielen Organen zusammen, als es Fakultäten gibt,*
   die sich wesentlich voneinander unterscheiden."

Gall und seine Mitstreiter bestimmten 27 den Menschen ausmachende *„Fakultä-*
ten" – das heißt Eigenschaften und Neigungen – denen sie jeweils ein bestimmtes
Hirngebiet zuordneten. Im Stirnbereich saßen laut Gall Wortsinn, Sprachsinn, Per-
sonensinn, Ortssinn, Sachsinn, Farbensinn, Tonsinn, Zahlensinn, Witz, Tiefsinn,
Scharfsinn, Dichtersinn, Nachahmungssinn, Gutmütigkeit und Religiosität. Im Sei-
tenhaupt: Mordsinn, Schlauheit, Behutsamkeit, Kunstsinn und Diebessinn. Und im
Hinterhaupt: Geschlechtstrieb, Jungenliebe, Mut, Freundschaft, Stolz, Eitelkeit und
Beständigkeit.[17] Gall vermutete, dass je ausgeprägter eine Fakultät in einem Menschen angelegt sei, desto ausgedehnter das entsprechende Hirngewebe sein müsse.
Er schloss aus diesem Gedanken, dass die Schwellung der Gehirnmasse an der
bestimmten Stelle eine Veränderung am knöchernen Schädel hinterlassen müsse, die
sich wiederum durch Beobachtung und Vermessung nachweisen und deuten lassen
sollte. Gall bediente sich dreier Verfahren, um menschliche Gehirne zu beschreiben. In der frühen Zeit seiner Untersuchungen begnügte er sich erstens mit dem
Abtasten des Kopfes eines lebenden Menschen – *„Kranioskopie"* genannt – und
zweitens mit der sorgfältigen Beschreibung von Schädelkalotten und deren inneren
Abgüssen zur Ausfindigmachung von Knochenausbuchtungen und -einkerbungen.
In einem zweiten Abschnitt ab etwa 1800 führte er drittens ausgedehnte anatomische
Untersuchungen an menschlichem Hirngewebe durch. [Vgl. 10, 9ff]

Bereits um 1795 begann er in seinem Wiener Haus in der Ungargasse, in dem
sich auch seine Ordination befand, eine umfassende Sammlung von Menschenschä-
deln und Gipsbüsten anzulegen. Die Bestätigung seiner Annahmen suchte Gall in
Schädeln von Menschen mit außergewöhnlich stark ausgeprägten Trieben, Eigenschaften oder Persönlichkeiten, an denen die Schädelveränderungen nach seiner
Theorie besonders markant ausgeprägt sein sollten. Galls Forschungsgebiet war
folgerichtig das Außergewöhnliche und Ungeheure. Mit seiner Sammlung bildete
er zuvorderst die Ränder der Gesellschaft ab: ihre „Krone" – Adelige, Wissenschaf-

---

[17] Für eine kritische Würdigung von Galls Annahmen und einer kurzen Beschreibung seiner
Schädelsammlung im Jahre 1802 siehe [33, S. 150–186]

ter, Künstler, meistens durch Gipsabgüsse vertreten, da deren Köpfe auch nach dem Tod nicht so leicht von den zugehörigen Schultern zu trennen waren – und ihren „Schuhabsatz" – Verbrecher, Irre und Behinderte, der Sammlung meistens durch Totenköpfe einverleibt. (Die große Anziehungskraft dieser Sammlung ist wohl auch durch diese Zusammensetzung zu erklären, die eine große Ähnlichkeit mit jener von kommerziellen Schausammlungen wie Wachsfigurenkabinetten aufwies, in denen auch das Besondere neben dem Bestialischen stand.) Für Gall war es einfacher, an Schädel von Menschen zu kommen, die aus den unteren Schichten der Gesellschaft stammten, wie er selbst sagte.

> Sie wissen, wie Jedermann hier [in Wien] nach seinem Kopfe grif, wie viel Märchen man gegen mich erfunden hatte, als ich so etwas anfing. Unglücklicherweise halten alle Menschen so viel auf sich selbst, dass jeder überzeugt ist, ich laure auf seinen Kopf (…); und doch habe ich seit drey Jahren höchstens 20 zusammengebracht, wenn ich die ausnehme, die ich von Spitälern und dem Tollhause genommen habe. [11, S. 325]

Obwohl ihm der etwas schaurige Ruf eines Kopfjägers vorauseilte, besaß Gall ein breit aufgefächertes Netzwerk von Freunden und Unterstützern in Wien. Zu seinen Förderern gehörte unter anderem der damalige Polizeiminister Franz Josef SAURAU (*1760; †1832), der ihn bei der Sammlung von „Irren- und Verbrecherschädel" unterstützte. [24, S. 4] (Die Phrenologie und die später daraus abgeleitete „Kraniometrie" übten, da sie doch vorgaben, die verbrecherischen Triebe eines Menschen anhand seines Aussehens feststellen zu können, den anziehendsten Bannreiz auf alle Sicherheitsbehörden aus.) Ebenso wichtig waren seine kollegialen Beziehungen zum Direktor des Allgemeinen Krankenhauses, Johann Peter Frank, und zum Primararzt der Wiener Irrenanstalt, Franz Nord. Durch diese hatte er gleichsam „freien Zugang zu den Geisteskranken dieses Asyls", an denen er auch seine „aus seiner Hirnlokalisationslehre sich ergebenden therapeutischen Vorstellungen erproben" konnte. [Vgl. 10] Gall betrachtete die Irren vom Standpunkt des verstehenden Mitleids aus: Begründet auf dem Gedanken, dass „[d]ie höchste Entwicklung eines Organs immer an Krankheit [grenzt]", weshalb „überspannte Ideen so leicht in Narrheit [ausarten]" [7, S. 384], zeigte sich Gall gegenüber den psychisch Kranken menschlich gesinnt und wollte ihr Los durch seine Forschungen verbessern.

> Man muß die [heilbaren psychisch] Kranken behandeln, wie bei Phantasien in Nervenfiebern [= Typhus abdominalis, eine Infektionserkrankung durch Salmonellen]. Zerstreuung, andere Beschäftigungen gehören zu den wirksamsten Mitteln. Aber das Einsperren in Tollhäusern ist sehr nachtheilig. Das Uebel wird nur zu oft ärger, und aus dem heilbaren Wahnsinn wird ein unheilbarer Wahnsinn oder Blödsinn.

Für unheilbar psychisch Kranke und Blödsinnige forderte Gall die Errichtung von eigenen Pflegeanstalten, *„damit sie nicht schaden. Man suche ihr Loos so erträglich zu machen als möglich (…) Sie können, gleich Thieren, zu gewissen Arbeiten gebraucht werden (…)"* Gall unterteilte den Wahnsinn in zwei Hauptgruppen: den totalen und den punktuellen Wahnsinn, je nachdem wie viele Fakultäten eines Menschen krankhaft verändert seien. Der punktuelle Wahnsinn sei häufiger im Auftreten, seine Ursache zuvorderst die *„übermäßige Anstrengung". „Durch Zerstreuung und Beschäftigung mit anderen Gegenständen läßt sich das Uebel oft heben."* [7, S. 386] Auch in der Rechtspflege setzte sich Gall für die Belange von Irren ein und versuchte durch sein Wirken zu erreichen, dass möglichst wenige *„Geisteskranke aus Unkenntnis ihres Zustandes"* verurteilt wurden. [10, S. 138]

PatientInnen der Wiener Irrenanstalt wurden von Primar Nord unter Bezugnahme auf die Schädellehre behandelt.

> Wenn die Erregung eines in der Gehirnmasse enthaltenen Organes sehr darnieder liegt, so hat Gall schon in mehreren Fällen von einer örtlichen Behandlung der afficirten Gehirnstelle gute Wirkung erhalten. Bey einem sehr furchtsamen Menschen legte Doctor Nord eine spanische Fliege auf die Stelle der Seitenwandbeine, welche das Organ des Muthes einschließt, mit glücklichem Erfolge; freylich konnte die Erregung in der unterliegenden Gehirnmasse dadurch nur vorübergehende erhöht werden und die Wirkung keineswegs bleibend seyn.

> Es erhellet aus den Registern des Irrenhauses in Wien, daß seitdem der Arzt desselben, Doctor Nord, sich von den Gall'schen Untersuchungen in der Diagnose und Behandlung der Gemüthsgestörten leiten läßt, manche Geisteskrankheiten, welche vorher unheilbar jeder Methode widerstanden, besonders viele Melancholien, nun glücklich geheilt werden. [45, 71f]

Auffällig an dieser Verfahrensweise ist, dass sie eine alte Methode der Humoralpathologie, das Reizen und Hervorrufen einer Eiterung der Haut, mit einer neuen gehirnpathologischen Annahme unterfüttert. (Die spanische Fliege ist ein Ölkäfer – „Lytta vesicatoria" –, der das hautreizende Gift Cantharidin absetzt, das in der traditionellen europäischen Medizin seit Jahrhunderten Verwendung fand.) Die enge Zusammenarbeit zwischen Gall und den Verantwortlichen der Irrenanstalt zeigt, wie fortschrittlich und zeitgemäß die Anstalt in dieser Zeit war. Allerdings stieß Gall in Wien auch auf heftigen Widerstand; seine Lehren gingen einerseits gegen die medizinische Lehrmeinung und andererseits gegen die katholische Lehre von einer unsterblichen und nichtstofflichen Seele. 1801 wurde ihm unter dem Vorwurf *„Materialismus"* zu verbreiten, von Kaiser Franz II./I. verboten, weitere Privatvorlesungen über seine Schädellehre abzuhalten, weil darüber *„manche ihren eigenen [Kopf] verlieren dürften"*, wie es der Kaiser gewitzt ausdrückte. Die treibende Kraft

hinter dem Verbot dürfte der als „reaktionär" bekannte kaiserliche Leibarzt und niederösterreichische Protomedicus Joseph Andreas STIFFT (* 1760; † 1836) gewesen
sein. Das Verbot wurde auch durch die politische Großwetterlage Europas beeinflusst. Nach der französischen Revolution igelte sich der habsburgische Kaiser in
der neukonservativen Restauration ein und fürchtete alles, was nach Umsturz alter
Ordnung roch. [Vgl. 21] Gall beeinspruchte das Verbot; im Verteidigungsverfahren
gaben auch Krankenhausdirektor Frank und Primar Nord schriftliche Stellungnah-
men ab, die den guten Einfluss von Gall auf die zeitgenössische Wiener Psychiatrie
hervorstrichen.

> Frank suchte besonders den Einfluß der Gall'schen Schädellehre auf die Technik
> der Heilkunde zu erörtern, und bezog sich auf das der Vertheidigungsschrift von Gall
> beigelegte Zeugniß des Doctors Nord, Arztes im Irrenhospitale zu Wien, welcher ohne
> Zurückhaltung beurkundet hatte, daß die Gall'schen Ideen ihm als wichtige Lei-
> tungsbegriffe zur Erkenntniß und Beurtheilung mancher Gemüthskrankheiten dienten.
> [45, 175f]

Die Einwände der Befürworter gegen das Lehrverbot nützten jedoch nichts. Galls
Vorlesungen blieben wegen eines bürokratischen Vorwandes verboten. Gall konnte
nur mehr im Einzelgespräch seine Überlegungen darlegen und empfing daher interessierte Gäste privat in seinem Haus.[18] Nach der Aufrechterhaltung des Verbots der
Privatvorlesungen wurde Primar Nords Unterstützung für Gall leiser:

> Man lieset hin und wieder, dass Nord, der geschickte Arzt des Irrenhauses, Gall's
> Theorie sehr glücklich bey seinen Kranken benutzt habe, theils zur Diagnose, theils
> zur Heilung ihres Uebels. Walther [Autor der oben zitierten Quelle] führt auch an,
> dass Nord ein Zeugniss ausgestellt habe, wodurch er beurkundete, dass die Gallischen
> Ideen ihm als wichtige Leitungsbegriffe zur Erkenntniss und Beurtheilung mancher
> Gemüthskrankheiten dienten. Es leidet also wohl keinen Zweifel, dass er ehemals
> wenigstens die Theorie mit günstigen Augen angesehen hat, dies scheint aber aufgehört
> zu haben, denn Nord erwähnt derselben itzt nie mit einer Sylbe, und man sieht auch
> nicht das Geringste bey seiner Behandlung der Irren, das darauf Bezug hätte. [Winter
> 1802] [33, S. 185]

Trotzdem beschäftigte sich zumindest der Sekundararzt des Lazaretts, Dr. Georger,
noch 1804 mit den von Gall vorgeschlagenen Forschungsansätzen. Ganz aufgehört
haben dürfte die Beschäftigung der Ärzte in der Wiener Irrenanstalt mit der Organologie im Jahre 1805: Gall verließ Wien, da er, gehemmt von dem Verbot, keine
Zukunft für sich in der Stadt sah. [Vgl. 10, S. 11–15] Frank trat als Krankenhaus-

---

[18] U. a. die hier angeführten Eggers und Rudolphi.

direktor 1805 zurück und ging nach Russland. Nord wurde an seiner Stelle ernannt und wirkte nicht mehr selbst in der Irrenanstalt. Und selbst wenn Dr. Georger – der nunmehr vielleicht Hauptprimar der Irrenanstalt Dr. Bruno Görgen war – noch ein weiterführendes Bekümmernis an der Schädellehre hatte, so wird auch er die Zeichen der Zeit verstanden und den Weggang von Gall als endgültigen Schlussstrich unter seinen Forschungen gesehen haben.

Einen großen Teil seiner bis dahin aufgebauten Büsten- und Schädelsammlung musste Gall in Wien zurücklassen. Ihre Restbestände werden heute im Rollet-Museum in Baden bei Wien aufbewahrt. [Vgl. 24, S. 4–18] Von den 84 in der Sammlung Rollet vorhandenen Schädeln dürften 67 aus der Gall'schen Sammlung stammen. 38 tragen Angaben: Entweder Herkunftsbezeichnungen, Berufsbezeichnungen, Hilfsbenennungen oder vollständige Namen. 26 dieser gesondert bezeichneten Schädel (68 %) sind menschliche Überreste von PatientInnen der Wiener Irrenanstalt. Für die vollständige Liste siehe Anhang C.

5.4.1 Einordnung

Die enge Zusammenarbeit von Gall mit den verantwortlichen Ärzten der Irrenanstalt ist ein weiteres Anzeichen der Fortschrittlichkeit der Einrichtung um das Jahr 1800. Die Anstalt entwickelte sich vom sicherheitsbedachten josephinischen „entfernten Spital" hin zu einer ärztlich geführten, wissenschaftlich forschenden und rasch wandelbaren Einrichtung. Tätige Ärzte wie Frank und Nord schafften es, die Anstalt an den herrschenden Zeitgeist anzupassen. Die ins Auge springenden Nachteile des Turms, dieses „ungesunden Gebäudes" wie Frank ihn nannte, konnten teilweise durch den Bau der Gartenmauer und durch die Nutzbarmachung des Lazaretts ausgeglichen werden, wodurch vor allem die psychischen Kurverfahren in der Anstalt gestärkt werden konnten. Der Anschluss des Lazaretts ergab zeitgleich eine wesentliche Vergrößerung der Bettanzahl, wodurch die Einrichtung zum ersten Mal in der Lage war, mehr als 300 PatientInnen gleichzeitig zu betreuen. Insgesamt ergibt sich das Bild, dass die Anstalt um 1800, nach ihrer eher unruhigen Anfangszeit, ihre einzige Hochblüte erlebte, in der ihre Art der Irrenversorgung und die öffentlichen Erwartungen an die Psychiatrie zu weiten Teilen in Einklang zueinanderstanden. Da sich die gesellschaftlichen und medizinischen Ansprüche an eine Irrenanstalt ab 1800 jedoch stark wandelten und die Wiener Anstalt ihre Geburtsfehler nie ganz beheben konnte, veraltete sie danach im Fluge.

Literatur

1. „[Bestellung von Johann Peter Frank zum Gutachter des Allgemeinen Krankenhauses]". In: *Medizinisch chirurgische Zeitung* 1 (4. Nov. 1790), S. 176. http://anno.onb.ac.at/cgi-content/anno?aid=mcz&datum=17901104&seite=16&zoom=33 (besucht am 24. 01. 2022).
2. Arndt, Ernst Moritz. *Ernst Moritz Arndts Reisen durch einen Theil Teutschlands, Ungarns, Italiens und Frankreichs in den Jahren 1798 und 1799*. 2. verb. und verm. Aufl. Bd. 1. Leipzig: Gräff, 1804, S. 159–168. https://opacplus.bsb-muenchen.de/title/BV006850100 (besucht am 24. 01. 2022).
3. Brenner, Andrea. „Der Wiener ‚Narrenturm' und seine PatientInnen - ein erster Arbeitsbericht". In: *VorFreud : Therapeutik der Seele vom 18. bis zum 20. Jahrhundert*. Hrsg. von Carlos Watzka und Marcel Chahrour. Tagungsband der Wiener Gespräche zur Sozialgeschichte der Medizin 7 (2006). Wien: Verl.-Haus d. Ärzte, 2008.
4. Chiarugi, Vincenzo. *Abhandlung über den Wahnsinn überhaupt und insbesondere: nebst einer Centurie von Beobachtungen*. Leipzig: bei Georg David Meyer, 1795. https://opacplus.bsb-muenchen.de/title/BV023266907 (besucht am 24. 01. 2022).
5. Chiarugi, Vincenzo. *Della pazzia in genere, e in specie. Trattato medico-analitico*. Bd. 1–3. Firenze: Luigi Carlieri, 1794.
6. „Der Wiener Narrenthur. In: *Neue Freie Presse* 2.479 (29. Dez. 1865). http://anno.onb.ac.at/cgi-content/anno?aid=nfp&datum=18651229&seite=1&zoom=33 (besucht am 24. 01. 2022).
7. Eggers, Christian Ulrich Detlev von. *Reise durch Franken, Baiern, Oesterreich, Preußen und Sachsen : Zweiter Theil*. Bd. 2. Leipzig: bei Gerhard Fleischer dem Jüngern, 1810. http://data.onb.ac.at/rec/AC15222893 (besucht am 26. 01. 2022).
8. Frank, Johann Peter. *Seine Selbstbiographie*. ger. Hrsg. von Erna Lesky. Nachdruck 1969. (AT-OBV)AC00419943 12. Wien: Huber, 1821. http://www.zeno.org/nid/20007988788 (besucht am 26. 01. 2022).
9. Frank, Johann Peter. *System einer vollständigen medicinischen Polizey*. ger. Bd. 1–5. Mannheim: Schwan, 1784–1788.
10. Gall, Franz Joseph. *Franz Joseph Gall, 1758–1828 : Naturforscher und Anthropologe*. Hrsg. von Erna Lesky. Bern Wien [u.a.], 1979.
11. Gall, Franz Joseph. „Schreiben über seinen bereits geendigten Prodromus über die Verrichtungen des Gehirns der Menschen und der Thiere, an Herrn Jos. Fr. von Retzer." In: *Der neue teutsche Merkur* 3.12 (Dez. 1798), S. 311–332. http://ds.ub.unibielefeld.de/viewer/image/2238508_027/307/LOG_0048/ (besucht am 26. 01. 2022).
12. „Geschichtliche Notizen über das medizinische Clinicum der Wiener Universität". In: *Wiener Medizinische Wochenschrift* 32 (1871), S. 787. https://anno.onb.ac.at/cgi-content/annoplus?aid=wmw&datum=1871&page=399&size=45 (besucht am 24. 01. 2022).
13. Herr M.**. „Das Hauptspital in Wien". In: *Neues Magazin für Ärzte* 7.4 (1785), S. 317–334. http://mdz-nbn-resolving.de/urn:nbn:de:bvb:12-bsb10083829-8 (besucht am 24. 01. 2022).
14. Hofbauer, Carl. *Die Alservorstadt mit den ursprünglichen Besitzungen der Benediktiner-Abtei Michelbeuern am Wildbache Als : historisch-topographische Skizzen zur Schilderung der alten Vorstädte Wiens*. Wien: Sommer, 1861. url: urn:nbn:at:AT-WBR-6202.

15. Horn, Wilhelm von. *Reise durch Deutschland, Ungarn, Holland, Italien, Frankreich, Grossbritannien und Irland; in Rücksicht auf medicinische und naturwissenschaftliche Institute, Armenpflege u.s.w. : Erster Band : Deutschland, Ungarn, Holland.* ger. Bd. 1. Berlin: Verlag von Th. Chr. Fr. Enslin, 1831. http://data.onb.ac.at/rec/AC11082549 (besucht am 26. 01. 2022).

16. Howard, John. *An Account of the Principal Lazarettos in Europe (...)* Bd. 2. J. Johnson, C. Dilly, und T. Cadell, 1791, S. 68. https://books.google.at/books?id=RBhPAAAAYAAJ& hl=de&source=gbs_navlinks_s (besucht am 24. 01. 2022).

17. „Die Hungerkur, ein wirksames Heilmittel". In: *Journal der practischen Heilkunde* 1 (1795). Hrsg. von Christoph Wilhelm Hufeland, S. 287–292. https://hdl.handle.net/2027/ mdp.39015011934935?urlappend=%3Bseq=335 (besucht am 24. 01. 2022).

18. Jetter, Dieter. „Wiener Irrenhausprojekte". In: *Fortschr. Neurol. Psychiat.* 49.2 (1981), S. 43–52.

19. Knolz, Joseph Johann. *Darstellung der Humanitäts- und Heilanstalten im Erzherzogthume Oesterreich unter der Enns ... nach ihrer dermaligen Verfassung und Einrichtung herausgegeben.* Wien: Mechitaristen, 1840. http://data.onb.ac.at/rec/AC10021353 (besucht am 24. 01. 2022).

20. Kronfeld, Adolf. „Das Medizinische Wien vor 100 Jahren [Teil 2]". In: *Wiener Medizinische Wochenschrift* 46.11 (7. März 1896), S. 465–467. https://anno.onb.ac.at/cgi-content/ anno-plus?aid=wmw&datum=1896&size=45&page=221 (besucht am 31. 01. 2022).

21. Lesky, Erna. „Der angeklagte Gall". In: Gesnerus : *Swiss Journal of the history of medicine and sciences* 38.3–4 (1981), S. 301–311. https://www.e-periodica.ch/digbib/view? pid=ges-001%3A1981%3A38%3A%3A322&referrer=search#322 (besucht am 24. 01. 2022).

22. Luca, Ignatz de. *Wiens gegenwärtiger Zustand unter Josephs Regierung.* ger. Wien: Wucherer, 1787. http://data.onb.ac.at/rec/AC10082450 (besucht am 26. 01. 2022).

23. Luetzow, Therese von. *Eine Reise nach Wien.* Leipzig: F. A. Brockhaus, 1848. http:// data.onb.ac.at/rec/AC09675238 (besucht am 24. 01. 2022).

24. Maurer, Rudolf. *Dr. Gall's Schädelsammlung.* Katalogblätter des Rolletmuseums Baden 4. Baden: Rolletmuseum, 2008.

25. Mora, George. „Vincenzo Chiarugi (1759–1820) and his Psychiatric Reform in Florence in the Late 18th Century: On the Occasion of the Bi-centenary of his Birth". eng. In: *Journal of the history of medicine and allied sciences* XIV.10 (1959), S. 424–433. issn: 0022-5045.

26. Neuburger, Max. *Das alte medizinische Wien in zeitgenössischen Schilderungen.* Wien, Leipzig: M. Perles, 1921.

27. Pfeiffer, Paul. *Das Allgemeine Krankenhaus in Wien von 1784 : vor dem Hintergrund der Geschichte des Hospitalwesens und der theresianisch-josephinischen Gesundheits- und Fürsorgepolitik im 18. Jahrhundert.* ger. Historia profana et ecclesiastica ; 18. Berlin [u.a.]: Lit, 2012. isbn: 9783643115966.

28. Puschmann, Theodor. *Die Medicin in Wien während der letzten 100 Jahre.* ger. [Repr. d. Ausg.] Wien, Perles, 1884. Bremen: Unikum, 2012. isbn: 9783845722733.

29. Quarin, Joseph von. *Nachricht an das Publikum, über die Einrichtung des Hauptspitals in Wien : bei dessen Eröffnung von der Oberdirektion herausgegeben.* Wien: gedruckt bey Johann Thomas Edlen von Trattnern, 1784. http://data.onb.ac.at/rec/AC02186870 (besucht am 26. 01. 2022).

30. Reil, Johannes Christianus. *Rhapsodien über die Anwendung der psychischen Curme-thode auf Geisteszerrüttungen*. Halle: Curt, 1803. http://data.onb.ac.at/rec/AC10238480 (besucht am 26. 01. 2022).

31. Roeder, Philipp Ludwig Hermann. *Reisen durch das suedliche Teutschland*. Bd. 1. Leipzig und Klagenfurth: bey S. L. Crusius und Friedrich Carl Walliser, 1789. http://data.onb.ac. at/rec/AC03476941 (besucht am 26. 01. 2022).

32. Rohrer, Joseph. *Neuestes Gemählde von Wien*. Wien: Im Verlage bey Aloys Doll, 1797, S. 44–46. url: urn:nbn:at:AT-WBR-7183.

33. Rudolphi, Karl Asmund. *Bemerkungen aus dem Gebiet der Naturgeschichte, Medicin und Thierarzneykunde, auf einer Reise durch einen Theil von Deutschland, Holland und Frankreich*. Bd. 2. Berlin: Bey Gottlieb August Lange und Realschulbuchhandlung, 1805. https://www.biodiversitylibrary.org/item/275691 (besucht am 24. 01. 2022).

34. *Sammlung aller Sanitätsverordnungen im Erzherzogthume Oesterreich unter der Enns 1798-1806*. ger. Bd. 2. Sammlung aller Sanitätsverordnungen im Erzherzogthume Oesterreich unter der Enns (etc.) Wien: Gerold, 1807. http://data.onb.ac.at/ABO/ %2BZ159370107 (besucht am 26. 01. 2022).

35. *Sammlung aller Sanitätsverordnungen im Erzherzogthume Oesterreich unter der Enns 1807–1813*. ger. Bd. 3. Sammlung aller Sanitätsverordnungen im Erzherzogthume Oesterreich unter der Enns (etc.) 3. Wien: Gerold, 1824. http://data.onb.ac.at/ABO/ %2BZ15937020X (besucht am 26. 01. 2022).

36. Schmidl, Adolf. „Das neue Wien : Ein Abend im Wiener Irrenhause [Teil 3]". In: *Der Österreichische Zuschauer. Zeitschrift für Kunst, Wissenschaft und geistiges Leben* 13.156 (29. Sep. 1847), S. 1241–1242. https://anno.onb.ac.at/cgi-content/anno? aid=doz&datum=18470929&seite=1&zoom=33 (besucht am 01. 02. 2022).

37. Schön, Bruno. *Mittheilungen aus dem Leben Geistesgestörter*. Pest, Wien [u.a.]: Hartle-ben, 1859. http://data.onb.ac.at/rec/AC10296319 (besucht am 26. 01. 2022).

38. Schwenninger, Josef. *Die Lazarett Kapelle im Jahre 1830*. https://commons.wikimedia. org/wiki/File:Josef_Schwenninger_Lazarettkapelle_Alservorstadt.jpg (besucht am 24. 01. 2022).

39. Sohn, Verlag Reinhold Entzmann und. *9., Alser Straße 4 - Altes Allgemeines Kranken-haus, Blick auf den Narrenturm von der Sensengasse, Ansichtskarte*. Wien Museum Inv.-Nr. 145188. 1904. https://sammlung.wienmuseum.at/objekt/279364-9-alserstrasse-4-altes-allgemeines-krankenhaus-blick-auf-dennarrenturm-von-der-sensengasse-ansichtskarte/ (besucht am 08. 04. 2022).

40. Sternberg, Kaspar von. *Bemerkungen Über Menschen Und Sitten auf einer Reise durch Franken, Schwaben, Bayern und Oesterreich: Im Jahre 1792*. Zürich: Orell, Geßner, Füßli, 1794, S. 66–71. http://mdz-nbn-resolving.de/urn:nbn:de:bvb:12-bsb10704016-0 (besucht am 24. 01. 2022).

41. Stohl, Alfred. *Der Narrenturm oder die dunkle Seite der Wissenschaft*. ger. Wien [u.a.]: Böhlau, 2000. isbn: 3205992075.

42. Stolberg-Stolberg, Friedrich Leopold zu. *Reise in Deutschland, der Schweiz, Italien und Sicilien*. Königsberg, Leipzig: bei Friedrich Nicolovius, 1794, 391f. http://mdz-nbn-resolving.de/urn:nbn:de:bvb:12-bsb10468286-2 (besucht am 26. 01. 2022).

43. Viszánik, Michael von. *Leistungen und Statistik der k. k. Irrenanstalt zu Wien, seit ihrer Gründung im Jahre 1784 bis zum Jahre 1844*. ger. Wien: Mörschner, 1845. http://data. onb.ac.at/rec/AC10407681 (besucht am 26. 01. 2022).

44. Wagner, Michael. „Anmerkungen und Zusaetze". In: *Philosophischmedicinische Abhandlung über Geistesverirrungen oder Manie : Mit Figuren, welche die Formen des Schedels, und Abbildungen der Wahnsinnigen darstellen.* Hrsg. von Phillipe Pinel. Wien: Schaumburg, 1801, S. 356–364. http://mdz-nbn-resolving.de/urn:nbn:de:bvb:12-bsb10473949-4 (besucht am 24. 01. 2022).

45. Walther, Johann Adam. *Critische Darstellung der Gallschen anatomischphysiologischen Untersuchungen des Gehirn- und Schädelbaues. Mit beygefügten historischen Notizen über Herrn Doctor Gall und dessen neueste Schicksale in Wien.* Zürich: Ziegler, 1802, 182 p. https://babel.hathitrust.org/cgi/pt?id=uc1.b3103932&view=1up&seq=75 (besucht am 24. 01. 2022).

46. Watzka, Carlos. „Psychiatrische Anstalten in Österreich 1780–1850. Eine Übersicht aus wissenschaftlicher und soziologischer Perspektive," in: *Österreich in Geschichte und Literatur* 53.4 (2009), S. 356–372.

47. Wille, Ludwig. „Die syphilitischen Psychosen." In: *Allgemeine Zeitschrift für Psychiatrie und gerichtliche Medizin* 28.4/5 (1872), S. 503–528. http://opacplus.bsb-muenchen.de/title/3001003/ft/bsb11044164?page=527 (besucht am 24. 01. 2022).

48. Wittelshöfer, Leopold. *Wien's Heil- und Humanitätsanstalten, ihre Geschichte, Organisation und Statistik ; Nach amtlichen Quellen.* Wien: Seidel, 1856. http://data.onb.ac.at/rec/AC10446930 (besucht am 26. 01. 2022).

Der Blick von Außen I – Frühe Reiseberichte 6

Zusammenfassung

Alle Anschauungen zur Psychiatrie, die möglich sind, wurden zu allen Zeiten gedacht, davon geben die Reiseberichte über den Narrenturm beredtes Beispiel. Neben reinen Tatsachen geben Reiseberichte zuvorderst Auskunft über die Denkweise derjenigen, die sie niederschrieben. Sie können ein Spiegel der Epoche sein oder – vielleicht im interessanteren Fall – das erwartete Spiegelbild vernebeln und verzerren. In diesem Kapitel werden Zeitzeugenberichte von sechs Schriftstellern mit sehr unterschiedlichen Ansichten zur Psychiatrie aus der Zeit von 1787 bis 1804 vorgestellt und daraufhin untersucht, welches Bild sie vom Narrenturm und den dort untergebrachten psychisch Kranken zeichnen.

6.1 Reiseliteratur

Die Reiseliteratur war im 18. und 19. Jahrhundert eine äußerst beliebte Schriftgattung am deutschsprachigen und europäischen Buchmarkt. Unzählige AutorInnen veröffentlichten die Aufzeichnungen ihrer Abenteuer oftmals gleich als mehrbändige Werke. Die meisten dieser ReiseschriftstellerInnen verstanden sich nicht als einfache Fremdenführer, die ihrem Publikum allein die Sehenswürdigkeiten einer Stadt oder eines Landes näherbringen wollten, sondern sie beschrieben mit wachem Auge aufs Genaueste die Wohlfahrts-, Wissenschafts- und Kunsteinrichtungen der besuchten Gegenden. Die Reiseliteratur war daher im Allgemeinen eine ausgesprochen politische und die Gesellschaft ins Fortschrittliche drängen wollende Literatur, denn sie ermöglichte ihren LeserInnen begründete Vergleiche zwischen verschiedenen Staats- und Regierungsformen treffen zu können, schuf also ein Bewusstsein dafür, wie gegenwärtig oder rückschrittlich das eigene Land war.

Viele ReiseschriftstellerInnen fügten ihren Beschreibungen zu Wien auch die des öffentlichen Gesundheitswesens bei. Insbesondere geriet das Allgemeine Krankenhaus, diese im deutschsprachigen Raum unvergleichliche Riesenanstalt, unter die Lupe der Aufmerksamkeit und damit auch die dort befindliche Wiener Irrenanstalt.[1] Den ReiseschriftstellerInnen brachte die Schilderung der Irrenanstalt Inhalte, die landläufig das Gemüt der BuchkäuferInnen erreichen mussten: Menschliches Elend, schaurige Anblicke, zu Herzen gehende Liebestragödien und Grundsatzfragen über die menschliche Kultur und Wildnis. Allerdings beobachteten nicht nur die ReiseschriftstellerInnen und sonstige Eindringlinge die Anstalt, nein, die Hineinströmenden wurden auch von innerhalb der Anstalt während ihrer Besuche beobachtet, von den Narren, von deren Gedanken dazu wir keine Zeugnisse haben, und von so manchem Arzt, der sich weitführende Überlegungen über diejenigen machte, mit denen er die Krankenzimmer abschritt.

In der [Wiener] Irrenanstalt, wo ich als Hausarzt angestellt war, äußerten sich häufig die fremden Besucher, daß sie an den meisten Geisteskranken wenig Irres fänden, weil, vermutlich ganz gegen ihre Erwartung, die armen Unglücklichen ihren Besucher zu wenig gewünschte Bocksprünge machten. Die Laien suchen meist in den Anstalten eine Gesellschaft jener schwankreichen Hofnarren früherer Jahrhunderte, und finden häufig Menschen, die auf die ihnen vorgelegten Fragen oft so schlagende Antworten geben, daß sie die Frager in Erstaunen, ja oft in Verlegenheit setzen. Es ereignete sich daher nicht selten, daß viele der Geisteskranken von den unkundigen Gästen als politische Opfer betrachtet wurden. Nicht selten hat sich mir die Frage aufgedrungen: Was wollen die Neugierigen hier in dieser Anstalt? Sie kommen die Verunstaltung der edlen Menschennatur zu schauen, wie man ein unförmliches Götzenbild anschaut, und nur bei Wenigen glaubte ich wahrzunehmen, daß die Besucher gedemüthigt über die Gebrechen der menschlichen Natur die Anstalt verließen. [3, S. 337]

Weil so häufig schreibende BesucherInnen durch den Turm geführt wurden, kann davon ausgegangen werden, dass die Wiener Irrenanstalt sich dadurch ihren Teil erhoffte. Erstens sahen sich die verantwortlichen Ärzte sicherlich als Wissenschafter, das heißt, sie trugen Kümmernis darum, ihre Leistungen allgemein bekannt zu machen. Zweitens waren sie Anhänger der Aufklärung; sie wollten uneigennützig Vorrichtungen der Menschlichkeit Allerortens verbreiten, um das Los der Menschheit zu verbessern. Drittens waren sie sicher durch die Aufmerksamkeit geschmeichelt und erhofften sich eine gute Nachrede. Der Wiener Irrenanstalt wurde immer

---

[1] Für eine umfangreiche Liste von über den Narrenturm vorliegende Reiseberichte vgl. [10 Anhang 2/Teil 4; unter Mitarbeit von Gert Hasenhütl].

wieder ihre „*Entfernung von der Welt*" vorgeworfen (siehe Abschn. 6.1.2). Blickt
man hingegen auf die Menge aller bekannten Berichte über die Irrenanstalt und
bedenkt, dass es viele BesucherInnen gegeben haben muss, die nicht im Anschluss
Bücher über ihren Besuch veröffentlichten, dann muss der Turm immer ein Teil
der Öffentlichkeit gewesen sein. Die Zustände im Turm – ob gut oder schlecht –
mussten einer bekümmerten Allgemeinheit immer bekannt gewesen sein.

Als Quelle vermag die Reiseliteratur in der Psychiatriegeschichtsschreibung
zweierlei zu leisten. Sie kann erstens wie jede andere Quelle schlicht neue Aus-
künfte liefern. (Weshalb Reiseberichte auch in dieser Arbeit vielfach verwendet
werden.) Sie kann aber dabei zweitens den eigenmenschlichen Blick des einzelnen
Betrachters übermitteln; seine Haltungen, seine Neigungen, seine Meinungen für
und wider die Psychiatrie, seine Großherzigkeit und Großzügigkeit gegenüber den
Irren – oder seinen Hass und Abscheu vor ihnen. Erst die Gesamtheit dieser „weichen" Überlieferungen, die in der geschichtlichen Schreibung ansonsten verpuffen
wie Parfüm im Wind, kann den Nachgeborenen verdeutlichen, welche sittlichen
Maßstäbe an eine Irrenanstalt angelegt wurden und wie sich diese im Wandel der
Zeit veränderten.

6.1.1 Der frühe Vogel: Röder 1787

Philipp Ludwig Hermann RÖDER (* 1755; † 1831), evangelischer Geistlicher und
Autor von aufklärerischen Reiseberichten und Nachschlagewerken, besuchte Wien
im Sommer 1787. Dem Allgemeinen Krankenhaus und dem Turm widmete er einige
Seiten seines 1789 erschienen Buches „*Reisen durch das südliche Teutschland*",
[Vgl. 6, S. 305–310] darin enthalten ist der erste bekannte ausführlichere Bericht
über die Wiener Irrenanstalt. Zum Zeitpunkt seines Besuches bestand die Anstalt zur
Hauptsache aus dem Turm. (Das Sichenhaus Am Alserbach erwähnt Röder nicht.)
Es gab noch keinen ärztlichen Hauptleiter, nur besuchende Primarärzte, Joseph II.
war noch am Leben und seine Hausordnung bestimmte den Alltag der PatientInnen.
Röders Bericht über den Narrenturm ist schnell geschrieben und nicht besonders
tiefgreifend. Sein Augenmerk liegt, wie bei vielen anderen späteren Berichten auch,
auf dem denkwürdigen Schauspiel, das die PatientInnen ihm bieten, deren Schicksal
er mit wenigen aber kräftigen Strichen nachzeichnet. Als Röder das Allgemeine
Krankenhaus besucht, ist der Turm nicht mehr öffentlich zugänglich.

Der Herr von Quarin, welcher allen diesen Anstalten [dem Allgemeinen Krankenhaus] vorgesetzt ist, macht es keinem Fremden schwer, sie zu sehen. Nur allein die Beschauung des Narrenthurmes ist erschwert, weil einige Engländer, welche glaubten, die Narren seyen hier eingesperrt um Leuten ihres gleichen zur Unterhaltung zu dienen, die Unglücklichen geäffet und geplagt hatten. Diese ließen sich bey dem Monarchen über den vielen Ueberlauf und die Ungezogenheit der Beschauenden beklagen, und die Aerzte stellten zugleich die dadurch verursachte Erschwerung der Wiedergenesung vor. Aus dieser Ursache werden jetzt nur wenige Fremde mehr in den Narrenthurm gelassen.

Dass der Turm vom Wiener „*Pöbel*" regelrecht belagert wurde und man daher Abwehrmaßnahmen zum Schutz der PatientInnen ergreifen musste, ist eine vielfach erzählte Geschichte. [Vgl. 11, S. 11] Röders Bericht zeigt, dass der Turm aber auch schon in seiner frühesten Zeit im In- und Ausland derart bekannt war, dass er ein Ziel für adelige Engländer auf ihrer „Grand Tour" durch Europa war. (Überspitzt kann gesagt werden: Die gemeinen Störenfriede standen vor dem Turmtor, während die bessergestellten – Adelige, Reiche und SchriftstellerInnen – oftmals in den Genuss einer ärztlichen Führung kamen.) Das Zitat belegt außerdem die enge Beziehung von Joseph II. zum Turm; hätten doch die Irren ansonsten nicht die Möglichkeiten gehabt, sich beim Kaiser über die Engländer zu beschweren. Bei seiner Führung liefert uns Röder einen ersten Einblick in die tatsächlichen Lebensbedingungen im Turm.

Es sind zwar viele dieser Behältnisse leer, dagegen sind aber in manchen derselben zwey solcher unglücklicher Menschen eingeschlossen, in den meisten ist aber nur einer. (…) Ein großer Theil der Unglücklichen, hier eingesperrten, sind Soldaten. Viele sind nicht in die Behältnisse eingekerkert, sondern sitzen und laufen in den Gängen umher. Manche liegen an Ketten in ihren Kerkern, und sind an die Wände angeschlossen. Ein Weibsbild, das am *furore vterino* leidet [Tobsucht der Frau, zurückgeführt auf ein Leiden der Gebärmutter], war so geschlossen, daß sie die Hände nicht bewegen konnte. Diese heulte immer. Manche andere brüllte wie die Ochsen, andere lachten immer. Einige hielten Gespräche mit sich sich selbst, andere sangen. Am meisten bedauerte ich einen Uhrmacher, der ein sehr geschickter und fleißiger Mann ist. Er hatte in einem Anfall von einer Raserey einen Mord begannen, und wurde nun auf Lebenszeit hiehergesetzt, weil man die menschliche Gesellschaft nicht wegen eines Narren in Gefahr setzen kann. Kaum des Jahres einmal kommt eine rasende Stunde an ihn, die übrige Zeit ist er nicht nur sehr vernünftig, sondern arbeitet auch auf seiner Profession, welche er sehr gut versteht.

Es ist eine Bezeugung der Wirkung der Hausordnung von Joseph II.: Ruhige PatientInnen dürfen sich auf den Gängen bewegen, unruhige sind in ihre Kammern gesperrt, tobende mit den vorhandenen Eisen an die Wand kettet. Erstmals beschreibt Röder hier, dass einige PatientInnen im Turm – wie der bedauernswerte Uhrmacher – einer regelmäßigen Beschäftigung nachgehen konnten. Der Uhrmacher nahm seine Arbeit aber sozusagen von Außen mit; von der Anstalt aus wurden die Irren noch nicht mit einer für sie passenden Tätigkeit versorgt, wodurch die Langeweile für die meisten sicherlich lähmend gewesen sein muss. Dass Röder besonders viele Soldaten in der Militärabteilung sieht, zeigt die große Rolle, die der Turm anfangs in der Militärmedizin spielte.[2] Röder ist selbstbewusst genug, um seinen LeserInnen seine zwiespältige Haltung gegenüber den Irren einzuräumen: Zwar sagt ihm seine hehre geistige Gesinnung, dass er die Irren bedauern und nicht lächerlich finden soll, seine körperliche Antwort bei ihrer Ansicht besteht aber darin, dass sich Lachen Bahn bricht.

> So sehr auch die Seele des Menschenfreundes bey Erblickung so vieler unglücklicher Menschen, zur Ernsthaftigkeit, zum Mitleiden, und zur Theilnehmung gestimmt ist, so wenig kann man sich doch des Lachens enthalten, wenn man hier einen Sekretär mit der größten Ernsthaftigkeit und Ansehen, kaiserliche Befehle publiciren, und dort einen Professor grundgelehrt demonstriren hört.

Eine Beobachtung Röders, die auch von vielen späteren Berichten bestätigt wird, betraf die gewaltige Klangkulisse, die im Turm herrschte. Das vielfältige Sprechen, Lachen und Schreien der PatientInnen hallte im Turm so laut wider, dass es schon beim Anmarsch zum Bau zu hören war.

6.1.2   Eine Anklage: Unbekannter Besucher/Sternberg 1792

Das Buch, das unter dem Titel *„Bemerkungen Über Menschen Und Sitten auf einer Reise durch Franken, Schwaben, Bayern und Oesterreich"* 1794 erschien, trägt keinen Autorennamen, sein Urheber ist unbekannt. Überliefertermaßen wird es dem böhmischen Theologen und Naturforscher Kaspar Maria von STERNBERG (* 1761; † 1838) zugeschrieben, was aber ungesichert bleiben muss. [Vgl. 9, S. 66–71][3] Zwischen Röders Besuch 1787 und dem Besuch des Unbekannten 1792 gab es keine großen Veränderungen in der Anstalt. Der Unbekannte, der uns hier an seinen Überlegungen und Gefühlen Teilnahme haben lässt, ist in seiner Wortgewandtheit und der Schärfe seiner Gegenrede einzigartig unter den frühen Besuchern. Derart deut-

---

[2] Über die Abteilung für Militärirre ist sehr wenig bekannt. So ist sogar unklar, wie lange diese besondere Abteilung im Turm überhaupt bestand.

[3] Ich gebe als Urheber Sternberg an, damit das Buch in den Sammlungen, in welchen es unter diesem Namen steht, gefunden werden kann.

lich gegen den Turm und gegen die darin stattfindende Psychiatrie zeigte sich sonst niemand eingestellt, erst fünfzig Jahre später wird wieder eine solch heftige Anklage gegen die Wiener Psychiatrie vorgebracht werden, vgl. Kap. 11. Der Hauptvorwurf des unbekannten Besuchers an die Anstalt ist ihre *„Entfernung von der Welt"* und dass sie den im Turm Eingesperrten ihre menschlichen Eigenheiten nehme.

> Neben dem Spital steht der Narrenthurm, ein fürchterliches Denkmal des menschlichen Elends. Er ist sehr groß, in die Runde gebaut und sieht aus wie eine Vestung. Kein Gefängniß kann eine abschreckendere Gestalt haben, wie dieser Thurm mit seinen dicken Mauern und kleinen vergitterten Fenstern rings umher.

Mit Genugtuung überzieht der unbekannte Besucher die Erbauer des Turms, wo er kann, ob seiner Unzulänglichkeiten mit Spott und Hohn, etwa bei der kaputten Zentralheizung.

> Das Ding muss wieder so eines von den zahlreichen papierenen Projecten gewesen seyn, woran die Wiener-Stubengelehrten sehr fruchtbar seyn sollen, die zwar im Aufsatze gut klingen, in der Ausführung aber nichts taugen.

Lange steht der Unbekannte die Führung durch den Turm nicht durch, wobei ungewiss bleibt, ob es die Irren selbst sind, die ihn forttreiben oder deren Behandlung, weil der Besucher seinen Ekel selbst nicht nach Ursachen aufzutrennen versteht.

> Der Anblick dieser Unglücklichen ist schauervoll (…) Ich hatte nach drei Etagen genug und wollte nicht erst in die vierte und fünfte hinaufsteigen, um auch die Rasenden und das menschliche Elend in seinem vollen Maasse zu sehen (…) So demüthigend für den Menschen dieser Anblick an sich ist, so wenig gefiel mir die Anstalt. Der Thurm ein fürchterliches Gefängniss, von aller menschlichen Gesellschaft entfernt, wo diese Vernunftkranken wie Verbrecher oft auf ewig eingeschlossen werden (…) Ein Schauer ergriff mich über allem dem, ich eilte von dem schrecklichen Gefängnisse hinweg, das für Missethäter nicht ärger seyn könnte, und war froh, die Verzweiflung der Rasenden nicht noch ansehen zu müssen.

Die Unschärfe darin, was bei dem Unbekannten den Schauer des Entsetzens letztlich auslöst – die Irren oder ihre Unterbringung – ist kennzeichnend für die Psychiatriebetrachtung im Allgemeinen. In der Anschauung findet zwischen der Psychiatrie und ihren PatientInnen oft eine Übertragung statt: Weil sich die Psychiatrie mit menschlichem Leiden befasst, wird sie, egal in welcher Ausprägung, oftmals als leidhaftes Fach gesehen und ihre Häuser als Orte des Unglücks und nicht umgekehrt als Orte der Heilung und Hilfe. Das Entsetzen der Wohlmeinenden, die sich gar nicht so genau hinzuschauen trauen, weil das menschliche Leiden sie zu sehr erschüttern würde, trägt auf diese Weise viel zur allgemeinen Ansicht bei, dass die Psychiatrie ein verbotener Grund sei. Bei anderen Zweigen der Medizin findet dieses Abfärben des behandelten menschlichen Elends auf die Behandler nicht statt. Niemand würde einen Operationssaal als „blutige Kammer" bezeichnen, nur weil dort kranke Körper aufgeschnitten werden.

Abgesehen davon sind die Kritikpunkte des unbekannten Besuchers am Gebäude vielfältig, aber schlüssig: Neben der Erwähnung der unrühmlichen Heizung hält er auch die von den Ärzten durchaus gewünschte gemeinsame Unterbringung von zwei Kranken in einem Zimmer für schädlich. „*In den Zimmern sind überall zwey Betten angebracht, und leider! waren auch fast überall zwey Wahnsinnige darinnen.*" Ein ruhiger Kranker werde doch um so mehr unheilbar, wenn er mit einem „*andern vielleicht eckelhaftern oder bösartigern Narren, als er ist, Lebenslang hausen soll (...)*" In der Behandlung vermisst er zuvorderst Verfahren der psychischen Kurmethode wie „*Bewegung im Freyen*", „*Handarbeit*", „*Holzhacken, Graben und Pflanzen, (unter Aufsicht versteht sich)*", von denen freilich zu dieser Zeit nichts in der Anstalt möglich ist. An PatientInnen sieht der unbekannte Besucher ein „*altes Weib, das tändelt wie ein Kind*", eine „*Anzahl Schwachsinniger die vielleicht ihre ganze Vernunft nie hatten*" und eine „*Menge von Königen und Kaysern und Fürsten*". „*Von allen Seiten hört man Fluchten, Predigen, Heulen und sardonisches Lachen.*" Zur Ursache des irren Schauspiels erklärt der Besucher die Eigensucht und die unmenschliche Kälte der weinselig-unseligen Spaßgesellschaft, womit er sich in die lange Schlange der Zivilisationskritiker einreiht:

> Die meisten Wahnsinnigen waren es aus Leidenschaft geworden, und die gewöhnlichsten Leidenschaften, die sie zum Tollhause führten, waren Stolz und Liebe, wiewohl jener mehr als diese, weil es in unsern Tages des Genusses keine Liebe mehr giebt.

Das Kernstück seiner Betrachtung bildet eine große Klage über das Los der Irren in der Wiener Irrenanstalt:

> Man denke sich die dicken Mauern, die kleinen Kerkerfenster, das enge Behältniss (…) die Entfernung von der Welt, die schreckliche Einsamkeit und Todesstille, die rings herum herrschet, und die nur durch einzle Laute der Rasenden unterbrochen wird: Gewiss ist es, wer noch einen Menschensinn hat, muss ihn hier erst verlieren. Mein Grundsatz ist, der Mensch hat so lange Anspruch auf die menschliche Gesellschaft, als er derselben nicht schädlich wird. Der Wahnsinnige ist ein Kranker, warum sollte man ihn nicht als einen solchen behandeln? Er gehört in das Krankenhaus, man gönne ihm den Umgang mit den übrigen Kranken so lange er ihnen nicht zur Last wird. Im Kreise vernünftiger Menschen besinnt er sich am ersten wieder, und das Licht der Vernunft geht ihm bey einer freundlichen Zusprache wieder auf. (…)

Warum will man auch die Tiefsinnigen in ein Loch sperren, dass er sich dorten
noch tiefer versinne; warum gönnet man ihm nicht den Anblick der Sonne, und lässt
ihn der Zerstreuung, im Zirkel seine Freunde, des Lebens wieder froh werden?

Als Grundübel der Wiener Irrenanstalt und der dahinterstehenden josephinischen
Gesundheitsreform macht der unbekannte Besucher die derbe Einschlichtung des
zerbrechlichen Einzelmenschens in breite Schubladen aus, in denen dann alles Hin-
eingeworfene ohne Halt drunter und drüber übereinander purzeln muss.

Unter allen Anstalten Josephs ist gewiss noch keine im Plane so wohl als in der Ausführung so übel geraten, wie diese; und das nur um der leidlichen Vereinfachung willen,
die den Monarchen mit seinen besten Absichten so oft irre geführt hat. Man will heut
zu Tage alles unter eine Rubrick bringen, alles in eine Form giessen, ganze Völker wie
einzle Gemeiden, Weise wie Thoren, und damit verwischt man die feineren Nuancen
und benimmt den Menschen ihre Individualität, so wie man ihnen keine individuelle
Behandlung vergönnet.

Diese Kritik geht weit über die Anschauung des Turms hinaus. Ein hinter der Psych-
iatriekritik liegender Kulturpessimismus tritt bei dem unbekannten Besucher zu
Tage. Die Psychiatrie ist dabei nur der Anlass der Kritik, nicht ihr Auslöser und
auch nicht ihr erstrangiges Ziel. Der Unbekannte versteht den Irrenturm als Schutt-
halde der Gesellschaft, auf die alles aufgeladen wird, was durch sie zu Bruch ging.
Er selbst stellt sich auf den aufgeschütteten Haufen und bezichtigt die Gesellschaft
von diesem Standpunkt aus mit ihren Opfern unter den Füßen der Rücksichtslosig-
keit, Herzlosigkeit und Vergessenheit. Und so sieht der unbekannte Besucher sehr
genau die Fehlleistungen der Anstalt, ordnet sie aber in seinem Denkgebäude nicht
der medizinischen, sondern der gesellschaftlichen Regelung zu.

6.1.3   Im Menschtiergarten: Arndt 1798

Der deutsche Schriftsteller Ernst Moritz ARNDT (* 1769; † 1860) besuchte die
Anstalt sechs Jahre nach dem unbekannten Besucher. [Vgl. 1, S. 159–168] In der
Zwischenzeit war Franz Nord Primar geworden, laut vielen gleichlautenden Berichten ein Arzt mit „liebenswürdige[m] und menschenfreundliche[m] Karakter" und
dem Vermögen einer „seltnen Geschicklichkeit" und eines „außerordentlichen
Scharfsinn[s] in der Behandlung". Das Lazarett war dem Turm angeschlossen worden (was von Arndt nicht erwähnt wird) und um den Turm stand seit 1796 die
Gartenmauer. „Unten ist ein Garten, wo die Halbtollen und Genesenden spazieren
können. Diese, versteht sich, die stark genug dazu sind, müssen auch kleine Arbei-

ten thun, Holz und Wasser tragen, fegen und dergleichen." Die Einführung einer regelmäßigen Beschäftigung und die Möglichkeit in den Garten zu gehen, sind sicherlich die größten Errungenschaften von Nords psychischer Kurart. Es liegt vermutlich sowohl an der neuen medizinischen Ordnung in der Anstalt als auch an Arndts eigenem Blick, dass er die Anstalt als durchwegs sehr gut aufgestellt beschreibt. Er ist so verwundert darüber, wie sauber er den Turm vorfindet, dass er nur durch das Toben der Rasenden daran erinnert wird, wo er sich befindet.

> Alles ist mit der größten Sorgfalt und Genauigkeit eingerichtet, und wird in Ordnung und Reinlichkeit gehalten, daß ich erstaunt bin (…) Dieser Thurm hat nach allen Seiten reichen Luftzug und Himmelslicht. (…) Die Gänge und Treppen, und selbst die Zimmer lassen es kaum vermuthen, wo man ist, wenn man nicht durch das wilde Schreyen und Tosen der Umherstehenden und Gehenden, und durch das Gewimmer und Gebelle der Rasenden und Geschlossenen drinnen zu lebhaft daran erinnert würde.

Als gut ausgebildet vermerkt er das nichtärztliche Personal des Turms. Niemand unter den *„Aufseher[n] und Krankenwärter[n]"* trägt jene *„gewöhnliche[.] Rauheit und Härte an sich, das solchen Leuten freylich bey diesem Geschäfte leicht natürlich wird."* Auch dies ist laut Arndt ein Ergebnis von Nords menschlicher Anstaltsleitung. Die meisten PatientInnen, die er sieht, *„tragen sich mit einer gewissen fixen Idee, welche auszurotten oder auf etwas anderes hinzulenken des Arztes größte Kunst ist."*[4] Andere PatientInnen sind schwermütig, erleiden Raserei oder sind seit Kindheit epileptisch.

> Diejenigen, denen man trauen darf, laufen auf den Zimmern und Gängen ungehindert herum neben einander, lachen und schäkern, oder klagen; jeder thut und treibt gewöhnlich das Seine, ohne sich um die andern zu kümmern (…) Andre sind an den Händen geschlossen, die entweder sich ein Leid thun wollen, oder doch sonst nicht zu bändigen sind. Manche dieser Tobenden kann man übrigens frey und ungebunden lassen, sie lassen andre ihre Tollheit nicht fühlen.

Wie kein anderer Schriftsteller stellt Arndt die Irren aus und verwandelt die Krankenzimmer der Anstalt in Tierkäfige. Zwar bedenkt Arndt die Irren im Vorübergehen mit beiläufigen Ausdrücken des Mitleids – als *„Arme"* und *„Unglückliche[.], die des edelsten Theiles ihrer Selbst beraubt sind"* – sobald er aber die abgestandenen Schwallwörter ablegt und beginnt, mit eigener Sprache an den Irren zu wetzen,

---

[4] Fixe Ideen sind im heutigen Sprachgebrauch lediglich überwertige, zwanghaft sich aufdrängende Gedanken, die ungewollt einen ungesund großen Einfluss auf einen Menschen ausüben; im damaligen Sprachgebrauch wurden damit echte Wahnvorstellungen im Rahmen einer Psychose gemeint.

dringt er in wahre Niederungen der Menschenbeschreibung vor. Er sieht in den Irren *„Halbmenschen (…), die freylich oft nicht einmal halbe Thiere sind"*, verkrüppelte Mischwesen also, die weder die hohe Geistigkeit von Menschen noch die geschmeidige Kraft der Tiere erreichen. Am widerwärtigsten sind ihm die Kraftlosen an Leib und Seele.

> Wenn der Anblick abscheulich und niederschlagend ist, wie so manche in thierische Wildheit und Katzenbosheit ausarten, und statt der göttlichen Vernunft keinen andern Karakter als Tücke behalten, die sich durch wildes Geschrey und Ränke offenbart, so ist es noch widerlicher und empörender, Gesichter zu sehen, die bloß die stille Dummheit sprechen, und deren ganze Haltung gar keine Idee von Kraft giebt.

Der Turm ist kein Menschenzoo, aber Arndts Blick und sein ausbeutendes Schreiben machen ihn zu einem. Der Vollmensch Arndt schreitet an Gehegen vorbei und begutachtet mit mörderisch schäkerndem Schmunzeln, das in spätere Zeiten vorauszureichen scheint, die allerprächtigsten Ausstellungsstücke. Seine Schilderungen einzelner Kranker – von denen er aus Unterhaltungszwecken gleich neun gibt – sind Bloßstellungen und zielen darauf, das Überlegenheitsgefühl seiner LeserInnen bauchzupinseln. So sehr die Beschreibungen auch von Arndt für seine eigenen Zwecke verzerrt wurden, sind sie doch eines der wenigen unmittelbaren Zeugnisse darüber, wie die PatientInnen des Turmes sprachen und wie Dr. Nord mit ihnen umging, wenn er auf Krankenbesuch kam.

Arndt schildert einen *„Lottospieler"*, der glaubt, im Schlaf die Zahlen der nächsten Ziehung eingesagt zu bekommen. Einen *„Krebs"*, der nicht mehr mehr geradeaus gehen kann, weil er sonst sterben muss. *„Ich bin unterdrückt, schrie er, und ein Krebs geworden, darf nicht mehr vorwärts gehen."* Eine Frau, die glaubt, kein Gehirn zu besitzen und von Arndt daher die *„Hirnlose"* getauft wird. Eine *„Kindergebährerin"*, die *„zuweilen sehr lustig und aufgeräumt seyn kann"*, der unentwegt Kinder im Bauch wachsen, die sie zurückdrängen muss. Bezeichnend für Arndts Haltung ist hier sein schmähführender Nachsatz: *„Vielleicht wäre das einzige Heilmittel, ihr zu einer wirklichen Geburt zu helfen; doch wer würde dazu den Grund legen wollen?"* Eine Frau, die sich von der *„Macht der Elemente"* beherrscht glaubt. *„Sie schlug nach einem von uns, der Doktor schalt. ‚Schelten Ihr Gnaden die Elemente, nicht mich.'"* Einen tobenden Mann aus Westphalen, *„ein ewig brüllendes und bellendes Thier"*, der Christus ist und immerfort plattdeutsch schimpft. Einen lebensmüden *„Franzosen"*, der versucht hatte, sich zu erhängen und dessen Hände daher gefesselt sind. Sowohl Arndt als auch Nord führen die Schwermut des Mannes auf ein *„böses Weib"* zurück, das ihn verlassen hat.

Er flehte zu North im französischen Dialekt: O Ihr Gnaden, nehmen Sie mir doch die Ketten ab! ich schäme mich fast todt vor den andern, sie lachen immer so über mich, und das kann ich nicht ertragen. Lassen Sie mich doch ein wenig in den Garten gehen, ich werde mit Gottes Hülfe schon wieder besser werden, und will mir es nicht so zu Gemüthe ziehen. Daran thun sie wohl, antwortete ihm der Arzt, ein entlaufenes Weib ist keiner Thräne, geschweige denn des Tollwerdens werth.

Nords Vorgehen beim Sprechen mit den PatientInnen – einem wesentlichen Teil der psychischen Kurart – besteht darin, ihren falschen Vorstellungen beständig zu widersprechen, sie auf die bestehende Wirklichkeit hinzuweisen und bei „richtigen" Wahrnehmungen und Auffassungen zu bestärken. Ein Verfahren, das sich beim Gespräch mit dem früheren Wundarzt zeigt, der sich selbst nun „*Benedacht*" nennt, was niemand zu deuten versteht.

[Der Benedacht] fragte North, ob er denn nicht bald frey komme, und wie es zugehe, daß er von seiner Familie und seinen Vermögensumständen nichts erfahre. Das sey doch nicht zu verantworten; denn wenn die Seinigen auch nicht dabey zu Grunde gehen, was leide die Welt nicht? Höllische Geister, oder teuflische Menschen müssen dabey im Spiele seyn. Ich begreife es nicht, wie Gott es noch zulassen kann? Nun es wird nicht lange dauern, denn Sie sehen ja wohl, ich gehöre nicht hieher; das muß ja wohl jeder mir ansehen. North sagte ihm das habe immer noch Zeit, da für alles gesorgt und seine Stelle schon besetzt sey. Meine Stelle besetzt? Das kann nicht seyn, hochehrwürdiger Herr von North, Sie irren sich. Die zu besetzen steht in keiner menschlichen Gewalt; und kurz, machen Sie nur, das ich hier heraus komme denn immer kann ich hier doch nicht sitzen, und die Bosheit, die mich hieher gebracht hat, muß endlich zu Boden fallen. Und ich habe das nicht einmal zu sagen, denn Sie alle sehen ja wohl, daß ich nicht hieher gehöre. Darum machen Sie mich los, ehrwürdiger Herr von North.

Bei dem Patienten mit dem Tarnnamen „*Diebeswuth*" macht Arndt eine Bemerkung über eine Strafmaßnahme, die stutzen lässt. Der Mann ist ein „*muntrer lachender Kerl, der ganz vernünftig sprach und dessen ganze Wuth darin bestand, daß er zuweilen einen unwiderstehlichen Anfall zum Stehlen kriegt (…)*" Seine Hände sind daher gefesselt, so weit so üblich. Arndt schreibt aber auch, dass dieser Patient, wenn er beim Stehlen ertappt wird, „*schmähliche Streiche*" – also Schläge – bekommt. Handelt es sich hierbei um einen übertragenden Ausdruck Arndts für eine einfache Zurechtweisung, oder wurden manche PatientInnen der Wiener Irrenanstalt tatsächlich noch geprügelt, obwohl bereits Maximilian Locher in St. Marx in den 1760er-Jahren alle Schläge in seinem Haus verboten hatte? Ganz von der Hand zu weisen ist der Verdacht nicht, dass es sich hierbei wirklich um Schläge handelte, war doch die Prügelstrafe in der Psychiatrie bis etwa 1850 noch nicht völlig Tabu. So ist zum Beispiel Reil, der Vorreiter der psychischen Kurmethode im deutschsprachigen Raum, der Anwendung der Prügelstrafe bei PatientInnen mit bestehendem

Unrechtsbewusstsein nicht abgeneigt, was verständlich wird, sobald man begreift, dass die psychische Kurart versuchte, die Sittlichkeit in den Irren wieder herzustellen und dafür auch auf Mittel zurückgriff, wie sie in der Menschenerziehung der damaligen Zeit beim Militär, in Zuchthäusern und in Schulen üblich war:

> Absichtlich erregte schmerzhafte Gefühle, die wir mit den Untugenden des Kranken in eine solche Verknüpfung bringen, dass diese jene nach sich ziehn, nennen wir S t r a f e n, wenn der Kranke von ihrem Zweck unterrichtet und denselben zu begreifen im Stande ist. Dazu wird also erfordert, dass der Kranke Unarten habe, betrügerisch, boshaft, ungehorsam, widerspenstig sey, diese Eigenschaften selbst für Unarten anerkenne, und von dem Zusammenhange der ihm zugefügten schmerzhaften Gefühle mit ihrem Zweck einen klaren Begriff habe. Es giebt Verrückte, die ein boshaftes Herz haben, absichtlich andere Menschen zu plagen suchen und dem widerstreben, was zu ihrer Genesung angeordnet wird. Diese können durch eine zweckmässige Züchtigung gebessert werden. Andere kann man dadurch von Unreinlichkeit, Lärmen, Zank und anderen Unarten abhalten. (…) Zur Züchtigung nimmt man Ruthen oder Ochsenziemer. [5, S. 196–198]

Und auch andere maßgebliche Ärzte der Zeit um 1800, unter ihnen auch Krankenhausdirektor Johann Peter Frank, empfahlen körperliche Züchtigung bei „boshaften" oder „unreinen" Irren. [Vgl. 4, S. 5–7] Aus Arndts Aufzeichnungen wissen wir, dass es nicht unwahrscheinlich ist, dass in der Wiener Irrenanstalt unter Nord noch die Prügelstrafe – selten aber doch – eingesetzt wurde. Es ist allerdings das einzige bekannte Zeugnis, das ein solches Vorgehen erwähnt.

6.1.4   Kollegialer Besuch: Wagner 1801 & Rudolphi 1802

Der Arzt Michael WAGNER (Lebensdaten unbekannt), Übersetzer eines medizinischen Lehrbuchs des französischen Psychiaters Phillipe PINEL (* 1745; † 1826), besuchte die Anstalt im August 1801, worüber er im Anhang seiner Übersetzung einen Bericht gibt. [Vgl. 13, S. 356–364.][5] Wagners Blick ist ärztlich geschult. Er geht in seinem kurzen, aber dichtgefassten Text deutlich auf die Unzulänglichkeiten der Anstalt von einem medizinischen Gesichtspunkt aus ein, äußert aber auch dort Lob, wo er an der Anstalt gute Seiten entdeckt. Wie alle Ärzte mag Wagner den Turm nicht.

---

[5] Von Wagner stammt auch die bereits besprochene frühe Statistik der Wiener Irrenanstalt von 1784 bis 1801, vgl. Abschn. 5.2.1.

> Der innere Hof und die Gänge sind meiner Meinung nach zu eng; die freie Circulation der Luft darin ist sehr gehindert, und der Raum zum Herumgehen für die Wahnsinnigen im Winter, und bey schlechten Wetter im Sommer zu beschränkt. (…) Der das Irrenhaus umgebende Garten (…) ist zu klein und bietet den Kranken wenig Mannigfaltigkeit und Zerstreuung dar.

Ihm missfallen auch der kalte Steinfußboden und die behelfsmäßige Beheizung der Abteilungen. *„Die Erwärmung der Zellen ist nach der verschiedenen Nähe oder Entfernung derselben von den Oefen auch verschieden und ungleich.“* Sehr genau beschreibt er die innere Einrichtung der Turmzimmer.

> In jedem Bette befindet sich ein Strohsack, auf dem eine wollene Decke ausgebreitet wird, ein Leintuch, ein Paar Pölster, und eine wollene Decke (hier *Kotzen* genannt) zum Zudecken. Überdies ist in jeder Zelle ein Tisch, zwey Stühle, die vierte und fünfte Abteilung ausgenommen, in welcher sich die Unruhigen und Rasenden befinden.

Anders als die bisherigen Besucher unterstützt Wagner ganz nach medizinischer Lehrmeinung die Unterbringung der PatientInnen zu zweit in den Kammern. *„Man verhindert dadurch einigermassen das in der Einsamkeit in sich gekehrte Nachdenken, und giebt dem Kranken Gelegenheit, sich zu zerstreuen (…)“* Was Wagner gar nicht behagt, ist, dass die PatientInnen zu wenig Raum für Arbeit und Beschäftigung haben.

> Die Wahnsinnigen können wegen des beschränkten Locals [= der Turm] zu Arbeiten, welche mit Bewegung verbunden sind, nicht verwendet werden; einige tragen jedoch Holz, Wasser, kehren ihre Zellen aus, und bringen ihre Betten in Ordnung; andere Krempeln die Wollen, winden Zwirn u. s. w. — Heilsamer wäre es freylich für sie, wenn man sie mit einer ihren Kräften, und ihrem Geschmack angemessenen Arbeit im Freien beschäftigen könnte.

Als Arzt beschreibt Wagner auch genau, wie PatientInnen beschränkt werden dürfen.

> Die gewöhnlichen Bändigungsmittel, die man (…) anwendet, wo es die Umstände erheischen, sind das Fasten, Zwangswesten, Gurten, Handeisen (hier Handpretzen genannt) und Fußeisen. Die Bändigung geschiehet so zweckmäßig, daß dadurch das Atemholen und andere Lebensverrichtungen nicht gehindert, und der unruhige Kranke dennoch in einer völligen Abhängigkeit gehalten wird.

Wagner ist der erste bekannte Besucher, der das Lazarett etwas ausführlicher beschreibt. *„[Es ist] ein ziemlich geräumiges, reinliches und wohlgelegenes Gebäude (…) für die stillen Wahnsinnigen und Rekonvaleszenten bestimmt, und scheint die-*

sem Endzweck ganz zu entsprechen. " Als der trocken fassende Beobachter, der er ist, stellt Wagner noch zwei weitere Verfehlungen der Anstalt fest, wobei sie nur für die erste wirklich verantwortlich zeichnet. Diese ist, dass für Wagner zu viele Fremde Zugang zum Turm erhalten. *„Der Einlass (...) ist gegen die Vorzeigung des Einlassbillets beynahe jedermann erlaubt."* Der Zugang solle eingeschränkt und nur mehr *„Kunstverständigen"* – also anderen Ärzten – gestattet werden. Die zweite ist, dass viele PatientInnen ohne eine ausführliche Krankengeschichte in die Anstalt gebracht werden, was eigentlich seit einigen Jahren bereits gesetzliche Bedingung für die Aufnahme ist.

> Bey der Uebergabe der Patienten in die Irrenanstalt sollte vermöge einer im Jahr 1795 von der Niederösterreichischen Regierung erlassenen Verordnung, jederzeit auch eine Krankengeschichte überreicht werden; aber dies wird leider nur in äußerst seltenen Fällen beobachtet, und dem Arzte bleibt der vorhergehende Zustand des Wahnsinnigen meistens unbekannt. – Die gewöhnlich von einem Arzt oder Chirurgus [Wundarzt] ausgestellten Zeugnisse, wodurch einer für verrückt erklärt wird, enthalten äußerst selten die Gründe eines solchen Urteils, und noch seltener characterisieren sie die Art der Geisteszerrüttung. Die Leser werden ohne meine Erinnerung einsehen, daß es nicht ein leichtes Geschäft sei, in einer für jeden Staatsbürger *so wichtigen* Sache ein richtiges Urtheil zu fällen.

Der deutsche Anatom und Naturforscher Karl Asmund RUDOLPHI (* 1771; † 1832) besuchte Wien im Winter 1802. Er sprach unter anderem mit Franz Josef Gall über seine Annahmen und besah sich in Folge auch die Wiener Irrenanstalt unter Nord. [Vgl. 7, S. 185–189] Sein Urteil über die Übelstände des Turms gleicht dem von Wagner bis aufs Haar. Rudolphi findet sich in seinem Bericht zwei Hauptgegenstände der Betrachtung: Erstens die PatientInnen und ihre Erkrankungen und zweitens Nords Ansichten und Behandlungsverfahren. Üblicherweise beschreibt er kurz das auffälligste Krankheitszeichen eines Irren und berichtet dann über Nords begleitende Bemerkungen. Seinen Krankenbeschreibungen schickt Rudolphi voraus, dass 1802 *„besonders viele plötzlich toll"* geworden seien und dass es auch ein Jahr vieler Selbsttötungen *„zum Theil schätzbare[r] Leute"* gewesen war, er im Turm daher viele mitteilungswerte Krankheitsfälle vorfindet.

> Einer hatte sich eine eigene Sprache gebildet, ein Fall der Nord schon mehrere Male vorgekommen ist (so wie ich ihn auch schon kannte), sonst war er ziemlich leidlich und wand Garn. Ein anderer, der Soldat gewesen war, von dessen Krankheitsgeschichte man aber nichts wusste, konnte nur den Anfang einiger Worte sagen, statt Nase sagte er Na. Drey hörten allerley Stimmen (mehrentheils Scheltworte), und Nord setzte das Verhältnis derer, die etwas zu hören glauben, gegen die, welche etwas zu sehen sich einbilden, wie vier zu eins. Er sagte sogar, er wisse, dass oft taube Leute etwas zu

hören glaubten, nie aber hätte er von Blinden gehört, dass sie etwas zu sehen wähnten. (…) Einer hielt eine lateinische Anrede an Nord, die ziemlich lang war, er beschwerte sich darüber, dass man ihm nicht Freyheit genug gestattete, und seine Rede war fast ein einziger Sorites [Haufen]; er schloss mit den Worten: haec dicere volebam [diese Sachen wollte ich sagen], und so drehte er sich unwillig um, und sprach kein Wort mehr.

Rudolphi beschreibt auch einen Mann mit dem unbändigen Drang zum Stehlen, möglicherweise denselben, den schon Arndt unter dem Namen „Diebeswuth" schilderte. Beachtenswert in Rudolphis Bericht sind die eingefangenen Leitlinien Nords, wie dieser seine PatientInnen einzuteilen und zu behandeln pflegt. Der Primar achtet darauf, jeden *„starke[n] Reiz auf reconvalescirende Irre"* zu vermeiden, denn er habe die Erfahrung gemacht, *„dass geheilte Melancholische, die man recht habe aufheitern wollen, in den Wahnsinn entgegengesetzter Art, nämlich in übertriebene Lustigkeit gefallen waren."* Den *„plötzlich auftretenden Wahnsinn"* hält Nord für den gutartigsten und heilbarsten, *„den periodischen [für] sehr übel."* Nord teilt auch seine Beobachtungen über Fieber und Wahnsinn mit, also über jene Annahme, dass Irresein durch eine fiebrige körperliche Krisis geheilt werden könne. *„ Vom Fieber dürfe man auch nur etwas erwarten, wenn es bey Anfang des Wahnsinns kommt, in der Folge könne es den Wahnsinn vielleicht auf kurze Zeit unterbrechen, allein nicht mehr heilen (…)"* (Siehe dazu Abschn. 5.3.5.) Postpartale psychische Erkrankungen hält Nord für *„asthenisch",* das heißt durch körperliche Schwäche bedingt, diese sind, *„wenn [die Mütter] in den ersten Wochen ihrer Krankheit ärztlich behandelt würden, immer zu heilen, nach einem halben Jahr sey sehr geringe Hoffnung, nach einem Jahr durchaus keine."* Auch Mütter, die beim Abstillen psychisch erkranken, leiden laut Nord an der gleichen Art des Wahnsinns. Der mit Epilepsie verbundene Wahnsinn sei *„bekanntlich sehr schwer zu heilen".* Nord versucht *„mit Erfolg"* ein Medikament an Epileptikern, das ihm gegeben wurde, *„dessen Composition ihm aber unbekannt war."* *„Besonders drang Nord bey seinen Zuhörern darauf, dass sie von der einmal bey dem Wahnsinn gefassten Indication nicht abgehen sollten, wenn sie in der Diagnose sicher wären: oft glücke die Kur erst spät, nach einem Jahr."* Die üblichen Heilverfahren Nords sind *„äusserlich spanische Fliegen, und noch mehr das Einreiben einer Auflösung des Brechweinsteins [beides hautreizende Mittel] (…), innerlich mehrere stärkende und reizende Mittel."*

6.1.5 Der Wohlgesonnene: Eggers 1804

Die wohlgesonnenste Darstellung der Wiener Irrenanstalt unter Primar Nord stammt von dem dänisch-holsteinischen Politiker und Schriftsteller Christian Ulrich Detlev

EGGERS (* 1758; † 1813). [Vgl. 2, S. 399–407] Eggers ist ein Urmensch der Aufklärung, ein begeisterter Laie, der auf allen Gebieten dem Neuen hinterherjagt und
süchtig nach Fortschritt und wissenschaftlicher Erkenntnis ist. In Wien ist Franz
Josef Gall sein Hausarzt, Eggers gibt ein ganzes Gespräch mit ihm über die Schädellehre in seinem Buch wieder. Auf Galls Veranlassung hin besucht Eggers auch
die Wiener Irrenanstalt. Eggers sieht die Anstalt wohl in ihrer höchsten Blüte, als
die Behandlung der Kranken mit den allgemeinen sittlichen Maßstäben der Zeit
im vollkommenen Einklang standen. Auffällig im Vergleich zu älteren Berichten
ist, dass nun dem Lazarett, seitdem dort seit 1803 ein Sekundararzt seine ständige
Wohnung hat, eine stärkere Rolle im Anstaltsalltag zukommt.

Zum Zeitpunkt von Eggers Besuch befinden sich 317 PatientInnen in der Anstalt,
192 davon im Turm und 125 im Lazarett. Verhältnismäßig viele PatientInnen könnten aus der Anstalt wieder als geheilt entlassen werden:

> Die Anzahl der Ankommenden ist über 20 monatlich. Als curirt werden im Durch-
> schnitt monatlich 12 entlassen. Die Anzahl der Entlassenen ist aber noch größer, weil
> manche von ihren Anverwandten zurückgenommen werden.

Die PatientInnen der Anstalt stammen mehrheitlich aus Österreich, Mähren und
Ungarn. Für Arme ist die Behandlung unentgeltlich; Vermögende oder deren Angehörige zahlen 40 Kreuzer täglich.[6] Mehr Männer als Frauen stehen in Behandlung,
die Männer zumeist *„toll aus Ruhmsucht oder Nahrungssorgen"*, die Frauen krank
aus *„Liebe, Eifersucht [und der] schlechte[n] Behandlung des Mannes"*. Diese
Einteilung der geschlechterzugeordneten Krankheitsursachen übernimmt Eggers
unverändert aus Galls Vortrag, der damit durchaus in Übereinstimmung mit der
gängigen ärztlichen Lehrmeinung steht. Der ärztliche Konsens jener Zeit an der
Wiener Irrenanstalt ist, dass als Auslöser der allermeisten psychischen Erkrankungen – Ausnahmen sind hier der angeborene Blödsinn und die langjährige Epilepsie –
menschliches Leid und gesellschaftliches Elend angenommen wird, was aber nicht
bedeutet, dass körperliche Krankheitsursachen rundheraus geleugnet werden.

Eggers ist einer der wenigen Beobachter, die den Turm für einen gelungenen
Bau halten. *„Das Gebäude ist bei weitem das vollkommenste der Art, das ich gesehen habe. (…) Um das Haus ist ein geräumiger Garten, in dem die Tollen umher
gehen, die man ohne Gefahr frei läßt."* Was ihn an dem Gebäude so beeindruckt,
führt er leider nicht genauer aus, es wird aber eher seine eindrückliche Gestalt als
seine alltägliche Nutzbarkeit gewesen sein. Hier lässt Eggers dem schönen Schein
vor eigenem Urteil den Vortritt. Seine sonstigen Beobachtungen zum Turm ähneln

---

[6] 40 Kreuzer sind eigentlich der Tagsatz der II. Klasse. Die Guldenzimmer für PatientInnen
der I. Klasse beschreibt Eggers nicht.

nämlich einer Mängelliste. Obwohl im Turm regelmäßig geputzt werde, sei es nicht möglich *„vollkommen gute Luft zu erhalten (…) mir schien aber doch viel geleistet zu seyn."* Als niederdrückend fällt Eggers auch der Lärm auf. Bereits beim Herangehen, wenn man sich dem Turm von Außen nähere, höre man *„wildes, dumpfes Getöse. (…) Die Weiber lärmen immer mehr als die Männer."* In den Kammern sind die zu zweit untergebrachten Kranken *„sorgfältig für einander gewählt. Es ist in manchen Krankheiten besser, daß sie bei einander sind. Der eine ist oft der Aufseher des anderen. Zuweilen dämpft die Gegenwart eines anderen die Wuth der Krankheit."* Eggers ist von Nords Behandlungverfahren sehr eingenommen: *„Die Kranken werden mit der größten Sorgfalt behandelt. Man vereinigt psychologische und medizinische Mittel. Auch die Medizin hilft viel, aber [hat] keine allgemeine, keine empirische Mittel."* In der Anstalt gebe man *„nicht leicht"* die Hoffnung auf Heilung eines Kranken auf, es sei denn die Krankheit bestünde schon seit langem, aber auch dann versuche man noch das Möglichste. *„Man zeigte mir einen, der keine Besinnung verrieth, kein Wort sprach, seinen Unrath gefressen hatte. (…) Endlich hatte man es ihm doch abgewöhnt, und man hoffte ihn noch herzustellen."*

PatientInnen der Anstalt werden, so weit fähig, zum Arbeiten angehalten. *„Nichts soll mehr zu ihrer Heilung beitragen als solche Beschäftigungen."* Im Turm pflücken die PatientInnen in ihren Kammern Wolle oder spinnen Garn. Auch Wärter- und Aufsichtstätigkeiten werden von PatientInnen übernommen, wenn sie Nords Vertrauen besitzen, zuvorderst seien die *„periodisch Tollen"* in ihren vernünftigen Phasen für diese Aufgabe geeignet. Die PatientInnen im Lazarett haben fast alle eine zugewiesene Arbeit und besorgen auch die Reinigung des Hauses selbst. Im Lazarett können die Kranken auch Schreiben und Kopieren üben, wodurch sich einige *„große Fertigkeiten"* erworben haben. *„Einer blieb nur noch in dem Hause, bis man eine Copistenstelle für ihn finden konnte."*

Laut Eggers vermittelt das Lazarett, das er *„Rekonvaleszenten-Haus"* nennt, nach einem Besuch im Turm *„Stille und Ruhe. Man freut sich der Besserung, man hofft auf Genesung."* Im größeren Lazarethaus gibt es kleine Zimmer für zwei bis vier PatientInnen, die Männerabteilung liegt im Erdgeschoß, die Frauenabteilung im Obergeschoß. Im kleinen Gebäude liegen die PatientInnen zu acht bis zehnt in vier großen Sälen; die zwei Säle im Erdgeschoß bilden die Männerabteilung und die zwei Säle des Obergeschoßes die Frauenabteilung. Ins Lazarett kämen vor allem Selbstmordgefährdete und Onanisten, *„die anderen [Kranken] sind ihre besten Aufseher."*

Eggers bemerkt, dass *„[n]ur sehr wehnige"* PatientInnen angekettet werden, und diese *„sind es nur so weit, als es zur Verwahrung nöthig ist."* Onanisten würden oftmals angekettet, um sie von der Selbstbefriedigung abzuhalten. Einen solchen sieht er im Lazarett: *„Sein äußerst stupides Ansehen war in hohem Grade nieder-*

schlagend.“ Neben diesem Gefesselten beschreibt Eggers auch zwei angekettete
Frauen im Turm, eine davon bezeichnet er als eine der *schönsten,* die er je gesehen
habe.

> Diese ward völlig wüthend in demselben Augenblick, wo sie die Verheirathung ihres
> Liebhabers mit einer anderen erfuhr (…) Sie ist immer geschlossen. Man sagt mir,
> sie sey gewöhnlich fürchterlich. Eine andere verlassene Geliebte, völlig nackt, rasete
> fürchterlich in ihren Ketten. Sie zerreißt noch immer ihr Stroh, der Ketten ungeachtet.[7]

Eggers zeigt sich hier der schriftstellerisch überzeichnenden Menschenbeschrei-
bung nicht abhold. Eggers beschreibt auch, welche PatientInnen in der Wiener
Irrenanstalt als *„unheilbar“* oder zumindest als sehr schwer zu heilen galten. So
Kranke mit Epilepsie: *„Bei diesen ist nichts weiter zu thun, als sie abzuhalten,
Schaden zu thun.“* Im Turm erkennt Eggers einen früheren Bekannten als Patienten
wieder, einen Schriftsteller aus *„Rastadt“*.[8] *„Er war mir völlig unkenntlich geworden; sein Ansehen war scheußlich. Geheilt kann er nie werden; er hat die fallende
Sucht.“* Auch Onanisten beiderlei Geschlechts, die Eggers sowohl im Turm als auch
im Lazarett sieht, gelten ihm als fast unheilbar. Onanie sei nicht die *„Ursache der
Tollheit“*, aber sie *„vermehre“* die Krankheit *„ungemein“*. Auch viele irre Militärpersonen seien *„durch vorhergehende harte Behandlung“* bereits vor ihrer Ankunft
in der Anstalt bis zur Unheilbarkeit misshandelt worden. Über den Soldaten D.[9],
der im beginnenden Wahn seine Vorgesetzten kritisierte, heißt es: *„Man prügelte
ihn nach Noten.“* Neben Onanisten, periodisch Tollen und Epileptikern, beobachtet
Eggers auch *„blödsinnig“* geborene PatientInnen im Lazarett, wobei er hierfür den
Alkoholismus der Mütter verantwortlich macht. Außerdem sieht er viele Personen,
die sich einbilden Adelige, Prinzen, Könige oder Kaiser zu sein. Eine weitere Frau
im Lazarett hat *„den entschiedenen Trieb (…) sich umzubringen. Sie sagt es selbst
und bittet sie zu hüten.“*

Neben diesen eindeutig kranken Personen beschreibt Eggers auch zwei PatientInnen im Lazarett, die auch deshalb in die Anstalt kamen, weil sie gegen eine
bestimmte sittliche Ordnung der Gesellschaft verstießen.

> Ein junges Mädchen von siebzehn Jahren, die eben gekommen war, hatte sich bei
> eintretender Pubertät zügellos dem ersten, besten an den Hals geworfen. Gegen Vater

---

[7] Die wunderschöne, aber verrückte Frau ist eine immer wieder auftauchende, beinahe so
etwas wie eine Urgestalt darstellende Figur in zeitgenössischen Psychiatrieberichten, vgl.
auch etwa [8, S. 35 f.].

[8] Vermutlich „Rastatt“, heutiges Baden-Württemberg, Deutschland.

[9] Name von mir anonymisiert.

und Mutter, die sie zurückhalten wollten, war sie höchst unnütz geworden. Ihre Verwandten thaten sie daher auf einige Zeit hin in die Kost, um sie vor größerer Gefahr zu bewahren.

Ob es bei der Siebzehnjährigen zusätzliche Krankenheitszeichen gab, die eine Aufnahme in die Psychiatrie auch heute noch gerechtfertigt erscheinen lassen würden, führt Eggers an dieser Stelle nicht weiter aus.

Ähnlich doppelbödig klingt der Fall des Schriftstellers „Großing", den Eggers auch im Lazarett antrifft, denn auf den ersten Blick könnte dieser für einen politischen Gefangenen gehalten werden. Großing, erzählt Eggers, ist seit 20 Jahren eingesperrt, lebt in der Anstalt unter falschem Namen und arbeitet jetzt, da er vorher eine Übersetzung der biblischen Psalmen abgeschlossen hat, an einem mathematischen Werk, aber „invita minerva" — ohne Fertigkeiten. Bei diesem Patienten handelt es sich vermutlich um Franz Rudolph GROSSING (* 1752; † 1817 oder 1830), eine schillernde Gestalt, über die es viele widersprüchliche Nachrichten gibt, auch weil unter einem Namen möglicherweise zwei Brüder zusammengefasst wurden und die Nachschlagewerke den einen beständig mit dem anderen verwechselten. [Vgl. 14] Der Grossing, der seit 20 Jahren eingesperrt war, war vor 1773 vermutlich Jesuit gewesen, bis zu seiner Pensionierung 1782 aber k. k. Hofsekretär im Kabinett von Maria Theresia und Joseph II. in Wien und nebenbei Verfasser von mehreren Büchern. Der deutsche Theologe Franz Daniel Friedrich WADZECK (* 1762; † 1823) veröffentlichte 1789 ein Enthüllungsbuch über Grossing, in dem er ihn einen „Betrüger mit bösem Charakter" nennt. Angeklagt wurde Grossing eines „Anschlags", des Geheimnisverrats und Betrügereien mit der Unterschlagung von 20.000 deutschen Reichstalern sowie sich als Sohn einer „großen Monarchin" – vermutlich von Maria Theresia – ausgegeben zu haben. [Vgl. 12] 1788 war er in Graz festgenommen worden. Ob und welches Urteil über ihn gefällt wurde, ist unbekannt, genauso warum und wann er ins Lazarett der Wiener Irrenanstalt kam. Wie im Falle der siebzehnjährigen Frau bleibt bei Eggers Beschreibung von Grossing offen, an welchen Krankheitszeichen der Schriftsteller litt und welchen Status er in der Psychiatrie hatte. Aus der Schilderung des fleißigen Uhrmachers, der einen Mord begangen hatte, den Röder 1787 im Turm sah, ist aber bekannt, dass als wahnsinnig erachtete Straftäter in der Wiener Irrenanstalt aufgenommen wurden, die Einrichtung also auch Aufgaben der forensischen Psychiatrie wahrnahm. In diesem Zusammenhang ist wohl auch Grossings Dasein in der Anstalt zu deuten, als Patient der forensischen Psychiatrie.

Für eine Besprechung der Möglichkeit von politischen Gefangenen und StaatspatientInnen innerhalb der Wiener Irrenanstalt im 19. Jahrhundert vgl. Anhang E.

Literatur

1.   Arndt, Ernst Moritz. *Ernst Moritz Arndts Reisen durch einen Theil Teutschlands, Ungarns, Italiens und Frankreichs in den Jahren 1798 und 1799*. 2. verb. und verm. Aufl. Bd. 1. Leipzig: Gräff, 1804, S. 159–168. https://opacplus.bsb-muenchen.de/title/ BV006850100 (besucht am 24.01.2022).

2.   Eggers, Christian Ulrich Detlev von. *Reise durch Franken, Baiern, Oesterreich, Preußen und Sachsen : Zweiter Theil*. Bd. 2. Leipzig: bei Gerhard Fleischer dem Jüngern, 1810. http://data.onb.ac.at/rec/AC15222893 (besucht am 26.01.2022).

3.   Esterle, Karl. „Erlebtes auf Berufswegen [Teil 1]". In: *Mnemosyne. Beiblatt zur Neuen Würzburger Zeitung* 84 (13. Juli 1843), S. 337–338. http://opacplus.bsb-muenchen.de/ title/7375758/ft/bsb10531628?page=337 (besucht am 02.02.2022).

4.   Kraepelin, Emil. *Hundert Jahre Psychiatrie. Beitrag zur Geschichte der menschlichen Gesittung*. ger. Berlin: Springer, 1918. http://data.onb.ac.at/imgk/ AZ00531120SZ00972069 (besucht am 26.01.2022).

5.   Reil, Johannes Christianus. *Rhapsodien über die Anwendung der psychischen Curmethode auf Geisteszerrüttungen*. Halle: Curt, 1803. http://data.onb.ac.at/rec/AC10238480 (besucht am 26.01.2022).

6.   Roeder, Philipp Ludwig Hermann. *Reisen durch das suedliche Teutschland*. Bd. 1. Leipzig und Klagenfurth: bey S. L. Crusius und Friedrich Carl Walliser, 1789. http://data.onb.ac. at/rec/AC03476941 (besucht am 26.01.2022).

7.   Rudolphi, Karl Asmund. *Bemerkungen aus dem Gebiet der Naturgeschichte, Medicin und Thierarzneykunde, auf einer Reise durch einen Theil von Deutschland, Holland und Frankreich*. Bd. 2. Berlin: Bey Gottlieb August Lange und Realschulbuchhandlung, 1805. https://www.biodiversitylibrary.org/item/275691 (besucht am 24.01.2022).

8.   Schön, Bruno. *Mittheilungen aus dem Leben Geistesgestörter*. Pest, Wien [u. a.]: Hartleben, 1859. http://data.onb.ac.at/rec/AC10296319 (besucht am 26.01.2022).

9.   Sternberg, Kaspar von. *Bemerkungen Über Menschen Und Sitten auf einer Reise durch Franken, Schwaben, Bayern und Oesterreich: Im Jahre 1792*. Züich: Orell, Geßer, Füßli, 1794, S. 66–71. http://mdz-nbn-resolving.de/urn:nbn:de:bvb:12-bsb10704016- 0 (besucht am 24.01.2022).

10. Stohl, Alfred. *Der Narrenturm oder die dunkle Seite der Wissenschaft*. ger. Wien [u. a.]: Böhlau, 2000. ISBN: 3205992075.

11. Viszänik, Michael von. *Leistungen und Statistik der k. k. Irrenanstalt zu Wien, seit ihrer Gründung im Jahre 1784 bis zum Jahre 1844*. ger. Wien: Mörschner, 1845. http://data. onb.ac.at/rec/AC10407681 (besucht am 26.01.2022).

12. Wadzeck, Friedrich Franz Daniel. *Leben und Schicksale des berüchtigten Franz Rudolph von Grossing eigentlich Franz Matthäus Grossinger genannt nebst der Geschichte und Bekanntmachung der Geheimnisse des Rosen-Ordens*. ger. Frankfurt u. Leipzig, 1789. http://data.onb.ac.at/rec/AC10421044 (besucht am 26.01.2022).

13. Wagner, Michael. „Anmerkungen und Zusaetze". In: *Philosophischmedicinische Abhandlung über Geistesverirrungen oder Manie : Mit Figuren, welche die Formen des Schedels, und Abbildungen der Wahnsinnigen darstellen.* Hrsg. von Phillipe Pinel. Wien: Schaumburg, 1801, S. 356–364. http://mdz-nbn-resolving.de/urn:nbn:de:bvb:12-bsb10473949-4 (besucht am 24.01.2022).

14. Wurzbach, Constantin von. „Grossinger, Franz Rudolph und Joseph". In: *Biographisches Lexikon des Kaiserthums Oesterreich.* Bd. 5. Wien, 1859, S. 375. https://de.wikisource.org/wiki/BLK

Zusammenfassung

In diesem Bildkapitel werden die wichtigsten Standorte und Gebäude des niederösterreichischen Irrenwesens zwischen 1792 und 1853 grafisch dargestellt. Die beschriebenen Einrichtungen umfassen das Wiener Lazarett, die Beobachtungszimmer im Allgemeinen Krankenhaus und die Pflegeanstalt Ybbs an der Donau.

© Der/die Autor(en), exklusiv lizenziert an Springer Fachmedien Wiesbaden GmbH,   139
ein Teil von Springer Nature 2023
D. Vitecek, *Der Wiener Narrenturm*, Medizin, Kultur, Gesellschaft,
https://doi.org/10.1007/978-3-658-39050-1_7

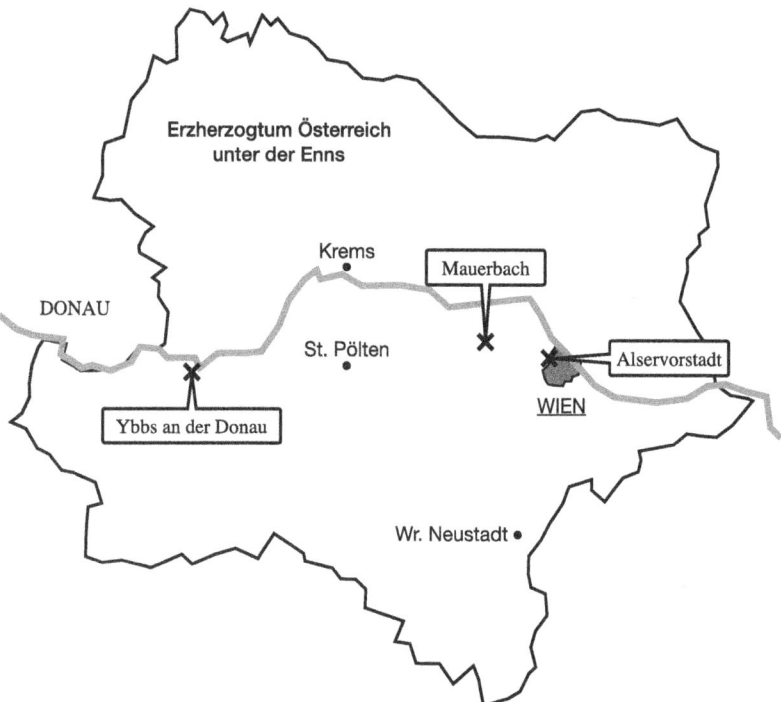

Abb. 7.1 Das öffentliche Irrenwesen im Erzherzogtum Österreich unter der Enns zur Mitte des 19. Jahrhunderts: Die wichtigste Anstalt der niederösterreichischen Psychiatrie war seit 1784 die Wiener Irrenanstalt in der Alservorstadt. Als zweite Einrichtung für psychisch Kranke gab es dort im Allgemeinen Krankenhaus seit etwa 1815 ein eigenes Beobachtungszimmer für psychopathologisch auffällige SpitalspatientInnen, das später von der Irrenanstalt mitbenutzt wurde. Das Versorgungshaus Mauerbach nahm 1816 etwa 30 bis 40 unheilbar Kranke aus der Wiener Irrenanstalt in einer eigenen Abteilung auf. 1817 erfolgte die Gründung der großen Irrenabteilung im Versorgungshaus Ybbs an der Donau für etwa 300 Kranke. Ybbs wurde in den nächsten Jahrzehnten schrittweise zur zweiten eigenständigen Irrenanstalt Niederösterreichs ausgebaut

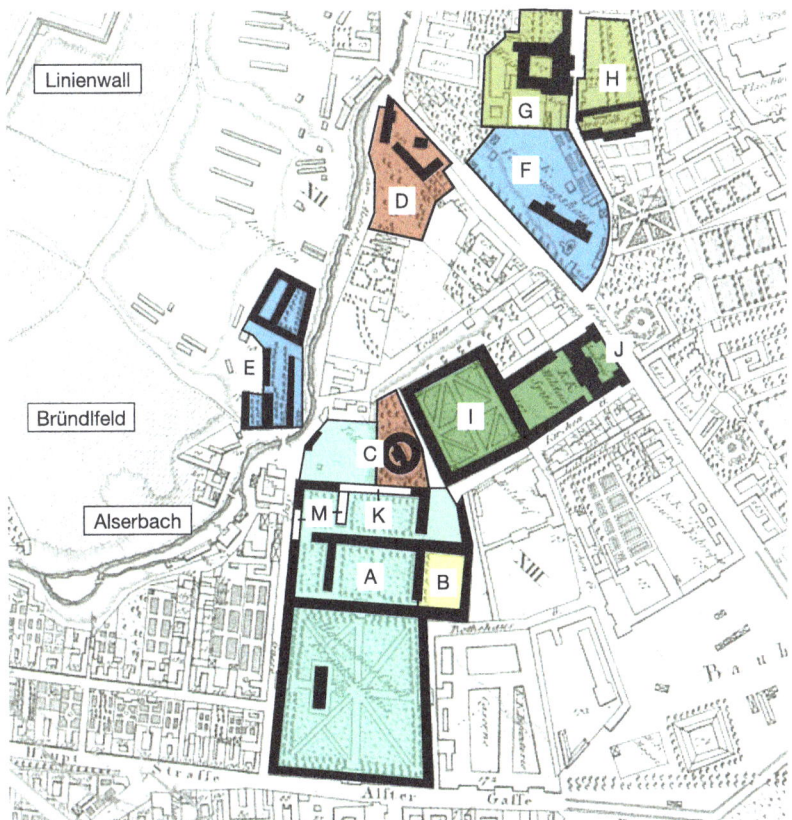

Abb. 7.2 Übersichtskarte Alservorstadt 1803–1853: Der Narrenturm (**C**) war ab 1784 das Haupthaus der Wiener Irrenanstalt. 1796 wurde eine drei Meter hohe Mauer um den Turm gebaut und damit zwei sichere Gartenplätze für die PatientInnen geschaffen. 1792 wurde das Lazarett (**D**) dem Turm als zweites Anstaltsgebäude angegliedert. 1803 erhielt es einen eigenen Sekundararzt. Vom Gebäudebestand des Allgemeinen Krankenhauses gehörten seit 1796 einige Zimmer des Dreiguldenstocks zur Irrenanstalt, in denen PatientInnen der I. Klasse untergebracht wurden (**M**). Ein von der Irrenanstalt unabhängiges psychiatrisches Beobachtungszimmer ist im Krankenhaus seit 1815 nachweisbar. Ab 1828 stand dieses Beobachtungszimmer der Irrenanstalt als Aufnahmestation zur Verfügung, blieb aber rechtlich vorerst Teil des Krankenhauses (**K**). Das jenseits der Als liegende Bründlfeld wurde 1820 als Baugrund für eine neue Wiener Irrenanstalt von der Krankenhausdirektion erworben. Ein Neubau konnte dort aber erst ab 1848 ausgeführt werden. Für die weiteren auf dieser Karte abgebildeten Gesundheitseinrichtungen im Wohlfahrtsbezirk Alservorstadt siehe Abb. 3.2 [Unter Verwendung von: 3]

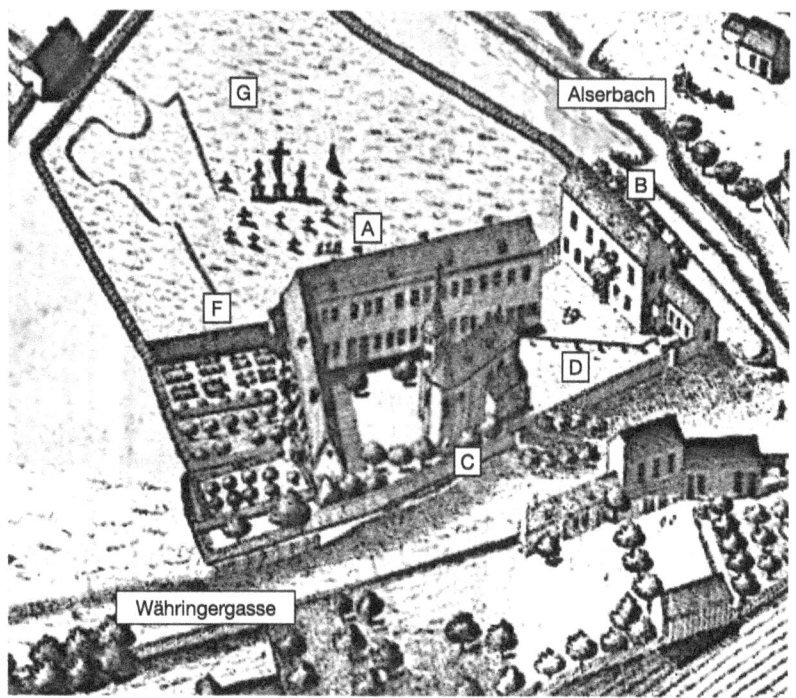

Abb. 7.3 Das Lazarett in einer Ansicht von 1773: Das Gebäude wurde in den 1540er-Jahren als Pesthaus erbaut. In den kommenden Jahrhunderten diente es als Seuchenlokal und als Zweigstelle des Wiener Bürgerspitals. 1784 wurde es dem Allgemeinen Krankenhaus zur Verwendung übergeben. Nach einer Renovierung wurden hier ab 1792 zumeist ruhige PatientInnen aus der Wiener Irrenanstalt untergebracht. Ab 1803 wohnten ein Sekundararzt, ein Wundarzt und ein Präparand ständig im Haus. Das Lazarett bestand aus einem größeren und einem kleinen Gebäude (**A** und **B**), die durch einen gemeinsamen Hofraum miteinander verbunden waren (**D**). Das größere Gebäude bot in fünf Abteilungen rund 100, das kleinere in zwei Abteilungen etwa 60 PatientInnen Platz. Die Abteilungen für Männer befanden sich im Erdgeschoß, die Frauenabteilungen im Obergeschoß; jede Abteilung wurde von zwei bis drei WärterInnen betreut. Das Leben der PatientInnen im Lazarett war im Allgemeinen etwas angenehmer als im Turm. Den Kranken standen hier ein kleiner Küchengarten (**F**) und eine große Grünfläche – der ehemalige Pestfriedhof des Lazaretts – zur Verfügung, in dem sie sich aufhalten oder kleinere Arbeiten verrichten konnten (**G**). Außerdem konnten innerhalb der Anstalt nur PatientInnen des Lazaretts den christlichen Gottesdienst besuchen, da die im Lazaretthof stehende Johanneskapelle (**C**) immer öffentlich zugänglich blieb, sodass sich während den Messen Kranke unter die Nichtkranken mischten. (Für die Seelsorge im Turm sorgten abwechselnd fünf besuchende Priester, die im Krankenhaus ihre Wohnung hatten.) Das Lazarett blieb bis Jahreswechsel 1855/56 Teil der Wiener Irrenanstalt. 1857 wurden Lazarett und Kapelle abgerissen. Auf dem ehemaligen Standort liegt heute der Arne-Karlsson-Park. [Unter Verwendung von: 2]

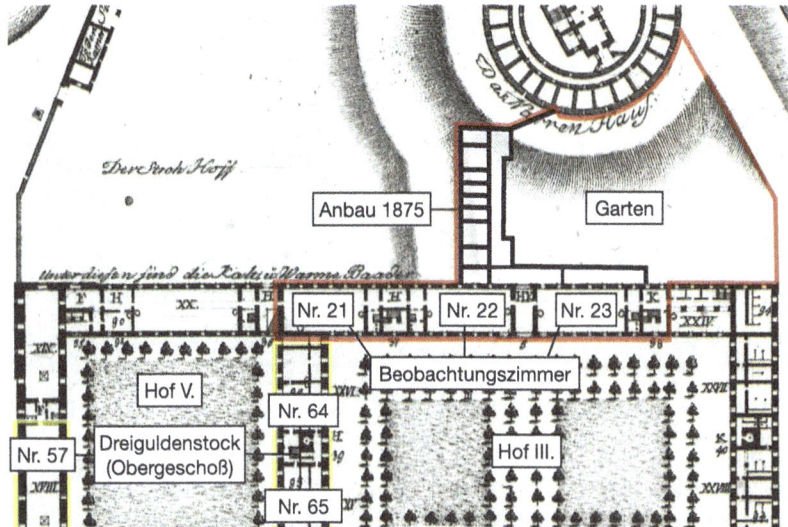

Abb. 7.4 Die psychiatrischen Beobachtungszimmer im Erdgeschoß des Allgemeinen Krankenhauses: Das erste von der Wiener Irrenanstalt unabhängige psychiatrische Beobachtungszimmer im Allgemeinen Krankenhaus ist ab 1815 nachweisbar, kann aber auch schon früher entstanden sein. Das ursprüngliche Beobachtungszimmer war Teil einer der medizinischen Abteilungen des Krankenhauses gewesen und hatte SpitalspatientInnen beherbergt, bei denen der Verdacht auf eine psychische Erkrankung bestanden hatte. Hierbei hatte immer schon eine enge Zusammenarbeit mit der eigentlichen Irrenanstalt bestanden, in die die PatientInnen übernommen wurden, falls sie im Beobachtungszimmer nicht geheilt werden konnten. Ab 1828 wurde die Betreuung des Beobachtungszimmers Nr. 22 vom Primar der Irrenanstalt übernommen, das zur Aufnahmestation der Anstalt wurde, obwohl es vorerst rechtlich Teil des Krankenhauses blieb. 1833 wurde die Aufnahmestation um das Zimmer Nr. 21 erweitert. Beide Zimmer wurden 1845 der Irrenanstalt als regulärer Belagsraum angeschlossen und das Zimmer Nr. 23 zum Beobachtungszimmer umgewidmet. Nach der Abtrennung der Wiener Irrenanstalt vom Krankenhaus 1853 bestand das Zimmer Nr. 23 als kleine psychiatrische Station im Allgemeinen Krankenhaus fort. 1870 wurde dort die „psychiatrische Abteilung" gegründet, die als „Zentralaufnahme" für die Wiener Irrenanstalt fungierte. Da nun fast alle Aufnahmen der Irrenanstalt zuerst durch das Allgemeine Krankenhaus geschleust wurden, wurde der Raum der psychiatrischen Abteilung wieder auf die Zimmer Nr. 22 (1870) und Nr. 21 (1873/74) erweitert. 1875 wurde in diesen Räumlichkeiten die „2. Wiener Psychiatrische Klinik" gegründet, die bisherigen Zimmer umfassend umgebaut und die Abteilung um einen einstöckigen Zubau für Unruhige zum stillgelegten Turm hin erweitert, der nicht erhalten geblieben ist. Die rote Umrandung in der Abbildung entspricht der vollen Ausdehnung der psychiatrischen Klinik ab 1875. Einige Zimmer für PatientInnen der I. Klasse im „Dreiguldenstock" wurden 1796 der Anstalt zugeordnet und bis 1853 benutzt [Unter Verwendung von: 1]

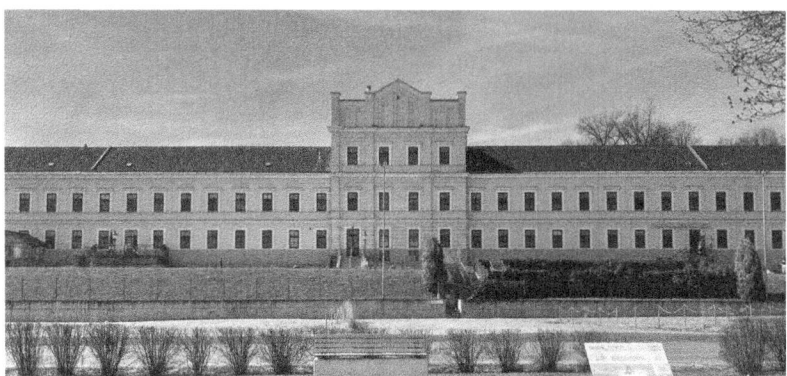

Abb. 7.5 Die Anstalt Ybbs an der Donau: Die spätere Wohlfahrtsanstalt wurde um 1720 als Reiterkaserne erbaut und ab den 1770er-Jahren als Siechen- und Versorgungshaus für die Wiener Bevölkerung genutzt. Schon bei der Eröffnung des Narrenturms 1784 wurden einige unheilbare Irre aus den Wiener Krankenhäusern nach Ybbs überbracht. 1817 wurde im Versorgungshaus eine eigene Abteilung für unheilbare Irre aus Wien eingerichtet. Ybbs wurde zur Pflegeanstalt der Wiener Irrenanstalt, die in den nächsten Jahrzehnten vorzüglich Unheilbare aus der Hauptstadt aufnahm und diese bis zu ihrem Tod verpflegte. Die Bettenzahl betrug etwa 300, es mussten aber teilweise mehr als 400 PatientInnen untergebracht werden. Erst 1842 bekam die Irrenabteilung eigenes ärztliches Personal, einen Primar- und einen Sekundarirrenarzt. Ab diesem Zeitpunkt nahm die Abteilung auch heilbare PatientInnen aus der Umgebung auf und wurde damit zur zweiten eigenständigen Irrenanstalt Niederösterreichs. Ybbs versorgte aber auch weiterhin unheilbare PatientInnen aus Wien. Da im Irrenwesen mehr Plätze benötigt wurden, wurde 1858 die gesamte alte Versorgungsanstalt umgebaut und zur „niederösterreichischen Landesirrenanstalt Ybbs" umgewandelt. Heute befindet sich in dem Gebäude das „Sozialpsychiatrische Therapiezentrum Ybbs", womit die Psychiatrie dort seit über 200 Jahren ohne Unterbrechung am selben Standort in Betrieb steht [4]

Literatur

1. Gerl, Jos. und Lander, Ferd. *Plans des Allgemeinen Krancken Hauses, des Militär Spitals und der Chirurgischen Academie in Wien.* ÖNB/Wien. Wien, 1784. http://data.onb.ac.at/dtl/4733750 (besucht am 26. 01. 2022).
2. Huber, Joseph Daniel von. *[Vogelschauplan]: Scenographie oder geometrisch perspectivische Abbildung der kayserlich königlichen Haubt- und Residenz Stadt Wienn in Oesterreich.* WStLA, Kartographische Sammlung, Sammelbestand, P1: 11: Druckversion (1778). 1778. https://www.wien.gv.at/actaproweb2/benutzung/archive.xhtml?id=Stueck++00000020ma8KartoSlg#Stueck__00000020ma8KartoSlg (besucht am 21. 01. 2022).

3. Roscher, J. von und Reisser, F. *Wien und Vorstädte 1812*. WStLA, Pläne der Plan- und Schriftenkammer, P10/2: 112196.1: Auflage von 1812. 1812. https://www.wien.gv.at/kultur/kulturgut/plaene/stadtplan-1812.html (besucht am 21. 01. 2022).

4. Weiss, Sonya. *Ansicht der Anstalt Ybbs*. 2021.

Zusammenfassung

Dieses Kapitel widmet sich jener Phase der Wiener Irrenanstalt zwischen der Jahrhundertwende und den 1830er-Jahren, in der sie innerhalb kurzer Zeit hoffnungslos veraltete. Um dem entgegenzutreten, wurden einige Reformen unternommen: Die Irrenanstalt wurde innerhalb des Allgemeinen Krankenhauses zu einem eigenständigen Primariat und die sogenannten Beobachtungszimmer im Krankenhaus wurden der Irrenanstalt als Aufnahmestation angeschlossen. Um die von Überfüllung bedrohte Wiener Irrenanstalt zu entlasten, wurde 1817 eine psychiatrische Filialabteilung im Versorgungshaus Ybbs an der Donau gegründet, die bis zu 400 unheilbare PatientInnen aus Wien aufnehmen konnte. Trotz dieser Anpassungen zeigte das gleichzeitige Aufkommen des privaten Irrenwesens in Niederösterreich, in dem betuchte PatientInnen in neuartigen Musteranstalten behandelt wurden, die Unzulänglichkeiten der öffentlichen Einrichtung deutlich auf. Es wurde daher zu Beginn der 1820er-Jahre der Versuch unternommen, eine neue öffentliche Irrenheilanstalt am Wiener Bründlfeld zu errichten, deren Entwürfe hier besprochen werden. Aufgrund von staatlichem Geldmangel konnte der Neubau nicht durchgeführt werden, und die niederösterreichische Psychiatrie musste sich auch in den nächsten Jahrzehnten mit dem ungeeigneten Turmbau begnügen.

8.1 Eigenes Primariat

Im Jahr 1805, nach dem Rücktritt von Johann Peter Frank, wurde Franz Nord zum Direktor des Allgemeinen Krankenhauses ernannt. Bruno Görgen, davor vermutlich Sekundararzt im Lazarett, folgte Nord als hauptverantwortlicher Primararzt der

Wiener Irrenanstalt nach. Die Bestellung Görgens zum Primararzt der Irrenanstalt beruhte auf einer Anwendung der spitalsinternen Faustregel, dass der jeweils jüngst ernannte Primararzt die Irrenanstalt als Bürde mit zu übernehmen hatte. Aus welchen Gründen manche Primare aber wirklich die Betreuung der Irrenanstalt auferlegt bekamen, ist oftmals völlig undurchsichtig. Görgen etwa dürfte auch ärztlich für das Irrenwesen Sorge getragen haben, er könnte die Stelle also auch freiwillig übernommen haben. Die Regelung des dienstjüngsten Primars scheint für die meiste Zeit über totes Recht gewesen zu sein, wurde aber bei manchen Nachbesetzungen wieder aus dem Grab hervorgeholt. Das Wenige, das von Görgens Führung bekannt ist, ist, dass er den psychischen Heilverfahren noch größere Aufmerksamkeit widmete als sein Vorgänger. Unter anderem ließ Görgen die ersten bekannten Musikveranstaltungen in der Wiener Irrenanstalt abhalten, wie er selbst stolz bekannte: *„[Ich ließ] als Vorstand der öffentlichen Wiener Irrenanstalt (...) schon die schwierigsten musikalischen Productionen von Wahnsinnigen ausführen (...), und daß sie Quartetten und Quintetten mit einer Pünctlichkeit ausgeführet haben, welche von Kunstkennern bewundert wurden".* [11, S. 26] Görgens Primariat fiel jedoch in politisch unsichere Zeiten; der gewaltvolle Erdrutsch, den die Revolution in Frankreich ein paar Jahre zuvor in Gang gesetzt hatte, wälzte sich nach Wintern des langsamen Herandräuens schließlich durch die Straßen der habsburgischen Hauptstadt. In den sogenannten Franzosenjahren 1805 und 1809 wurde Wien von napoleonischen Truppen besetzt. In der Wiener Irrenanstalt schnellte die jährliche Sterblichkeit in diesen beiden Jahren in die Höhe, auf über 17 % aller PatientInnen. Ähnlich hohe jährliche Sterberaten finden sich ansonsten fast nur in den Jahren der Cholera ab 1831 und als Nachdröhnen der 1848er-Revolution, vgl. Abschn. 15.2.4. Wie in späteren Zeiten auch erwies sich die Wiener Irrenversorgung – wie die Psychiatrie im Allgemeinen – als anfällig gegenüber Kriegen und Sozialkatastrophen.[1]

Auch was ihre ärztliche Leitung betrifft, scheint die Anstalt nach dem Weggang Nords nicht zur Gänze gefestigt gewesen zu sein. Es ist unklar, wie lange Görgen, der durch die Gründung seiner Privatirrenanstalt 1819 enorme Berühmtheit erlangen sollte, ihr zuständiger Primar blieb. Einige spätere Quellen – die manchmal falsch erinnern – behaupten bis 1808. [Vgl. 42, S. 3] Görgen selbst spricht davon, bis 1813 für die Anstalt zuständig gewesen zu sein. [Vgl 11, S. 10] Es gibt aber auch ein von Görgen gezeichnetes Dokument, in dem er der Krankenhausdirektion einen erfolglosen Selbsttötungsversuch eines im Turm einsitzenden Militärinvaliden anzeigt, das vom 5. März 1814 stammt. [Vgl. 36, S. 286] Görgen, der bis 1815 als Primararzt im Krankenhaus arbeitete, dürfte demnach weiterhin manchmal Aufgaben in

---

[1] Zu erwähnen ist mit besonderer Berücksichtigung der Stadt Wien und unter Außerachtlassung der gezielt mörderischen Nazizeit zuvorderst die Hungerkatastrophe in der Anstalt Am Steinhof während des Ersten Weltkrieges, während der durch allgemeine Vernachlässigung der Psychiatrie rund 2800 PatientInnen ums Leben kamen, vgl. [9, 34].

der Anstalt übernommen haben, obwohl er, wie er selbst sagt, nicht mehr für sie hauptzuständig war. Denkbar ist auch, dass Görgen und sein Nachfolger Ignaz EISL (Lebensdaten unbekannt) die Anstalt einige Jahre lang gemeinsam betreuten. Eisl war Hauptprimar der Irrenanstalt ab 1808 oder 1813 und blieb es bis 1826 [42, S. 3]; danach diente er als Primar im Krankenhaus bis 1845. Sein Name wurde mal „Eisel", „Eysel" zumeist aber „Eisl" geschrieben. Hier zeigt sich deutlich, wie sehr der Anstalt ein eigenes Primariat fehlte. Die Zuständigkeiten waren unklar und die Primare hatten neben der Anstalt auch weiterhin ihre eigenen medizinischen Abteilungen im Krankenhaus zu führen. Selbst bei aufopferungsvollster Fürsorge war es, wie das Beispiel Nords zeigte, schlicht nicht möglich jeden Tag alle PatientInnen zu besuchen. Wenn ein Primar wie vorgeschrieben, täglich einmal auf Krankenbesuch ging, sah er leicht mehrere hundert Menschen in einem Durchgang. Allein der Fußweg dieser Wanderprimare durch die Höfe des Krankenhauses zum Turm hoch und dann noch zum Lazarett hinaus muss ärgerlich viel Zeit in Anspruch genommen haben. Vielleicht war dies mit ein Grund, warum sich Görgen nach einigen Jahren griesgrämig vom öffentlichen Irrenwesen ab- und seiner privaten Einrichtung zuwandte. So schrieb Görgen 1820 (während er bereits Werbung für seine eigene Irrenanstalt machte):

> Die öffentliche Irrenanstalt in Wien hat, so wie vielleicht alle öffentlichen Anstalten dieser Art, die öffentliche Meinung in einem so hohen Grade wider sich, daß ich gar nicht nöthig habe, diese Meinung ausführlich zu motivieren. [11, S. 10]

Görgen überließ es seinem Nachfolger Eisl mit der immer größer werdenden Überfüllung und der gleichzeitig einsetzenden raschen Veralterung der Anstalt fertig zu werden. Über Eisls Leitung der Anstalt ist wenig bekannt, obwohl er einer ihrer längst dienenden Vorstände war. Er scheint ein stiller und unermüdlicher Arbeiter gewesen zu sein und niemand, der seine Leistungen in die Auslage stellte. Ein Besucher beschreibt ihn als freundlichen „*wackern alten Praktiker (…) den ich auch gern näher kennen gelernt hätte, wenn ich nicht gehört, es sei ihm nicht angenehm, wenn man seine Visite mitmacht.*" [15, S. 188] Seine langen Dienstjahre in der Anstalt könnten dadurch erklärbar sein, dass Eisl, ähnlich wie Nord und Görgen vor ihm, ein eigenständiges Kümmernis gegenüber den Irren und der Anstalt gefasst und sich freiwillig zu deren Betreuung gemeldet hatte. Unter Eisl, in genauer Abstimmung mit den jeweiligen Krankenhausdirektoren, wurden einige wichtige Schritte zur Modernisierung der Anstalt gesetzt. Von wem die Vorarbeiten zu diesen wichtigen Änderungen ausgingen, ob die Einfälle von Eisl selbst, vom damaligen Direktor des Krankenhauses Johann Valentin HILDENBRAND (* 1763; † 1818, Direktor von

1811–1818) oder von einer übergeordneten Stelle in der Verwaltung kamen, ist unbekannt. Die wesentlichste Neuregelung in der Anstalt war, dass sie 1817, 33 Jahre nach ihrer Eröffnung, endlich ein eigenes Primariat zuerkannt bekam.

Die Irrenanstalt in Wien erhält einen für sie ausschliesslich bestimmten Primararzt.
Durch allerh. Entshliessung [Druckfehler im Original] vom 10. November 1817 geruhten Se. Majestät [Franz II./I.] zu bestimmen, dass der Primararzt des allgemeinen Krankenhauses zu Wien, Dr. Eisel von der Spitals-Praxis, welche unter die anderen vier Primarärzte zu vertheilen ist, befreyt und einzig auf die Behandlung der Irren im Tollhause und Lazarethe beschränkt werde. Decret der vereinigten Hofkanzley an die nied. öst. Regierung vom 13. November 1817 Z. 26734. [14, Scanseite 556]

Immer wieder wird berichtet, dass es Michael Viszánik gewesen sei, der 1841 als erster eigenständiger Primar die Anstalt übernommen habe. [Vgl. 32, S. 1229] Diese Berichte beruhen auf einem Missverständnis, das darauf zurückgeht, dass 1841 die Regel des jüngsten Primararztes endgültig abgeschafft wurde und fortan auch Ärzte von außerhalb des Krankenhauses mit der Leitung der Irrenanstalt betraut werden konnten, [Vgl. 28, S. 395] eine Regel, die allerdings nie zur Anwendung kam, da Viszánik bis zur Eröffnung der neuen Wiener Irrenanstalt die Primarstelle durchgängig besetzte. Die Wortfindung der früheren Entschließung von 1817 zeigt eindeutig, dass ab diesem Jahr der Anstalt ein eigener und „dauernder" Primar zur Verfügung stand, der sich *nicht* mehr um andere Abteilungen im Krankenhaus kümmern musste, sondern seine Tagesaufgaben einzig in der Irrenanstalt hatte. Die Bestellung neuer Primarärzte wurde allerdings bis 1841 immer noch durch die Regel des jüngsten Primars beeinflusst.[2] Im Rahmen des Krankenhauses bringt das eigene Primariat eine gestiegene Wertschätzung oder zumindest eine gewachsene Beachtung gegenüber der Irrenanstalt im Besonderen und dem Fach der Psychiatrie im Allgemeinen zum Ausdruck. Im Anstaltsalltag bedeutete das neue Primariat schlicht, dass der Primararzt die Möglichkeit hatte, zumindest die meisten der ihm zugeordneten Kranken einmal des Tages zu besuchen.

8.1.1 „Instruction für den Primararzt der Irrenanstalt"

Dem neu bestimmten Primararzt wurden zur Ausübung seiner Arbeit 28 ausführliche „Instruktionen" vorgeschrieben. Diese Stellenbeschreibung war zuerst 1814

---

[2] Da es so viele unterschiedliche Aussagen über die Primarfrage in den Quellen gibt, ist sie schwer richtig einzuschätzen. Manche Autoren widersprechen sich dabei sogar selbst, vgl. [42, S. 74 und S. 186]

erlassen worden, als für sämtliche ärztliche Dienstposten im Allgemeinen Krankenhaus genaue Dienstvorschriften erarbeitet wurden [Vgl. 2]. Die Instruktionen
wurden 1817 nochmals bestätigt. [In Folge zitiert aus 3, Scanseiten 535–543]
     Die ersten Punkte der Anweisung schrieben dem Primar vor, wie er sich um
die allgemeine Ordnung in der Anstalt zu kümmern hatte. Der Primarzt sollte das
Anstaltspersonal gut auswählen und während der Arbeit scharf beäugen. Er hatte
darauf zu achten, dass die *„Irrsinnigen"* von niemanden *„grob behandelt, oder gar
misshandelt"* wurden, ob das Personal seinen Aufgaben nachkam, – WärterInnen
drohten bei Pflichtverletzungen Entlassung und Anzeige – ob das Tabakrauchen,
eine bis zwei Pfeifen am Tag, nur unter Aufsicht in den Wärterzimmern stattfand,
ob den PatientInnen alle gefährlichen Gegenstände entzogen waren, ob geeigneten PatientInnen Freigang in die Gärten gewährt wurde, ob PatientInnen in ihren
Kammern Arbeit zugewiesen bekamen und ob der Zugang zur Anstalt gegenüber
„Neugierigen" und Verwandten ordnungsgemäß überprüft wurde.
     Seine ärztliche Aufgabe bestand darin, die Morgenvisite auf jeder Abteilung
durchzuführen, *„gefährliche Kranke"* öfter zu besuchen und neben der Behandlung
auch die Diäten festzulegen. Nicht erlaubt war ihm, Kranke *„zu seiner Bequemlichkeit"* ins Krankenhaus zu transferieren. Jeder Transfer zwischen Krankenhaus und
Irrenanstalt musste zuerst von der Direktion genehmigt werden. Jeden Monat sollte
der Primararzt einen „Rapport" über die Irrenanstalt mit den gegenwärtigen Belegs-
zahlen der Krankenhausdirektion vorlegen. Zur Vermehrung der psychiatrischen
„Kunst" hatte er besondere Krankheits- und Genesungsfälle als Aufsätze nieder-
zuschreiben und bemerkenswerte Obduktionsbefunde sowie *„Schedel, welche eine
Belehrung geben können"* an das pathologische Museum weiterzuleiten. Bei der
Aufnahme von PatientInnen hatte er darauf zu achten, dass ein *„ärztliches Zeugniss über die bestimmte Gegenwahrt des Wahnsinnes"* und eine Krankengeschichte
vorlagen oder bald nachgeschickt wurden.

> Nur in dringenden Fällen, wo der Wahnsinn offenbar ist, oder die Polizeybehörde die
> Aufnahme verlangt, ist es erlaubt, so einen Kranken ohne ärztliches Zeugniß, oder in
> Erwartung eines nachträglichen aufzunehmen.

Bei Aufnahme mussten PatientInnen außerdem auf *„Verletzungswerkzeuge"* hin
untersucht werden. Stand das Vermögen neuer PatientInnen noch nicht unter Kuratel, sollte der Primar die Bestellung eines Kurators bei der Krankenhausdirektion in
die Wege leiten. Danach hatte er auf die richtige Verteilung der PatientInnen nach
Lazarett und Turm zu achten.

Rasende, sich und andern Gefährliche, Lärmende, Unreine, Unheilbare, dann alle jene,
welche gern die Flucht ergreifen, sind in den Irrenthurm zu geben. Ruhige aber, Stille,
Reinliche, Heilbare, oder auch deren Wahnsinn nicht erwiesen ist, gehören in das
Lazareth. (…) [D]ie Onanisten, welche ihre Nachbarn oft zu diesem Laster verleiten,
und für die der halbfinstere unzweckmäßig gebaute Irrenthurm höchst verderblich ist,
[sind] ausschließlich im Lazareth zu behandeln.

Während des Aufenthalts war es das Vorrecht des Primars, Strafen und Beschränkungsmaßnahmen – in den Instruktionen *„moralische Arzney"* genannt – über PatientInnen zu verhängen.

Allein diese Strafe muss niemahls aus Leidenschaft verfüget werden, und niemahls
die Gränzen der Humanität überschreiten; verbothen muß es auch nicht nur den subalternen Aerzten, sondern vorzüglich den Wärtersleuten seyn, die Irren nach Willkür
mit Anlegung des Spenzers [Zwangsjacke] oder der Handfesseln, des Gürtels u. d. gl.
zu strafen, oder auf eine andere Art zu züchtigen.

Bei Entlassungen hatte er darauf zu achten, dass einerseits nur tatsächlich geheilte
Personen die Anstalt verließen und anderseits geheilte Personen nicht ohne Grund
in der Anstalt behalten wurden. Alle Entlassungen waren vorab vom Krankenhausdirektor abzusegnen. Ungeheilte aber *„unschädliche"* PatientInnen durften gegen
Revers in die Pflege eines Bürgen entlassen werden (dieser Bürge musste vermutlich ein Mann sein), der in Folge für einen *„etwaigen Schadenersatz"* aufkommen
musste, sollte der Kranke nach seiner Entlassung irgendwelche Schäden verursa-
chen. Auch *„vollkommen geheilt Scheinende"* sollten möglichst nicht auf *„freyen
Fuß"* entlassen werden, sondern in die Obhut von Verwandten, Vormündern oder
der Obrigkeit gegeben werden. Die Anstalt suchte, wo immer möglich, die Verantwortung für entlassene PatientInnen auf den Privatbereich oder auf übergeordnete
Behörden abzuschieben. (Für den genauen Wortlaut der Vorschriften siehe Anhang
D)
   Auch den Sekundarärzten und den Chirurgen der Irrenanstalt waren ab 1814
derartig genaue Dienstvorschriften auferlegt. Sie sind vielfach wortgleich zu den
Primararzt-Instruktionen. Sonderaufgaben hatten die Sekundarärzte bei der Kontrolle der Medikamenten- und Essensausgabe, die Chirurgen bei der Überwachung
des Wartpersonals. [Vgl. 2, S. 169–176]

8.2 Pflegeabteilungen für Unheilbare in Mauerbach und Ybbs

Die Wiener Irrenanstalt stand in den 1810er-Jahren vor der schwerwiegenden Aufgabe, der sich anbahnenden völligen Überfüllung ihrer Räume Herr zu werden. Die Überfüllung der Irrenanstalten, die keineswegs nur in Wien auftrat, sondern ein Vorgang war, der sich in allen deutschsprachigen Staaten auf gleiche Weise abspielte, drohte den „Heilapparat" – das ist die Gesamtheit aller Kurbestrebungen einer Anstalt – durch Überlastung abzuwürgen und wurde zeitgenössisch vor allem als Ergebnis der Aufnahme von zu vielen Unheilbaren begriffen. Die Psychiatrie im 19. Jahrhundert stand vielen Krankheiten entgegen, deren Ursachen sie nicht begriff und für die sie keinerlei Heilmittel besaß, zuvorderst, um hier nur einige aufzuzählen, den mit Epilepsie verbundenen Geistesstörungen, der progressive Paralyse – Wahnsinn aufgrund einer Ansteckung mit Syphilis – sowie einem bunten Blumenstrauß von angeborenen oder erworbenen Behinderungen. Diese Krankheiten verliefen chronisch, führten aber in vielen Fällen nicht unmittelbar zum Tode. Einmal in eine Anstalt aufgenommen, mussten diese PatientInnen über lange Jahre hinweg verpflegt werden, ohne entlassen werden zu können, wodurch die Anstalten nicht in der Lage waren, leicht heilbare PatientInnen aufzunehmen. Die überfüllten Anstalten verlören

> den Charakter einer Irrenheilanstalt gänzlich (…), wenn nicht von Zeit zu Zeit die für unheilbar Erkannten, welche durch viele Jahre, ja selbst ihre ganze Lebenszeit hindurch in diesem unglücklichen Zustande verharren, von den heilbaren abgesondert und irgend wo anders in eine geeignete Obsorge versetzt würden. [20, S. 200]

Klar heraus gesagt: Man war der Meinung, dass Unheilbare den Heilbaren ihre Plätze „wegnahmen". Um die Platznot in den Irrenanstalten zu lindern, wurden eigens für Unheilbare eingerichtete „Pflegeanstalten" eröffnet und das Irrenwesen somit glatt entzweigeschlagen: in eine kräftige und besser unterstützte Hälfte für als heilbar erachtete Kranke in sogenannten „Heilanstalten"; und in eine verkümmerte und unterversorgte Hälfte für Unheilbare in Pflegeanstalten.[3]

In Niederösterreich wurden Pflegeanstalten durch die Umwidmung von Gebäudeteilen der bisherigen Versorgungshäuser am Land geschaffen. 1816 geschah dies zum ersten Mal: Die Anstalt im ehemaligen Kloster Mauerbach, 1784 von Kaiser Joseph II. zum Versorgungshaus umgewidmet, nahm 30 bis 40 als unheilbar erachtete PatientInnen aus Wien in einer sogenannten „Filialabteilung" auf. Die Verbrin-

---

[3] Zum Unterschied von Heil- und Pflegeanstalten und ihrer geschichtlichen Entwicklung vgl. in dieser Arbeit auch Kap. 12, Abschn. 14.1 und Glossar Anhang F.

gung von Wiener PatientInnen aufs niederösterreichische Land war keineswegs ein neues Verfahren, um Wiener Wohlfahrtsanstalten zu entlasten. Ähnliches geschah vor 1784 vielfach mit PfründnerInnen aus Wiener Spitälern und auch während der josephinischen Gesundheitsreform waren unheilbare Irre nach Ybbs verschickt worden.

Wichtiger als die Filialabteilung in Mauerbach, die sang- und klanglos aus den verfügbaren Quellen verschwindet, war die Gründung der Filialabteilung im Versorgungshaus Ybbs an der Donau (siehe dazu Abb. 7.1 und 7.5). Da die räumlich eher kleine Filiale in Mauerbach das Platzproblem der Wiener Anstalt nicht auf lange Zeit zu lösen vermochte, wurde auf Rat der damaligen Krankenhausdirektoren Johann Hildenbrand und Johann Nepomuk von RAIMANN (*1780; † 1847, Direktor 1818–1829) 1817 im Versorgungshaus Ybbs an der Donau eine Abteilung für unruhige Irre aus Wien eingerichtet. [Vgl. 47, 185 f.] Die riesige Ybbs'sche Abteilung, die mehr PatientInnen als die Narrenturm fassen konnte, wurde in einem 1720 als Reiterkaserne erbauten Gebäude untergebracht, das Platz für rund 1200 Menschen bot und schon seit den 1770er-Jahren als Versorgungshaus für verarmte Wiener diente. Bereits 1828 erfuhr die Filialabteilung für Irre in Ybbs eine deutliche Erweiterung, da viele PfründnerInnen in das neueröffnete Versorgungshaus St. Andrä an der Traisen umgesiedelt wurden. Wie das gesamte Versorgungshaus stand die Irrenabteilung unter der Aufsicht eines Hausverwalters, eines Arztes und eines Wundarztes. Die Behandlung und Versorgung der Irren unterschied sich offenbar nicht wesentlich von der anderer PfründnerInnen. Um die Kranken sollten sich WärterInnen kümmern, die oftmals selbst als PfründnerInnen in der Anstalt saßen und denen man für ihre Dienste nur ein kleines Handgeld auszuzahlen brauchte. Der festgelegte Zweck der Ybbs'schen Abteilung war, bei *„sanitätswidriger Überfüllung"* der Wiener Anstalt *„unheilbar erkrankte"* aber *„stille, ruhige und nicht gar zu unreine Irrsinnige"* aus Wien aufzunehmen. [42, S. 15] Zwischen 1817 und 1842 bezog die Irrenabteilung vermutlich alle ihre PatientInnen allein aus Transferierungen aus Wien. Es ist bekannt, dass zwischen 1829 und 1843 rund 500 PatientInnen von Wien nach Ybbs überstellt wurden. [Vgl. 42, Tabelle L] Die Anzahl der in der Irrenabteilung dort dauerhaft sich aufhaltenden PatientInnen lag in den Jahren vor 1845 bei 300 bis 350, erreichte aber teilweise auch Höchststände von über 400 Personen. Nach 1828 hatte die Abteilung das Aussehen wie in Abb. 8.1 beschrieben:

Das Versorgungshaus hat, ausser einem offenen Vorhofe, zwei geschlossene regelmässige Hofräume und ist durchgehends Einen Stock hoch [gemeint: Erdgeschoß und ein Obergeschoß]. Die Communication ist im Inneren des ganzen Hauses durch breite Stiegen und einen schönen Gang hergestellt. Die Irrenabtheilung desselben besteht gegenwärtig aus 13 grösseren und 11 kleineren Zimmern, welche mit Ausnahme von 3 derselben, das Erdgeschoss des zweiten Hofes ausmachen. Ein in diesem Hofe von

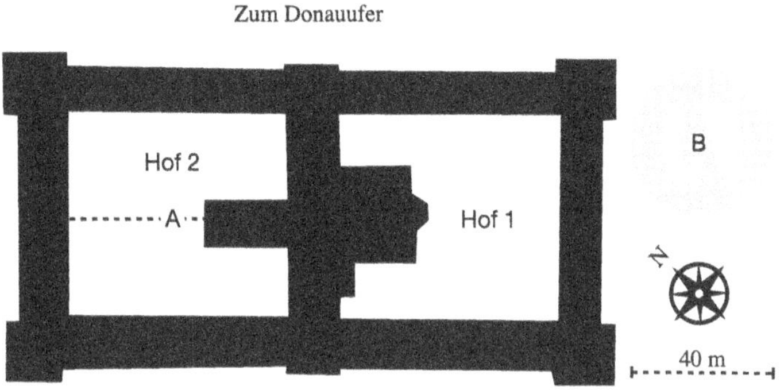

Zum Donauufer

Hof 2

A

Hof 1

B

N

40 m

Abb. 8.1 Innere Aufteilung der Anstalt zu Ybbs an der Donau ab 1828: Um den ersten Hof lagen die Räumlichkeiten für die PfründnerInnen. Die Irrenabteilung befand sich größtenteils in den Zimmern des Erdgeschoßes, die sich um den hinteren Hof gruppierten. Der Innenhof der Irren war durch ein Gitter längs in eine Männer- und eine Frauenhälfte geteilt (**A**). Zum Größenvergleich wird ausgegraut der Grundriss des Narrenturms angegeben (**B**)

einem Thore zum andern sich hinziehenden Doppelgitter, in dessen Zwischenraume sich ein Bassin befindet, trennt die Räume für beide Geschlechter, und unmittelbar an die Abtheilung stösst ein ziemlich grosser Garten, der mit einer Mauer umgeben und durch ein ähnliches Doppelgitter in den Weiber- und Männergarten getheilt ist. [42, S. 16]

Mit Ybbs bekam die Wiener Anstalt ihre korrespondierende Pflegeanstalt für chronisch Kranke zugewiesen. Wie die meisten anderen Pflegeanstalten zu dieser Zeit entsprach sie vollständig der Gattung der vom Mutterhaus vollständig getrennten Pflegeanstalt: Ybbs stand nicht unter derselben Direktion wie die ihr zugeordnete Irrenanstalt, besaß keinen vergleichbaren Heilapparat und befand sich darüber hinaus wie die meisten derartigen Häuser in beträchtlicher räumlicher Entfernung zu ihrer Ursprungsanstalt. [Vgl. 17, S. 119–149][4]

Von den Zuständen, unter denen die PatientInnen in Ybbs lebten, wird Verschiedenes berichtet: Einerseits wurde behauptet, dass in Ybbs, dieser *„äusserst gesund gelegenen Anstalt, (…) mannigfaltige Cachexien, besonders Scorbut und Wassersucht ganz ohne Arzneien von selbst verschwanden."* Der Skorbut, eine Erkrankung aufgrund von Minderversorgung mit Vitamin C, die bei längerem Bestehen zur völ-

---

[4] Die Irrenanstalt Bayreuth erhielt 1805 mit der Eröffnung einer Filiale in *Schwabach* erstmals eine Pflegeanstalt im deutschsprachigen Raum. Weitere Gründungen von Pflegeanstalten, die chronisch Kranke aus den ihnen zugeordneten Heilanstalten aufnahmen, waren etwa *Colditz* (1829) für Sonnenstein, *Geseke* (1841) für Marsberg und *Hildesheim* (1833) für Hildesheim.

ligen Aufzehrung des menschlichen Körpers führt, eine Krankheit, die berühmter-
maßen in den engen Räumlichkeiten von Schiffen während langer Seereisen auftrat
und daher heute zuvorderst als Seemannskrankheit bekannt ist, plagte auch viele
Passagiere im Narrenschiffs des Irrenturms, was auf eine unzureichende Ernährung
in der Wiener Anstalt schließen lässt. Auch die Wassersucht, die Ansammlung von
Wasser in Geweben, in die es nicht hingehört, heute zumeist als Ödem bezeichnet,
kann bei Unterernährung als Folge von Proteinmangel auftreten, allerdings auch bei
dutzenden anderen Erkrankungen. Es ist bekannt, dass die Wiener Ärzte den Irren
durch Diäten das Essen beschränkten und strafweise Essensentzug durchführten,
wodurch wahrscheinlich eine Teilmenge der Auszehrungen zu erklären sein wird.
Anderseits lobten sich die Ärzte der Wiener Anstalt immer selbst, wenn es um die
Mannigfaltigkeit der Speisen ging, die man den Kranken auftischte.

> Der Geisteskranke, besonders der Unheilbare, dessen ganzes Leben mehr ein körperli-
> ches ist, findet sein einziges Glück, das einzige noch mögliche Behaglichseyn in dem
> reichlichen Genuß von guten Speisen, und Dank sey es unserer Anstalt, in welcher
> der Aermste, wie der Wohlhabenste täglich so viel Speisen bekommt, wie sie nur in
> bessern Privathäusern können gefunden werden. [8, S. 345]

Trotzdem waren Mangelerkrankungen besonders unter den Insassen des Turms gang
und gäbe. [Vgl. 33, S. 1241] Vermutlich war deren Auslöser aber nicht der blanke
Mangel an Essen, sondern eine Fehlernährung durch die Anstaltsküche. Offenbar
war aber das Essen in Ybbs auf eine solche Weise reichhaltiger, dass sich in dem
Augenblick der Zustand der Irren besserte, in dem sie die dort üblichen Mahlzeiten
der PfründnerInnen bekamen. Laut Aussagen konnten von 100 aus Wien nach Ybbs
gebrachten Kranken zumindest fünf jedes Jahr wieder als „vollkommen geheilt" entlassen werden. In der psychiatrischen Literatur der 1840er-Jahre wird Ybbs daher
zumeist als ruhiges und heilsames Ausgedinge für schwer getroffene Menschen
beschrieben, in dem auch noch manchmal glückliche Genesungen gelängen. [Vgl.
42, S. 16] Andere Autoren beschreiben den Typus der Pflegeanstalt jedoch mit eini-
gem Recht als traurige Sackgasse für chronisch Kranke, so verglich der erste Primar
der Irrenabteilung in Ybbs, Karl Spurzheim, seine Anstalt mit einem „Depot", in
dem die PatientInnen gleich kaputtem Schuhwerk eingeschlichtet worden waren
(vgl. dazu Kap. 12).

8.2.1 Irrentransport nach Ybbs: „Erlebtes auf Berufswegen"

Wie die Überbringung von PatientInnen aus der Wiener Irrenanstalt nach Ybbs tatsächlich ablief, lässt sich mithilfe eines humoristischen Berichtes zeigen, den Karl ESTERLE (Lebensdaten unbekannt) verfasste. Esterle war in den 1830er- und 40er-Jahren Sekundarwundarzt im Lazarett gewesen und betätigte sich später nebenberuflich als Schriftsteller, als der er einige kurze, aber anekdotenschwere Geschichten in Zeitungen und Magazinen unterbringen konnte. Als aufsehender Arzt begleitete er 1839 eine Überführung von Wiener PatientInnen nach Ybbs.

Es war im Jahre 1839 im Monat Juli, als ich einen Transport unheilbarer Geisteskranker aus der hier überfüllten Irrenanstalt in das Versorgungshaus nach Ybbs zu überbringen hatte. Um eine leichte Übersicht über meine Pflegebefohlenen zu haben, fuhr ich in einem halbgedeckten Wagen, indeß vor mir ein Zug von 18 geschlossenen Reisewagen, wo in jedem ein Geisteskranker, und zur nöthigen Aufsicht überall ein Wärter saßen, die Straße entlang rollte. In jeder Ortschaft, die ich mit meinem Transport passieren mußte, fehlte es an Gaffern durchaus nicht, und einzelne Irrsinnige, von der Reise aufgeregt, vermehrten durch ihr Geschrei und ihre lebhaften Gesten noch mehr die Neugierde der Vorübergehenden. Mir war diese Neugierde keineswegs unerwartet, ich konnte sie täglich, ja fast stündlich beobachten. (…) Das Bild meiner unglücklichen Reisegesellschaft läßt sich mit wenigen, aber inhaltschweren Worten sagen. Mehrere dieser Unglücklichen, durch ein irre geleitetes Gewissen mit dem Fluche völlig erdichteter Frevel belastet, folterte ihr religiöser Wahn mit der schrecklichsten Gewißheit ewiger Verdammniß. Andere wähnten sich von Verläumdern, Mördern, Gespenstern, Teufeln, reißenden Thieren oder fürchterlichen Naturerscheinungen umringt, hörten Stimmen, die ihnen Beschimpfungen, Drohungen, Todesurtheile zuriefen.

In Sieghartskirchen nimmt die Gesellschaft Mittagsrast, wobei Esterle von einem tobsüchtigen polnischen Patienten, der vor der Abreise an eine gut gefüllte Branntweinflasche geraten war, beinahe der Schädel mit einem Sessel eingeschlagen wird – „keiner der Krankenwärter [wollte] zu diesem Experiment willig seinen Kopf hergeben (…), und sie wahrscheinlich den meinigen dazu für geeigneter hielten." Der Pole wird durch einen strengen Auftritt Esterles gebändigt und für den Rest der Tagesetappe nach St. Pölten, wo übernachtet werden soll, in eine Zwangsjacke geschnürt. „Leider mußte ich zu diesem Mittel greifen, weil ich wußte, daß auf diese kurze Ebbe oft eine um so heftigere Fluth eintritt." Die Pointe der Geschichte ist, dass der St. Pöltner Stadtdiener vergessen hat, den Zug anzukündigen, weshalb Esterle zunächst kein Nachtquartier für sich und die Kranken findet. Die knapp 40-köpfige Reisegruppe bekommt schließlich behelfsmäßig Zimmer in einem Gasthaus zugewiesen, in dem normalerweise adelige englische Gäste absteigen, weshalb der Wirt den Arzt bittet, die Anwesenheit seiner Kranken zu vertuschen.

[A]ls der Gastwirth bleich und verlegen zu mir ins Zimmer trat, und mir unter Entschuldigungen öffnete, daß, wenn der Lord erführe, daß sich ein Transport Geisteskranker mit ihm unter einem Dache befinde, er augenblicklich in einen andern Gasthof gehen würde, ein großer Schlag für ihn, da Englands Reisende seit Jahren immer sein Gasthaus zu besuchen pflegten.

Die Ankunft der geckenhaft herausgeputzten Lord- und Ladyschaften, samt Bedienerin, Hühnerhund und schwatzendem Papagei im Käfig wird ausführlich geschildert, womit die nicht sonderlich ernsten Verwicklungen und Verwechselungen beginnen. Esterle wird ins Speisezimmer gerufen, um, wie auch in der Anstalt, das Essen der Irren vorzukosten.

Ich ging sofort in das gemeinsame Speisezimmer meiner Pflegebefohlenen, um, wie immer in der Anstalt, so auch hier die Speisen und Getränke zu kosten, was im Vorbeigehen gesagt, den meisten Irrsinnigen einen Trost gewährt, indem Viele die Idee haben, daß ihren Nahrungsmitteln Gift beigemischt werde, was wohl einerseits daher rühren mag, daß man oft gezwungen ist, den unglücklichen Kranken Medicamente unter ihre Speisen zu geben, da sie meist hartnäckig jede Arzney zu nehmen sich weigern.

Dabei bemerkt er, wie der englische Lord, der glaubt eine Gruppe polnischer Emigranten vor sich zu haben, aus einer schriftstellerischen Laune heraus seine PatientInnen in den Blick nimmt und beginnt, eifrig über jeden einzelnen Aufzeichnungen in sein Notizbuch zu kritzeln. Der lüsterne Blick des Engländers, der dem Blick der LeserInnen der Geschichte gleicht, gibt nun wiederum Esterle einige Jahre später dazu Veranlassung, ein paar die Neugierde befriedigende Worte über seine stärksten Fälle auf dieser Reise zu bringen, eine doppelte Rechtfertigung sozusagen, um die Irren zur Unterhaltung der LeserInnen vorzuführen. Einer der unheilbaren Irren, der sich passenderweise für einen Kaiser hält, bemerkt die unverschämten Augen des Engländers auf sich ruhen und weist diese mit einer besonders herrschaftlichen Gebärde ab. Der Engländer, der durch die sichere Bewegung der Hand sogleich auf adeliges Blut in deren Venen schließt, schickt zum ehrerbietigen Gruß und als Entschuldigung eine Champagnerflasche an den Tisch der Irren, die Esterele peinlich berührt mit der festen Gewissheit zurücksenden muss, in der Achtung des Engländers nun tief gefallen zu sein. [Vgl. 6, 7, 8]

8.3   Die Privatirrenanstalt Görgen

1819 eröffnete Bruno Görgen, hauptzuständiger Primararzt der Wiener Irrenanstalt
von 1805 bis vermutlich 1813, sein privates „Institut für Gemüthskranke" im „Mollardschlössel" in Gumpendorf, heute Teil des 6. Wiener Gemeindebezirks, siehe
Abb. 8.2. Beim Mollardschlössel handelte es sich um das Gumpendorfer Schloß,
mit Drittnamen auch Amerlingschlössl genannt, dessen letzten Reste in den 1960er-
Jahren abgerissen wurden. [Vgl. 46]

Es war die erste Einrichtung dieser Art in Niederösterreich seit Joseph II. die
Privatirrenanstalt des Dr. Jovis 1784 hatte schließen lassen. Die private Irrenversorgung hatte sicherlich nie ganz aufgehört, war aber durch das Dasein der öffentlichen
Zentralanstalt unterdrückt und nicht mehr weiter öffentlich dargestellt worden. In
der zum Anlass der Eröffnung seiner Privatirrenanstalt in Deutsch und Französisch
verfassten Werbebroschüre, legte Görgen seine Beweggründe zur Gründung der Einrichtung nieder. Seine Rechtfertigung bediente das ausgeprägte Standesbewusstsein
der damaligen Zeit; da die Wiener Irrenanstalt, wie das gesamte Wiener Kranken-
hauswesen, im Wesentlichen aus dem früheren Armenwesen entstanden war, war

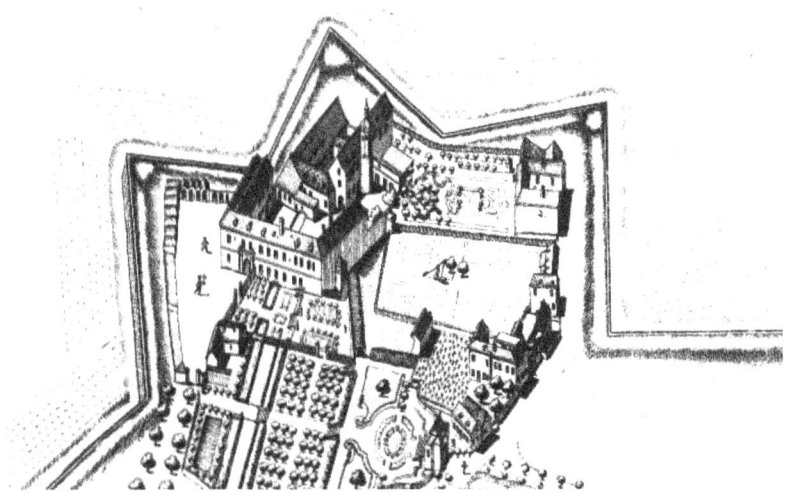

Abb. 8.2 Das Mollardschlössel am Wiener Linienwall mitsamt angrenzenden Gärten und
Häusern in Gumpendorf; das erste Haus der Privatirrenanstalt Görgen. Stich um 1770. [Aus-
schnitt aus: 16]

der größte Teil ihrer PatientInnen arm, was in einer Stadt wie Wien auch bedeutete, dass viele davon Einwanderer waren, wie Görgen deutlich wissen ließ:

> Von der Idee einer öffentlichen Irrenanstalt in einer volkreichen Residenzstadt, wie Wien, sind gewisse Mängel und Gebrechen schon aus dem Grunde unabwendbar, weil in einer solchen Anstalt die Gemüthskranken aus den verschiedensten Ständen und Classen, so wie aus den entferntesten Provinzen des weit ausgedehnten Kaiserstaates zusammenströmen. (…) [B]edenkt man endlich, daß in dieser Anstalt drey bis vierhundert Wahnsinnige, deren Muttersprachen oft niemand von den dabey Angestellten versteht, einem einzigen, höchstens zweyen Ärzten anvertraut sind, welche selbst sich nicht ausschließig mit dieser Aufgabe beschäftigen können; so ist alles gesagt, was erforderlich ist, um diese öffentliche Irrenanstalt nach Verdienst zu würdigen. (…) Unter solchen Umständen war die Errichtung von Privat-Irrenanstalten, wie man sie in England, Frankreich und anderen Ländern schon längst bestehen sah, für den österreichischen Kaiserstaat ein längst gefühltes Bedürfniß (…)

Nicht zuträglich war diesem nach Ansicht Görgens giftigen Gemisch auch das *„nach einem höchst unglücklichen Plane ausgeführte Lokale der öffentlichen Irrenanstalt in Wien, welchem die hohe Staatsverwaltung schon längst ihren Beyfall versagt hat"*, insbesondere deshalb, weil dort *„Heilbare und Unheilbare, Reinliche und Unreinliche, Stille und Tobende, Melancholische und Muthwillige, Rohe und Gebildete, Soldaten, Handwerker, Bauern, und Dienstboten unter allen Classen von Honoratioren gemischt beysammen"* lagen, Bett an Bett, ohne jeden Unterschied. (Den Dreiguldenstock lässt Görgen in seiner Schilderung geflissentlich aus, genauso wie den Umstand, dass der Irrenanstalt mittlerweile ein eigener Primararzt zur Verfügung stand. Aber es wäre keine wirkungsvolle Werbung, würde sie nicht kleine Tatsachenwidrigkeiten über den Mitbewerber verbreiten.) Die folgerichtige Schrittfolge für vermögende Kranke und deren Angehörige wäre demnach die private Pflege im eigenen Zuhause gewesen, ungestört von der Armut, den Fremdsprachen und mangelnden Umgangsformen anderer, so wie es schon jahrhundertelang durchgeführt worden war. Görgen, und mit ihm viele andere Irrenärzte dieser Zeit, hielten aber gerade die enge und zugleich brüchige Bindung eines Kranken an seine Familie für einen der größten Hemmschuhe seiner Genesung. Die Aufnahme in eine Anstalt wurde bei Irren als das erste Mittel zur Heilung angesehen, eine Faustregel, die für arm und reich gleichermaßen galt. Im Wesentlichen läge es an der um sich schlagenden Wildnis des Wahnsinns, an den *„gestörten Verrichtungen, oder vielmehr [in] den krankhaften Wahrnehmungen der Sinne bey Gemüthskranken (…)"*, die, wenn sie auch nur selten in tatsächliche Gewalt übergingen, doch der Grund seien, warum Irre im

Schooße ihrer Familien niemahls mit gutem Erfolge behandelt werden können, und
die Stimmen aller erfahrnen Ärzte vereinigen sich darin, daß eine gründliche Cur der
Gemüthskranken erst mit ihrer Trennung von den gewohnten Umgebungen beginnen
könne. [Vgl. 11, S. 3–11]

Görgen machte sich daran, ein Haus für wohlhabendere Kranke zu errichten, das
die Trennung von der häuslichen Umgebung bei gleichzeitiger Beibewahrung des
gewohnt gehobenen Lebensstils ermöglichen sollte. Passenderweise konnte er seine
Einrichtung auf Grundlage eines Gesetzes aus dem Jahre 1813 eröffnen, dessen
Wortlaut er selbst als Gutachter maßgeblich mitgestaltet hatte und das Privatirrenanstalten unter bestimmten Vorraussetzungen in Österreich wieder rechtlich erlaubte:
Das Hofkanzlei-Dekret vom 26. November 1813, Z. 17.915 listete 13 Bedingungen
auf, *„unter welchen Privat-Irrenanstalten in Wien errichtet werden dürfen."* Das
erste Bündel von Regelungen betraf den Antragsteller: Der Unternehmer musste ein
graduierter Arzt sein (kein Wundarzt), der seine *„vorzüglichsten Kenntnissen"* über
die Irrenpflege und seine *„reinste[.] Moralität"* durch Zeugnisse bei der Landesstelle Wien zu beweisen hatte. Weiters musste er über das nötige Vermögen für eine
solche Einrichtung verfügen und durfte zeitgleich kein anderes Amt ausüben, das
ihn in der Führung der Anstalt hindern konnte. Das zweite Bündel von Regelungen
schrieb die Gestaltung der Einrichtung vor. Im Vorherein musste hierzu ein *„detaillierte[r] Plan"* über die Anstalt mitsamt der Vorstellung des Gebäudes und der
Anzahl der WärterInnen bei der Landesbehörde eingereicht werden, die diesen durch
die medizinische Fakultät Wien zu prüfen hatte. Keinesfalls durfte die Privatirren-
stalt mehr Kranke aufnehmen, als darin sinnvollerweise behandelt werden konnten;
Männer und Frauen waren *„gehörig"* getrennt voneinander unterzubringen. Im dritten Bündel der Regelungen ging es vorrangig um rechtliche Fragen: Streng sollte auf
Verschwiegenheit geachtet werden, damit *„Niemand von der Anwesenheit dieses
oder jenes Wahnsinnigen in der Anstalt unterrichtet sey."* Der Vorsteher musste für
allen Schaden, die seine PatientInnen während des Aufenthalts sich oder anderen
zufügten, die Verantwortung tragen. Bei Aufnahme musste über jeden Kranken ein
ärztliches Zeugnis über das Vorhandenseins des Wahnsinns vorliegen, außerdem
musste eine eigene Aufnahmeabteilung in der Anstalt eingerichtet sein, in der die
Neuaufgenommenen über die ersten Tage hinweg beobachtet werden konnten (vermutlich um die Schwere ihrer Erkrankung einzuschätzen und die PatientInnen, die
durch ihre Aufnahme möglicherweise verunsichert oder aufgebracht waren, in dieser neuen Umgebung besser zu überwachen). Als Letztes musste der Unternehmer
die Verpflegungspreise bekannt machen. Die Privatirrenanstalten waren der Landesstelle Wien untergeordnet und mussten zu jedem Zeitpunkt Sanitätsbeamten zur
Überwachung einlassen. [Vgl. 25, 383 f.]

Görgen, der durch seine Primarstelle ein anerkannter Fachmann in der Irrenbehandlung war und schon 1813 an die Eröffnung einer Privateinrichtung dachte,
schnitt sich dieses Gesetz eng wie eine zweite Haut an den eigenen Leib; nicht viele
andere Ärzte hätten den gestellten Anforderungen genügt. Tatsächlich versuchte
ein Kollege Görgens, der Arzt und spätere Primar der psychiatrischen Beobachtungszimmer im Allgemeinen Krankenhaus, Johann Christian SCHIFFNER (* 1779;
† 1857), 1813 eine Erlaubnis für eine Privatirrenanstalt zu erreichen, ein Gesuch,
das man abschlug, da man Schiffner beschied, zu wenig Erfahrung im Umgang mit
Irren zu haben. [Vgl. 10] Die Privatirrenanstalt Görgen begann im Dezember 1819
mit der Aufnahme von PatientInnen, nachdem ihr Standort und die *„innere Organisation"* von der medizinischen Fakultät Wien überprüft und genehmigt worden
war. (Die sechsjährige Verzögerung zwischen Gesetz und Eröffnung erklärt sich
dadurch, dass es Görgen zunächst nicht gelang, ein geeignetes Gebäude für seine
Einrichtung zu finden.) Die offizielle Begutachtung änderte Görgens vorgelegtes
Programm nur in dem Punkt ab, dass es ihm nicht erlaubt wurde,

> die tobenden Irren, wenn sie in die Anstalt kommen sollten, in das allgemeine Irrenhaus
> zu verweisen (…), weil eben hierdurch mancher Familie das Mittel würde benommen
> werden, ihre unglücklichen Anverwandten besser und gemächlicher zu versorgen,
> welches gerade der Zweck bey einer solchen Privatanstalt seyn muß.

Als Mahnung zur Führung seines Unternehmens wurde ihm noch mitgegeben, dass
es seine besondere Pflicht sei *„die Kranken nicht bloß nach der Verpflegs-Classe,
sondern auch nach ihrer Krankheit selbst"* zu behandeln. [Vgl. Regierungs-Decret
vom 25. Dezember 1819, Z. 44.747. In: 27, 135 f.] Das erste Gebäude von Görgens
Privatanstalt lag in *„ländliche[r] Lage"* am Rande Wiens in *„Abgeschiedenheit von
dem Gewühl der Residenz"* und besaß etwa 60 gut ausgestattete Zimmer. Die PatientInnen der dritten Klasse lagen zu fünft oder zu sechst in einem Saal, diejenigen
der zweiten Klasse zu dritt und die Kranken, die in der ersten Klasse unterkamen,
hatten Anrecht auf ein eigenes Zimmer, in dessen Vorraum der persönliche Wärter
wachte. Görgen glaubte daran, dass Gemüthskrankheiten *„[s]elten, und nur sehr
selten (…) bloß durch Arzeneymitteln"* behandelbar seien; *„aber in den allermeisten
Fällen (…) ist eine auf den Karakter des Kranken sowohl, als auf seine krankhaften Vorstellungen, und Gefühle berechnete psychische Behandlung die wesentliche
Bedingung"* der Heilung.

> [Görgens] Grundansicht ist, dass eine körperliche und indirect psychische Heilmethode
> die richtige sei, dass er, wenn mit dem Kranken umzugehen sei, hauptsächlich das
> Wort Wahnsinn vermeide, und nur, wenn es von einem Kranken gebraucht würde, die
> Gelegenheit ergreife und sich mit ihm darüber verständige; dass eine ununterbrochene

> Beschäftigung zur Heilung nothwendig sei; dass in gewissen Fällen zwar eine völlige Unfreiheit nothwendig werde als Strafe oder Druck, dass aber in der Regel Aufsicht und Druck für den Kranken so unfühlbar als möglich gemacht werden müsse; (...) dass die Erziehung in der Heilung eines Irreseins von vorn anfangen müsse, und die Heilung eigentlich darin bestehe, dass die Civilisation (die nur in einem zur Gewohnheit gewordenen, sich selbst auferlegten Zwang besteht) fehle, und dass der Kranke sich von vorn herein an sie wieder gewöhnen müsse (...) [15, S. 295]

Görgens Spielart der psychischen Therapie war dementsprechend eng mit der Wiedererlangung und Wiedergewöhnung an gesellschaftliche Umgangsformen verknüpft: In einem Gemeinschaftssaal konnten die PatientInnen mit Spielen, Gesprächen, Musik, Literatur und Tanz andauernd beschäftigt werden. Für Männer gab es ein Billardzimmer und des winters wurden auf einer kleinen Bühne von Kranken Stücke gegeben. Umgeben war das Anstaltshaus von einer parkähnlichen Anlage, in der zu jeder Jahreszeit Leibesertüchtigungen und Spiele im Freien stattfanden. Viele PatientInnen aßen mit der Familie Görgen an einem Tisch, wobei echtes aber zur Vorsicht abgestumpftes Besteck ausgegeben wurde, um Selbstverletzungen und -tötungen zu erschweren. (In der Wiener Irrenanstalt aßen die PatientInnen aus demselben Grund nur mit Löffeln.) Geeignete PatientInnen erhielten Ausgangserlaubnis und durften mit Begleitung Theater, Konzerte und Ähnliches besuchen. Das Ziel von all dem war, die Irren zu keiner Stunde *„sich selbst zu überlassen"*. In der Anstalt mussten sie

> ihre meiste Zeit im Umgange mit meiner [Görgens] Familie und den dazu gewählten Personen zubringen, und sogar ihre Mahlzeiten an meinem Familientische halten, damit sie auch hier sich beherrschen lernen, und jeden Augenblick, wenn auch nur mit Mienen und Geberden, gemahnt werden können, so oft sie etwas thun, was auch nur die leiseste Zurechtweisung verdient.

Görgens Heilverfahren glich einer immerwährenden Benimmstunde und seine Anstalt einem großen Schulraum, der seine Einwohner in einer unendlichen Abfolge kleinster und winzigster Prüfungen darauf vorbereitete, in der äußeren Welt wieder als gesellschaftsfähig anerkannt zu werden. [Vgl. 11, S. 9–25]

Da es Görgen verboten worden war, tobende PatientInnen in den Narrenturm abzugeben, entwickelte er einen eigenen Umgang mit ihnen. Zuvorderst unterließ er es, PatientInnen mit Zwangsjacken und Gurten zu binden, *„nur unbändige Onanisten werden Nachts an den Händen gebunden."* (Görgen war der Meinung, dass die meisten psychischen Krankheiten und auch viele „Nervenkrankenheiten" – er zählte hierzu *„Fallsucht, Zuckungen, Starrsucht", „Schlagfluss"* und *„Lähmung mit begleitendem Blödsinne"* – ihre Ursache in der Selbstbefriedigung hätten.) Zur

Bändigung von Tobenden setzte er auf eine andere Methode: die Weichzelle. Bei Bedarf ließ er eine Kammer seiner Anstalt mit weichen Matratzen auskleiden und sperrte tobende Kranke darin ein. Weiters gab es eine abgedunkelte Isolierzelle in der Anstalt:

> Ein Zimmerchen, für sehr Rasende, ist durchaus dem Tageslicht unzulänglich, und Görgen sieht es gern, wenn er zu einem solchen Rasenden oder Schreienden noch einen zweiten hat, damit er sie zusammensperren kann, wo sich dann die Leute bald überschreien und stiller werden. [Vgl. 15, 292 f.]

Görgens Verfahrensweise ist damit in vielen Punkten ähnlich zu dem etwas später in England entwickelten *No-Restraint-System*, das sich ab den 1870er-Jahren schließlich auch in den öffentlichen Irrenanstalten Niederösterreichs durchsetzen sollte, was dort in *„der Krankenpflege schwere Opfer erheischt[e]."* [23, S. 5] (Vgl. auch Glossar Anhang F.)

All diese Fortschrittlichkeit in Görgens Anstalt kam zu einem Preis: Er hatte viel und gut ausgebildetes Personal zu bezahlen, WärterInnen, KöchInnen, BedienerInnen, aber auch „Gesellschaftsdamen" zur Unterhaltung der Kranken und auch die Anmietung des Schlosses war teuer. Görgen machte seine Ausgaben bekannt und rechtfertigte derart die hohen Verpflegungspreise seiner Einrichtung. PatientInnen der III. Klasse zahlten drei, die der II. Klasse vier und die der I. Klasse fünf Gulden Conventionsmünze (fl. C.M.) täglich. Das Geld war bei Aufnahme stets auf einen Monat im Voraus zu entrichten, bei 30 Tagen beliefen sich die Kosten für die III. Klasse auf 60 fl. C.M., für die II. Klasse auf 120 fl. C.M. und für die I. Klasse auf 150 fl. C.M. Zum Vergleich: 1821 betrug der Tagsatz für PatientInnen der I. Klasse im Allgemeinen Krankenhaus und dem öffentlichen Irrenhaus einen Gulden und 20 Kreuzer – ein fl. C.M. teilte sich bis zum Jahreswechsel 1857 in 60 kr. (danach in 100 kr.) –, für die II. Klasse 51 kr., für Kranke der III. Klasse mit Heimatrecht nach Wien 18 kr., für solche ohne Heimatrecht 32 kr. [Vgl. Hofkanzley-Decrete vom 26. July und 10. October 1821, Zahl 20.975 und 29.429. In: 27, 233 f.] Die allermeisten Irren in der Wiener Anstalt, annähernd 75 %, wurden jedoch gratis in der sogenannten IV. Klasse verpflegt, vgl. Abschn. 15.8.

Die in der Privatanstalt geforderten Beträge waren selbst für Mittelklassepersonen nur schwer aufzubringen. So betrug das monatliche Durchschnittseinkommen im Jahre 1840 in Österreich nur etwa sechs Gulden, das sind 72 fl. C.M. im Jahr. [Vgl. 19, S. 114, Tab. 1] Der Primararzt der Wiener Irrenanstalt erhielt jährlich 1200 fl. C.M., die Sekundarwundärzte (sofern überhaupt besoldet) nur mehr 240 fl. C.M., genausoviel die Sekundarwundärzte, und die WärterInnen im gesamten Krankenhaus jeweils 120 fl. C.M. im Jahr. [Vgl. 20, S. 205–212][5]

Insgesamt erschuf Görgen eine teure Musteranstalt, medizinisch für die damalige Zeit sicherlich herausragend, für wohlhabende PatientInnen und deren klassenbewusste Angehörige, die die bestehenden Unzulänglichkeiten der öffentlichen Wiener Anstalt nur noch deutlicher hervortreten ließen. Für PatientInnen ohne Geldmittel erklärte sich Görgen unzuständig und verwies sie auf die vorher geschmähte öffentliche Wiener Irrenanstalt. [Vgl. 11, S. 30]

8.3.1 Ausdehnung des Privatirrenwesens in Niederösterreich

in Pension ging,

Görgen übersiedelte seine Privatanstalt 1831 von Gumpendorf nach Oberdöbling, heute Teil des 19. Wiener Gemeindebezirkes, in die Heniksteinvilla, dem gegenwärtigen Bezirksgericht Döbling, siehe Abb. 8.3. Nach dem Tod von Bruno Görgen 1842 übernahm sein Sohn Dr. Gustav GÖRGEN (* 1815; † 1860) die Anstalt, der sie nach der Selbsttötung des seit 1848 dort lebenden ungarischen Politikers István SZECHENYI (* 1791; † 1860) 1860 an Maximilian LEIDESDORF (* 1816; † 1889) und Heinrich OBERSTEINER D. Ä. (* 1820; † 1880) weitergab. [Vgl. 4] Nach dem Ausstieg von Obersteiner d. Ä. wurde 1872 sein Sohn Heinrich OBERSTEINER D. J. (* 1847; † 1922) Mitgesellschafter von Leidesdorf und heiratete auch dessen Tochter Helene, die Einrichtung wurde also weiterhin als Familienbetrieb geführt. Die Privatanstalt in Oberdöbling blieb bis zu ihrem Verkauf 1916, als Obersteiner d. J. in Pension ging, eine der teuersten und angesehensten Einrichtungen dieser Art in Österreich, auch deswegen, weil ihre leitenden Ärzte als bedeutende Wissenschafter und Lehrende hervortraten. Max Leidesdorf war von 1875 bis zu seinem Tod Professor für Psychiatrie an der Universität Wien und Obersteiner d. J. ebendort ab 1880 außerordentlicher Professor für Physiologie und Pathologie. Weiters gründete er 1883 aus privaten Mitteln die erste gewidmete Hirnforschungseinrichtung weltweit, das umgangssprachlich nach ihm benannte Obersteiner Institut. [Vgl. 41] Die Anstalt behandelte bevorzugt den blaublütigen und monetären Adel, deren Angehörige und manchmal auch deren Angestellte, wenn die Dienstgeber für die Ausgaben aufkamen. [Für eine genaue Schilderung der Anstalt unter Leidesdorf und den beiden Obersteiners siehe: 5]

---

[5] Ein weiterer Teil der Bezahlung wurde allerdings in Naturalien abgegeben, das heißt in Unterkunft und Wohnung, Kerzen und Brennholz, womit den Angestellten zumindest diese Ausgaben entfielen.

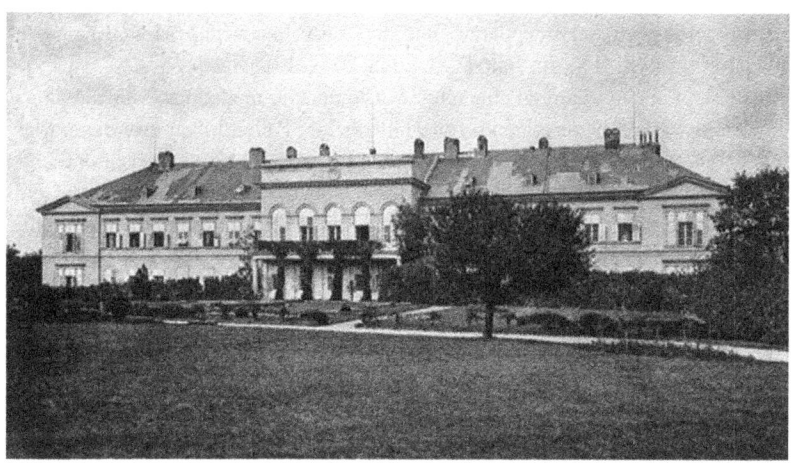

Abb. 8.3 Die Privatirrenanstalt Görgen und ihre unmittelbaren Nachfolgeeinrichtungen hatten von 1831 bis 1916 in der Heniksteinvilla in Oberdöbling ihren Standort. Aufnahme um 1891 [22, S. 165]

Nicht alle Privateinrichtungen waren derart gehoben; und nicht alle erfüllten die mauerhohen Auflagen, die ihnen das Gesetz von 1813 und ihr Mitbewerber Görgen vorgeschrieben hatten. So wurde im Jahre 1815 ruchbar, dass zwei Wiener Frauen schon seit einiger Zeit Irre in ihren Wohnungen verpflegten. Ein Hofkanzleidekret befahl hieraufhin die Überprüfung der Einrichtungen durch die Polizei-Oberdirektion und die medizinische Fakultät nach den Grundsätzen des Gesetzes von 1813. [Vgl. Hofkanzley-Decret vom 20. Februar 1815, Z. 2.912. In: 26, S. 179] Bei den beiden Unternehmerinnen handelte es sich um eine Frau GLITSCHARD (Vorname und Lebensdaten unbekannt), die ein Privatpflegehaus im ersten Bezirk führte, und um eine Frau MOSER (Vorname und Lebensdaten unbekannt), die eine ähnliche Einrichtung auf der Wieden betrieb, dem heutigen 4. Wiener Gemeindebezirk. Beide Einrichtungen wurden nicht offiziell als Irrenanstalten anerkannt, durften aber nach ihrer Entdeckung offenbar von den Behörden geduldet im rechtlichen Graubereich weiterarbeiten. [Vgl. 10, S. 1220]

Die private Krankenpflege war ein Beruf, der zumeist von Frauen ausgeübt wurde, die in ihren eigenen Wohnungen oder Häusern gegen Bezahlung chronisch Kranke aufnahmen und versorgten. Dabei ging es weniger um eine tatsächliche Heilbehandlung – Frauen durften den Arztberuf nicht ausüben – sondern zuvorderst um die Unterbringung von Menschen, die keine Familien mehr hatten oder die ihren

Angehörigen zu sehr zur Last fielen. (Was keinesfalls heißen soll, dass diese Frauen in irgendeiner Form Scharlatanerie betrieben und nicht über ein beträchtliches Maß an medizinischem Wissen verfügten.) Die Tätigkeit der privaten Krankenpflege war in der damaligen Zeit gleichsam „unsichtbar" und konnte von den Behörden nur unvollständig überwacht werden, weil die Kranken bei Nachfragen einfach als normale Untermieter oder Kostgänger dargestellt werden konnten. Daher ist im Bereich der Privatirrenpflege nur etwas über die betreffenden Einrichtungen bekannt, wenn diese „enttarnt" wurden oder die BetreiberInnen ihre Tätigkeit selbst bei den Behörden anmeldeten.

Den letzteren Weg bestritt Therese PABST (* 1790; † 1878). Sie war die Witwe eines Regimentsarztes, die bereits zu seinen Lebzeiten psychisch Kranke in ihrem Haus in Melk in Pflege genommen hatte. Nach dem Tod ihres Mannes und ihrem Umzug nach Wien eröffnete sie 1834 eine angemeldete Privatanstalt zur Verpflegung von Irren auf der Mölkerbastei im heutigen 1. Wiener Gemeindebezirk. 1840 bezog die Anstalt ein größeres Haus, das Palais Rasumofsky in der Erdberger Hauptstraße 7 im heutigen 3. Wiener Gemeindebezirk, in dessen 23 Krankenzimmern sie ebenso viele PatientInnen aufnehmen konnte. Nach ihrem Tod 1878 wurde die Anstalt vom Arzt Wilhelm SVETLIN (* 1849; † 1914) übernommen, der vorher als Assistent in der Anstalt Oberdöbling bei Obersteiner d. J. und Leidesdorf angestellt gewesen war und jetzt die neuübernommene Einrichtung unter seinem eigenen Namen weiterführte. 1884 übersiedelte die Anstalt in einen Neubau für rund 70 Personen in die Leonhardgasse 3–5 im heutigen 3. Wiener Gemeindebezirk; das Gebäude ist heute noch erhalten. Svetlins Anstalt war nach diesem Zeitpunkt ähnlich ausgewählt und fast ebenso teuer wie die ältere Anstalt in Oberdöbling. Seine Kundschaft waren einerseits äußerst reiche BürgerInnen und anderseits verschiedenste Angehörige des europäischen Hochadels. [siehe 38, 37]

Bis 1907, als am Wiener Steinhof neben der öffentlichen Irrenanstalt auch das große Privatsanatorium unter derselben Anstaltsleitung eröffnete, wurden noch fünf weitere Privatirrenanstalten in und rund um Wien eröffnet, 1863 jene in Lainz, die 1872 um einen Neubau in der Jagdschlossgasse 25 im heutigen 13. Wiener Gemeindebezirk erweitert wurde, 1872 eine Einrichtung in Inzersdorf, heute im 23. Wiener Gemeindebezirk, 1884 folgte weiters eine Einrichtung in Tulln im heutigen Niederösterreich, 1888 das Sanatorium Hacking im heutigen 14. Wiener Gemeindebezirk und schlussendlich 1906 ein weiteres Sanatorium in Pressbaum in Niederösterreich, siehe. Tab. 8.1. [Vgl. 35, Tab. 3]

„Sanatorium" war – wie die anderen leichtgängigen Bezeichnungen wie „Gemüts- oder Nervenheilstätte" auch – ein selbst gewähltes Tarnwort der Privatirrenanstaltsunternehmer, die durch das böse Wort „Irre" am Türschild keine Kunden abschrecken wollten. Im Jahre 1902 bezeichnete ein sich unbekannt machender

Tab. 8.1 Niederösterreichische Privatirrenanstalten bis 1914

Einrichtung	Vorstände	Zeitraum
Privatirrenanstalt Oberdöbling	Görgen, Obersteiner, Leidesdorf	1819–1916
Privatirrenanstalt Svetlin	Pabst, Svetlin, Angerer	1834–1925
Privatirrenanstalt Lainz	Löwinger, Pokorny	1863/1872–?
Sanatorium Inzersdorf	Fries, Breslauer	1872–1940er
Sanatorium Tulln (NÖ)	Bonvicini	1884–?
Sanatorium Hacking	Rosenthal	1888–1930
Sanatorium Pressbaum (NÖ)	Weiss	1906–?
Sanatorium Steinhof	Direktoren des Steinhofs	1907–1923

Schreiber, der als Arzt in einer Privatirrenanstalt arbeitete, das Wort Irrer als *„hart und anstößig, gewiss."* *„Es kann nur Aufgabe sein, den Kranken und ihren Angehörigen so viel wie möglich ein Wort zu ersparen, das sie schmerzlich berührt. Durch das Wort „Irrenanstalt" werden sie oft unnöthig vor den Kopf gestossen."* Derselbe Kommentar führt aus, dass der Hauptunterschied zwischen Irrenanstalten und Sanatorien, Nervenheilstätten und Gemütsheilanstalten in der Schwere der Erkrankungen läge, mit denen Kranke in diese aufgenommen würden: Leichte Krankheiten eher in private Einrichtungen, schwere Fälle eher in öffentliche. [40] Diese Beobachtung ist allerdings nur bedingt stimmig. Die Aufzeichnungen aus den Privatirrenanstalten zeigen, dass diese durchwegs schwerwiegende Erkrankungen behandelten, siehe Tab. 8.2. [Vgl. 35, Tab. 4 und 5]

Schwere Depression, Neurosyphilis und schizophrenieähnliche Psychosen machten beinahe zwei Drittel aller Fälle aus. Die privaten Irrenanstalten unterschieden sich also nicht durch die Mildheit der Erkrankungen von den öffentlichen Anstalten. Sie behandelten durchwegs keine „Wehwehchen" – für diese gab es dutzende besser geeignete Einrichtungen – sondern ernsthafte psychische Erkrankungen. Wie enthoben diese Anstalten allerdings vom öffentlichen Versorgungsirrenwesen waren, zeigt die geringe Anzahl ihrer PatientInnen. Während die Anstalt in Oberdöbling während den 16 Jahren von 1875 bis 1891 insgesamt 767 PatientInnen aufnahm – etwa 48 im Jahr –, behandelte Svetlins Anstalt in den zwölf Jahren zwischen 1879 bis 1891 insgesamt 468 Personen, jährlich durchschnittlich 39. [Vgl. 35, S. 172] Zum Vergleich: In den 16 Jahren zwischen 1875 und 1891 wurden in der öffentlichen Wiener Irrenanstalt Am Bründlfeld 12.501 Aufnahmen verzeichnet, durchschnittlich 781 im Jahr. [Vgl. 24] Die öffentliche Irrenanstalt hatte also in

Tab. 8.2 Krankheitsbilder in der Privatanstalt Svetlin 1879 bis 1891[a]

Erkrankung	Anzahl	Prozent	Männer-%[b]	Frauen-%[b]
Keine Diagnose oder andere	90	19	18	21
Schwere Depression	88	19	10	30
Neurosyphilis	87	19	33	0
Mglw. Schizophrenie[c]	85	18	15	23
Manie	38	8	3	14
Morphinismus	34	7	10	3
Organisches Hirnsyndrom	28	6	6	6
Alkoholismus	9	2	3	0
Hysterie	9	2	2	2
Summe	468	100 %	100 %	99 %[d]

[a]Bei den hier dargestellten Krankheitsbildern handelt es sich nicht um die zeitgenössischen Diagnosen, sondern um deren heutige „Übersetzungen", die vom Autor Edward Shorter stammen
[b]Prozentanteil der Männer ($n = 264$) und Frauen ($n = 204$), die an diesem Krankheitsbild litten
[c]Laut Quelle: „Possible schizophrenia"
[d]Rechenfehler in der Quelle

einem Jahr einen Durchlauf, dessen Zahlen die privaten Einrichtungen in Jahrzehnten nicht erreichten.

Die private und die öffentliche Irrenversorgung waren allerdings keine streng voneinander getrennte Gefäße, da es durchaus einen Austausch von Kranken zwischen ihnen gab. Manche Angehörige nahmen, nachdem ein Patient als hoffnungslos „unheilbar" eingestuft worden war, den Kranken aus den teuren Privatanstalten hinaus und ließen ihn in die billigeren öffentlichen Pflegeanstalten bringen, etwa nach Ybbs oder Klosterneuburg. *„Once they had become demented and beyond hope of recovery, the relatives saw no point in spending further money on them."*[6] [Vgl. 35, S. 165–169]

---

[6] Übers.: *„Sobald die PatientInnen verblödeten und keine Hoffnung auf Heilung mehr bestand, sahen die Angehörigen keinen Zweck mehr darin, Geld für sie auszugeben."*

8.4   Frühe Pläne zur Errichtung einer neuen Anstalt

In der Literatur wurden die Bemühung ab 1820 eine neue öffentliche Wiener Irrenanstalt zu errichten, ursächlich mit der Eröffnung der privaten Konkurrenz in Gumpendorf in Beziehung gesetzt. Die Privatirrenanstalt Görgen habe sowohl in wissenschaftlicher als auch in wirtschaftlicher Hinsicht den Druck auf die Wiener Anstalt
verschärft und sie, ganz gemein gesprochen, schlichtweg alt aussehen lassen. [Vgl.
18, S. 49] Zunächst hatten aber sämtliche Wohlfahrtsanstalten Niederösterreichs mit
schweren finanziellen Einbüßen zu kämpfen. Durch ein unüberlegtes Abwerten der
Währung im Jahre 1811 hatten die hinter den Anstalten stehenden Fonds weite Teile
ihres Vermögens verloren. Zwar wurde versucht dadurch gegenzusteuern, dass den
Fonds wieder neue Steuern und Abgaben zugesprochen wurden, im Ergebnis blieb
es aber dabei, dass

> die Fonde ihre bisherigen Leistungen einschränken [mussten] und [sie] konnten nicht
> daran denken, den Anforderungen zu entsprechen, welche die im steten Anwachsen
> befindliche Bevölkerung und die durch Krieg, Mißjahre und Handelskrisen entstandene
> größere Verarmung an sie stellten.

Der Grundgedanke fast aller Wohlfahrtsfonds war bisher gewesen, dass sich diese
durch die zugesprochenen Steuern und mithilfe der Bezahlung ihrer Tätigkeiten
selbst tragen sollten, Stichwort PatientInnenklassen. So hätte sich das Allgemeine
Krankenhaus nach seiner Eröffnung 1784 eigenständig über Wasser halten sollen,
was nur in den wenigsten Jahren gelang. Wie die meisten Wohlfahrtsanstalten, war
es auf andauernde Zuschüsse der Staatskassa angewiesen, ein Zustand der sich nach
1811 weiter verschärfte. Der Staat war daher gezwungen, 1817 die Anstalten neu
aufzustellen, wobei sie in vier unterschiedliche Anstaltsklassen eingeteilt wurden:
Erstens in „Staatsanstalten", die ihre Geldmittel bei Bedarf von der alles übergeordneten Staatskassa beziehen konnten, zweitens in „Provinzialanstalten", deren
Gelder von der betreffenden Provinz geleistet werden sollten, drittens in „Lokalanstalten", die Quellen ihrer unmittelbaren Umgebung anzapfen durften und viertens
in „Selbstträgeranstalten", die ohne jede öffentliche Unterstützung auszukommen
hätten (dies galt etwa für kirchliche oder private Krankenhäuser). [Vgl. 45, S. 306]
Zu Staatsanstalten, *„welche auf Unterstützungen aus dem Staatsschatze Anspruch
haben"*, zählten nun

> Anstalten, welche bey Epidemien, Volkskrankheiten, verheerenden Fortschritten der
> Lustseuche, in Pest-Angelegenheiten, Viehseuchen, überhaupt in allen Fällen, in wel-

chen das Gesammtwohl des Staates durch Krankheiten zunächst gefährdet wird, getroffen werden, wie auch Findel- und Irren-Anstalten (…)

Die Kranken-, Versorgungs-, und Gebäranstalten wurden jedoch zu Lokalanstalten gemacht, das heißt, sie mussten sich aus „Local-Quellen" speisen. Die Buchhaltung der Findel- und Irrenanstalten wurde von der Buchhaltung der Krankenhäuser getrennt, es konnten also keine Gelder zwischen diesen Anstalten mehr verschoben werden. [Hofkanzleidekret vom 22. Oktober 1818, Z. 22987 27, S. 64] Im Februar 1819 wurden schließlich auch die Gebäranstalten als besonders schützenswert eingestuft und zu Staatsanstalten erklärt. [Hofkanzleidekret vom 11. Februar 1819, Z. 2675 27, S. 78] Für den Wohlfahrtsstandort Alservorstadt bedeutete dies, dass die Krankenanstalt des Allgemeinen Krankenhauses zur Lokalanstalt wurde, während die Verrechnung der mit ihr eigentlich verbundenen Anstalten – Gebär-, Findel- und Irrenhaus – von ihr getrennt blieb. Diese Trennung der Buchhaltung und der Zuerkennung einer unterschiedlichen Ausprägung von staatlichem Schutz war der erste Schritt hin zur vollständigen Abtrennung der Anstalten voneinander, wie sie ab 1851 durchgeführt wurde.

Mitten in diesen Umständen begannen die Planungen für eine neue öffentliche Wiener Irrenanstalt. Zwei Sachverhalte erschienen eine neue Einrichtung endgültig notwendig zu machen. Einerseits die „zunehmenden Fortschritte in der [psychiatrischen] Wissenschaft". [47, S. 186] Die Psychiatrie wurde von einem therapeutischen Optimismus erfasst und dieser verlangte nach den passenden Einrichtungen: Gärten, Werkstätten, Bad- und Duschanlagen, Musikzimmer und Bibliotheken. So gut wie nichts davon bestand in der Wiener Irrenanstalt, wurde aber mittlerweile, im Zeitalter der psychischen Kurmethode, als unerlässlich angesehen.

Andererseits machte die Medizin die beunruhigende Beobachtung der „stets wachsenden Anzahl der Geisteskranken." [47, S. 186] Die meisten Autoren gingen allerdings nicht davon aus, dass tatsächlich ein Anstieg von psychischen Erkrankungen in der Bevölkerung gegeben war, sondern dass das psychiatrische Angebot nun mehr Zustimmung bekam und viele PatientInnen in Behandlung brachte, die vorher unsichtbar geblieben waren. [Vgl. 43, S. 7] Unter diesen neu eingebrachten PatientInnen waren allerdings viele unheilbar, wodurch sie oft über Jahre in den öffentlichen Anstalten in Behandlung verblieben und die Belagszahlen der Einrichtungen weiter in die Höhe trieben. [Vgl. 42, IX] Weiters wird von einem veränderten Bewusstsein der Bevölkerung gegenüber psychischen Erkrankungen und deren Behandlungsmöglichkeiten berichtet. Früher seien nur „wüthende Geisteskranke (…), oder solche, die die öffentliche Ordnung störten", in die Anstalten gebracht worden, also nur solche, die sich oder andere gefährdeten.

Man sah früher nie in den Irrenanstalten diese große Anzahl friedliebender Mono-
manen, Greise und Paralytischer, die heut zu Tage die Masse der Bevölkerung dieser
Hospitäler ausmachen. Sobald ein Greis, Mann oder Frau, irgend eine Störung des Verstandes zeigt, sobald er, wie man im gewöhnlichen Leben sagt, kindisch wird, bringt
man ihn in die Irrenanstalt. Dagegen strebt sich nicht die Liebe, die Achtung des Soh-
nes gegen seinen alten Vater, da er weiß, daß er dort die beste Pflege erhält, während vor
50 Jahren ein solcher Entschluß empörend gewesen wäre und die öffentliche Meinung
den Sohn verfolgt hätte.

Die Bevölkerung zeigte nun anscheinend eine höhere Bereitschaft oder unterlag
einem stärkeren Druck, aus welchen Ursachen auch immer, kranke Angehörige in
die Anstalten abzugeben. Gleichzeitig entstand in der Ärzteschaft ein Bewusstsein
dafür, dass „schlechte Anstalten" die Zahl der Irren durch minderwertige Behandlung sogar erhöhen konnte, indem eigentlich vorübergehende Störungen erst recht
in den Anstalten durch falsche oder nicht vorhandene Kur in den PatientInnen ver-
steinerten. Anfang der 1820er-Jahre wurde eine neue Irrenanstalt in Wien für nötig
erachtet, um dem Vertrauen der Bevölkerung in die Psychiatrie gerecht zu werden,
die steigenden Aufnahmezahlen bewältigen zu können, die Heilbaren zu heilen und
die Unheilbaren zu pflegen und um den Zustand der in Pflege Befindlichen nicht zu
verschlechtern. [43, S. 11–13]

Die treibende Kraft für den Neubau der Wiener Irrenanstalt war der Direktor
des Allgemeinen Krankenhauses Johann Nepomuk Raimann, der mit dem Protomedicus von Niederösterreich und Leibarzt von Franz II./I., Andreas Joseph STIFFT
(* 1760; † 1836), verschwägert war. Der „Protomedicus" war der höchste Gesundheitsbeamte eines Landesteiles im österreichischen Kaiserreich, eine Mischung aus
heutigem Gesundheitsminister und allmächtig herrschenden kakanischen Ärztefürs-
ten, vgl. Glossar Anhang F. Raimann war sehr um die Psychiatrie bemüht und mit
Unterstützung seines mächtigen Schwiegervaters kaufte die Krankenhausdirektion
1822 um 50.000 fl. C.M. das weitläufige und noch unbebaute Bründlfeld jenseits
des Alserbaches, um dort eine neue Irrenanstalt aufzuführen. [Vgl. 13, S. 166] [Vgl.
47, S. 186] Das aufgekaufte Bründlfeld war in etwa mit dem heutigen Baugrund
des neuen Allgemeinen Krankenhauses gleichzusetzen, siehe Abb. 7.2. Raimann
wurde, als Erster einer langen Reihe, vom Protomedicus auf eine Studienreise zu
den „wichtigsten Irrenanstalten des Auslandes" geschickt, um ein Vorbild für die
innere Organisation und Architektur einer neuen Irrenanstalt zu bekommen. [47,
S. 186] Gemeinsam mit dem Baumeister und Architekten des Wiener Stadtbauamts
Cajetan Josef SCHIEFER (* 1791; † 1868) wurden mehrere Entwürfe entwickelt, siehe
Abb. 8.4.

Um 1826 legte Raimann „Programm und Bauplan" für eine neue Irrenanstalt
am Bründlfeld vor, die 1827 von Kaiser Franz I./II. genehmigt wurden. 1,200.000

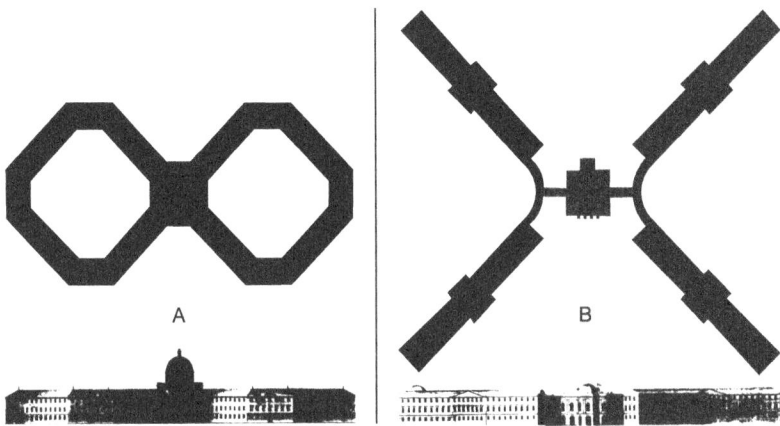

Abb. 8.4 Wiener Irrenhausprojekte der 1820er-Jahre. Die beiden hier gezeigten Entwürfen für Heilanstalten (**A** und **B**) galten als unausgereift und wurden nicht zum Bau zugelassen. [Unter Verwendung von: 18]

Gulden wurden für die Ausführung zur Verfügung gestellt. Der Entwurf sah ein *„Quadrat-Gebäude"* für zumindest 200 PatientInnen und weitere Räume für *„Pensionäre und Zahlende"* vor. [47, S. 186] Das Hauptgebäude hätte aus vier ins Quadrat gestellten Untergebäuden bestanden, die durch abgerundete Eckgebäude verbunden gewesen wären. Durchgehende Kreisgänge hätten alle vier Gebäude auf einer Ebene verbunden. Im Erdgeschoß und im ersten Obergeschoß jedes Untergebäudes hätten sich jeweils 20 Zellen für Kranke befunden. Im zweiten Obergeschoß wären vermutlich die KlassepatientInnen in größeren Räumlichkeiten untergekommen. Weiters wären in jedem Stockwerk Wohnräume für das Anstaltspersonal gelegen. Vier Bäder mit unterschiedlicher Wannenanzahl sind in den Plänen eingezeichnet, wobei sich zwei davon in den Eckgebäuden befunden hätten. Das große Zentralgebäude im umschlossenen Innenhof wäre als Kirche gewidmet gewesen. Der Gebäudeverbund wäre innerhalb einer großen Gartenlandschaft gelegen, die in abgegrenzte Gartenstücke für verschiedene PatientInnengruppen unterteilt gewesen wäre, siehe Abb. 8.5.

Geht man davon aus, dass die 160 Zellen des Erdgeschoßes und des ersten Stocks wie im Narrenturm mit je zwei Personen belegt hätten werden können, dann wäre die Bettenzahl der neuen Heilanstalt mitsamt den Klasseplätzen wohl bei etwa 400 gelegen. Eine gar nicht so hohe Anzahl für einen derart teuren Neubau. Spätere Beobachter schrieben den Wiener Irrenhausentwürfen der 1820er-Jahre zu, dass

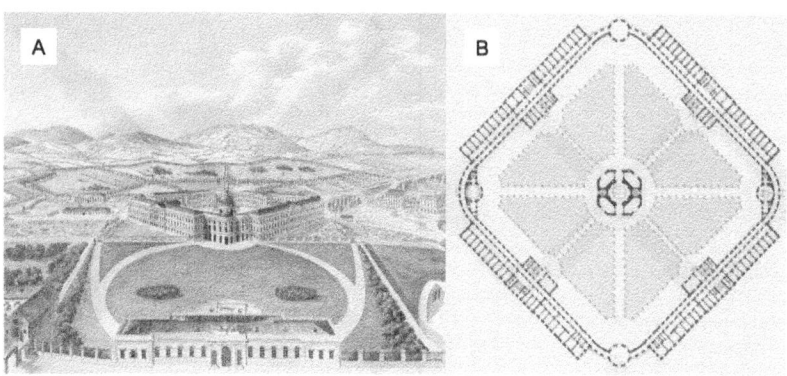

Abb. 8.5 Ansicht (**A**) und Grundriss (**B**) eines Wiener Irrenhausentwurfs von 1823. Dieses Projekt soll 1827 zum Bau am Bründlfeld genehmigt worden sein. Man beachte die großzügige und mehrfach unterteilte Gartenanlage um das Hauptgebäude [31, 30]

die *„akademisch-theoretische Spielerei mit geometrischen Formen"* alle Fragen der Kosten und Nutzbarkeit der Bauten überwogen habe. Es muss die Frage offenbleiben, wie das entworfene Gebäude in Wirklichkeit hätte genutzt werden sollen. Es gibt deutliche Hinweise darauf, dass es sich um eine „vollständig getrennte Heilanstalt" gehandelt hätte, also um eine Einrichtung, die keine chronisch Kranken aufgenommen hätte. Dies hätte bedeutet, dass die unheilbaren Wiener PatientInnen in anderen Gebäuden untergebracht hätten werden müssen, vermutlich im Narrenturm und dem Lazarett, die in den 1850er-Jahren nach dem Neubau einer Heilanstalt am Bründlfeld tatsächlich den Pflegezweig der Wiener Irrenanstalt übernahmen. [Vgl. 18]

Die neue Irrenheilanstalt am Bründlfeld wurde nicht umgesetzt. Teils wegen Problemen beim Bau einer Wasserleitung, wodurch das Bründlfeld nicht über ausreichend Frischwasser für eine so große Anstalt verfügt hätte, aber vor allem deshalb, weil *„die Anweisung der Baugelder nicht erfolgte".* [47, S. 186] Der Staat war geldmäßig in Schieflage und konnte sich die neue Irrenanstalt nicht leisten. [Vgl 18, S. 50] Außerdem trat Raimann 1829 als Krankenhausdirektor zurück, wodurch dem Projekt wohl der Haupttreiber abhandenkam. Obwohl die Last auf die Wiener Irrenanstalt immer drückender wurde, gab es zwischen 1828 bis etwa 1840 keine weiteren ausgereiften Entwürfe zur Errichtung eines neuen Gebäudes.

Eine schwerere Durchführung einer Idee, eines Planes, dürfte sich kaum in der Geschichte der Heilanstalten vorfinden: eine Generation ging darüber hinweg und der

Antragsteller Dr. Raimann konnte nicht einmal sehen, wie der erste Spatenstich zum Aufbaue jenes Hauses gemacht, dessen Nothwendigkeit er zu allererst ins gehörige Licht gestellt. [47, S. 185–186]

8.5 Die Beobachtungszimmer im Allgemeinen Krankenhaus

Ohne Neubau konnte die Wiener Irrenanstalt in den nächsten zwei Jahrzehnten den Ereignissen nur begegnen, ohne dabei viel selbstständigen Handlungsspielraum zu haben. Die Ärzte waren in das enge Mieder des Gegebenen eingeschnürt und wussten, wie ungenügend dieses war. Die größte Schwierigkeit stellte weiter die Überfüllung der Anstalt dar. Da sich um 1826 abzuzeichnen begann, dass die neue Irrenanstalt nicht errichtet werden konnte oder sich deren Bau zumindest deutlich verzögern würde, schaute sich die österreichische Verwaltung nach anderen Möglichkeiten zur Unterbringung von Irren um und kam auf den Gedanken, eine zweite Irrenanstalt für ruhige Irre am Land zu eröffnen. Als passendes Haus wurde dabei das 1784 aufgelassene Stift St. Andrä an der Traisen in der heutigen Stadtgemeinde Herzogenburg ins Auge gefasst, das in der Zwischenzeit teilweise als Kaserne, teilweise als Feldspital benützt worden war. Die Hofkanzlei gab der niederösterreichischen Regierung den Auftrag zu einem Gutachten, wie teuer eine Umrüstung des alten Stifts zur Irrenanstalt kommen würde. Allerdings wurde das Gebäude bereits von der niederösterreichischen Landesregierung dahingehend beäugt, dass man dort ein weiteres Armenversorgungshaus für Wiener PfründnerInnen zu eröffnen gedachte. Um den Streit zu schlichten, wurde Krankenhausdirektor Raimann nach St. Andrä geschickt und mit dem Abfassen eines Berichtes beauftragt. Raimann kam zum Schluss, dass das Stiftsgebäude an sich nur wenig für die Unterbringung von Irren geeignet und außerdem in der Erhaltung sehr kostspielig sein würde. Es wurde daher entschieden, St. Andrä als Versorgungshaus zu verwenden und aus der Anstalt in Ybbs so viele PfründnerInnen als möglich dorthin zu übersetzen, wodurch die Irrenabteilung in Ybbs auf den gesamten hinteren Hof der Anlage ausgeweitet werden konnte, siehe Abschn. 8.2. (Weiters wurde entschieden, ein zweites Obergeschoß auf die Anstalt in Ybbs zu setzen, ein Vorhaben, das nie verwirklicht wurde.) [Vgl. 45, S. 258–261]

Trotz der auf diese Weise zustande gebrachten Vergrößerung der Pflegeabteilung in Ybbs blieb die Wiener Irrenanstalt überbevölkert. Unter Primar Franz GÜNTNER (* 1790; † 1882), ärztlicher Vorstand der Irrenanstalt von 1826 bis 1831, wurde aufgrund des von *„Jahr zu Jahr sich mehrenden Andrange Irrsinniger"* und der

dadurch entstehenden Gefahr der „allzugroßen Überfüllung", die trotz der zeit-
weisen „Ableitung" von Unheilbaren nach Ybbs weiter drohte, der Wiener Anstalt
mehr Raum gegeben und das Zimmer Nr. 22 im Allgemeinen Krankenhaus 1828 der
Irrenanstalt zur Benützung übergeben. Das Zimmer lag im nördlichsten Querflügel
des Krankenhauses, der Männergarten des Turms stieß unmittelbar daran. Schon vor
1828 waren dort und in einem weiteren benachbarten Zimmer (entweder Nr. 21 oder
23, der genaue Ort geht aus den Quellen leider nicht hervor) Frauensäle für Patientinnen aus dem Turm untergebracht gewesen. [Vgl. 15, S. 234] Unter Güntners
Nachfolger Karl FOLWARCZNY (Lebensdaten unbekannt), Primar der Irrenanstalt
von 1831 bis 1835, wurde die Psychiatrie im Krankenhaus nochmals vergrößert
und auch das Zimmer Nr. 21 an die Anstalt angegliedert, siehe Abb. 7.4. Diese im
Sprachgebrauch der Zeit auch „Beobachtungszimmer" genannten Säle hatten ihre
Wurzeln in einer älteren, zumindest seit 1815 bestehenden krankenhausinternen
Abteilung, in der KrankenhauspatientInnen mit fraglicher Geistesstörung abgesondert von anderen Kranken behandelt worden waren. Seit 1815 war der Primar der
vierten medizinischen Abteilung, Johann Christian Schiffner für sie zuständig gewesen, [Vgl. 39, S. 36] jener Arzt, der sich 1813 erfolglos um eine Erlaubnis für eine
eigene Privatirrenanstalt bemüht hatte. Schiffner hatte dort „nebst Geisteskranken
auch viele somatische Kranke" behandelt. Ab 1828 wurde das Beobachtungszimmer nicht mehr von einem Krankenhausprimar, sondern vom jeweiligen Primar
der Irrenanstalt geführt. Die Beobachtungszimmer wurden allerdings weiterhin mit
Geldern des Krankenhauses finanziert, weshalb sie für lange Zeit rechtlich kein
„Bestandheil der Irrenanstalt" waren. 1845 wurden jedoch die Zimmer Nr. 21 und
22 auch offiziell an die Irrenanstalt als Belagsraum angegliedert und das Zimmer Nr.
23 zum Beobachtungszimmer gemacht. [Regierungsverordnung vom 23 Juli 1845,
Z. 42.641, vgl. 29, S. 160]

Ein „Zimmer" genannter Krankensaal des Allgemeinen Krankenhauses umfasste
üblicherweise um die 20 Betten, wodurch die Zahl der für die Irrenanstalt verfügbaren Betten 1828 auf 462 und 1833 auf 482 anstieg. Wichtiger als ihre reine Größe
war allerdings die entscheidende Aufgabe, die die Zimmer im Gesamtgefüge der
Wiener Irrenversorgung übernahmen: Die Zimmer wurden zur Zentralaufnahme
der niederösterreichischen Psychiatrie, zum Eintrittsort der meisten PatientInnen in
die Irrenversorgung. Rechtlich war geregelt, dass bei Aufnahme in eine Irrenanstalt
stets ein ärztliches Zeugnis über den gesichert bestehenden Wahnsinn vorgelegt
werden sollte, was oft nicht eingehalten wurde. Die Irrenanstalt kam in den unangenehmen Umstand, PatientInnen entweder abweisen oder widerrechtlich aufnehmen
zu müssen, beides keine bestechenden Möglichkeiten. Durch die Vorschaltung der
Beobachtungszimmer, die rechtlich kein Teil der Irrenanstalt waren, wurde diese
Bestimmung umgangen, da nun die PatientInnen zunächst als normale „Kranke"

im Krankenhaus aufgenommen, auf das Vorhandensein einer Erkrankung hin beobachtet und danach weiter aufgeteilt wurden.

> [D]ie Aufnahme fast aller Geisteskranken (es sei nun die Krankheit erwiesen oder noch zweifelhaft) [geschieht] auf den Zimmern Nr. 21 und 22 (…), von wo aus sie erst je nach ihrem Zustande in die verschiedenen Abtheilungen der Irrenanstalt kommen, mit Ausnahme derjenigen Irrsinnigen, bei denen eine sehr baldige Heilung prognosticirt werden kann, die dann meist auf jenen Zimmern der Krankenanstalt bis zu ihrer Entlassung behandelt werden. [42, S. 3–9][7]

Dadurch bildete sich ein dreiteiliger PatientInnendurchlauf im niederösterreichischen Irrenwesen aus, dessen erster Ring aus den Beobachtungszimmern im Allgemeinen Krankenhaus bestand, der zweite aus der eigentlichen Wiener Irrenanstalt und der dritte aus der Pflegeanstalt in Ybbs. Der erste Ring hatte die Aufgabe eines „Cordon sanitaires", eines medizinisch gelenkten Grenzgebietes, wie er auch bei Seuchenbränden um die betroffenen Landstriche gelegt wurde, in dem die Verdachtsfälle unter Überwachung und Therapie gestellt und je nach Ergebnis voneinander geschieden wurden; der zweite Kreis war der eigentliche Ort der Irrenheilbehandlung, hier arbeiteten die Fachmänner und hier gab es die längsten Heilbemühungen; in den dritten Kreis – den Pflegering – kam, wer sich im zweiten Kreis als unheilbar erwiesen hatte oder durch keine Angehörigen ausgelöst worden war. Je höher die Kreiszahl stieg, umso tiefer sank die Wahrscheinlichkeit einer vollständigen Heilung; PatientInnen im dritten Kreis verblieben dort zumeist bis zum Ende ihres Lebens, vgl. Abb. 8.6.

Von der Leistung der niederösterreichischen Zentralaufnahme geben folgende Zahlen aus den 1840er-Jahren gutes Beispiel: Im Jahr 1846 wurden insgesamt 460 Personen im Beobachtungszimmer Nr. 23 aufgenommen, 443 gingen ab: 13 starben, 15 wurden transferiert, 95 als geheilt entlassen, 320 als *„ungeheilt"* in die Irrenanstalt transferiert. [Vgl. 21, S. 351] 1848: 457 Aufnahmen im Zimmer Nr. 23, 440 Abgänge, davon starben zwölf, transferiert wurden zehn, geheilt und gebessert entlassen 126, in die Irrenanstalt gebracht 292. [Vgl. 12, S. 547] 1849: 451 Aufnahmen im Zimmer Nr. 23, 430 Abgänge, davon starben 24, geheilt und gebessert entlassen wurden 138, in die Irrenanstalt gebracht 268. [Vgl. 1, S. 487] In den drei ausgewiesenen Jahren wurden im Beobachtungszimmer insgesamt 1368 Kranke aufgenommen; 64,33 % davon wurden in die Wiener Irrenanstalt überstellt, 28,07 % wurden geheilt entlassen oder in andere Anstalten transferiert, es starben 5,04 %. (Die restlichen 2,56 % verblieben am Ende des Jahres 1849 im Beobachtungszimmer). Von den insgesamt 931 Aufnahmen, die in den drei oben genannten Jahren in der Wie-

---

[7] Zitat aus 1844, bevor das Zimmer Nr. 23 zur Beobachtungsstation wurde.

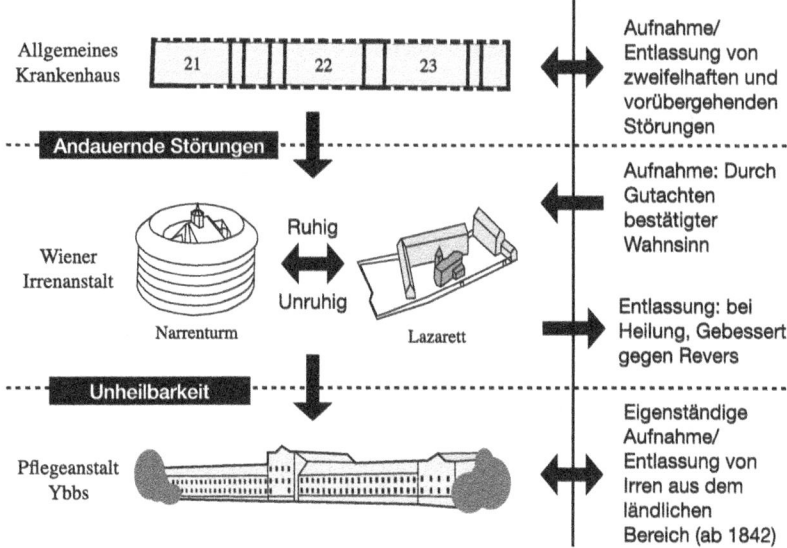

Abb. 8.6 Die drei Kreise der Wiener Irrenversorgung ab 1828 bis 1853. Die Aufgabe der Zentralaufnahme übernahmen die Beobachtungszimmer im Allgemeinen Krankenhaus, in die die allermeisten Verdachtsfälle zunächst eingeliefert wurden. Genasen die PatientInnen dort nicht, wurden sie in die eigentliche Irrenanstalt überstellt. Konnten die Kranken dort auch nach einiger Zeit, meist ging es hierbei um Jahre, nicht geheilt oder gebessert gegen Revers entlassen werden, wurden sie als Unheilbare in die Pflegeanstalt Ybbs gebracht. Für die Organisation der niederösterreichischen Psychiatrie zwischen 1853 und 1870 siehe die Abb. 14.6 und für die Jahre ab 1870 die Abb. 14.9

ner Irrenanstalt verzeichnet wurden, waren 880 (94,52 %) Überstellungen aus dem Beobachtungszimmer. Direktaufnahmen fanden demnach nach der Einrichtung der Zentralaufnahme an der Wiener Irrenanstalt kaum mehr statt.

In den Jahren 1828 bis 1843 wurden 1485 PatientInnen ausschließlich in den psychiatrischen Beobachtungszimmern behandelt, ohne jemals in die Irrenanstalt überstellt worden zu sein. (Wie viele PatientInnen in diesen Jahren von der Zentralaufnahme in die Irrenanstalt gebracht wurden, wird leider in den zeitgenössischen Statistiken nicht ausgewiesen.) Von den ausschließlich auf den Beobachtungszimmern behandelten PatientInnen wurde der Großteil, 71,3 %, als geheilt und 16,9 % als ungeheilt entlassen; 9,6 % verstarben auf den Zimmern, siehe Tab. 8.3. [Vgl. 42, Tabelle C]

Tab. 8.3 Ausschließlich in den Beobachtungszimmern[a] behandelte PatientInnen 1828 bis 1843

Kategorie		Gesamt	in Prozent	Männ./Weib.-%
Aufnahmen	m	740	–	49,83
	w	745	–	50,17
	$\sum$	1485	100	
Geheilt entlassen	m	555	–	52,46
	w	503	–	47,54
	$\sum$	1058	71,25	–
Ungeheilt entlassen	m	108	–	43,03
	w	143	–	56,97
	$\sum$	251	16,90	–
Verstorben	m	68	–	47,89
	w	74	–	52,11
	$\sum$	142	9,56	–

[a]In dem abgebildeten Zeitraum handelte es sich um die Zimmer Nr. 21 und 22

Nach der 1853 erfolgten Ablösung der Irrenanstalt vom Allgemeinen Krankenhaus wurde das Zimmer Nr. 23 unter der Leitung des ehemaligen Primars der alten Irrenanstalt Michael Viszánik als spitalinternes psychiatrisches Beobachtungszimmer beibehalten. Das Beobachtungszimmer verlor seine Aufgabe als Zentralaufnahme des Wiener Irrenwesens, da nun die meisten Aufnahmen direkt an der Wiener Irrenanstalt durchgeführt wurden. Von 1853 bis 1869 lag das Beobachtungszimmer in einem sanften Dornröschenschlaf und nahm etwa 200 PatientInnen im Jahr auf. Dies änderte sich 1870, als das Beobachtungszimmer aufgrund einer rechtlichen Entscheidung wieder seine Aufgabe als Zentralaufnahme der Wiener Irrenanstalt zurückgewann, was die Zahl der jährlichen Aufnahmen rasch auf über 1000 anwachsen ließ. Um diesen Ansturm gewachsen zu sein, wurde die Einrichtung schrittweise wieder um die Zimmer Nr. 22 und 21 vergrößert und 1875 kam sogar ein Anbau für Unruhige mit Isolierzellen gegen den Turm hinzu, vgl. Abb. 14.7. Ab 1870 hießen die Beobachtungszimmer rechtlich „psychiatrische Abteilung" und fünf Jahre später wurde aus ihnen die „Zweite Wiener Psychiatrische Klinik", die Erste Psychiatrische Klinik war 1870 in einem Flügel der Anstalt Am Bründlfeld untergebracht worden. [Vgl. 44]

Literatur

1. „Aerztlicher Bericht, über das k.k. allgemeine Krankenhaus in Wien (. . .) im Solar-Jahr 1849". In: *Zeitschrift der k.k. Gesellschaft der Aerzte zu Wien* 6.2 (1850), S. 487–503. http://anno.onb.ac.at/cgi-content/anno-plus?aid=zga&datum=1850&page=638&size=50 (besucht am 24.01.2022).
2. „Amts-Instructionen für das ärztliche Personale des allgemeinen Kranken-, Gebär- und Irrenhauses in Wien." ger. In: *Sammlung aller Sanitätsverordnungen im Erzherzogthume Oesterreich unter der Enns 1814-1817*. Sammlung aller Sanitätsverordnungen im Erzherzogthume Oesterreich unter der Enns (etc.) 4 (1825), S. 97–176. http://data.onb.ac.at/rec/AC09636035 (besucht am 24.01.2022).
3. „Amts-Instructionen für den Primararzt der Irrenanstalt". In: *Medicinische Jahrbücher des kaiserl. königl. österr. Staates* 5 (1819), ohne fortlaufende Nummerierung, Scanseiten 535–543. http://digital.onb.ac.at/OnbViewer/viewer.faces?doc=ABO_%2BZ184205805 (besucht am 24.01.2022).
4. „Die Heilanstalt für Gemütskranke in Oberdöbling bei Wien." In: *Waldheims Illustrirte Zeitung* 2.71 (9. Mai 1863), S. 5–6. https://anno.onb.ac.at/cgi-content/anno?aid=meg&datum=18630509&seite=6&zoom=33 (besucht am 24.01.2022).
5. Direktion der Privatirrenanstalt Oberdöbling, Hrsg. *Die Privatheilanstalt füt Gemüths- und Nervenkranke zu Ober-Döbling bei Wien seit ihrer Gründung (1819*. ger. Wien: Czermak, 1876. http://data.onb.ac.at/rec/AC10216623 (besucht am 24.01.2022).
6. Esterle, Karl. „Erlebtes auf Berufswegen [Teil 1]". In: *Mnemosyne. Beiblatt zur Neuen Würzburger Zeitung* 84 (13. Juli 1843), S. 337–338. http://opacplus.bsb-muenchen.de/title/7375758/ft/bsb10531628?page=337 (besucht am 02.02.2022).
7. Esterle, Karl. „Erlebtes auf Berufswegen [Teil 2]". In: *Mnemosyne. Beiblatt zur Neuen Würzburger Zeitung* 85 (16. Juli 1843), S. 341–342. http://opacplus.bsb-muenchen.de/title/7375758/ft/bsb10531628?page=341 (besucht am 02.02.2022).
8. Esterle, Karl. „Erlebtes auf Berufswegen [Teil 3]". In: *Mnemosyne. Beiblatt zur Neuen Würzburger Zeitung* 86 (18. Juli 1843), S. 345–346. http://opacplus.bsb-muenchen.de/title/7375758/ft/bsb10531628?page=345 (besucht am 02.02.2022).
9. Faulstich, Heinz. *Hungersterben in der Psychiatrie 1914–1949: mit einer Topographie der NS-Psychiatrie*. ger. Freiburg im Breisgau: Lambertus-Verl., 1998. isbn: 378410987X.
10. Fischer, J. „Zur Geschichte der Wiener Psychiatrie im XIX. Jahrhundert". In: *Wiener Medizinische Wochenschrift* 77.37 (10. Sep. 1927), S. 1219–1223. https://anno.onb.ac.at/cgi-content/anno-247plus?aid=wmw&datum=1927&page=1074&size=45 (besucht am 26.01.2022).
11. Goergen, Bruno. *Privat-Heilanstalt für Gemüthskranke: = Etablissement privé à Vienne pour la reception des Aliénés*. fre;ger. Wien: Bey Franz Wimmer, 1820. http://data.onb.ac.at/rec/AC09904567 (besucht am 26.01.2022).
12. Haller, Carl. „Aerztlicher Bericht über das k.k. allgemeine Krankenhaus in Wien (. . .) im Solar-Jahre 1848". In: *Zeitschrift der k.k. Gesellschaft der Aerzte zu Wien* 5.2 (1849), S. 493–581. http://anno.onb.ac.at/cgi-content/anno-plus?aid=zga&datum=1849&page=566&size=45 (besucht am 24.01.2022).

13. Hofbauer, Carl. *Die Alservorstadt mit den ursprünglichen Besitzungen der Benediktiner-Abtei Michelbeuern am Wildbache Als : historisch-topographische Skizzen zur Schilderung der alten Vorstädte Wiens.* Wien: Sommer, 1861. urn:nbn:at:AT-WBR-6202.

14. „Hofkanzlei-Dekret 13. November 1817, Z. 26734". In: *Medicinische Jahrbücher des kaiserl. königl. österr. Staates* 4 (1818), Scanseite 556, ohne fortlaufende Seitenzahlen. http://digital.onb.ac.at/OnbViewer/viewer.faces?doc=ABO_%2BZ184205702 (besucht am 26.01.2022).

15. Horn, Wilhelm von. *Reise durch Deutschland, Ungarn, Holland, Italien, Frankreich, Grossbritannien und Irland; in Rücksicht auf medicinische und naturwissenschaftliche Institute, Armenpflege u.s.w. : Erster Band: Deutschland, Ungarn, Holland.* ger. Bd. 1. Berlin: Verlag von Th. Chr. Fr. Enslin, 1831. http://data.onb.ac.at/rec/AC11082549 (besucht am 26.01.2022).

16. Huber, Joseph Daniel von. *[Vogelschauplan]: Scenographie oder geometrisch perspectivische Abbildung der kayserlich königlichen Haubt- und Residenz Stadt Wien in Oesterreich.* WStLA, Kartographische Sammlung, Sammelbestand, P1: 11: Druckversion (1778). 1778. https://www.wien.gv.at/actaproweb2/benutzung/archive.xhtml?id=Stueck++00000020ma8KartoSlg#Stueck__00000020ma8KartoSlg (besucht am 21.01.2022).

17. Jetter, Dieter. *Geschichte des Hospitals : 2 : Zur Typologie des Irrenhauses in Frankreich und Deutschland (1780–1840).* ger. Bd. 2. Stuttgart: Steiner, 1971.

18. Jetter, Dieter. „Wiener Irrenhausprojekte". *Neurol. Psychiat.* 49.2 (1981), S. 43–52.

19. Jobst, Clemens und Stix, Helmut. „Gulden, Kronen, Schilling und Euro: ein Überblick über 200 Jahre Bargeld in Österreich". In: *Monetary Policy and the Economy* Q3–Q4/16 (2016), S. 101–129. https://www.oenb.at/Publikationen/Volkswirtschaft/Geldpolitik-und-Wirtschaft/2016/Monetary-Policy-and-the-Economy-Q3-16.html (besucht am 24.01.2022).

20. Knolz, Joseph Johann. *Darstellung der Humanitäts- und Heilanstalten im Erzherzogthume Oesterreich unter der Enns ... nach ihrer dermaligen Verfassung und Einrichtung herausgegeben.* Wien: Mechitaristen, 1840. http://data.onb.ac.at/rec/AC10021353 (besucht am 24.01.2022).

21. Lang, Donat August. „Medicinisch-topographische Skizze der k. k. Wiener-Irrenheilanstalt [Teil 3]". In: *Medicinische Jahrbücher des kaiserl. königl. österr. Staates* 61 (1847), S. 349–356. http://digital.onb.ac.at/OnbViewer/viewer.faces?doc=ABO_+Z196608708 (besucht am 05.02.2022).

22. Lehninger, Anna. „Mapping the Sanatorium: Heinrich Obersteiner and the Art of Psychiatric Patients in Oberdöbling around 1900". In: *Journeys into Madness: Mapping Mental Illness in the Austro-249 Hungarian Empire.* Hrsg. von Gemma Blackshaw und Sabine Wieber. Berghahn Books, 2012. Kap. 10, S. 162–181.

23. Niederösterreichischer Landesausschuss, Hrsg. *Jahresbericht der niederösterreichischen Landesirrenanstalten Wien, Ybbs und Klosterneuburg pro 1883.* Bd. 1. Jahresbericht der niederösterreichischen Landesirrenanstalten 1883–1899. k.k. Hof- und Staatsdr., 1884.

24. Richter, Karl. „Krankenbewegungen der niederösterreichischen Landes-Irrenanstalt in Wien". In: *Psychiatrisch Neurologische Wochenschrift* 9.27/28 (28. Sep. 1907), S. 226–231. https://archive.org/details/PsychiatrischNeurologischeWochenschrift910.190709/page/n283 (besucht am 26.01.2022).

25. *Sammlung aller Sanitätsverordnungen im Erzherzogthume Oesterreich unter der Enns 1807-1813.* ger. Bd. 3. Sammlung aller Sanitätsverordnungen im Erzherzogthume Oesterreich unter der Enns (etc.) 3. Wien: Gerold, 1824. http://data.onb.ac.at/ABO/ %2BZ15937020X (besucht am 26.01.2022).

26. *Sammlung aller Sanitätsverordnungen im Erzherzogthume Oesterreich unter der Enns 1814-1817.* ger. Bd. 4. Sammlung aller Sanitätsverordnungen im Erzherzogthume Oesterreich unter der Enns (etc.) 4. Wien: Gerold, 1825. http://data.onb.ac.at/ABO/ %2BZ159370302 (besucht am 26.01.2022).

27. *Sammlung aller Sanitätsverordnungen im Erzherzogthume Oesterreich unter der Enns 1818-1824.* ger. Bd. 5. Sammlung aller Sanitätsverordnungen im Erzherzogthume Oesterreich unter der Enns (etc.) 5. Wien: Gerold, 1825. http://data.onb.ac.at/rec/AC09636046 (besucht am 26.01.2022).

28. *Sammlung aller Sanitätsverordnungen im Erzherzogthume Oesterreich unter der Enns 1837-1842.* ger. Bd. 9. Sammlung aller Sanitätsverordnungen im Erzherzogthume Oesterreich unter der Enns (etc.) 9. Wien: Kaulfuß Witwe, Prandel und Comp., 1843. http:// data.onb.ac.at/ABO/%2BZ159370806 (besucht am 26.01.2022).

29. *Sammlung aller Sanitätsverordnungen im Erzherzogthume Oesterreich unter der Enns 1844-1845.* ger. Bd. 11. Sammlung aller Sanitätsverordnungen im Erzherzogthume Oesterreich unter der Enns (etc.) 11. Wien: Kaulfuß Witwe, Prandel und Comp., 1846. http:// data.onb.ac.at/ABO/%2BZ159371008 (besucht am 26.01.2022).

30. Schiefer, Cajetan. *Projekt für die Irrenheilanstalt auf dem Brünnlfeld, Hauptgebäude, Grundriss Erdgeschoß.* Wien Museum Inv.-Nr. 105717/8. 1823. https://sammlung. wienmuseum.at/objekt/525170/ (besucht am 16.04.2022).

31. Schiefer, Cajetan. *Projekt für Irrenheilanstalt auf dem Brünnlfeld, Vogelschau.* Wien Museum Inv.-Nr. 105717/26. 1823. https://sammlung.wienmuseum.at/objekt/525188/ (besucht am 16.04.2022).

32. Schmidl, Adolf. „Das neue Wien : Ein Abend im Wiener Irrenhause [Teil 1]". In: *Der Österreichische Zuschauer. Zeitschrift für Kunst, Wissenschaft und geistiges Leben* 13.154 (25. Sep. 1847), S. 1229–1231. https://anno.onb.ac.at/cgi-content/anno? aid=doz&datum=18470925&seite=5&zoom=33 (besucht am 01.02.2022).

33. Schmidl, Adolf. „Das neue Wien : Ein Abend im Wiener Irrenhause [Teil 3]". In: *Der Österreichische Zuschauer. Zeitschrift für Kunst, Wissenschaft und geistiges Leben* 13.156 (29. Sep. 1847), S. 1241–1242. https://anno.onb.ac.at/cgi-content/anno? aid=doz&datum=18470929&seite=1&zoom=33 (besucht am 01.02.2022).

34. Schwarz, Peter. „Die Wiener Psychiatrie im ersten Weltkrieg: Eine Geschichte im Spannungsfeld von Faradisationen, Humanversuchen und Hungersterben." In: *Wiener Geschichtsblätter* 69.2 (2014), S. 93–113.

35. Shorter, Edward. „Women and Jews in a Private Nervous Clinic in late Nineteenth-Century Vienna". In: *Medical History* 33.2 (1989), S. 149–183. https://doi.org/10.1017/ S002572730004922X.

36. Stohl, Alfred. *Der Narrenturm oder die dunkle Seite der Wissenschaft.* ger. Wien [u. a.]: Böhlau, 2000. isbn: 3205992075.

37. Svetlin, Wilhelm. *Bericht über die Privatheilanstalt für Gemüthskranke auf dem Erdberge zu Wien.* Wien, Leipzig: Urban et Schwarzenberg, 1891. http://data.onb.ac.at/rec/ AC10359454 (besucht am 24.01.2022).

38. Svetlin, Wilhelm. *Die Privatheilanstalt für Gemüthskranke auf dem Erdberge zu Wien (. . .)* Wien: Braumüller, 1884. http://data.onb.ac.at/rec/AC05003395 (besucht am 24.01.2022).

39. Tragl, Karl Heinz. *Chronik der Wiener Krankenanstalten.* ger. Wien [u. a.]: Böhlau, 2007. isbn: 9783205775959.

40. „Ueber die Benennung der Irrenanstalten". In: *Psychiatrisch Neurologische Wochenschrift* 4.3 (1902), S. 181. https://archive.org/details/PsychiatrischNeurologischeWochenschrift4.190203/page/n185/mode/2up (besucht am 26.01.2022).

41. Universität Wien : 650 plus – History of the University of Vienna, Hrsg. *Heinrich Obersteiner, tit. o. Univ.-Prof. Dr. med.* 2021. https://geschichte.univie.ac.at/de/personen/heinrichobersteiner-tit-o-univ-prof-dr-med (besucht am 26.01.2022).

42. Viszánik, Michael von. *Leistungen und Statistik der k. k. Irrenanstalt zu Wien, seit ihrer Gründung im Jahre 1784 bis zum Jahre 1844.* ger. Wien: Mörschner, 1845. http://data.onb.ac.at/rec/AC10407681 (besucht am 26.01.2022).

43. Viszánik, Michael von. *Unterrichts-Grundzüge zur Bildung brauchbarer verläßlicher Irrenwärter.* ger. Wien: Sommer, 1850. http://data.onb.ac.at/rec/AC10407682 (besucht am 26.01.2022).

44. Vitecek, Daniel. *Der Weg zur psychiatrischen Abteilung.* Neurologisch Jahreskalender 2020. Wien, 2019, S. 64–70.

45. Weiß, Karl. *Geschichte der öffentlichen Anstalten, Fonde und Stiftungen für die Armenversorgung in Wien.* Wien: Selbstverl. des Gemeinderathes, 1867. http://data.onb.ac.at/rec/AC10432507 (besucht am 24.01.2022).

46. Wien Geschichte Wiki, Hrsg. *Sanatorium Görgen.* 21. Apr. 2020. https://www.geschichtewiki.wien.gv.at/index.php?title=Sanatorium_G%C3%B6rgen&oldid=410445 (besucht am 21.01.2022).

47. Wittelshöfer, Leopold. *Wien's Heil- und Humanitätsanstalten, ihre Geschichte, Organisation und Statistik ; Nach amtlichen Quellen.* Wien: Seidel, 1856. http://data.onb.ac.at/rec/AC10446930 (besucht am 26.01.2022).

Zusammenfassung

Eine aufschlussreiche und prüfende Wesenszeichnung der Wiener Irrenanstalt überlieferte der reisende Arzt Franz Horn im Jahr 1828. Horn, der Sohn des deutschen Psychiaters Ernst Horn, begab sich nach dem Abschluss seines Medizinstudiums auf eine ausgedehnte Reise zu den wichtigsten Gesundheitseinrichtungen Europas, wobei er vielfach auch das zeitgenössische Irrenwesen beschrieb. Während eines viermonatigen Wienaufenthalts studierte er das Allgemeine Krankenhaus und besuchte dabei auch die Irrenanstalt. Horns Bericht ist ein Zeugnis des psychiatrischen Stillstands. Trotz der im vorhergehenden Kapitel beschrieben Reformen, war die Wiener Irrenanstalt mit unheilbaren PatientInnen überfrachtet und zeigte deutliche Anzeichen von Verwahrlosung.

9.1 Auf Grand Tour: Horn 1828

Eine aufschlussreiche und prüfende Wesenszeichnung der Wiener Irrenanstalt in der Mitte des Primariats von Franz Güntner bietet der Reisebericht des Arztes Wilhelm HORN (* 1803; † 1871), späterer Direktor der Charité in Berlin. Horn stammte aus Braunschweig und hatte von 1822 bis 1827 unter anderem in Heidelberg und Berlin Medizin studiert. Nach dem Abschluss seines Studiums unternahm er eine umfangreiche Bildungsreise durch die Länder Europas mit besonderer Berücksichtigung auf deren *„medicinische und naturwissenschaftliche Institute,"* wie es im Untertitel seines vierbändigen Berichtes heißt, eine Reise, die auch einen viermonatigen Wienaufenthalt im Sommer 1828 mit einschloss. Durch sein Arztsein war Horn vollkommener Zeuge der Geschehnisse in der Irrenanstalt. Als lernender Kollege konnte er, ohne dabei ein störender Fremdkörper zu sein, mit den Primarärzten des

Krankenhauses auf Visite mitgehen und so Beobachtungen an Stellen schürfen, die
Außenstehenden nicht zugänglich gewesen wären. Zusätzlich musste Horn schon
durch familiäre Verbindungen ein gutes Verständnis über die Maßstäbe der zeitgenössischen Psychiatrie mitgebracht haben, war doch sein Vater, Ernst HORN (* 1774;
† 1848), von 1808 bis 1818 leitender Arzt der Irrenabteilung in der Berliner Charité
gewesen und in dieser Rolle nicht unumstritten, nachdem eine junge Patientin in
einem „Sack", einer von Ernst Horn geübten Bändigungsmaßnahme, erstickt war.
[Vgl. 2, S. 611–613]

Wilhelm Horn, der für die Bändigungsmaßnahmen seines Vaters bei anderen
Ärzten scharfe Worte fand, verfügte über einen guten Überblick über die zeitgenössische Psychiatrie und beschrieb sie in großer Fülle und Reichtum, durchwegs
vermengt mit lustig zu lesendem lästernden Tratsch und dem ganzen Fürwitz eines
Mitte Zwanzigjährigen. Während seiner Europareise besuchte er unter anderem die
Irrenabteilung des durch seine psychiatrischen Schriften berühmten Johann Christian August HEINROTHS (* 1773; † 1843) im Anstaltsmischbau des Leipziger Zucht-,
Waisen- und Versorgungshauses „St. Georg"[1] (Heinroth, bemerkt der Reisende, sei
ein seltener „*Gärtner,*" der nur manches Mal seine „*kranken Pflanzen*" pflege);
die Mischanstalt „Waldheim" im Königreich Sachsen, in der auch Geisteskranke
einsaßen („*Die Kranken, vielleicht immer unheilbar, unterliegen keinen Heilver-
suchen, und werden wohl nur zum längern Vegetiren hier aufbewahrt.*"); die erste
Irrenheilanstalt Deutschlands, den „Sonnenstein" in Sachsen, den Horn sehr lobt,
unter Ernst Gottlob PIENITZ (* 1777; † 1853) („*Er soll sehr oft hypochondrisch sein
(…) und muss nur gestehen, dass mir sein Aeusseres sehr für einen Irren-Arzt zu
passen scheint.*"); die Irrenanstalt in Prag vor ihrer späteren Blütezeit („*Die Betten
sind reinlich, die Küche hübsch, das Essen gut, die Abtritte ziemlich, der Assistent
beschränkt*"); die Irrenanstalt in Bayreuth, in der Horn vor allem die harten Strafen gegenüber den Irren auffallen: Unter den Betten liegen große Ruten („*sie kann
aber auch vielleicht als Besen benutzt werden*"), ein Kranker, der ein ungenanntes
Versprechen nicht eingehalten hat, ist seit einigen Tagen in einem abgedunkelten
Zimmer eingeschlossen („*In demselben Zimmer stand eine Art Sarg, in dem für
das Gesicht des Kranken nur ein Ausschnitt ist; hierin wird der Kranke gebunden,
und liegen gelassen – auf diese Weise kann man wohl bändigen – aber heilen?*"),
es wird die Cox'sche Schaukel jeden Tag angewandt und fleißig „*galvanisiert und
elektrisiert; die Instrumente dazu sind in einem eigenen Zimmer aufgestellt (…);*"
furchtbar sind die Zustände im kleinen Bamberger Irrenhaus „St. Gertrud", Horn
schreibt, er begreife „*das Herz der Leute nicht,*" welches kranke „*Personen in*

---

[1] Heinroths Diagnoseschema wurde in den 1840er-Jahren auch in der Wiener Irrenanstalt
verwendet, siehe Tab. 15.7.

einen solchen Mistpfuhl von Herzlosigkeit und Kälte, in ein solches Verliess von nachlässiger Trägheit, hineinstossen kann."

In diesem zwischen Witz und Empörung wechselnden Tonfall geht es in einem Flug weiter durch fast alle bekannten Einrichtungen Deutschlands und der angrenzenden Staaten, die jeweils in wenige jugendlich schwungvolle Seiten gefasst werden, die Zahl der besuchten Anstalten viel zu groß, um nur die wichtigsten hier zu schildern.[2] Horns Aufenthalt in Wien ist insofern besonders, als dass er hier für ganze vier Monate verweilt und die Stadt und ihre Anstalten jenseits aller Flüchtigkeit besieht. Insbesondere rückt das Allgemeine Krankenhaus in die Mitte seiner Aufmerksamkeit. Den Wiener Ärzten bleibt Horn stets kollegial zugewandt, bewahrt aber weiter seinen spöttelnden Abstand zu Menschen und Dingen und spart auch hier nicht, wie es seine Art ist, mit kritischen Randbemerkungen. [Nachfolgende Zitate für Wien aus: 1, S. 181–243]

9.1.1 Das Beobachtungszimmer im Allgemeinen Krankenhaus

Im Allgemeinen Krankenhaus geht Horn zwei Monate mit Johann Christian Schiffner, Vorstand der vierten medizinischen Abteilung, auf Visite mit.

> Die S c h i f f n e r'sche Abtheilung enthielt acht Zimmer für innerliche Kranke; in abgesonderten Zimmern die Ausschlagskranken des ganzen Hauses, und die im Hause selbst gelegene Irren-Abtheilung, wohin dergleichen Kranke der Expectation wegen gebracht, und entweder bald geheilt werden, oder auf die übrigen Abtheilungen kommen.

Bei dieser Irrenabteilung handelt es sich um das psychiatrische Beobachtungszimmer des Allgemeinen Krankenhauses. Da das Zimmer während Horns Besuch im Juni und Juli 1828 noch von Schiffner und nicht vom Primar der Irrenanstalt, Güntner, betreut wird, zeigt Horns Bericht noch den ursprünglichen Zustand, wie er seit etwa 1815 bestand. Es ist der einzige bekannte Bericht, der die Verbindung beider Einrichtungen vor der Angliederung des Zimmers an die Irrenanstalt abbildet, die noch im gleichen Jahr stattfand.

Schon in den acht inneren Krankenzimmern Schiffners sieht Horn viele PatientInnen, die bedingt durch körperliche Krankheit auffällige Geistesverrückungen zeigen. Horn bemerkt etwa, dass bei Fällen von *„Nervenfieber"* – Typhus abdominalis, eine Infektion ausgelöst durch das Bakterium *Salmonella enterica*, das über

---

[2] Vgl. für die obigen Schilderungen [1, S. 19–20; S. 23–25; S. 35–39; S. 47f; S. 65–68; S. 81–83].

Nahrungsmittel aufgenommen wird – die PatientInnen noch länger an *„Phanta-sieen"* litten: *„Einen Beweis lieferte ein junges Mädchen, das sich noch lange für eine Prinzessin hielt, und 500 Leibärzte besoldete."* Auch PatientInnen mit entgleistem Alkoholismus sind häufig anzutreffen. *„Beständig finden sich einige Kranke mit* delirium tremens …" PatientInnen deren geistesverrückter Zustand durch eine körperliche Erkrankung erklärt werden konnten, wurden also bevorzugt auf den inneren Normalabteilungen versorgt.

> Für Personen, deren Geisteskrankheit oder Epilepsie (hier Convulsion genannt) entweder Hoffnung einer baldigen Genesung giebt, oder wenigstens keine *mania furibunda* [tobende Manie] ist, existirt eine Filial-Irren-Anstalt, welche unter S c h i f f n e r's Aufsicht steht, und sie besteht aus einem großen Saale, der in der Mitte durch eine Bretterwand geschieden ist, und dadurch entstehen zwei Zimmer, das erstere für Frauen, die hintere Hälfte für Männer, ein Fehler, den ich schon so oft auf meiner Reise bemerken mußte.

In diesem nicht musterhaft eingerichteten Beobachtungszimmer wurden, wie oben bereits beschrieben, PatientInnen des Krankenhauses behandelt, in der Hoffnung, ihnen eine Einlieferung in die eigentliche Irrenanstalt ersparen zu können. Die Kurverfahren, die im Beobachtungszimmer geübt wurden, glichen aber jener in der Anstalt bis aufs Haar. *„Die Straf-und Zwangsmittel bestehen nur in Riemen, womit die Kranken an das Bett geschnallt werden, Hunger, Schelten, der Zwangsjacke und der sonst mehr üblichen Mundzwinge."* Die Anwendung der Mundzwinge in der Irrenversorgung wurde unter anderem vom deutschen Irrenarzt Johann Heinrich Ferdinand AUTENRIETH (* 1772; † 1835) verbreitet. Es handelte sich um ein birnenförmiges Gerät aus Metall, das in den Mund der Kranken gezwungen wurde und das Schreien unterdrückte. Eine zweite von Autenrieth empfohlene Behandlungsmethode für psychiatrische PatientInnen war die Anwendung der blasenziehenden „Autenriethschen Salbe" auf den kahlrasierten Kopf, eigentlich ein althergebrachtes Kurverfahren der Humoralpathologie, das trotzdem nun landläufig unter dem Namen des Deutschen bekannt wurde. Konnten die PatientInnen im Beobachtungszimmer aber nicht geheilt oder ausreichend gebändigt werden, *„so kommen sie in den Thurm."*

> [Primar Schiffner] sucht überall Ursachen in s. g. Geisteskrankheiten zu finden, und arbeitet mit Glück darauf hin, diese zu entfernen, wenn ihm erst auf irgend eine Weise ein Weg dazu gezeigt ist. Gelingt ihm aber die Kur nicht bald, so hört auch seine Hoffnung auf, und die Kranken kommen in den Narrenthurm, und dann ——!

Dieses „*und dann* ——*!"*, der doppelte Leerstrich nach der Verschickung, ist wohl die aussagekräftigste Auslassung, die je über die Wiener Irrenanstalt getätigt worden ist.

An Krankheiten beobachtet Horn im Beobachtungszimmer unter anderem zwei junge Frauen und einen Mann, die an weit fortgeschrittener „*Pthisis"* leiden und dadurch manchmal „*Paroxismen [Ausbrüche] von Manie"* bekommen. Mit Pthisis bezeichnete man eine auszehrende Lungenerkrankung, deren Ursache in den meisten Fällen vermutlich Tuberkulose war. Horn vermeint eine Verbindung zwischen Manie und Pthisis aufstellen zu können, indem die bestehende Geisteskrankheit das Auftreten der körperlichen Erkrankung begünstige:

> [D]ie Erklärung mag wohl nicht so schwer sein, denn wie sehr wird die Lunge häufig angegriffen, durch Schreien, beständiges Sprechen u. s. w. Werden doch schon Lehrer und Prediger, Schauspieler und überhaupt Personen, die oft lange und laut sprechen müssen, lungensüchtig, warum nicht *furibundi*, wo dies noch viel mehr und mit viel grösserer Anstrengung geschieht?

Weiters sieht Horn einen 29-jährigen Weber, „*der seit fünf Jahren onaniert, und außerdem den Beischlaf ausgeübt"* und der von Horn, nach dem Ausschluss einer Syphilisinfektion, als Hypochonder mit „*hysterischen Beschwerden"* diagnostiziert wird. In dem Beobachtungszimmer befinden sich außerdem „*immer mehrere Kranke ..., die an fixen Ideen und Hallucinationen leiden"* sowie „*mehrere Fälle"* von „mania religiosa, *die sich für Märtyrer hielten, in Hallucinationen und Friedensküssen und wollüstigen Qualen Pollutionen [Samenerguss] bekamen, und zum Theil dabei liederliche Menschen waren (...)"* Unzufrieden ist Horn mit dem herrschenden Lärm im Beobachtungszimmer.

> Eine Trennung der lärmenden Kranken von den ruhigen ist wegen Mangel an Raum nicht möglich, und so wurden z. B. Alle [sic] auf die unangenehmste Weise gestört durch eine furchtbar schön ausgesprochene Nymphomanie eines Mädchens (...)

Seine Schlussbeurteilung des Beobachtungszimmers fällt nicht günstig aus.

> Sch.[iffner] glaubt in ihrer Kur [der Irren] besonders glücklich zu sein, doch ist das meine Meinung nicht; denn die Behandlung ist ziemlich negativ, und für eine zweckmäßige Beschäftigung wird durchaus nicht gesorgt.

9.1.2 Die Wiener Irrenanstalt

Horns Beobachtungen aus der Wiener Irrenanstalt beruhen auf der Erlaubnis von Primar Franz Güntner, täglich die Visite mitzumachen, wovon Horn „*einige Wochen Gebrauch machte.*" Zum Zeitpunkt des Besuches befanden sich 360 bis 370 Patient-Innen in der Anstalt, „*die bei meiner Anwesenheit grade von 100 Unheilbaren, die in die betreffenden Provincial-Häuser abgeliefert werden, gereinigt war.*" Die Verbliebenen waren aufgeteilt auf den Turm (etwa 200 PatientInnen), das Lazarett (130 PatientInnen) und zwei noch zu besprechende Zimmer für Frauen im Allgemeinen Krankenhaus mit 35 Plätzen. Insgesamt waren bei Horns Besuch mehr Frauen als Männer in der Irrenanstalt.

Die Anstalt, meint Horn, ist in vielen Dingen mangelhaft, trotz aller Bemühungen der Ärzte, denen er keine Vorhaltungen machen kann. „*Es ist von Seiten der Aerzte in der Anstalt, die so sehr viel Mangelhaftes hat, Alles geschehen, was nur geschehen konnte: es herrscht Reinlichkeit und Ordnung.*" Gerade Primar Güntner sei ein „*fein gebildeter*" und „*liebenswürdiger Mann*", dessen Umgang mit den Kranken „*human, ruhig und ernst*" ist. Insbesondere beklagt Horn das Fehlen einer Badeanstalt, wodurch keine Hydrotherapie durchgeführt werden kann, wo doch gerade die „*Behandlung durch Wasser mit für das grösste Heilmittel gehalten [wird].*" [1, S. 66] In der Wiener Irrenanstalt hingegen: „*Keine Bade-Anstalt, von Sturzbädern keine Rede; ein Reinigungsbad muß eigens getragen werden, und als ein Tropfbad verordnet wurde, mußte man einen Trinkbecher auf seinem Boden durchbohren …*"

Im Turm, den Horn mit einem Gefängnis vergleicht, ist der Lärm nicht weniger geworden. Wenige „*furibunde*" PatientInnen „*machen … in dem so unbegreiflich unzweckmäßig gebauten Thurm einen solchen Lärm, daß das Echo die nur von fern dazu inclinirten Kranken, zu ähnlichem Unfug auffordert.*" Es gilt hier im Vergleich zu den Vorberichten einige kleine Änderungen zu bemerken. Erstens, dass nun statt zwei auch drei (!) Betten in die kleinen Zimmer gestellt werden, wodurch im Gegenschluss Einzelzellen für Tobende und größerer Stau- und Wohnraum für die WärterInnen entstanden sein dürfte, zweitens, dass nun einige der von Frank 1796 zugemauerten Zimmertoiletten wieder in Betrieb stehen dürften (womöglich ist dies aber eine falsche Beobachtung von Horn), und drittens, dass nun im Erdgeschoß eine Abteilung für ruhige Männer liegt; die Abteilung für Militärirre, die sich früher dort befand, wurde demnach irgendwann vor 1828 aufgelassen. Im ersten Stock befindet sich die Abteilung für „*bezahlende Männer,*" im zweiten eine für ruhige und bezahlende Frauen, im dritten eine für unruhige und nicht-bezahlende Frauen, im vierten jene für die „*schlimmen und ohne Vergütung verpflegten Männer.*" Es sei eine „*sehr unangenehme Nothwendigkeit,*" dass im Turm auch unheilbare und „*blödsinnige*" EpileptikerInnen untergebracht werden müssten.

Das Pflegepersonal im Turm ist jetzt durchwegs männlich, eine bedeutende Änderung zu früheren Zeiten, in denen es eine männliche und weibliche Wartmannschaft im Turm gab. Offenbar um sexuellen Übergriffen von Pflegern auf die untergebrachten Frauen vorzubeugen, müssen *„die Oberwärter auf den weiblichen Abtheilungen (…) aber verheirathet sein."* Die Wärter *„sollen zum Theil gut sein,"* wie Horn bemerkt. Bei einer Visite wird er trotzdem Zeuge einer offenen Misshandlung eines Patienten.

> Nicht verschweigen kann ich, daß ein Wärter, ohne besondere Rüge einen *furibundus*, der gefesselt sich von seinem Bette gewälzt hatte, so unsanft auf das Bett warf, daß er mit dem Kopf gegen die Mauer flog und sich augenblicklich einen tüchtige Beule zuzog.

Offenbar gibt Primar Güntner, der gemeinsam mit Horn diesen Vorfall sieht, keine weitere Bemerkung dazu ab. Wie durch die enorme PatientInnenanzahl zu vermuten war, ist der tägliche Kontakt zwischen Primar und Patient im Allgemeinen nicht lang. *„Die Visite bei den Geisteskranken tsi [sic] gewöhnlich kurz."*

Bei Horns Besuch gehören auch schon zwei in der sonstigen Literatur nicht erwähnte Frauensäle im Allgemeinen Krankenhaus zum Belagsraum der Irrenanstalt, *„worin 35 ruhige melancholische und mit fixen Ideen behaftete Weiber, so wie zum Theil auch Reconvalescentinnen liegen."* Diese beiden Zimmer liegen *„isoliert"* vom übrigen Krankenhaus und besitzen einen eigenen Ein- und Zugang zum südlichen Turmgarten, in den nun die Frauen im Krankenhaus zu anderen Zeiten gelassen werden als die Männer im Turm. Aufgrund dieser Beschreibung kann festgestellt werden, dass es sich bei einem dieser Zimmer mit Sicherheit um Nr. 22 und beim zweiten Zimmer vermutlich um Nr. 21 handelte, die später beide zu Beobachtungszimmern umgewandelt wurden. Wie lange diese beiden Zimmer zu diesem Zeitpunkt schon von der Anstalt benutzt wurden, beschreibt Horn leider nicht, es ergibt sich aber aus dem Zusammenhang, dass sie aus Platzmangel der Anstalt zur Verfügung gestellt wurden. Die einzige Beschäftigung der Kranken dieser Zimmer und des Turms sind der zeitweise Aufenthalt in den beiden Turmgärten und das *„Garnwinden der Frauen, die dazu passend gefunden werden …"* Im Unterschied zum Turm gibt es im Lazarett in den Frauenabteilungen Wärterinnen. Wie früher auch stehen hier *„zum Theil Reconvalescente aus dem Thurm, zum Theil ruhige, bemittelte Unheilbare: Blödsinnige, Melancholische, Schlagflüssige u. s. w."* unter der Aufsicht eines Sekundararztes und seiner chirurgischen Praktikanten. („Schlagflüssig" bezeichnete einen Kranken, bei dem ein Schlaganfall eine Lähmung oder sonstige Gebrechen hinterlassen hatte.) Der *„recht hübsche"*

Garten des Lazaretts wird von den Kranken „*nach Verschiedenheit des Geschlechts zu verschiedenen Zeiten*" verwendet.

> Von regelmäßiger Beschäftigung ist aber auch hier leider nicht die Rede. Güntner hat gebeten, man möchte die Kranken im Garten arbeiten lassen: es wurde abgeschlagen; man möchte die Weiber nähen lassen, er wolle bezahlen, was sie etwa verdürben, Antwort: man könne den Vortheil den Strafanstalten nicht entziehen; man möchte eine Kegelbahn einrichten, Antwort: da könnte ein Unglück entstehen u. s. w.

Zur Ablenkung und Beschäftigung gibt Güntner manchen PatientInnen Schreib-, Rechen-, Lern- und Merkaufgaben auf wie in einer Schule. Die meisten machen aber nichts und sitzen untätig und gelangweilt herum.

> Dem Einem wird Papier und ein religiöses Buch in die Zelle gegeben, und er soll abschreiben; er thut es nicht, so muß er vielleicht einen halben Tag hungern; oder er thut es und schreibt dummes Zeug, so wird es ihm verwiesen, und das beschäftigt ihn vielleicht eine Stunde, dann legt er sich auf's Bett, wird zur bestimmten Stunde in den Garten getrieben, und hängt überall seinen Gedanken nach. Nur in dem Augenblicke, wo der Arzt ihn sieht, ist der Kranke in Spannung, die ganze übrige Zeit sich selbst und den Wärtern überlassen.

Die in der Anstalt angewendeten Bändigungs- und Strafmaßnahmen sind „*Hand- und Fußriemen, die Zwangsjacke, Ketten, mit denen einige Kranke an's Bett oder an die Wand geschlossen*" werden sowie das Straffasten. An äußerlichen Arzneien vor allem die Autenriethsche Salbe, hautreizend und blasenziehend, die zumeist auf den rasierten Kopf und Nacken aufgetragen wird, deren Hauptbestandteil der giftige Brechweinstein (Kaliumantimonyltartrat) war, der auch als Brechmittel in den Ekelkuren breite Anwendung fand.

> Die Autenriethsche Salbe ist hier ein Mittel, das tagtäglich in verschiedenen Absichten, als ableitend, als Schmerz erregend u. s. w., gebraucht wird. Güntner gesteht, dass ihn dieses Mittel in manchen Kuren kräftig unterstützte, allein dass er ihm allein noch keine Heilung zu verdanken habe.[3]

In vielen Fällen war die Anwendung der Salbe Richtmaß und Hauptbehandlung in einem, das allgemein gebräuchliche Mittel, wie der Fall eines jungen Burschen zeigt, der durch seine Arbeit an einer Vergiftung durch Quecksilberchlorid, zeitgenössisch „Sublimat" genannt, erkrankt ist.

---

[3] Wie oben bereits bemerkt: Keineswegs ein neues Verfahren des 19. Jahrhunderts, sondern eine althergebrachte Behandlungsweise.

Ein junger Hutmacherlehrling von 16 Jahren hatte sich, besonders mit dem Beizen des Filzes zu beschäftigen, und da dieses mit dem beständigen Umgange von Sublimat verbunden ist, so wurde er davon nach und nach, so durchdrungen, dass er sehr starke Verdauungsbeschwerden bekam, von denen er wieder befreit wurde, und ein beständiges krampfartiges Zucken über den ganzen Körper, ohne Verlust des Bewusstseins, bekam, in solchem Grade, dass er aus dem Bette geworfen wurde, sich beschädigte, und nun sein Bett auf der blossen Erde gemacht erhielt. Eine Einreibung der Autenrieth'schen Salbe über das ganze Rückgrath hatte seit einigen Wochen das ganze Leiden schon sehr gebessert, und es war die Hoffnung zu seiner gänzlichen Wiederherstellung wohl gestattet.

Wenn bei einem Kranken „*mehr Schmerz hervorgebracht werden soll,*" dann wird auch das „*Haarseil*" angewandt: Dabei wurde bei einem Patienten eine Hautfalte am Nacken mittels einer großer Nadel von einer Seite zur anderen durchstoßen und ein fingerdick geflochtenes Seil aus Pferdehaar in die Höhlung eingebracht, was die Wunde nach einigen Tagen stark zum Eitern brachte und vermutlich mit Fieberschüben einherging, denen teilweise eine heilende Wirkung auf das Irresein nachgesagt wurde. Weniger auf Krieg gesinnt erscheint uns heute das ebenfalls geübte Herunterkühlen bei „*nymphomania*" und „*mania furibunda*" durch kalte Umschläge um Kopf und Nacken von PatientInnen.

Bei den innerlichen Arzneimitteln überwiegen die „*Ekelkuren*" mit „*tart. stib. zum Erbrechen und um Ekel zu erregen,*" dem schon erwähnten Brechweinstein, und anderen „*Purganzen*" (abführende Mittel); weitere Arznei wurde verwendet aus „*valeriana*" (Echter Baldrian), „*dulcamara*" (Bittersüßer Nachtschatten), „*China*" (Rinde des Chinabaums), „*Salep*" (getrocknete Orchideenwurzeln) und „*Plumersches Pulver*" bei Melancholie (versüßtes Quecksilbersublimat mit Goldschwefel). „*Gr. β extr. hyrac.* [„*Heracleum*", Bärenklau] *und gr. β pulv. rad. ipecac.* [„*Ipecacuanha*", Brechwurzel] *mit sacch. alb.* [weißem Zucker] *giebt* Güntner *oft und gern bei heftigen, namentlich intercurrenten Gemüthsaufregungen als ,Antagonisten.*' "

Ein junger Mann mit einer Melancholie, die in Blödsinn überzugehen droht, zugleich mit einer beginnenden Lähmung der untern Extremitäten, ohne charakteristische Symptome der *tabes dorsualis* [Ausfall des Rückenmarks bei Neurosyphilis], bekam *pulv. nuc. vomic. gr.* $\frac{1}{6}$ *p.d.* (später gestiegen auf $\frac{1}{4}$) [Gewöhnliche Brechnuss], *arnic.* [Arnika] und *tart. emet.* [Brechweinstein] schon lange Zeit ohne allen Erfolg.

Nach Horns Einschätzung seien die meisten PatientInnen der Anstalt bei richtiger Behandlung vermutlich heilbar. Im Turm sieht er *„[m]ehrere ..., welche von ferne sie beunruhigende Töne hören, glauben, mit Elektrisirmaschinen verfolgt zu werden,"* vielleicht ein Hinweis darauf, dass auch in Wien Galvanisierungen und Elektrotherapien durchgeführt wurden, jedoch findet sich in keiner Quelle dazu etwas wirklich Aussagekräftiges. Ein 18-jähriger Kellnerbursche, der von seinen älteren Kollegen schikaniert wurde, zeigt epileptische Krämpfe und *„eine Melancholie mit beständiger Gespensterfurcht."* Horn beschreibt, dass Nymphomanien und religiöser Wahn häufig seien, letzterer *„häufig mit einem aufgeregten Geschlechtstriebe so nahe verwandt, als die Worte Brunst und Inbrunst."* Für einen jüngeren Mann, bei dem sich Hautausschläge mit Manien abwechseln, und den *„eine gründliche Kur der Krätze"* Horns Ansicht nach heilen würde, werde zu wenig getan. Ein *„junger, gemüthskranker Mediciner"* liest als verordnete Beschäftigung Goethes „Römische Elegien", die ihm gut gefallen, wie er versichert.[4] Eine junge Frau, die an *„mania puerperalis cum erethismo enormi"* leidet – postpartaler Psychose mit gesteigertem Bewegungsdrang –, ist mit einer andauernd grässlich und laut lachenden *„unheilbaren Närrin"* in eine kleine Zelle gesperrt, was Horn sauer aufstößt. *„G.[üntner] sah das auch ein, aber der Platz verbietet Aenderung!"*

> Die Behandlung der Blödsinnigen will mir hier nicht ganz gefallen: sie sind sich zu sehr selbst überlassen. Wenn Heilungsversuche auch überflüssig sind, so sollte man doch mehr auf ihre körperliche Pflege und ihre menschliche Form halten; das geschieht aber sehr wenig. Die Aerzte gehen bei den vorgeschriebenen Visiten rasch durch, die Kranken onaniren, was ich einige Male gesehen habe, nach Gefallen, und wenn es einmal zufällig bemerkt wird, so werden ihnen die Hände geschlossen; man erlaubt ihnen, sich nackt zu erhalten, und in ihre Decke einzuhüllen, wenn sie ihre Kleider, zereissen, und fesselt sie an, so daß sie, in ihre weißen wollenen Decken (Kotzen) gehüllt, mehr einem Waschbär, als einem Menschen ähnlich sehen.

Horn führt die häufig vorkommenden periodischen Kopfschmerzen bei Melancholischen, Epileptischen und „furibundi" [Unruhigen], die oft zum Ausbruch von *„Raserei"* führten und *„gewiß eben so oft Krankheit selbst bedingen, als er [der Kopfschmerz] Symptom der Krankheit ist,"* auf stattgefundene körperliche Misshandlungen zurück. Von vielen PatientInnen

---

[4] Bemerke: Der junge Arzt ist nicht irre oder geisteskrank, sondern nur hinfälligen Gemütes; die angewendeten Wörter für psychische Krankheit hingen auch von der gesellschaftlichen Stellung des Kranken ab.

(…) hörte man, daß die Eltern, die Lehnherren, die Ehemänner, die Herrschaften die Personen zur Strafe oder im Zorn mit Schlägen auf den Kopf züchtigten. Wie häufig mögen die chronischen Entartungen, die man im Gehirn und seinen Häuten, in solchen Personen findet, die Folgen von dergleichen Misshandlungen sein (…)

Auch im österreichische Examenssystem, das mit *„unerbittlicher Strenge"* geführt werde, sieht Horn eine weitere häufige Quelle für psychische Erkrankungen, da ein einziges schlechtes Zeugnis ausreiche, um einem jungen Menschen das gesamte Leben zu verbauen.

G ü n t n e r zeigte mir hier drei Fälle von solchen jungen Leuten, die sich nach einer so schlechten Note, wo eigentlich nur das Militair Anspruch auf sie hat, der Liederlichkeit in die Arme warfen, dann auch (wiewohl in einzelnen Fällen mehr zufällig) Onanie trieben, und als unheilbare Blödsinnige sich endlich im Irrenhause aufhielten. Es ist aber auch ein sehr hartes Gesetz, daß ein junger Mensch, wegen eines einzigen (denn das ist hinreichend) Jahres, das er vielleicht faul und leicht zugebracht, um sein ganzes Lebensglück kommen soll, – und er kann bei dem Examen nur Unglück gehabt haben.

Auch will Horn einen Unterschied zwischen österreichischen und deutschen Patient-Innen bemerkt haben, denn die *„Aeußerungen der Geisteskranken"* in Österreich seien *„ganz verschieden"* von denen in Deutschland, nämlicher ruhiger, mit mehr *„Stumpfsinn"* beladen und weniger zur Tobsucht neigend.

Bei uns [sind die Irren] kräftig und energisch, hier phlegmatisch, langsam und vielleicht andauernd; bei uns oft trotzig und mit Spuren grossen, wenn auch verkehrten Verstandes, hier sich auf körperlichen Genuss beziehend (…)

Bei der ländervergleichenden Betrachtung von psychischen Krankheiten gelte es aber zu beachten, dass es *„ein solches Gewirre unter den Begriffen [gibt], daß ich nicht wage, über sie zu sprechen (…)"*

Aus medizinischer Sicht missfällt Horn am meisten an der Wiener Weise der Irrenbehandlung, dass man den PatientInnen, besonders Blödsinnigen und Rasenden, zu viel zu Essen gebe. *„(…) [I]ch finde, daß im Allgemeinen zu viel und zu kräftige Nahrung verabreicht wird, so namentlich zu viel Fleisch, was doch auf keine Weise nützlich sein kann; nur zur Strafe wird es zuweilen abgezogen."*

Horns abschließendes Urteil über die Wiener Anstalt fällt, nicht überraschend nach allem, was er als mangelhaft anführt, ablehnend aus. Zwar würden in der Anstalt viele PatientInnen geheilt werden, aber *„am meisten wohl durch die Natur"* und nicht durch die Behandlung.

Ich will die Schuld ganz und gar nicht zu ihrem großen Theile dem Arzte beimessen, sondern vielmehr der Bauart dieses Aufbewahrungsgebäudes, denn anders kann ich es nicht gut nennen. Wie ist es möglich, eine zweckmäßige Aufsicht zu führen, wenn ein, zwei, höchstens drei, meistens arme Kranke in einen kleinen Raum zusammen gedrängt sind!

Auch Primar Güntner gesteht Horn seine Ohnmacht gegenüber dem Wahnsinn ein.

Nach seinem eigenen Urtheil machen nur Apothekermittel oder die eigene Natur hier gesund, und es geschehen öfter Heilungen, selbst andauernde, die sich kein Arzt zuschreiben kann.

9.1.3 Einordnung

Die Selbstbesinnung des Primars über seine eigene häufige Machtlosigkeit fügt sich nahtlos in das Gesamtbild ein, das die Anstalt dem Besucher bietet: Sie wirkt zu groß, ist veraltet und scheint an den Rändern auszufransen wie ein abgetretener Teppich. Primar Güntner kann, trotz bezeugter Bemühungen, keine vollständige medizinische Wacht über sie ausüben. Zu den ohnehin bestehenden und nicht zu ändernden baulichen Mängeln kommen jene in der Personalführung: Dass nur männliche Wärter im Turm für weibliche Patientinnen zuständig sind, muss schon damals als Rückschritt hinter ehemals gültige Maßstäbe gelten. Und dass es zu offen gewalttätigen Übergriffen auf PatientInnen kommt und diese vom Primar nicht geahndet werden, spricht seine eigene Sprache.

In der PatientInnenbetreuung herrscht erzwungene Fadesse vor, die der Primar nicht zu ändern vermag, weil er keinen Einfluss auf die zugrundeliegenden Gesetze hat. Die Frauen dürfen nicht Nähen, weil dies ein Vorrecht der Strafanstalten ist, die Männer nicht Kegeln, weil sich jemand dabei verletzen könnte. (Später sollte doch noch eine Kegelbahn im Lazarett entstehen.) Wenn sich PatientInnen den wenigen und einfallslosen Hausaufgaben widersetzen, die ihnen der Primar aufträgt, dann endet das für sie in Bestrafung, ein Teufelskreis. Dazu kommen Horns Bemerkungen darüber, dass mögliche medizinische Hilfe unterlassen wird. Dem jungen Mann, der abwechselnd unter Manie und Krätze leidet, wird wenig geholfen; die junge Frau mit der postpartalen Psychose, die mit einer schreienden alten Frau auf engem Raum eingesperrt ist, wird in kein anderes Bett verlegt; den Menschen mit Behinderungen, die nackt in ihren Zellen liegen und aus Langeweile sich selbst befriedigen – was sollen sie auch sonst tun? – werden Fesseln angelegt, wenn man es entdeckt, anstatt sie zu beschäftigen.

Zum Greifen verdichtet ist hier die ärztliche Ohnmacht gegenüber dem Irresein zu spüren. Die wenigen allgemein anerkannten Heilmethoden bei Geisteskrankheiten, die psychischen Therapien durch Beschäftigung und Belehrung, können in der Wiener Anstalt aufgrund des beschränkten Platzes kaum durchgeführt werden. Also übt man althergebrachte Heilverfahren wie blasenziehende Pflaster und versuchsweise die Gabe von mannigfaltigen Arzneimitteln und beobachtet bange, was wird. Man tut das, was man macht, nicht, weil man weiß, dass es hilft, sondern damit etwas getan wird. Das Verfahren gleicht einer schwarzen Kiste in der Systemtheorie. Wirklich sicher kann man sich nur über die eigenen Eingaben und den Ausgang des Vorgangs sein, die inneren Vorgänge bleiben gänzlich verborgen. Was genau zu einer Heilung führt, oder was im Gegenteil den Zustand der Kranken verschlechtert, ist unbekannt. Die Ärzte sind ganz auf ihre eigene Erfahrung und Spürsinn zurückgeworfen, folgen blindlings oder eben mit Bauchweh Traditionen, verfügen aber über keine gesicherten Erkenntnisse über die Wildnis der Erkrankungen.

Bei Horns Bericht stellt sich die Frage, ob die entdeckten Untüchtigkeiten neu aufgetreten sind oder immer schon vorhanden waren, also ob nicht die Zustände gleich blieben, aber der Blick der Beobachter schärfer wurde? Wird mehr bemerkt, was als ungerecht empfunden wird? Das ist sehr wahrscheinlich der Fall. Seit den ersten großen Anstaltsbauten um 1800 hatte sich die politische Landschaft Europas stark gewandelt. Die Französische Revolution und der „Code Civil" veränderten das Verhältnis, in dem sich die fortschrittlichen Bürger zum eigenen Staat sahen, nachhaltig. Unter dem schweren Deckel, den die konservative Ära Metternich über alles drüberlegte (benannt nach dem österreichischen Staatskanzler Klemens Wenzel METTERNICH, * 1773; † 1859), köchelten teils gewaltvolle Ideen von Revolution, Kommunismus und Demokratie. Keine dieser neuen Leitgedanken war als Blaupause eins zu eins auf die Psychiatrie und die bestehende Irrenversorgung zu übertragen, aber doch machte sich eine Geistesbewegung breit, die nach Umsturz oder zumindest nach Umänderung alter Werte und Ordnungen verlangte. Horns Reise durch Europa ist Zeugnis darob, wie sehr die gesellschaftlichen Ansprüche an eine menschenwürdige Irrenbehandlung gestiegen waren. Psychiatrische PatientInnen konnten nicht mehr so behandelt werden, wie es vielleicht 20 oder 30 Jahre früher noch als angemessen empfunden worden wäre.

Folgerichtig lag Horns Hoffnung 1828 auch auf dem baldigen Neubau der Wiener Irrenanstalt, ihrer vollständigen Erneuerung: „(…) es liegt jetzt schon der vom Kaiser genehmigte Plan einer neuen, großen, brillanten Irren-Anstalt da, die nächstens angefangen wird, und deren erster Kosten-Anschlag sich auf eine Million Gulden C. M. beläuft." Wie wir bereits wissen, sollte eine solche neue Wiener Irrenanstalt noch für über zwei Jahrzehnte ein reines Luftschloss bleiben.

Literatur

1. Horn, Wilhelm von. *Reise durch Deutschland, Ungarn, Holland, Italien, Frankreich, Grossbritannien und Irland; in Rücksicht auf medicinische und naturwissenschaftliche Institute, Armenpflege u. s. w. : Erster Band : Deutschland, Ungarn, Holland.* ger. Bd. 1. Berlin: Verlag von Th. Chr. Fr. Enslin, 1831. http://data.onb.ac.at/rec/AC11082549 (besucht am 26.01.2022).
2. Kreuter, Alma. *Deutschsprachige Neurologen und Psychiater: Ein biographisch-bibliographisches Lexikon von den Vorläufern bis zur Mitte des 20. Jahrhunderts.* Berlin, Boston: K. G. Saur, 2013. https://doi.org/10.1515/9783110961652.

Zusammenfassung

Als herausragende aber international auch umstrittene Figur der Wiener Psychiatrie sollte sich in den 1840er-Jahren Primar Michael Viszánik erweisen, durch
dessen reiche Öffentlichkeitsarbeit die Irrenanstalt heute in großer Detailtreue
beschrieben werden kann. Viszánik schaffte die Ketten in der Irrenanstalt ab und
ersetzte die traditionellen humoralpathologischen Methoden als Standardtherapie durch die weniger schädliche Wasserheilbehandlung. Seine sozialpsychiatri-
schen Ansichten führten zur Gründung eines Hilfsvereins, der PatientInnen nach
ihrer Entlassung unterstützend mit Geldmitteln versorgte. Gleichzeitig bemühte
Viszánik sich, die Psychiatrie auch im Wiener universitären Lehrbetrieb zu ver-
ankern. Neben der Beschreibung der Leistungen des Primars bietet das Kapitel
eine genaue Aufschlüsselung über die Funktionsweise der Wiener Irrenanstalt
in den 1840er-Jahren.

10.1 Knolz und Köstler

Nach Primar Karl Folwarczny übernahm Leopold KÖSTLER (* unbekannt; † 1839)
1835 die Anstalt, der sie bis zu seinem Tod im Jahr 1839 führte. [59, S. 4] Köstler
war zuvor Bezirkspolizeiarzt in Wien gewesen und hatte unter anderem eine Schrift
zur ersten europäischen Choleraepidemie von 1831 verfasst. [Vgl. 25] Bereits ein
Jahr zuvor, 1834, war Joseph Johann KNOLZ (* 1791; † 1862) neuer Protomedicus
Niederösterreichs geworden. Mit Knolz, der vor 1832 in Salzburg Primar des Irrenhauses gewesen war, kam ein Beamter ins Amt, der vielfältige neue Versuche unternahm, den Zustand des Irrenwesens in Niederösterreich zu verbessern. Viele der in
Folge geschilderten Bemühungen dazu gingen auf seinen Antrieb zurück. [67] Knolz

arbeitete in Zusammenarbeit mit der Direktion des Allgemeinen Krankenhauses und dem jeweiligen Primar der Wiener Irrenanstalt wieder auf die Errichtung einer neuen Irrenanstalt hin. Zu diesem Zwecke wurde Köstler im Sommer 1837 ein Sonderurlaub gestattet und er wie Krankenhausdirektor Raimann ein Jahrzehnt zuvor auf eine staatlich bezahlte Bildungsreise zu ausländischen Irrenanstalten geschickt, um deren innere Organisation und Architektur für den Bau einer neuen Wiener Irrenanstalt zu erforschen. Im Zuge seiner Reise besuchte Köstler Anstalten in England – New Bethlem, St. Lukes, Hanwell und die Privatanstalt Burrows –, Frankreich – Bicêtre, Salpétrière, Charenton, Rouen und die Privatanstalt Esquirol –, und Belgien – Brüssel, Antwerpen, die Privatanstalt de Bruyn und die Irrenkolonie zu Gheel. Köstler besuchte auch Deutschland, zuvorderst die Irrenanstalten Siegburg und Sonnenstein, verzichtete aber auf deren Schilderung, da diese Einrichtungen bereits in anderen Schriften *„eben so belehrend als erschöpfend beschrieben"* worden waren. Köstler veröffentlichte seine Befunde in einem langen Reisebericht, darin bemerkt er eingangs:

> In den meisten deutschen Staaten sind in der letzten Zeit Heilanstalten für Irre entstanden, welche allen Forderungen entsprechen, wo der Kranke jede mögliche Hilfe findet, so wie das Streben vieler Aerzte unablässig dahin geht, immer mehr und mehr zur Erkenntniß jenes Weges zu gelangen, auf welchem Irre mit dem glücklichsten Erfolg behandelt werden.

Während in England und Frankreich, so Köstler, sich die Psychiatrie vornehmlich mit den körperlichen Ursachen von psychischen Krankheiten befasse und auf deren Heilung durch Arznei hinarbeite oder noch eingeschränkter, die Ärzte überhaupt von der Unheilbarkeit des Irreseins ausgingen, wie der Reisende es etwa in Hanwell wahrgenommen haben wollte, sei die deutschsprachige Psychiatrie lange Zeit zwischen Somatikern und Psychikern gespalten gewesen. In neuester Zeit seien allerdings die alten Gräben überwunden worden und eine gelungene Zusammenführung beider Ansätze habe stattgefunden und in der deutschen Psychiatrie sei man zur Überzeugung gelangt, dass

> (…) den psychischen Krankheiten ein somatisches Moment zum Grunde liege, dessen Entfernung zur vollkommenen Genesung unumgänglich erforderlich, keineswegs aber in jedem Falle genügend ist, wo dann eine psychische Behandlung, durch die Seele ihrer höhern göttlichen Natur entsprechend geführt wird, nothwendig Platz greifen muß. [Vgl. 26, Vorrede]

Eine neuartige Irrenanstalt, in der körperliche und geistige Behandlung gleichermaßen nebeneinander bestehen könnten, galt es auch für Wien umzusetzen. (Köstler
zählte die deutschsprachigen Länder im Habsburgerreich – wie die meisten anderen
Menschen seiner Zeit auch – zu den deutschen Staaten und die Wiener Psychiatrie
folglich zur deutschen.) Ab nun konnte jedes Primariat in der alten Irrenanstalt als
Letztziel nur mehr die Eröffnung eines solchen neuen Hauses haben. Köstler, der in
die neuerlichen Planungsvorhaben mit eingebunden war, starb allerdings 1839, zu
früh um der schließlich 1853 eröffneten neuen Irrenanstalt seine Prägung aufdrücken
zu können, vgl. Abschn. 14.2.

10.2 Michael Viszánik

Köstlers Nachfolger als Primar der „k. k. Irrenheilanstalt zu Wien", als die sich die
Einrichtung nun öffentlich selbst bezeichnete, eine Aufwertung auf dem Papier ohne
jede tiefreichende Veränderung im Inneren, wurde Ende 1839 Michael VISZÁNIK
(* 1792; † 1872), leitender Anstaltsarzt bis 1852. Viszánik ist jener Primararzt der
Wiener Irrenanstalt vor 1853, dessen Ansichten und Denkweisen am genauestens
nachvollziehbar sind, weil sie uns durch seine vielfachen Veröffentlichungen in
eigenen Worten überliefert sind. Seine Leistungen als großer Erneuerer der Wiener
Psychiatrie, als der er selbst gerne gesehen werden wollte, sind allerdings umstritten.
Auf seine alten Tage, als der Primar schon etwas *„wie man im gewöhnlichen Leben
sagt, kindisch"* geworden war (Viszánik 1851 über geriatrische PatientInnen), spa-
zierte er jeden Morgen mit seinen verdienten Orden an einer Goldkette über die
Alserstraße zu seiner alten Wirkungsstätte, dem Allgemeinen Krankenhaus hin und
grüßte alle Studenten, die ihm entgegenkamen mit einen lauten *„Servus amice"*.
Falls er sich jemanden zum Gespräch erhaschte, *„so war es nur, um seiner Klage
über die vermeintliche Zurücksetzung seiner Person Worte zu geben."* [Vgl. 7][1]
Viszánik wurde in der länderübergreifenden Wissenschaft eher kritisch gesehen,
aber in Wien verehrt. Noch zu seinen Lebzeiten, 1867, wurde ihm zu Ehren eine
bronzene Büste seines Antlitzes im Vestibül der Anstalt Am Bründlfeld aufgestellt,
siehe Abb. 10.1.

1885, einige Jahre nach seinem Tod, wurde sein Leichnam gemeinsam mit dem
seiner Frau und den Überresten vieler anderer Berühmtheiten in Ehrengräber des
1874 eröffneten Wiener Zentralfriedhofs umgebettet, um dem neuen und unbe-
lebten Beerdigungsplatz einen Hauch von geschichtlicher Berechtigung zu geben,

---

[1] Viszánik grämte sich niemals zum Professor ernannt geworden zu sein, vgl. [15, S. 200,
Fußnote 36].

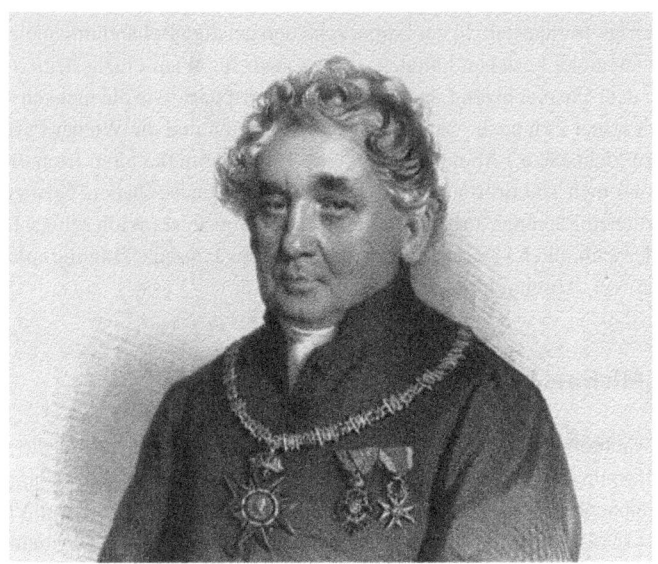

Abb. 10.1 Michael Viszánik, Primararzt der Wiener Irrenanstalt von 1839 bis 1852. Hochgerüstetes Brustbild des 1848 in den Ritterstand Erhobenen aus 1860, als er gerade Dekan der Medizinischen Fakultät Wien war. Viszánik trägt die Dekanskette der Hochschule und Ritterkreuze des Franz-Joseph-Ordens und des päpstlichen Gregoriusordens [6]

und er auf diese Weise sozusagen für alle Zeiten in die österreichische Ehrenaufstellung vergangener Größen aufgenommen (Gruppe 0, Reihe 1, Nr. 5). [Vgl. 29, Vorwort] Das Urteil über Viszánik in der Medizingeschichtsschreibung ist hingegen getrübt. Die Wiener Doyenne dieses Fachgebiets, Erna LESKY (* 1911; † 1986), nennt ihn leicht abfällig einen *„biederen und philanthropischen Mann"*, dessen Maßnahmen nicht wirklich *„zeitgemäß"* gewesen seien; im Rahmen seiner Möglichkeiten habe er sich aber recht bemüht. [21, S. 121] Schon seinen Zeitgenossen war der Primar trotz seines öffentlichkeitssuchenden Wesens nicht als guter Redner bekannt und seine Schriften stießen teils auf harsche Kritik. In einer Besprechung eines seiner Bücher heiß es: *„Darstellung zum Theil sehr mangelhaft; Styl unkorrekt, schleppend die Bemerkungen und Ausdrücke häufig sehr naiv, zuweilen wahrhaft komisch."* [17] (Viszániks mangelnder sprachlicher Feinschliff könnte daher gerührt haben, dass er aus Sathmar gebürtig war, damals Königreich Ungarn, heute Satu Mare in Rumänien, und Deutsch möglicherweise nicht seine Muttersprache gewesen war.) Als Vorreiter der psychiatrischen Entwicklung in Wien und

Österreich steht er im Schatten anderer, obwohl er in manchen Bereichen Ebner des Weges gewesen ist: Möglicherweise als Erster hielt er um 1845 Vorlesungen über die Psychiatrie an der Wiener Universität ab [Vgl. 53, S. 58], nachdem er in einem Hofdekret von 1844 dazu berechtigt worden war, bereits fertigen Ärzten *„practischen Unterricht"* in den Beobachtungszimmern Nr. 21 und 22 zu geben und dreimal in der Woche in einem Hörsaal des Allgemeinen Krankenhauses *„theoretisch über spezielle Pathologie und Therapie der Geisteskrankheiten"* zu sprechen. [Studien-Hofcomissions-Decret vom 10. November 1844, Z. 73.72. In: 49, S. 101] Lehrinhalte, die er in seinen Vorlesungen *„in classischer Latinität umständlich erörterte."* (Schon damals kein Kompliment.) Der Artikel, aus dem dieses Zitat stammt, besagt, dass Viszánik seine erste Vorlesung vor ärztlichen Kollegen am 12. November 1846 hielt. [1] Viszánik wurde allerdings nicht zum Professor der Psychiatrie ernannt, sondern nur zum akademischen Dozenten, denn Professor war bereits ein Jahr zuvor Ernst FEUCHTERSLEBEN (* 1806; † 1849) geworden, der zwar nicht in einer Irrenanstalt arbeitete, aber dichtender Mediziner oder medizinischer Dichter war und bereits philosophisch-ärztliche Schriften über Seelenkrankheiten und schon 1845 ein erstes Wiener Lehrbuch der Psychiatrie aus seinen Vorträgen heraus veröffentlicht hatte. [Vgl. 11, 12] Feuchtersleben ist auch derjenige, der Viszánik in der Geschichtsschreibung stets den Rang als erster Vortragender der Psychiatrie in Wien abläuft, mit einiger Berechtigung vermutlich, da es wahrscheinlich wirklich Feuchtersleben war, der damit ein paar Monate früher dran war. [Vgl. 35, 14] Spitzfindig wie Viszániks Anhänger waren, behaupteten sie aber weiterhin, dass er den ersten „praktischen" Unterricht der Psychiatrie „seiner Schule" gegeben habe, womit sie wohl unausgesprochen meinten, dass Feuchtersleben allzu geistig und unpraktisch in seinen Vorlesungen gewesen sei (falls sie nicht überhaupt ganz auf den früh verstorbenen Professor vergessen hatten). [Vgl. 18] Schon ihre Zeitgenossen wiesen auf die großen fachlichen Unterschiede zwischen Feuchtersleben und Viszánik hin, wobei es dahin gestellt bleibt, wem hierbei der Vorzug gegeben wurde:

> Beide Herren sind gar sehr verschieden an *wissenschaftlicher* Bildung, Gesinnung, Charakter, Streben und Wirken überhaupt, daher auch insbesondere in ihren psychiatrischen Leistungen, deren Deutung und Bedeutung auf diesem, den ganzen Menschen und alles Menschliche umfassenden Gebiete der Heilkunde, psychologisch wesentlich mit bedingt ist durch die ganze Persönlichkeit der Männer. [4, S. 182][2]

Eine unbestrittene Pionierleistung Viszániks in Österreich war hingegen die Einrichtung eines privaten Wohlfahrtsvereins, der PatientInnen weiter unterstütze, nachdem

---

[2] Der hier kommentierende deutsche Psychiater Heinrich Philipp August Damerow hielt natürlich mehr von Feuchtersleben.

sie aus den öffentlichen Irrenanstalten entlassen worden waren. Durch seine Erfahrung, dass

> (…) Noth und Elend eine der häufigsten Quellen von Seelenstörung ist, und daß die aus dieser Ursache Erkrankten nach ihrer Wiedergenesung in der Anstalt so häufige Rückfälle erleiden, weil sie nach ihrer Entlassung sogleich wieder ihrem alten Elend verfallen (…) [61, XVI]

bildete sich bei Viszánik eine sozialpsychiatrische Anschauung aus, die 1846 dazu führte, dass er den „Unterstützungsverein für die aus den niederösterreichischen Irrenanstalten geheilt entlassenen, hilflosen Personen" ins Leben rief. [Vgl. 10] Der Verein konnte wegen der Kriegswirren der 1848er-Revolution erst 1851 seine volle Tätigkeit aufnehmen. [Vgl. 57] Unter der Schirmherrschaft des Primars wurden Gelder von vermögenden Privatpersonen gesammelt, deren Namen im Gegenzug zur Ehrung in ganzseitigen Zeitungsinseraten veröffentlicht wurden. [Vgl. 56] Der Verein wurde nach Viszániks Tod weitergeführt [Vgl. 55], das Datum seiner Auflösung ist jedoch unbekannt. Bis 1889 wurde an 6182 hilflose Personen insgesamt 113.442 Gulden ausgeschüttet. [Vgl. 29, S. 4][3] Die Gründung des Vereins zeugt von Viszániks grundsätzlicher Haltung, dass Geisteskrankheiten nicht allein in der Anstalt geheilt werden konnten, sondern auch in der sie umgebenen Gesellschaft behandelt werden mussten. Die Arbeit des Psychiaters endete nicht mehr an der Anstaltspforte, sie erstreckte sich nun ins offene Gelände hinaus, hinein in die allgemeine Öffentlichkeit, die es über die Natur der Geisteskrankheiten und die Leistungen des Irrenwesens aufzuklären galt.

10.2.1 Öffentlichkeitsarbeit und Selbstdarstellung

In diesem Licht ist auch Viszániks reiche Veröffentlichungstätigkeit während seiner Zeit als Anstaltsprimar zu verstehen. Als Vorstand der Irrenanstalt in der damaligen größten deutschsprachigen Stadt zielte er mit seinen Schriften auf die länderübergreifende deutschsprachige Fachwelt, auf die politischen Entscheidungsträger Niederösterreichs sowie auf eine wachsende Schicht von aufhorchenden BürgerInnen. Als genauer Kenner der Wiener Psychiatrie erkannte Viszánik an ihr drei Hauptprobleme und verfasste zu jedem ein eigenes Buch.

---

[3] Ab 1857 in der neuen Währungseinheit „Gulden österreichischer Währung, fl. ö. W.", der in 100 Heller unterteilt war. [Vgl. 22]

Bildung brauchbarer Irrenwärter

1850, spät in seiner Laufbahn als Primar, veröffentlichte er die „*Unterrichts-Grundzüge zur Bildung brauchbarer, verläßlicher Irrenwärter*", das sich mit Fragen der Ausbildung des psychiatrischen Wartpersonals beschäftigte. Die Schrift, die sowohl an die WärterInnen wie auch an deren Vorgesetzte gerichtet war, erörterte vor allem den Umgang mit der mangelnden gesellschaftlichen und sittlichen Bildung vieler IrrenwärterInnen.

> Jeder, der mit der Behandlung der Seelenkranken vertraut ist, muß gestehen, daß die Wärter, welche Tage und Nächte bei diesen Kranken zubringen, einen wesentlichen Einfluß auf ihr Gemüth, und so auch auf ihre Heilung ausüben. Allgemein ist aber in den Anstalten die Klage wegen Mangel an brauchbaren, verläßlichen Wärtern, und es scheint die Ursache dieses Übelstandes theils darin zu liegen, weil es nur sehr wenige Menschen gibt, welche sich überhaupt diesem sehr schwierigen und verantwortlichen Dienste widmen, indem sie im Verhältnisse des Dienstes nicht gehörig besoldet werden, theils weil sie mit dem Dienste nicht vertraut sind.

Um die WärterInnen-Ausbildung in der Wiener Anstalt zu gewährleisten, richtete Viszánik eine eigene Schule für das Wartpersonal in einem Saal des Narrenturms ein, in der Sekundararzt Donat August LANG (* 1808; † 1874)[4] regelmäßig Unterricht erteilte. [Vgl. 61, S. XII] Viszánik druckte auch seinen eigenen Vorschlag darüber ab, wie dieser Unterricht im Wesentlichen aussehen sollte: Hierbei wurden die wichtigsten Punkte der Irrenversorgung in ein Frage-Antwort-Spiel verpackt, wobei die zukünftigen WärterInnen die Antworten auf jede Frage auswendig können sollten. (In folgenden Beispielen sinngemäß umschrieben.)

Was sind Geisteskranke? – Menschen, die früher im Besitze eines gesunden Menschenverstandes waren, nun aber zerrütteten Geistes sind und dadurch nun zu Handlungen verleitet werden, welche sowohl für sie selbst als auch für die menschliche Gesellschaft unpassend oder schädlich sind. *Welcher Wärter erfüllt seine Berufspflicht?* – Derjenige, der mit echter Liebe und Menschenfreundlichkeit seinen Dienst versieht. *Wie stärkt ein Wärter seine geistige Kraft?* – Durch die christliche Religion. *Was soll er tun, wenn ein Patient sich über ihn beklagt?* – Dem Patienten nicht widersprechen und die Sache im Verschlossenen mit den Ärzten klarstellen. *Wer hat die Gewalt, Beschränkungsmaßnahmen und Strafen anzuordnen?* – Die Ärzte allein. *Wie hat der Wärter die Beschränkungmaßnahmen und Strafen zu vollziehen?* – Unter liebevoller Schonung des Kranken und unter genauer Befolgung der Anordnung des Arztes. *Wie sollen WärterInnen mit Schwermütigen umgehen?* – Keiner

---

[4] Späterer Dozent und Professor für Psychiatrie in Graz und von 1861 bis 1869 Direktor der Landesirrenanstalt Steiermark, vgl. [54].

ihrer Klagen soll verlacht werden. *Wie soll der Wärter vorgehen, wenn Kranke glauben, ihr Essen sei vergiftet?* – Sie selbst die Speisen aussuchen lassen und dieselben vor ihren Augen aus dem Essgeschirr der Kranken kosten. *Warum sollen die Irren beschäftigt werden?* – Um sie von ihrem krankhaften Ideengang abzulenken. *Womit sollen die Irren beschäftigt werden?* – Mit ihrer Lieblingstätigkeit. *Wen darf ein Wärter zu den Kranken vorlassen?* – Freunde, Verwandte und sonstige Angehörige, aber nur nach einer durch die Ärzte erteilten Erlaubnis. *Darf ein Wärter Briefe der Irren verschicken?* – Nur nachdem die Ärzte den Brief gelesen und freigegeben haben. U. s. w.

Das Wartpersonal sollte die Irren über Nacht und Tag hinweg beobachten und dem Arzt bei der Visite genaue Auskunft über Stimmung, Benehmen, Ruhe oder Unruhe, Hautbeschaffenheit, Appetit, Durst und Stuhl- und Harngang des Kranken geben können. Bei schwangeren Irrsinnigen musste unter anderem darauf geachtet werden, dass sich diese nicht gegen den Bauch schlugen, damit keine Abtreibung erfolgte. Weiters mussten die WärterInnen wissen, wie man innere Mittel – Tees, Tropfen, Pulver, Decots und Pillen –, äußere Mittel – Blutegel, warme und kalte Umschläge, Einreibungen, Senfteige, blasenziehende Pflaster, Aderlässe, Schröpfungen und Einläufe – und die verschiedenen Arten der Wassertherapie – Bäder, Halbbäder und Duschen – anwendete. Allgemeine Eigenschaften, über die alle Wärter verfügen sollten, waren *„kräftige Gesundheit, ein männliches Alter, ein wohlgestalteter Körperbau und Gesundheit der fünf Sinne; nebstbei muß er auch gut schreiben und lesen können, damit er nicht Verwechselungen macht …"* (Dasselbe galt auch für Wärterinnen, nur drückt sich Viszánik hier, wie es ihm manchmal geschieht, so überhöhend wie ungeschickt aus.) Im Gegensatz zum hohen Wortgeklingel der wissenschaftlichen Überlegungen zu Anfang, fällt auf, dass die WärterInnen von Viszánik durchgängig mit dem einfachen „Du" angesprochen werden, ein Markstein dafür, welche Stufe der gesellschaftlichen Rangordnung die WärterInnen einnahmen. [Vgl. 61, für die genauen Inhalte des Unterrichts siehe ebd. S. 112–154] Wie sich dieser Pflegeunterricht letztlich im Anstaltsalltag niederschlug, ob es gelang, die WärterInnen erfolgreich auszubilden und das Leben der Irren in der Anstalt zu verbessern, ist nicht bekannt.

Der Vollständigkeit halber: Viszánik war keineswegs der erste oder letzte Irrenarzt, der eine Schrift über Irrenwärter und deren Ausbildung im deutschsprachigen Raum verfasste. Andere Ärzte, die zu diesem Betreff bereits geschrieben hatten, waren unter anderem Amelung, Basting[5], Damerow, Tschallener und noch einige andere. [Vgl. die Bücherliste in: 5, S. 785]

---

[5] Für Andreas Bastings in einem Wettbewerb preisgekrönten Beitrag zur Wärterbildung vgl. [3, S. 421–474])

Irrenheil- und Pflegeanstalten

Das zweite große, allgemein bekannte und beklagte Problem der Wiener Psychiatrie war ihr Mangel an passendem Raum. Seit den 1820er-Jahren waren einige Vorschläge für eine neue Irrenanstalt in der Hauptstadt gemacht worden, jedoch hatte es kein Projekt jemals vom Papier auf den Bauplatz hinübergeschafft. Seit dem Antritt des niederösterreichischen Protomedicus' Knolz wurden die Bemühungen zum Bau wieder verstärkt und die Primarärzte der Wiener Anstalt vom Protomedicus beratend zur Bauplanung hinzugezogen. Wie sein verstorbener Vorgänger Köstler unternahm Viszánik 1843 eine Studienreise zu ausländischen Irrenanstalten und veröffentlichte 1845 einen umfangreichen Bericht über die Vor- und Nachteile der besuchten Einrichtungen des Habsburgerstaates (Anstalten Prag und Hall in Tirol), Deutschlands (Heilanstalt Sonnenstein, Pflegeanstalt Colditz, Privatanstalten Wackerbartsruhe und Stötteritz, Anstalt Leipzig, Irrenheil- und Pflegeanstalt Halle, Charité Berlin, Heilanstalt Hildesheim, Pflegeanstalt Hildesheim, Heilanstalt Sachsenberg, Heil- und Pflegeanstalt Marsberg, Heilanstalt Siegburg, Heil- und Pflegeanstalt Achern), Frankreichs (Charenton, Bicêtre, Salpêtrière) und der Schweiz (Cretinenanstalt Abendberg). Mit einzelnen Beschreibungen erregte er allerdings heftigen kollegialen Widerspruch, so sah sich Christian Friedrich Wilhelm ROLLER (* 1802; † 1878), Direktor der Anstalt Illenau, dazu genötigt, eine Gegendarstellung abdrucken zu lassen: *„Ich muss daher bitten, keiner Angabe Viszániks über Illenau, die nicht von anderer glaubhafter Seite bestätigt ist, Glauben beimessen zu wollen."* Neben vielen faktischen Fehlern beklagte Roller auch Geheimnisverrat, nämlich dass Viszánik die Hausordnung seiner Anstalt ohne Erlaubnis abgedruckt hatte. Andere Zurechtweisungen kamen von Dr. Johann TSCHALLENER (* 1783; † 1855), dem Leiter der Anstalt in Hall in Tirol, und von Carl Friedrich FLEMMING (* 1799; † 1880), Direktor in Sachsenberg. Viszániks Verhältnis zu den wichtigsten und einflussreichsten Ärzten der deutschen Psychiatrie war aufgrund des Buches sicherlich beschädigt.

Wir bedauern von einem Manne, welcher in der Einleitung seiner Schrift sagt, dass er zum bleibenden Primärarzte und unmittelbaren Leiter der k. k. Irrenanstalt zu Wien ernannt worden (...) sei, (...) sagen zu müssen, dass der lediglich beschreibende reproductive Theil seiner Reiseberichte über unserer Direction anvertrauten Anstalten so unzuverlässig und mangelhaft ist, dass die Schrift in dieser Hinsicht das der einflusreichen Stellung des Verf[asser]'s gebührende Vertrauen nicht zu rechtfertigen vermag (...) [4, S. 155–158]

Neben den eigentlichen Reiseberichten enthielt Viszániks Buch auch einen umfangreichen theoretischen Teil, in dem er für den Bau einer relativ verbundenen Irrenheil-
und Pflegeanstalt in Wien eintrat. [Vgl. 58][6]

In Folge wirkte er maßgeblich am Bau der neuen Anstalt Am Bründlfeld mit
(siehe Abschn. 14.2), auch wenn in nicht unwichtigen Einzelheiten seine Selbstdarstellung als Hauptideenspender hinter dem Bau schon zu Lebzeiten Widerspruch
erregte. [Vgl. 40]

Leistungen und Statistik
Als drittes Problem erkannte Viszánik die öffentliche Ablehnung, die der Wiener
Irrenanstalt im Besonderen entgegenschlug, da sie als Bewahranstalt und als wissenschaftlich bedeutungslos angesehen wurde, was auf die gesamte Wiener Psychiatrie
abfärbte und ihr innerhalb der deutschen Psychiatrie, als dessen Teil sie gesehen
wurde und sich selbst verstand, eine schlechte Nachrede bescherte. So schrieb der
deutsche Psychiater Heinrich Philipp August DAMEROW (* 1798; † 1866) in seiner
1844 erstmals herausgegeben „Allgemeinen Zeitschrift für Psychiatrie" über den
Zustand der Wiener Irrenversorgung:

> Die *Kaiserstadt* entbehrt noch immer eine ihrer Würde und der Grossartigkeit ihrer
> sonstigen Institute irgend adäquate Irrenheil- und Pflegeanstalt (…) Wien hat keine ein-
> zige Notabilität im Fache der Psychiatrie. *Bruno Goergen* (…) und der hoffnungsreiche
> *Köstler* (…) sind todt. Die wechselnden Primarärzte der Irrenabtheilung des grossen
> k. k. allg. Krankenhauses sind meist nur vorübergehende Irrenärzte aus Zufall, nicht
> aus Nothwendigkeit und innerem Beruf. [3, S. XXIX]

Gerade der letzte Vorwurf musste Viszánik besonders getroffen haben, widmete er
sich doch tatsächlich bereits sein ganzes Berufsleben lang der Verbesserung der Wiener Irrenheilkunde und war als erster Arzt des Allgemeinen Krankenhauses 1841
aus eigenem Antrieb zum bleibenden Primar der Irrenanstalt berufen worden. [Vgl.
Hofkanzlei-Decret vom 19. November 1841, Z. 35.388. In: 48, S. 395][7] Um den

---

[6] Für eine ausführliche Besprechung des Werkes, in der weitere darin enthaltene Irrtümer und
Fehler aufgezeigt werden, siehe [63].

[7] Wie bereits erwähnt, ist die Primararztregelung der Irrenanstalt höchst undurchsichtig und es
ist wahrscheinlich, dass zumindest Nord, Görgen und Eisl sich aus eigenem Verantwortungs-
bewusstsein den Irren gewidmet hatten. Diese neue Regelung besagte einfach, dass von nun
an auch andere Ärzte als nur die Primarärzte des Allgemeinen Krankenhaus in die Irrenanstalt
geholt werden konnten.

Ruf der Wiener Psychiatrie in der Öffentlichkeit aus seiner Sicht richtigzustellen, gab er 1845 die Schrift *„Leistungen und Statistik der k. k. Irrenheilanstalt zu Wien, seit ihrer Gründung im Jahre 1784 bis zum Jahre 1844"* heraus. Das Buch enthält neben einer genauen Darstellung der inneren und äußeren Organisation der Anstalt einen geschichtlichen Abriss, zwölf umfangreiche Krankengeschichten und eine Gesamtstatistik der Anstalt von 1784 bis 1843. Heute muss dieses Buch trotz einiger Ungenauigkeiten, die vielleicht der Schnelligkeit seiner Herstellung geschuldet sind, als die wichtigste Einzelquelle zur Wiener Irrenanstalt im 18. und 19. Jahrhundert überhaupt angesehen werden. Viszániks Buch ist in Vorhaben und Verfahren im zeitgenössischen psychiatrischen Diskurs eingebettet, veröffentlichten zu jener Zeit doch auch andere mitteleuropäische Irrenanstalten ähnliche Bücher mit Beschreibungen ihrer Häuser und Statistiken ihres Wirkens. (Im österreichischen Wirkungskreis ist hierbei erstrangig die Prager Irrenanstalt zu nennen, die große geistige Konkurrentin der Wiener Anstalt im Habsburgerstaat, über die drei ähnliche Werke veröffentlicht wurden. [Vgl. 41, 37, 13]) Erklärtes Ziel Viszániks mit dieser Schrift war es, *„Irrthümer"* seiner ZeitgenossInnen über die Psychiatrie und das Wesen von Geisteskrankheiten zu berichten. Insbesondere bekräftigte er, dass erstens *„geistig Erkrankte"* heilbar seien und nicht *„unrettbar verloren"*, wie *„finstere Vorurtheile"* lauten würden und zweitens die Wiener Anstalt zu Unrecht ihren schlechten Ruf als Verwahranstalt trüge, denn die Anstalt, deren Leitgedanke die *„Humanität"* sei, bräuchte im Gegenteil in Sachen menschlicher Krankenpflege sogar den Ländervergleich mit Deutschland und Frankreich nicht zu scheuen. [59, S. VII–IX] Trotz dieser beiden Hauptbotschaften beschreibt Viszánik seine Anstalt durchwegs prüfend, wenn auch bei weitem nicht so vernichtend wie andere, was sein Amt nicht zugelassen hätte. Das Lazarett, so Viszánik, sei alt, der Turm nur darauf ausgelegt, möglichst viele Menschen aufzunehmen und es fehle durchgehend an Beschäftigungs- und Therapiemöglichkeiten für die Irren. Weder seien große Gartenanlagen vorhanden noch *„passende Localitäten"* zur Betreuung der PatientInnen *„zu jeder Jahreszeit"* wie Werkstätten, Büchereien oder Musikzimmer. [59, S. 22] Am schlimmsten sei aber, dass eine Badeanstalt gänzlich fehle; vorhanden seien nur Zimmerwannen und zwei *„Douche-Apparate"*. [59, S. 14]

Hydrotherapie und therapeutischer Nihilismus
Letztere Sache stieß Viszánik sicherlich bitter auf, war er doch ein gläubiger Verfechter der Wasserheilverfahren in der Psychiatrie.[8]

---

[8] Zur Anwendung des Wassers und den Überlegungen dahinter in der deutschsprachigen Medizin von etwa 1800 bis 1850 vgl. [20].

Das kalte Wasser wurde zwar schon von den ältesten Aerzten in Verbindung mit anderen Mitteln bei Geisteskranken in Anwendung gebracht; jedoch blieb dessen Wirkung mehr oder weniger zweifelhaft. Der Jetztzeit blieb es vorbehalten, die glänzenden Erfolge der Kuren mit kaltem Wasser bei Geisteskranken darzuthun; eine neue Aera fängt in der praktischen Psychiatrie an, seit in unserer Irrenheilanstalt während eines Zeitraumes von vier Jahren ein Drittel der Kranken mit kaltem Wasser allein, mit Ausschliessung aller anderen Arzneien, in den schwierigsten und complicirtesten Fällen mit dem herrlichsten Erfolge behandelt wurde. [59, S. IX]

Trotz der ungenügenden Ausstattung der Wiener Anstalt führte Viszánik die Wasserkur mit Umschlägen, Einläufen, Duschen und Sitzbädern umfassend in der PatientInnen-Behandlung ein, wie seine umfangreichen Krankengeschichten zeigen. [Vgl. 59, S. 93–143] (Auch abseits der Irrenheilkunde hielt Viszánik die Wasserkur für derart überzeugend, dass er neben seinem Primariat an der Wiener Irrenanstalt zumindest für das Jahr 1847 auch die Leitung einer Kaltwasserheilanstalt in Laab im Walde bei Wien inne hatte. [Vgl. 8]) Der Primararzt rückte somit stärker als jeder seiner Vorgänger von den althergebrachten Verfahren der Humoralpathologie ab, auch wenn diese nicht ganz aus dem Anstaltsalltag verschwanden, und ersetzte sie durch die Hydrotherapie als Standardheilverfahren. Aus den Krankengeschichten ist ersichtlich, dass die Wasserkur ab jetzt bei allen PatientInnen, unabhängig von der Diagnose, in der einen oder anderen Weise angewandt wurde. Damit gelang es Viszánik seit hunderten von Jahren bestehende Behandlungswege in der Wiener Anstalt zu verlassen. Der dadurch entstehende Vorteil für die Kranken war, dass die Wasserheilverfahren, die zumeist nicht die körperlichen Grenzen der Behandelten überschritten, im Allgemeinen als mildere und weniger schädliche Behandlungsmittel anzusehen sind als die Verfahren der Humoralpathologie. Das Nichtschaden der Wasserbehandlung ist auch aus heutiger Sicht der wirklich handfeste Trumpf dieser Kurart, da aufgrund des Fehlens von wissenschaftlich überprüfbaren Beweisen nicht von einer tatsächlichen Überlegenheit des einen über das andere Verfahren ausgegangen werden kann. Beachtenswert ist die Art, wie Viszánik den Beweis für die Überlegenheit der Wasserbehandlung führt, insbesondere wie er hierbei einen Rückgriff auf die Weisheiten der *„ältesten Aerzte"* vollzieht. Anders als heute, wo Änderungen im Heilverfahren auf neuen wissenschaftlichen Erkenntnissen beruhen müssen (oder sollten), war die damalige Medizin wesentlich auf Eigen- und Fremderfahrungen begründet. Ein Heilverfahren wie die Wasserkur, die in neuer Breite eingeführt wurde, musste daher aus der Geschichte heraus begründbar sein, da dies am gültigsten die lange und gute Erfahrung mit dieser Kur nachweisen konnte.

Viszániks Wasserkur kann in Zusammenhang mit einer größeren medizinischen Strömung in Wien verstanden werden, die etwa im Zeitraum seines irrenärztlichen Primariats ihre höchste Ausprägung erfuhr und von ihren Gegnern mit dem abfälli-

gen Schlagwort „therapeutischer Nihilismus" getauft wurde, [Vgl. 66, S. 359–361]
aber im Allgemeinen Krankenhaus schon seit längerer Zeit gar nicht so untergründig
schwelte, ohne dass das freilich irgendwo große Aufmerksamkeit erregt hätte: Es
ging um die langsam einsetzende Abkehr von der Humoralpathologie und der Poly-
pharmazie vergangener Jahrhunderte. Ein eingewurzelter Zweifel an den ganzen
„Laxantien, Purgantien, Expectorantien, Tonica, Reizmittel und Vesicantien", die
ohne besondere Ordnung bei allerlei Krankheiten schlicht der Reihe nach gegeben
wurden, verband sich mit dem Glauben an die durchsetzende Heilkraft der Natur,
die man nicht unnötig durch allzu viel ärztliche Betriebsamkeit stören sollte. Schon
in den Lehrbüchern der Krankenhausdirektoren der 1810er-Jahre, Hildenbrand und
Raimann, finden sich Beweise für eine stille Hinterfragung eines zu starken ärztlichen Vorgehens gegen den Krankenkörper, gleich ob mit dem Messer oder durch
Arznei. [Vgl. u. a. 39] Als bessere Wahl bei vielen Krankheiten wurden diätetische
Mittel angesehen. Ein wesentliches Zeugnis davon bietet die genau abgestimmte
Speiseordnung des Allgemeinen Krankenhauses, die den Ärzten als eigenes Heil-
verfahren zur Verfügung stand. Oft wurde bei einem Kranken zunächst die Kräf-
tigung des Körpers durch einfache, aber reiche Speisen angestrebt. Hier darf der
Hinweis nicht fehlen, dass viele PatientInnen des Allgemeinen Krankenhauses arm
und eben nicht ausreichend genährt waren (obwohl offiziell keine Hungersnot in der
Stadt herrschte). Als Krankenhausarzt konnte man also schon viel gewinnen, wenn
man den Kranken genug zu Essen vorsetzte, anstatt zu versuchen, mit schwächenden
Aderlässen, Brech- und Abführmitteln den Giftzahn der Krankheit aus dem Leib
zu reißen. Als einer der stärksten Verfechter des Wiener Nihilismus' wurde Joseph
DIETL (* 1804; † 1878) ausgemacht, Primararzt des Wiedner Spitals, einer Zweiganstalt des Allgemeinen Krankenhauses. Dietl erklärte unter anderem 1848 den Aderlass, bis dahin das antiphlogistische Standardverfahren schlechthin, für endgültig
abgeschafft. Er und ähnlich gestimmte Kollegen sahen sich vor die Schwierigkeit
gestellt, dass durch das Fortschreiten der Wissenschaft klar geworden war, dass die
bisherigen Heilverfahren ungenügend waren, es aber gleichzeitig noch keine neuen
therapeutischen Entwicklungen gab, die alten zu ersetzen. Daher zogen sich Dietl
und andere auf den antiken Grundsatz „primum non nocere" zurück – zuerst keinen
Schaden tun – und sortierten unnütze und möglicherweise schädliche Gebräuche aus
dem Ärztekoffer aus. Dieser Pharmakoklasmus wurde in der Geschichtsschreibung
als notwendiger Sturm begriffen, um die welken Blätter von den Bäumen zu reißen
und so das Wachstum neuen Grüns zu ermöglichen. [Für alle obenstehende Tatsachen und Zitate siehe, sofern nicht anders angegeben: 30] In der Psychiatrie, die
seit Jahrzehnten um mehr Mittel kämpfen musste, konnte eine ähnliche Bewegung
nicht mit derselben Dringlichkeit entstehen, da ihr sowieso ein gewisser Nihilismus zu eigen war, beziehungsweise durch die Verhältnisse aufgezwungen wurde;

die Heilbaren litten an Unterversorgung und den Unheilbaren wurde sowieso kaum Aufmerksamkeit zugebilligt (vgl. Kap. 12). Und Viszánik selbst, stets umtriebiger Tänzer auf mehreren Hochzeiten gleichzeitig, hätte einen vollkommenen ärztlichen Nihilismus wohl auch nicht durchgestanden. Gegen die am Horizont heraufdräuende Leerstelle in den Behandlungsverfahren gelang dem Primar mit der Wasserkur eine zumeist unschädliche, billige und leicht anzuwendende glückliche Findung.

„Leistungen und Statistik" fand freundlichere Aufnahme als Viszániks übrige Bücher, seine Ehrlichkeit im Umgang mit den bestehenden Missständen wurde lobend vermerkt, wie auch die abgedruckten Tabellen als von *„grossem [wissenschaftlichen] Interesse"* bezeichnet wurden. Allerdings wurde an dieser Schrift wieder mancher als seltsam empfundener Trugschluss Viszániks bemängelt, so etwa, dass der Primar nach allen selbst eingestandenen Fehlern seiner Anstalt diese wohl kaum ehrlicherweise mit den neuen deutschen Einrichtungen auf eine Stufe stellen könne. Zu Viszániks Wasserkur äußerte man sich vorsichtig zustimmend: Falls es seine Lehre sei, dass bei der erfolgreichen körperlichen Behandlung der Irren die *„möglichste Einfachheit des Verfahrens"* mit der *„möglichst grössten Ausdauer"* zu verbinden wäre, so sei dies eine Mitteilung, für die man ihm auf jeden Fall danke. [Vgl. 64]

10.2.2 Wer hat die Wiener Irren von ihren Ketten befreit?

Wenn es darum ging, Viszániks Ruhm in der Nachwelt zu sichern, erzählten seine Anhänger gerne, wie es der öffentlichkeitsbewusste Primar zu Beginn seines Wirkens 1839 Phillipe PINEL (* 1745; † 1826) gleichgetan und die Wiener Irren in einem einzigen Kraftakt von ihren Ketten befreit hatte.

> V i s z a n i k selbst fand bei seinem Amtsantritte die unglücklichen Irren in dem gefängnissartigen Baue aus der Josefinischen Zeit gleich Verbrechern behandelt, angeschmiedet, in engen Zellen hinter eisernen Gittern eingesperrt, so dass das Ausland … damals uns Oesterreichern nachsagte „die Irren werden bei uns wie Wölfe und Hyänen behandelt." V i s z a n i k ' s erstes Werk als Primarius war nun die Entfernung der Eisen und Ketten (…) [18]

Gleichlautend berichtet die Geschichtsschreibung, dass Viszánik zu Beginn seines Dienstes 30 Zentner Ketten aus dem Turm fortschaffen ließ. [Vgl. 31, S. 121] Ein altösterreichischer Zentner wog etwa 56 kg, es handelte sich also um 1680 kg Ketten. Viszánik selbst spricht sogar von 200 Zentner Alteisen, 11,2 Tonnen (er rechnet gleich – wenn schon, denn schon – die geschmiedeten Stabroste vor den Zellen mit, die als Käfigtüren gedient hatten).

> Vor allem verbannte ich aus der Anstalt für immer die eisernen Gitterthüren, ferner die eisernen zum Anhängen der Geisteskranken bestimmten Ketten, und hiermit eine Eisenmasse von fast 200 Centnern im Gewichte, hierbei dem Beispiele erleuchteter Humanität nachfolgend, wie es schon lange vorher Willis in England und Pinel in Frankreich gegeben hatten. [61, S. XIV]

Das so in die Turmwände gemeißelte Bild hat deutliche Umrisse: Das, was Pinel für Frankreich tat, das habe Viszánik für Österreich geleistet. Ironischerweise lagen die Anhänger Viszániks damit näher an der Wirklichkeit, als ihnen selbst bewusst war. Nach der gängigen Erzählung, sozusagen der Schöpfungsgeschichte der modernen Psychiatrie, befreite Pinel die Irren des Pariser Männer-Hospitals Bicêtre 1793 von ihren Ketten, als er ärztlicher Vorstand dieser riesigen und zeittypischen Misch-anstalt aus Versorgungs-, Kranken-, Irren-, Findel- und Zuchthaus geworden war. Bis heute stellt das Sprengen der Ketten die grundlegendste Eigenerzählung der modernen Psychiatrie dar, eine Geschichte über ihr Selbstverständnis als eine die Irren aus der Dunkelheit befreienden Wissenschaft. Pinels Tat wurde hundertfach aufgearbeitet, benützt und weiterverbreitet, in Anekdoten, Lehrbüchern, wissen-schaftlichen Aufsätzen und Bildwerken und bildete sozusagen die erste Sprosse an der Leiter des psychiatrischen Aufstiegs des 19. Jahrhunderts, siehe Abb. 10.2.

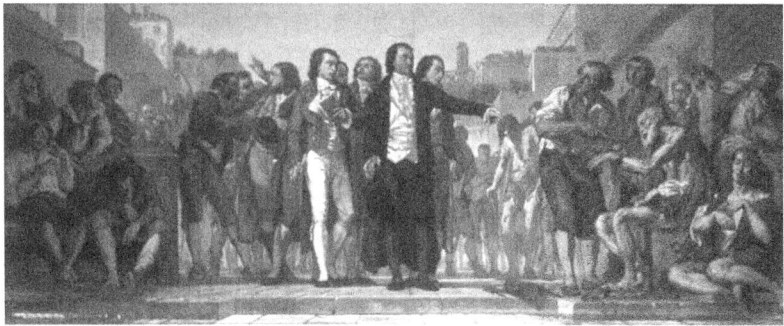

Abb. 10.2 Der Augenblick Null der Psychiatrie in der eigenen Schöpfungsgeschichte: Pinel befreit die Irren von ihren Ketten. Ein Geschehen, das auf diese Weise nie stattgefunden hat. Man beachte Pinels ausgestreckten Zeigefinger, eine Gebärde, die an die lebensspendende Hand Gottes in Michelangelos Deckenfreskos *Die Erschaffung Adams* erinnert. Gemälde von Charles MÜLLER (* 1815; † 1892) aus der Académie nationale de médecine in Paris [33]

Als ob es ein Stück aus einem Roman wäre, kennt die Geschichte sogar den genauen Wortwechsel, mit dem es Pinel gelang, seinen Gegenspieler, den gefürchteten und später gemeinsam mit Robespierre wegen seiner Beteiligung am Großen Terror hingerichteten Georges COUTHON (* 1755; † 1794) davon zu überzeugen, die Irren in Bicêtre von den Leinen zu lassen. Couthon bei der Besichtigung der Irrenabteilung zu Pinel: *„Ah, Bürger, kann es sein, dass du selbst verrückt bist, solche Tiere von ihren Ketten lösen zu wollen?"* Pinel: *„Bürger, ich bin der Überzeugung, dass diese Verrückten nur so unfügsam sind wie ihnen Luft und Freiheit entzogen werden."* Couthon: *„Nun gut, mach mit ihnen, was du willst; aber ich fürchte, dass du nichts bist außer ein Opfer deiner Anmaßung."* Anstelle der Ketten übte Pinel nun die Bändigung durch Zwangsjacke und Einzelzelle aus.[9]

Heutzutage wird die „Befreiung" der Irren in Bicêtre eher Jean-Baptiste PUSSIN (* 1746; † 1811) zugeschrieben, der als einfacher Oberwärter im Spital arbeitete. Pussin war selbst als Kranker ins Hospital gekommen, er hatte an Skrofeln (Hauttuberkulose) gelitten und übernahm nach seiner Genesung gemeinsam mit seiner Frau 1780 einen Posten in der Anstalt. 1785 wurde er Verwalter der Irrenabteilung, in der er einen lockeren und menschlichen Umgang mit den Kranken pflegte. Pussins Lebenslauf und Verhalten sind das Gegenteil eines neuen Vorgangs. Es ist hingegen reinste mittelalterliche barmherzige Krankenwartung. „Mittelalterlich" soll hier keineswegs abwertend, sondern nur zeitverortend verstanden werden: Der Kranke, dem geholfen wurde, wird als Arbeiter in der Anstalt aufgenommen, wo er andren Kranken in mitfühlender Weise hilft, ein üblicher Vorgang in mittelalterlichen Spitälern. [Für die Krankenwartung und das Personal in österreichischen Spitälern im Mittelalter und der frühen Neuzeit vgl. 38, 50] Pinel übernahm nach seiner Ankunft bereitwillig Pussins Vorarbeiten, die er in seinen Schriften auch anerkannte, und verbreitete als einflussreicher Lehrer das kettenlose Gedankengut bei seinen Schülern. [Für Pussins Rolle bei der Befreiung der Irren vgl. 21, S. 18–27] Das Abschaffen der Ketten war kein Urknall, nicht ein einziger erleuchteter Augenblick, sondern eine langsam fortschreitende Entwicklung.

Dasselbe ist auch für Wien wahr. Nach den Aussagen der oberen Zeugen seien die Ketten in der Wiener Anstalt 1839 vollständig in einer einzigen Tat abgeschafft und durch zeitgemäßere Bändigungsmittel wie Bettgurte und Zwangsjacken ersetzt worden. Doch ist dieses Bild keineswegs stimmig, schreibt doch Viszánik 1844 selbst, dass es noch *„(…) eiserne Hand- und Fussfesseln, und in den gepflasterten Kammern des Thurmes am Fussboden oder auch in der Mauer sich befindliche*

---

[9] Couthon: *„Ah, ça, citoyen, est-ce que tu es fou toi-même de vouloir déchaîner de pareils animaux?"* Pinel: *„Citoyen, j'ai la conviction que ces aliénés ne sont si intraitables que parcequ'on les prive d'air et de liberté".* *„Couthon: Eh bien, fais-en ce que tu voudras; mais je crains bien que tu ne sois victime de ta présomption."* [23, S. 102]

starke eiserne Ringe und Ketten zur Festhaltung der Tobsüchtigen" gibt, *„die aber in neuester Zeit fast nie in Gebrauch kommen."* [59, S. 23] – Eben *„fast nie"*, aber nicht niemals. Auch andere Autoren beschreiben, dass um 1842 noch Ketten und Mauerringe zur Fixierung Tobsüchtiger verwendet wurden. In der vierten und fünften Abteilung des Turms, die für die Unruhigen bestimmt waren, gab es zu dieser Zeit immer noch die *„nöthigen Ringe und Ketten in der Mauer und am Boden (…), um [die Irren] nöthigen Falles während der heftigen Anfälle anzuhängen, und sie im Bette zu halten."* [19, S. 478] Der wahre Zeitpunkt zu dem die Ketten für alle PatientInnen der Wiener Irrenanstalt abgeschafft wurden, kann also nicht 1839 gewesen sein. Viszánik selbst bringt die Entfernung der Eisen mit seiner 1843 getätigten Reise zu ausländischen Irrenanstalten in Verbindung, deren Eindrücke ihn erst *„in die Lage versetzt haben, meinem höchst wichtigen Berufe entsprechen und wirken zu können"*. [61, S. XIV] Diesem Hinweis nach wären die Eisen erst nach 1843 entfernt worden. Ebenfalls 1843 besuchte der deutsche Arzt Oscar MAHIR (* 1814; † 1895) die Anstalt und sah dort viele *„noch an schweren Ketten und eisernen Reifen, an den Beinen und Armen, selbst am Halse auf die grausamste Weise gefesselte[n] Irre[n] (…)"* Mahirs Bericht und der darauffolgende Blättersturm ließ die Wiener Irrenanstalt über Jahre hinweg erbeben, siehe Kap. 11. Möglicherweise ließ Viszánik die Eisentüren und Ketten erst nach dieser Welle der öffentlichen Angriffe auf seine Person entfernen. Auch beginnen bei genauer Betrachtung die Aussagen Viszániks Fürsprecher auseinanderzufallen, so greifen sie etwa im obersten Zitat von Abschn. 10.2.2 mit den angesprochen „Wölfen und Hyänen" ein Wort von Mahir in betrügerischer Weise auf. Die bewusst gewählte Verdrehung, die dabei stattfindet, ist, dass sich der Vorwurf bei Mahir in Wahrheit gegen Viszánik richtet, dass *er* die Irren wie wilde Tiere behandle. Mahirs Wörter so zu wenden, dass sie zugunsten Viszániks stehen, ist ein Glanzstück der Geschichtsglättung und Fabelbildung.

Um hier auf die (wahrscheinlichsten) Tatsachen schließen zu können, muss man zwischen den Zitaten vermitteln. Schon vor Viszánik wurden die Eisenketten weit weniger verwendet als noch zu Beginn des 19. Jahrhunderts. [Vgl. 2, S. 59] PatientInnen an Ketten angeschlossen zu halten, galt schon seit Jahrzehnten nicht mehr als Muster irrenärztlichen Verhaltens. Viszánik räumte das Alteisen in seiner immerhin dreizehnjährigen Amtszeit wohl nach und nach aus dem Turm hinaus. Um 1845 fanden im Turm Umbauarbeiten statt, bei denen man durch Zusammenlegung einiger Zellen im obersten Stock einen Schulsaal und eine Werkstatt schuf [Vgl. 27, S. 233], wobei wahrscheinlich eine Menge Eisen fortgeschafft wurde. Einiges dürfte aber immer noch im Turm verblieben sein, da auch noch 1857 [Vgl. 42] *„Ringe und Eisen"* aus den Wänden entfernt wurden. [Vgl. 43] Die Verwendung der Eisen endete aber sicherlich früher als ihre Entfernung.

Das in der Eigenerzählung so einprägsam wie falsch als Kraftakt nach Pinel dargestellte Entfernen der Ketten in Wien, dürfte in Wirklichkeit ein langjähriger

Prozess gewesen sein, der eng an die Lernkurve von Primar Viszánik geknüpft war. Viszánik wurde, je länger seine Laufbahn dauerte, immer milder im Ton gegenüber den Irren. In seinem letzten veröffentlichten Buch, den „Irrenwärtern" von 1850, spricht er von den PatientInnen als „geisteskranke Mitbrüder", als teilte er, der Arzt, und sie, die Kranken, nun tatsächlich ein gemeinsames Schicksal (– das Schicksal der Anstalt, vermutlich). Und zu Strafen hält Viszánik darin fest:

> Geisteskranke sollten nie gestraft werden, denn es wäre nicht nur höchst ungerecht, sondern auch unmenschlich, arme unglückliche Geschöpfe, die in der freien Ausübung ihres Willens gehemmt sind, und jeden Exceß nur in Folge eines krankhaften Zustandes ihrer Sinne begehen, zu strafen. – Wenn daher gewisse Mittel, die in den Augen Anderer nicht gefällig erscheinen, in einer Irrenanstalt in Anwendung gebracht werden, so geschieht es meistens nur zur Abwehrung und Bändigung, nie aber aus Strafe; denn einen Irrsinnigen, der aufgeregt und boshaft ist, auf so eine Weise zu bestrafen, wäre gerade ein Mittel, seinen Zustand zu verschlimmern. Auch hat die Erfahrung gezeigt, daß solche Irrenanstalten, in welchen eine allzugroße Strenge herrscht; wo die Irren wegen Beleidigungen und sonstigen Vergehen alsogleich bestraft werden, die meisten Aufgereizten, ja sogar Tobsüchtige aufzuweisen hat. [61, S. XVI und 116f]

Wahrscheinlich wurden PatientInnen bis 1840 in der Wiener Anstalt regelmäßig mit Ketten gebändigt, danach wurde ihr Gebrauch – hier bietet sich eine Entsprechung aus der heutigen Psychopharmakologie an – über den Zeitraum mehrerer Jahre *ausgeschlichen*. Das Alteisen wurde mit den folgenden Umbauten schrittweise entfernt. Gleichlautenden Beteuerungen folgend, gab es in der Wiener Anstalt nach 1845 keine durch Mauerringe und Eisen gehaltene PatientInnen mehr. [Vgl. 9] Zur Bändigung wurde fortan vor allem die „einfache, leinene Zwangsjacke" verwendet. [60]

10.2.3 Einordnung

Das insgesamt zwiespältige Urteil über Viszánik in der Geschichtsschreibung kann auf drei bis vier Gründe zurückgeführt werden. Als erste Ursache ist hier der Streit zwischen der Wiener und Prager Psychiatrie zu nennen. Während die Wiener Psychiatrie die meisten Fortschritte in der Irrenpflege der Hauptstadt Viszánik zuschreiben wollte, wies die Prager Schule und die internationale Psychiatrie die Verbesserungen eher Viszániks Nachfolger Josef RIEDEL (* 1803; † 1870) zu, der in Prag zum ersten Direktor der neugebauten Irrenanstalt ernannt und dann 1852 nach Wien in die Anstalt Am Bründlfeld abberufen worden war, vgl. Abschn. 14.2.2. Als zweiter Grund kann angesehen werden, dass Viszánik trotz seiner Vielschreiberei nie eine

zusammenhängende Krankheitslehre oder ein psychiatrisches Lehrbuch veröffentlichte, wodurch er keinen langanhaltenden theoretischen Einfluss auf die Irrenheilkunde als Wissenschaft bewirken konnte. Drittens beschädigte der Reisebericht von
Oscar Mahir den Ruf Viszániks als Menschenfreund in der Nachwelt nachhaltig,
siehe Kap. 11. Letztlich ist noch Viszániks eigene Neigung zu nennen, sich und
seine Anstalt durch kleine Schwindeleien besser darzustellen als sie war, wie oben
aus der Geschichte mit den Ketten entnommen werden kann – Anmaßungen, die
von anderen Irrenärzten seiner Zeit stets erkannt und aufgedeckt wurden. Viszánik
blieb eine geringe Größe, eine Wiener Bezirksgottheit. Anstatt in die große Ehren-
galerie der psychiatrischen Medizin aufgenommen zu werden, bekam Viszánik nur
einen Platz im Vorraum der neuen Wiener Irrenanstalt als Büste zugewiesen, von
wo aus er als guter Hausgeist wachend verstaubte und doch keine Grausamkeit des
20. Jahrhunderts verhindern konnte.

10.3   Die Anstalt in den 1840er-Jahren

Dank Viszániks ausführlichen Schriften wissen wir genauer über die Arbeitsweise
der Wiener Irrenanstalt in den 1840er-Jahren bescheid als über ihre Aufstellung
in früheren Jahrzehnten. Ihre Einbettung in das gesamte Gefüge des Allgemeinen Krankenhauses war seit 1784 unverändert geblieben, mit der Ausnahme, dass
sie gemeinsam mit dem Gebärhaus als Staatsanstalt verrechnet wurde und nicht
wie das Krankenhaus als Lokalanstalt. Die bürokratische Pyramide folgte immer
noch ihrer Bauart aus der josephinischen Zeit. An ihrer Spitze stand die niederösterreichische Landesstelle, in welcher auch der Protomedicus als Regierungsrat saß, der für die Überwachung der Fürsorgeanstalten im Kronland zuständig
war. Der Landesstelle untergeordnet war die Direktion des Allgemeinen Krankenhauses mit ihrem Direktor und Vizedirektor. Der Direktion des Krankenhauses unterstanden weiterhin bis 1851 neben der Krankenanstalt das vereinigte
Gebär- und Findelhaus und die Irrenanstalt. Seit 1817 verfügte die Irrenanstalt
über einen eigenen Primararzt, seit 1841 mit Viszánik über einen` bleibenden
ärztlichen Vorstand. Die andere niederösterreichische Irrenanstalt, die Zweigab-
teilung in Ybbs an der Donau, unterstand nicht der Direktion des Allgemeinen Krankenhauses, sondern wurde durch den Anstaltsdirektor des Versorgungshauses geleitet, dessen Teil die Irrenabteilung war; diese Direktion unterstand
der niederösterreichischen Landesstelle. Für die genaue Gliederung der niederösterreichischen Psychiatrie in den 1840er-Jahren siehe Abb. 10.3.

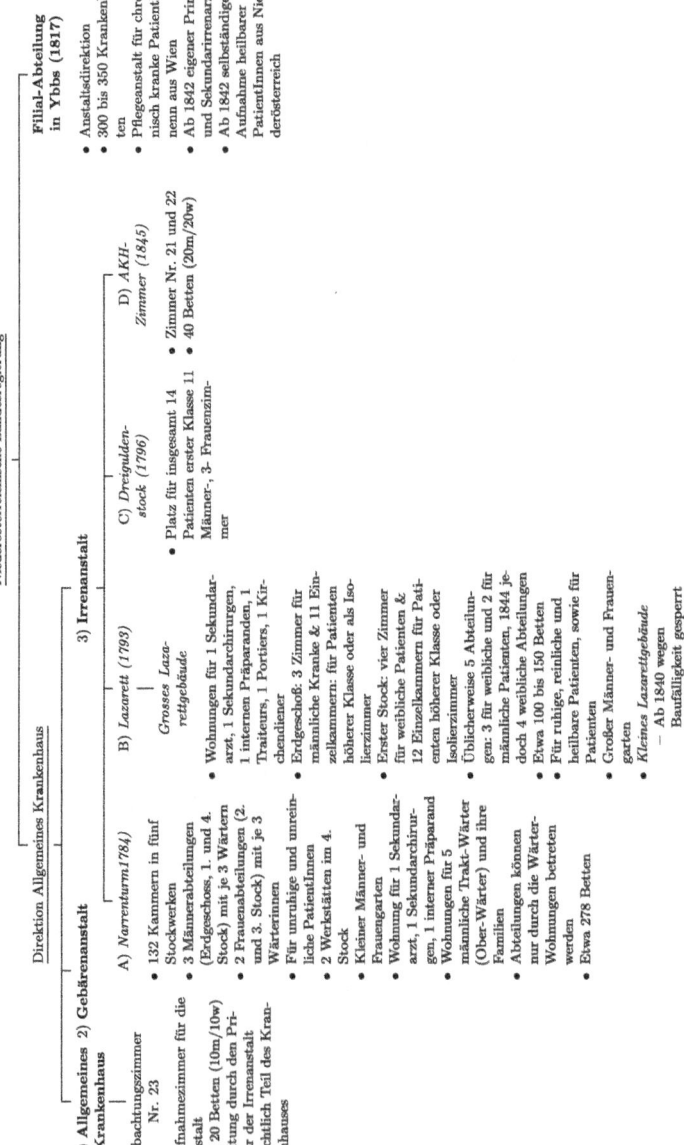

Abb. 10.3 Organigramm der niederösterreichischen Psychiatrie um 1845

10.3.1 Die Gebäude

In den 1840er-Jahren wurden an der Wiener Irrenanstalten einige Umbauten durchgeführt, mit dem Ziel, diese notdürftig an die Zwecke der zeitgenössischen Irrenbehandlung anzupassen. Im Narrenturm wurden um 1845 im obersten Stockwerk
einige Zimmerwände eingerissen und durch die Zusammenlegung von sieben Zellen
zwei sogenannte „Säle" geschaffen, die als Werkstatt und Veranstaltungsraum für
die Kranken aber auch als Schulungsraum für die WärterInnen verwendet wurden.
[Vgl. 27, S. 233] Die in der Werkstatt nun angebotenen Tätigkeiten waren Buchbinderei, Papparbeiten, Stroh- und Korbflechterei und verschiedene Tischlerarbeiten.
Die fertigen Werkstücke wurden verkauft und der „reine Ertrag" des Verkaufs ging
an die arbeitenden PatientInnen. Das Geld wurde vom Primar aufbewahrt und nur
als Taschengeld ausgegeben. [Vgl. 51, S. 1242] Im zweiten neuen Saal, der Schule,
wurden die PatientInnen in „Lesen, Schreiben und Rechnen, so wie in der Religion" unterrichtet, „was um so nothwendiger war, da viele der aus den untersten
Klassen der Gesellschaft entsprossenen Kranken darin unwissend sind, und daher
eines Hauptmittels der Bildung und des Erwerbes entbehren." [61, S. XV] Außerdem fand im Schulraum auch „einmal in der Woche nach der Abendvisite um 4
Uhr" eine „allgemeine Unterhaltung" statt. [51, S. 1242] Der Turm wies nun 132
Kammern auf, in neun wohnten WärterInnen, 18 dienten als Lagerraum und eine
als Dusche. Das Erdgeschoß, der erste und der vierte Stock waren für Männer, der
zweite und dritte Stock für Frauen hergerichtet. Im Durchschnitt wurden in den
1840er-Jahren tagtäglich etwa 200 PatientInnen im Turm versorgt „und grössten-
teils sind es unreine, unruhige, dem Handwerks- und Bauernstande angehörende
Individuen." [27, S. 233] Andere Quellen sprechen allerdings auch von etwa 300
PatientInnen, die 1847 im Turm versorgt wurden: 300 im Turm, 90 im Lazarett und
5 im Dreiguldenstock. (In dieser Aufzählung fehlen die Krankenhauszimmer Nr.
21 und 22.) Wie vom damaligen Sekundarztes des Lazaretts Karl FLÖGEL (* 1816;
† 1858) angemerkt wurde, kam es im Turm vielfach zu Skorbutfällen im Winter, die
er auf die Enge des Gebäudes zurückführte. [Vgl. 16]

Am damals schon knapp 300 Jahre alten Lazarett nagte unaufhörlich der Zahn der
Zeit. Um 1840 musste das kleinere Lazarettgebäude wegen Baufälligkeit geschlossen werden, wodurch der Anstalt 50 bis 60 Betten verloren gingen. [59, S. 7] Die
übrigen 100 Betten blieben für ruhige PatientInnen beiderlei Geschlechts bestehen.
1844 wurden Gelder zur Wiederherstellung des kleinen Gebäudes zur Verfügung
gestellt und man kann davon ausgehen, dass das kleine Gebäude danach wieder
zur PatientInnenunterbringung benutzt wurde. [Vgl. Hofkanzlei-Dekret vom 10.
Oktober 1844, Z. 31.057. In: 49, S. 93]

Die inzwischen verloren gegangenen Plätze wurden 1845 durch die rechtliche Angliederung der Krankenhauszimmer Nr. 21 und 22 an die Irrenanstalt ersetzt, die bis dahin als Aufnahmestation verwendet worden waren, wodurch der überfüllten Anstalt wieder etwa 40 Betten mehr zur Verfügung standen. Das Zimmer Nr. 21 nahm männliche, Nr. 22 weibliche PatientInnen auf, *„grösstentheils ruhige, der Reconvalescenz sich nähernde Irre (…)"* [27, S. 233] Dem Anschluss der Zimmer ging die Platznot in der Irrenanstalt voraus, wodurch auch bereits gerichtlich anerkannte *„Geisteskranke"* in den Beobachtungszimmern behandelt werden mussten, was illegal gewesen war. Anstatt eine Rüge auszusprechen, übergab man nun die bisherigen Beobachtungszimmer einfach der Anstalt zur Krankenbelegung und machte das danebenliegende Zimmer Nr. 23 zum neuen Beobachtungszimmer des Allgemeinen Krankenhauses. [Regierungs-Verordnung vom 23. Juli 1845, Z. 42.641. In: 49, S. 160] Der sogenannte Dreiguldenstock blieb unverändert für die Aufnahme von PatientInnen der I. Klasse bestehen.

10.3.2 Das Personal

Zum Personal der Wiener Irrenanstalt gehörte seit 1784 das eigentliche Personal der Wiener Irrenanstalt und das Personal des Allgemeinen Krankenhauses: ein Direktor, ein Vizedirektor, ein sogenannter „laufender Primarchirurg" und ein „laufender Sekundarchirurg", die Bereitschaftsdienst versahen und bei Bedarf auch in der Irrenanstalt zu erscheinen hatten, weiters ein „Hausvater" genannter Oberwärter, der Vorgesetzte aller WärterInnen der Irrenanstalt, sowie weiteres Verwaltungs- und Dienstpersonal, siehe Abb. 10.4.

Zum eigentlichen Personal der Irrenanstalt gehörten ärztlicherseits ein Primararzt, zwei Sekundarärzte, zwei Sekundarwundärzte und zwei interne Präparanden.

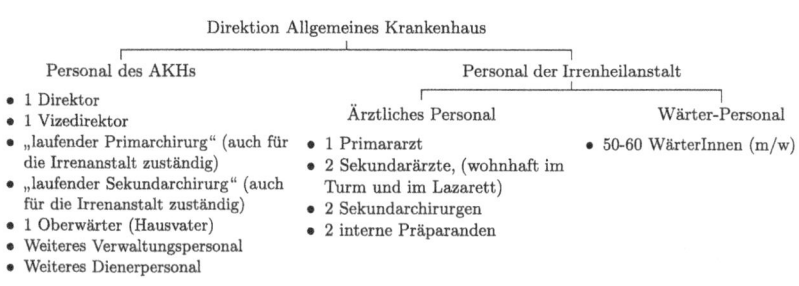

Abb. 10.4 Personal der Wiener Irrenanstalt

An ärztlichen Tätigkeiten hatte der Primar der Irrenanstalt vor allem die Morgenvisite selbst vorzunehmen, wobei er Therapien und Diäten festsetzte. Die Sekundarärzte waren für die Nachmittagsvisite zuständig. Da die beiden Sekundarärzte
ihre Wohnungen im Turm und Lazarett hatten, bildeten sie mit den Sekundarchirurgen ein Dienstrad, durch das die Anstalt jede Stunde des Tages ärztlich besetzt
blieb. Die Sekundarärzte hatten Aufsichtspflicht über die WärterInnen, die sie unan-
gekündigt bei Tag und Nacht aufsuchen und ihre Arbeit überprüfen sollten. Die
Sekundarchirurgen, auch *Hauschirurgen* genannt, hatten die *„hie und da bei Irrsinnigen vorkommenden sogenannten äusseren Uebel chirurgisch zu behandeln, als:
Verletzungen, Geschwülste, Geschwüre u. dgl."* Außerdem dienten sie als Vorkoster
und hatten über die Güte des Essens und auf dessen gerechte Verteilung zu achten.
Die internen Präparaden – Ärzte in Ausbildung – schrieben bei den Visiten mit und
halfen den Sekundarärzten bei ärztlichen Tätigkeiten. Allgemein hatten alle Ärzte
über die Bewahrung der Sitten in der Anstalt zu wachen.

> Es haben daher die ärztlichen Individuen strenge darauf zu sehen, dass die Kranken
> nicht verwahrloset, nicht misshandelt, nicht betrogen oder auf irgend ein Art verkürzt
> werden. Ferner, dass sie, bei dazu tauglicher Geistesverfassung, zur Erfüllung ihrer
> religiösen Pflichten verhalten werden; dass auf den Krankenzimmern die grösste Ruhe
> und Ordnung gehandhabt, und auf die fleissige Lüftung derselben die grösste Auf-
> merksamkeit gewendet werde; endlich gehört auch hieher die gewissenhafte Sorgfalt
> für die Sicherheit des Eigenthumes und der Person, so wie die strenge Verhaltung
> des subalternen Personales zur genauesten Pflichterfüllung, so wie das Ergreifen jeder
> Gelegenheit, um sich von der Diensttauglichkeit, den Kenntnissen und moralischen
> Eigenschaften desselben die volle Ueberzeugung zu verschaffen (…) [Vgl. alle oberen
> Angaben: 59, S. 49–59]

Der *Hausvater* genannte Oberkrankenpfleger übersah das WärterInnen-Personal
und hatte es mindestens zweimal am Tag *„unvermutet"* aufzusuchen. Insgesamt
gab es im Allgemeinen Krankenhaus vier Hausväter, von denen einer diese Aufgabe für die Irrenanstalt übernahm. In wirtschaftlicher Hinsicht unterstand dem
Hausvater die Besorgung aller auf den Abteilungen benötigten Gütern, wie Wäsche,
Betten, Brennholz, Lampenöl, Essen u. s. w. Als Hauptaufseher der Anstalt sollte
er auch Korruption, Unterschlagung, Raufhandel und anderes auf den Abteilungen unterbinden. [Vgl. 59, S. 59–61] Dem Hausvater unterstanden etwa 50 bis 60
WärterInnen, die auf den Abteilungen ihre Wohnungen hatten. Die WärterInnen
versahen zumeist zu dritt den Dienst auf einer Abteilung (im Lazarett gab es auch
kleinere Abteilungen mit nur zwei WärterInnen). Die Dienste waren in drei Schichten unterteilt, wobei ein/e WärterIn den 24-stündigen Hauptdienst und ein/e zweite/r
die 12-stündige Beiwache übernahm, während die dritte Person von 12 Uhr mittags

bis 21 oder 22 Uhr abends frei bekam. Zu jeder Tag- und Nachtzeit musste auf jeder Abteilung zumindest ein/e WärterIn dienstbereit sein. Bei der Morgenvisite mussten alle WärterInnen einer Abteilung anwesend sein und die Anordnungen des Primars aufnehmen. Die WärterInnen waren „*den Irren die menschenfreundlichste Behandlung schuldig*".

> …den Wärtersleuten [ist] auf das Schärfste untersagt, einen Wahnsinnigen zu necken, zu schimpfen, zur Bosheit zu reizen, auszulachen, zu stossen oder gar zu schlagen, und überhaupt andere Zwangsmittel anzuwenden, als welche von dem Primararzte vorgeschrieben werden. Es wird daher das freiwillige und muthwillige Anlegen vom Spenzer, von Handfesseln u. dgl., wenn nicht die dringendste Noth hiezu erforderlich, und die Bewilligung des Primar- oder Secundararztes nicht vorausgegangen ist, auf das strengste verboten, und diejenigen Wärtersleute, welche sich aus blosser Bosheit oder Rache, oder aus unmenschlicher Strenge eines ähnlichen Vergehens gegen Solche Kranke Schuldig machen, werden der Polizeibehörde zur Bestrafung übergeben. [Vgl. alle oberen Angaben: 59, S. 61–64]

Das Verhältnis zwischen pflegerischem und ärztlichem Personal war durch ein ähnlich steiles Gefälle geprägt, wie jenes zwischen Ärzten und PatientInnen, wobei aber die WärterInnen anders als die Kranken nicht auf die selbstzugeschriebene Menschlichkeit der Ärzte Anspruch hatten, sondern oft wie Ausschuss behandelt wurden. WärterInnen waren während ihres Dienstes einer ständigen Überprüfung ausgesetzt. Bei Fehlverhalten drohte Entlassung und polizeiliche Anzeige. Über die Zeit vor den 1880er-Jahre liegen keine mir bekannten Zahlen darüber vor, wie lange die WärterInnen durchschnittlich im Dienstverhältnis verblieben. Spätere Aufschlüsselungen zeigen, dass die Beendigung des Dienstes vor allem bei neu eingetretenem Personal innerhalb des ersten Jahres äußerst hoch war. So kamen an der Wiener Irrenanstalt im Jahr 1883 166 WärterInnen, 100 Männer und 66 Frauen, in „*Abgang*"; 56 Wärter und 34 Wärterinnen, weil sie selbst kündigten, die restlichen 76, weil sie entlassen wurden. Angeführte Entlassungsgründe waren unter anderem die „*Verabfolgung von Branntwein an Kranke*" (zwei Entlassungen), „*Rohheit*" (zehn Entlassungen), „*Trunkenheit*" (sechs Entlassungen), „*Ungehorsam*" (fünf Entlassungen), wiederholtes Fernbleiben vom Dienst (23 Entlassungen) und „*Unbrauchbarkeit*" (sechs Entlassungen); bei WärterInnen auch ins Gewicht fallend „*Schwangerschaft*" mit acht Entlassungen. Über die Wirklichkeit des Wartdienstes in den niederösterreichischen Irrenanstalten geben diese spätere Berichte eindrucksvolles Zeugnis. So wurden im Verlaufe des Jahres 1883 nicht wenige „*Wärterinnen und Wärter von gewaltthätigen Kranken angegriffen und mehr oder minder beschädiget (…)*". [Vgl. 36, S. 25–26] Viszániks Schule für Krankenwärter, die einmal in der Woche im Schulraum im vierten Stock des Narrenturms stattfand, war sicherlich ein Versuch diesen häufigen Wechseln, Unfällen und Grobheiten zu begegnen. Mit welchem Erfolg bleibt, wie oben bereits gesagt, aber letztlich unklar.

10.3.3 PatientInnenaufnahme: Gesetzliche Grundlagen

Daten und Unterlagen, die beim Eintritt mitzubringen waren

1. Ärztliches Gutachten über eine nachweislich bestehende psychische Erkrankung
2. Eine Krankengeschichte: Von einem Arzt zu verfassen
3. Ausweis vom Wohnungsgeber: Tauf- und Geschlechtsname
4. Ausweis vom Wohnungsgeber: Angabe zum Alter
5. Ausweis vom Wohnungsgeber: Angabe zur Religion
6. Ausweis vom Wohnungsgeber: Stand, Charakter [Beruf] oder die Beschäftigung
7. Ausweis vom Wohnungsgeber: Geburtsort (Herrschaft, Pfarre, Kreis und Land)
8. Ausweis vom Wohnungsgeber: Aufenthaltsort oder Wohnort
9. Anzugeben oder zu ermitteln: Zugehörigkeit (Bezirks- und Landesebene)
10. Anzugeben oder zu ermitteln: Zahlungspflichtige Vorgesetzte, Dienstgeber oder Verwandte
11. Andere Ausweise: Innungsangehörigkeit, Militärangehörigkeit, Beziehung eines Stipendiums (Geldleistung), Armenausweis (vom Pfarrer oder Armenvater des Wohnbezirkes zu beziehen) [Vgl. 59, S. 23–30]

Nach Wien und Niederösterreich zugehörige PatientInnen
Primar Viszánik war sich bewusst, dass die Aufnahme in eine Irrenanstalt für die PatientInnen einen schweren Eingriff in deren bürgerliche Rechte bedeutete. Vor allem deshalb, weil es die Regel war, dass die Kranken zwangsweise in die öffentliche Anstalt eingeliefert wurden – Selbsteinweisungen kamen den Quellen nach fast nie vor – was unter anderem bedeutete, dass ihr Vermögen mit dem Zeitpunkt des Eintritts unter Kuratel gestellt wurde. (Die unten dargestellten Verfahrensweisen betreffen ausschließlich die Regelungen bei Zwangseinweisungen, die den Normalfall darstellten.)

(…) Niemand darf es läugnen, daß der Eintritt in eine Irrenanstalt einen wirklichen Verlust der Freiheit voraussetze, eine Gewaltthätigkeit, welche die Gesellschaft gegen eines ihrer Mitglieder nur im Interesse Aller, oder zum Wohl eines Bürgers, der ohne dieses Opfer seine Vernunft nicht erlangen kann, ausüben darf. (…) Kein Kranker

sollte provisorisch, viel weniger entschieden aufgenommen werden, bevor er nicht
von dem Arzte der Anstalt geprüft und dafür geeignet gefunden würde (...) [61, S. 29]

Insofern war es wichtig, dass eine Anstalt – in der Theorie – nur Personen aufnahm,
die nachgewiesenermaßen an Irrresein litten. Bereits seit 1795 regelte ein Erlass
der Niederösterreichischen Landesstelle, dass bei Einlieferung von PatientInnen
eine Krankengeschichte und ein ärztliches Gutachten über die bestehende Geisteskrankheit vorgelegt werden sollte. [Vgl. 62, S. 359] 1814 wurde dieser Regelung
nochmals erneuert: Es sollte bei jeder Aufnahme *„eine von zwei oder wenigstens*
Einem graduierten Arzte gefertigte Krankengeschichte" bei Aufnahme vorgezeigt
werden, was eine Verschärfung darstellte, da von nun an Wundärzte keine gülti-
gen Zeugnisse ausstellen konnten. (Laut Viszánik war das eine Bestimmung des
Hofkanzleidekrets vom 4. Mai 1814 [Vgl. 59, S. 26], allerdings findet sich diese
Regelung nicht im Originaltext der Verordnung, die außerdem vom 28. Februar
1814 datiert. [Hofkanzlei-Dekret vom 28. Februar 1814, Z. 17.041. In: 45, S. 15–
22]) Einig sind sich alle BeobachterInnen über die Jahrzehnte hinweg, dass diesen
Anordnungen nur sehr selten Folge geleistet wurde. [Vgl. 62, S. 359] [Vgl. 59, S. 26]

> Es ist eine für die Irrenanstalt sehr wichtige Sache: keinen neuen Kranken eher aufzu-
> nehmen, bis man nicht einigermaßen von den Einzelheiten über die Art des Irrsinns,
> über die Umstände, welche dafür sprechen, über die muthmaßliche Ursache, über die
> Lebensweise des Kranken, seine früheren Krankheiten, den Gesundheitszustand seiner
> Familie unterrichtet ist (...) [61, S. 29]

Da die erforderlichen Gutachten und Krankengeschichten nur selten bei Einlieferung vorgelegt wurden, erfolgte die Erstbegutachtung vieler PatientInnen ab 1828 in
den psychiatrischen Beobachtungszimmern, die zwar vom Anstaltsprimar betreut
wurden, offiziell aber Teil des Allgemeinen Krankenhauses und nicht der Anstalt
waren. Dort wurde festgestellt, ob eine einweisungswürdige Erkrankung vorlag.
Mithilfe dieser rechtlichen Umgehung verhinderte die Anstalt einen offenen Gesetz-
zesbruch. Eigentlich hätten vor Einlieferung in eine Irrenanstalt Menschen mit
„Merkmahlen einer heftigen Sinnesverwirrung" bei der Polizei-Direktion oder bei
der örtlichen Obrigkeit von ihren Verwandten oder Unterkunftgebern angezeigt
werden sollen (bei Nichtachtung drohte, je nachdem ob durch die Nichtanzeige
ein Schaden eingetreten war oder nicht, drei Tage bis ein Monat Arrest). [Vgl.
Regierungs-Circulare vom 14. Juli 1807, Z. 23.606. In: 44, S. 26] Daher sollte auch
vor *„Ablieferung eines Individuums in eine auctorisierte Irrenanstalt"* stets bei der
Landesstelle eine Anzeige eingelangt und deren Zustimmung abgewartet werden.
[Vgl. 59, S. 27]

In dringenden Fällen mag zwar die Polizey-Ober-Direction auf ihre Verantwortung die Abgabe eines wahnsinnig Erklärten in eine autorisirte Irrenanstalt einleiten; sie hat aber darüber unaufhaltlich und umständlich an die Landesregierung zu berichten, und zugleich die Dringlichkeit der von ihr ergriffenen Maßregeln standhältig zu erweisen. [Regierungs-Verordnung vom 8. Dezember 1822, Z. 49.882. In: 46, S. 281]

Wurde der vorgeführte Patient als gefährlich für sich oder andere eingestuft, wurde eine Sofortaufnahme ohne die benötigten Unterlagen zugelassen, die Dokumente sollten jedoch nachgebracht werden.

Selbst in jenen Fällen, wo die vorgeschriebenen Urkunden als Bedingniss der Aufnahme gefordert werden, wird auf die sogleiche Beibringung derselben nicht gedrungen, wenn rücksichtlich der Aufnahme des Kranken Gefahr auf dem Verzuge haftet; es müssen jedoch sodann nachträglich die erforderlichen Erhebungen über die Nationalitäts-Verhältnisse des Kranken gepflogen, und die vorschriftsmässigen Documente in der kürzesten Zeit ausgefertigt und beigebracht werden. [59, S. 26]

Auf den zuständigen Polizei- und Bezirksärzten lag auch die Pflicht *„bei Ueber-lieferung wahnsinniger Personen"* in die Anstalt Drittanamnesen von Bekannten und Verwandten einzuholen und diese der Anstalt mitzuteilen, *„theils zur künfti-gen Rechtfertigung der Aufnahme von Wahnsinnigen in die Irrenanstalt, theils aber zu einem Anhaltspunkte der Beurtheilung der Art des Wahnsinns"*. [Polizei-Ober-Direction Circular vom 31. Jänner 1825, zitiert nach: 59, S. 27]

Wurde ein Kranker zwangsweise aufgenommen, so war es für die Anstalt mitunter das Wichtigste, die Finanzierung seines Aufenthalts zu klären. Verständlicherweise konnte man einen gerade aufgenommen, verwirrten oder vielleicht tobenden Patienten nicht immer zur Klärung seines finanziellen und gesellschaftlichen Status heranziehen. Wenn ein Patient also durch öffentliche Organe, wie der Polizei-, Ortsoder Gerichtsbehörden in die Anstalt eingewiesen wurde, oblag es diesen herauszufinden *„ob und welche zahlungspflichtigen Anverwandte er habe"* [59, S. 26], damit die Anstalt die Finanzierung des Aufenthalts auf diese Abwälzen konnte.

Der ganze oben geschilderte Papierkram musste nicht vorgelegt werden, wenn die Herkunft der PatientInnen und das Geld für einen Aufenthalt von drei Monaten bei Aufnahme hinterlegt wurden. (Bei körperlich Erkrankten im Allgemeinen Krankenhaus genügte hierfür übrigens eine einmonatige Vorauszahlung. [Vgl. Hofkanzley-Decret vom 18. Februar 1814, Z. 17.041. In: 45, S. 18f]) Dies betraf PatientInnen, die 1) *„mit Anweisung von irgend einer Partei, bei welcher sie dienen, und von welcher die Verpflegsgebühren bestritten werden, versehen sind."* 2) PatientInnen, die einer Innung angehörten und den Innungszettel mitbrachten. 3) PatientInnen, die von einem Wiener Armeninstitut oder einem Armenvater einen Armutsnach-

weis vorzeigten. 4) Wenn die PatientInnen nach Wien zugehörig waren und die
vorgeschriebene Dreimonatsvorauszahlung bereits erfolgt war. *„Für diese genügt
ein Zeugniss des Eigenthümers oder Administrators des Hauses, wo sie wohnen."*
[59, S. 26]

Nichtzahlende PatientInnen aus anderen Teilen der Monarchie oder dem Ausland

Eine nicht zu unterschätzende Schwierigkeit bildete, dass viele nicht zahlungsfähige PatientInnen der Wiener Anstalt gar nicht aus Wien oder Niederösterreich
kamen. Zwar war die Wiener Anstalt eigentlich nur für nach Wien zuständige Personen zuständig [59, S. 23], es erwies sich aber als unmöglich, diese Regel in der
Wirklichkeit durchzusetzen. Einerseits deshalb, weil Wien die wachsende Hauptstadt eines großen europäischen Staates war und daher Anziehungskraft auf viele
Menschen aus den Kronländern ausübte, anderseits, weil es in manchen Provinzen
und Ländern der Monarchie wie Ungarn keine Irrenanstalten gab, um die dorthin
zuständigen PatientInnen aufzunehmen. Um trotzdem die Geldmittel der Wiener
Anstalt zu sichern, hatte der Gesetzgeber über die Jahre hinweg ein umfangreiches
Regelwerk für nicht nach Wien zuständige Kranke erlassen.

Ursprünglich durften PatientInnen aus der Steiermark, Böhmen, Mähren, Galizien und *Österreich ob der Enns* (Oberösterreich), die in Niederösterreich mit
dem *„Wahnsinne befallen"* wurden, auch länger in der Wiener Irrenanstalt verpflegt und behandelt werden, wenn die zuständigen Landesstellen dafür sorgten, dass die *„auflaufenden Verpflegsgebühren pünctlich"* nach Wien überwiesen
wurden. [Hofkanzlei-Decret vom 9. September 1817, Z. 19.876. In: 45, S. 314]
Ab 1824 mussten die *„Gemeinden der deutsch-österreichischen Staaten"* – die
deutschsprachigen Gebiete des Habsburgerstaates – kein Geld mehr entrichten, falls
„arme wahnsinnige Gemeindemitglieder" in öffentlichen Irrenanstalten untergebracht wurden, genauso wie Zünfte und Innungen nicht mehr für die aufgenommenen Mitglieder aufkommen mussten. [Vgl. Hofkanzley-Decret vom 8. July 1824,
Z. 19.778. In: 46, S. 357] *„Irrsinnige Militärpersonen"* wurden pensioniert, in den
Invalidenstand versetzt und auf Kosten des Invalidenfonds verpflegt. [59, S. 24] Nach
Ungarn zuständige Personen wurden, wenn die Verpflegungsgebühren nicht von dieser Person oder ihrem Umfeld entrichtet werden konnte, nur nach Rücksprache mit
der *„köngl. ungarischen Hofkanzlei"* aufgenommen [Hofkanzley-Decret vom 26.
August und 27. November 1819, Z. 26.515. In: 46, S. 129], damit die Kosten von den
„Domestical-Cassen der betreffenden Jurisdictionen" übernommen wurden. [Vgl.
Hofkanzleidekret vom 6. Februar 1834, Z. 2316. In: 47, 48, S. 60 und 152] Bayern,
Sachsen und Preußen hatten mit dem Habsburgerstaat ein Abkommen geschlossen,
dass erkrankte Staatsangehörige dieser Länder in Österreich zuerst aus örtlichen

Stiftungs- und Gemeindekassen versorgt werden sollten und dann versucht werden konnte, als Ausgleich an das Privatvermögen des Erkrankten oder von zahlungsfähigen Angehörigen zu gelangen. [Vgl. Hofkanzlei-Decret vom 11. October 1833, Z. 24.458. In: 47, S. 26 und 257] Diese Übereinkunft galt mit Bayern auch ausgesprochenermaßen für Wahnsinnige. [Vgl. Hofkanzleidekret vom 13. März 1834, Z. 6.331. In: 47, S. 69]

10.3.4 Anstaltsinterne Einteilung der PatientInnen

Einteilungskriterien

- *Art der Vorstellung*
  - Selbstvorstellung (Selten)
  - Zwangsvorstellung (Regelfall)
- *Medizinische Einteilung*
  - Vorliegen einer Erkrankung Ja/Nein
  - Gefährlichkeit für sich oder andere
  - Ruhig oder Unruhig
  - Heilbar oder Unheilbar
  - Nach der Diagnose
- *Nach Verpflegungsklassen*
  - Zahlende PatientInnen
    - *I. Klasse:* eigenes Zimmer und 1 persönliche/r WärterIn = 1 Gulden und 20 Kreuzer täglich, 40 Gulden monatlich; Zwei persönliche WärterInnen: = 1 fl. und 40 kr. täglich., 50 fl. monatlich
    - *II. Klasse:* eigenes Zimmer (manchmal) und bessere Verpflegung = 51 kr. täglich, 25 fl. und 30 kr. monatlich
    - *III. Klasse, nach Wien zugehörig:* 18 kr. täglich, 9 fl. monatlich
    - *III. Klasse, nicht nach Wien zugehörig:* 32 kr. täglich, 16 fl. monatlich
      - Verpflegungskosten waren bei Eintritt für drei Monate im Voraus zu entrichten. Bei frühzeitigen Austritt wurde Geld entsprechend zurückerstattet.
  - Gratis Verpflegte
    - *III. Klasse, auch IV. Klasse genannt:* Personen mit amtlichen Armutsausweis, Militärinvalide, Innungsangehörige
- *Nach Geschlecht*
  - Männlich oder Weiblich

Die medizinische Einschätzung und Einteilung neu ankommender PatientInnen erfolgte seit 1828 in den Beobachtungszimmern des Allgemeinen Krankenhauses, der Aufnahmestation der Wiener Irrenanstalt.

> Der Kranke wird bei seiner Ankunft in ein eigenes Beobachtungszimmer gebracht, welches nicht im Thurme, sondern in einem nächstgelegenen Flügel des Spitales sich befindet, aber in den Garten des Thurmes geht. Dort wird der Kranke gehörig beobachtet, und erst nach einem Konsilium, bestehend aus dem Spitalsdirektor und drei Primarärzten, wird über einen Zustand und die daraus folgende Aufnahme [in die Irrenanstalt] oder Entlassung verfügt. [51, S. 1242]

Das Bestehen eines solchen ärztlichen Gremiums aus drei Primarärzten und dem Krankenhausdirektor, das über jeden Patienten in den Aufnahmezimmern tagen musste, zeigt, dass sich alle Beteiligten der Tragweite einer Einweisung in die Irrenanstalt bewusst waren. Leichtfertig wurde niemand in die Psychiatrie aufgenommen. Die auf den Aufnahmezimmern getroffene medizinische Einteilung hatte große Folgen auf die weitere Unterbringung und Behandlung der PatientInnen. Wessen Krankheit als minderschwer oder als bald heilbar galt, wurde bevorzugt in den Beobachtungszimmern bis zur Entlassung behandelt, wodurch er rechtlich niemals in die Irrenanstalt aufgenommen werden musste. Falls jemand als aufnahmebedürftig krank galt, aber als *ruhig* eingeschätzt wurde, dann konnte er hoffen, anstatt in den engen Turm in das großzügiger ausgestattete Lazarett zu kommen. *Unruhige* PatientInnen wurden bevorzugt im Narrenturm untergebracht und durften körperlich beschränkt werden. *Reinlichen* PatientInnen wurde ein Bett zur Verfügung gestellt, *Unreine* mussten auf austauschbaren Strohsäcken, in der Anstaltssprache *„Pritschen"* genannt, schlafen. [Vgl. 59, S. 18]

Vermutlich schon in den Aufnahmezimmern, aber spätestens bei Überlieferung in die Anstalt wurden die PatientInnen sorgfältig durch die WärterInnen durchsucht und ihnen alle gefährlichen Gegenstände abgenommen. PatientInnen deren Privatkleidung sauber und in einem *„brauchbaren Zustande"* war, durften diese während ihres Aufenthalts benutzen. [Vgl. 59, S. 20]

> Von Seite der Anstalt werden in der Regel nur die Pfleglinge der dritten Classe bekleidet. Die Kleidung der Männer besteht im Winter aus einer dunklen Tuchjacke mit Leinwand gefüttert, einer ähnlichen Tuchhose, einem Hemd von weisser Leinwand und einem Halstuche, einer Mütze von Tuch, ein paar Leinwandstrümpfe und ein Paar Schuhe von starkem Kalbleder. Im Sommer erhalten sie statt der Tuchhose und Jacke eine Zwillichkleidung. Die Frauenzimmer haben nebst der nöthigen Leibwäsche im Winter einen Unterrock von Tuch und einen Spenser [engl. *Spencer*: Jacke], ein Paar Strümpfe und Schuhe. Im Sommer wird diese Kleidung mit einer aus Zwillich vertauscht. [Vgl. 27, 234f]

Ob PatientInnen überhaupt als *unheilbar* diagnostiziert werden durften, war in der damaligen Psychiatrie eine Streitfrage. Viele *Irrenheilanstalten* im deutschsprachigen Raum ließen vermeintlich *unheilbare* PatientInnen gar nicht zur Aufnahme zu. Die Wiener Anstalt hatte hingegen immer einen Versorgungsauftrag zu erfüllen und war nie in der Lage, PatientInnen abzulehnen, weshalb sie „*stets von einer Menge unheilbarer, alter und siecher Geisteskranken überfüllt*" war. [59, S. IX] PatientInnen, bei denen man in Wien keine Chance mehr auf Heilung sah, wurden nach einiger Zeit in die Pflegeanstalt nach Ybbs gebracht, falls sie nicht von Verwandten übernommen wurden.

Den größten unmittelbaren Einfluss auf den Aufenthalt dürfte die ökonomische Einteilung der PatientInnen in drei Verpflegungs- und fünf Bezahlklassen gehabt haben. PatientInnen der I. Klasse bezahlten zwischen 40 und 50 Gulden im Monat, je nachdem ob sie einen oder zwei persönliche WärterInnen benötigten [Vgl. 59, S. 28] und bekamen ein eigenes Zimmer mit gehobener Ausstattung – ein „*gewöhnliches Wohnzimmer*" – zugewiesen.

Im Dreiguldenstock sind die Möbeln durchaus aus hartem Eichenholze verfertigt, und bestehen für jeden Kranken aus einer gewöhnlichen Bettstelle, einem Nachtkästchen, einem Schubladkasten, einem Tische, einem gepolsterten mit schwarzem Leder überzogenen Schlaf-(Armstuhle) und zwei gewöhnlichen Sesseln, einem Spucknapfe und einem Leibstuhle; zum Waschen dient den Kranken ein weiss irdenes (Fayence) Lavoir mit einer Kanne, auch befindet sich in jedem Zimmer noch ein zinnerner Nachttopf. [59, 17f]

Das Essen, das Erste-Klasse-PatientInnen bekamen, war reichhaltiger und enthielt insgesamt mehr Fleisch. „*Abends 3 mal in der Woche Braten, 2 mal Mehlspeise, 1 mal Beischel [Lunge] und 1 mal Obst.*" Je tiefer die Klasse, desto weniger Fleisch wurde aufgetischt. Für alle Klassen wurden die Portionen jedoch nach diätischmedizinischen Überlegungen vom Primar bei der Morgenvisite in Ganze-, Halbe-, Drittel-, Viertel- oder schwache Portionen eingeteilt. [Vgl. 59, S. 30–36] Die I. Klasse in der öffentlichen Irrenanstalt wurde nur von vergleichsweise wenigen PatientInnen in Anspruch genommen, da sich vermögende Personen die Hauskrankenpflege oder die Behandlung in einer Privatirrenanstalt leisten konnten. (Vgl. Abschn. 8.3.) In der II. Klasse bezahlten die PatientInnen 25 Gulden im Monat, bekamen dafür reichhaltigeres Essen und manchmal ein eigenes Zimmer im Dreiguldentstock oder im Lazarett ohne eigenen Wärter; öfters lagen sie aber mit PatientInnen der III. Klasse in den gewöhnlichen Krankenzimmern zusammen. [Vgl. 59, S. 12] Aufgrund ihres schwammigen Profils wurde die II. Klasse nicht oft gebucht.

> Nach der zweiten Classe werden nur selten Kranke verpflegt, denn diese ist nur hin-
> sichtlich einer besseren Kost von der dritten unterschieden; denn es gibt für dieselbe
> keine abgesonderte Localitäten (…) [27, S. 234]

Die meisten PatientInnen wurden in der III. Klasse verpflegt, worunter wiederum die „*grösste Anzahl*" in die Gruppe der „*Nichtzahlenden*" fielen, [Vgl. 27, S. 234] die manchmal als IV. Klasse betitelt wurden, aber dieselben Leistungen erhielten. [Vgl. 59, S. 33] Die gratis verpflegten PatientInnen verursachten dem k. k. Irrenfond jährliche Kosten von über 60.000 Gulden. [Vgl. 27, S. 234] Die Wiener Irrenanstalt war, wie es sich aus ihrer ganzen Geschichte ableitet, stets ein Teil der staatlichen Armenfürsorge. Sie versorgte überwiegend PatientInnen mit „niederem" gesellschaftlichen und beruflichen Stand: Alte und Kranke, HandwerkerInnen und ArbeiterInnen, kleine Beamten, erwiesene Arme. [Vgl. 59, Tab. G] (Vgl. dazu Abschn. 15.8.)

In dieser allgemein üblichen Holzklasse lagen die reinlichen PatientInnen im Lazarett auf einer „*weichen, gelb angestrichenen Bettstelle*" und bekamen ein „*Betttischchen*" und einen „*harten Sessel*" zugeteilt. Spucknäpfe und Leibstühle mussten im Lazarett „*gemeinschaftlich*" benutzt werden. Im Turm gab es „*ähnliche Bettstellen*", die aber fest gezimmert und niedrig waren, einerseits damit Tobende sie nicht zerschlagen konnten, anderseits damit sich epileptische PatientInnen bei einem Fall nicht allzu sehr verletzten. „*Wenn es der Zustand der Kranken erlaubt, sind noch in jeder Kammer ein hölzerner Tisch und ein Sessel. Eigene Waschgeräthschaften haben die nach dieser Klasse Verpflegten nicht.*" [59, S. 18] Das Essen war zwar einfacher als in den oberen Klassen, die einzelnen Portionen dürften aber nicht weniger nahrhaft gewesen sein. [Vgl. 59, S. 30–36] Durch die strenge Einteilung der PatientInnen nach wirtschaftlichen Klassen stellt sich die Frage, ob dies Einfluss auf die medizinische Versorgung der Einzelperson hatte. Viszánik verneinte dies ausdrücklich, alle Kranken seien „*ohne Unterschied*" bestens medizinisch behandelt worden. [59, S. IX]

Wesentlich in der Organisation der Anstalt war die Trennung der PatientInnen nach den Geschlechtern. Sowohl die Abteilungen als auch die Gärten durften von den Geschlechtern nur gesondert betreten werden und männliche Patienten wurden im Regelfall von männlichen, weibliche von weiblichen WärterInnen betreut.

10.3.5 Lebensbedingungen in der Anstalt

Das Leben der PatientInnen innerhalb der Anstalt war vollständig durchgetaktet, was von den Ärzten auch so gewollt und gefordert wurde (Tab. 10.1).

> Man muß den Kranken einer Irrenanstalt gleichmäßige, ruhige und den Tagesstunden anpassende Gewohnheiten beizubringen trachten; es soll in einer solchen Anstalt die Stunde des Schlafengehens, des Aufstehens, der Mahlzeiten, der Unterhaltung, der Arbeit für Alle, mit Ausnahme einzelner Fälle, die nämlichen sein; sie wird durch den Ton einer Glocke, dem alle im Stillen gehorchen müssen, angedeutet. [61, S. 31]

Die Weckzeit war im Sommerhalbjahr um halb sechs Uhr früh, im Winterhalbjahr um halb Sieben. [Sämtliche folgende Fakten stammen, sofern nicht anders angegeben, aus: 59, S. 43–49] Nach dem Aufstehen wurden die PatientInnen dazu angehalten, ihre Betten zu richten und sich zu waschen. *„Wesentlich ist es, daß die Geisteskranken nur so lange sie schlafen, in ihren Betten bleiben; hier ist gewöhnlich, der Ort, wo sie ihre chimärischen Ideen wiederkäuen, und wo der größte Theil sich die unheilvolle Gewohnheit der Onanie aneignet."* [61, S. 32] Zwischen sieben und acht Uhr Früh wurde das Frühstück im Krankenzimmer aufgetragen. Da es in der Anstalt nirgends einen Speisesaal gab, wurden alle Mahlzeiten immer in den Krankenzimmern eingenommen. Die tägliche Morgenvisite, die vom Primar persönlich vorzunehmen war, wurde zwischen sieben und neun Uhr durchgeführt. Vormittags durften dazu fähige PatientInnen ihren eigenen Beschäftigungen nachgehen, doch war das Angebot innerhalb der Anstalt bis zur Mitte der 1840er-Jahre stark begrenzt auf *„Spaziergänge"*, Gartenarbeit im Lazarett und eine *„Kegelbahn"*. [59, S. 22] Erst nach den Umbauten gab es auch im Turm eine Werkstatt und die Möglichkeit, eine Schule zu besuchen. Zu Mittag aßen die PatientInnen der III. Klasse um elf Uhr, die der I. und II. Klasse um 11:45. Der Nachmittag konnte wie der Vormittag verbracht werden. Um 16 Uhr erfolgte die Nachmittagsvisite durch die Sekundarärzte. Das Abendessen wurde um 17 Uhr auf die Zimmer gebracht. Schlafenszeit war im Winterhalbjahr um 20 Uhr, im Sommerhalbjahr um 21 Uhr. Wahrscheinlich wurden diese Regeln individuell ausgelegt und mögen in der I. und II. Klasse nicht so streng gehandhabt worden sein.

Krankenbesuche von Familie und Freunden in der Anstalt waren gestattet, nachdem die Besucher von einem Anstaltsarzt im richtigen Umgang mit dem Kranken unterrichtet worden waren. [61, S. 33]

> Die Kranken haben alle vom Director oder Primararzte oder dessen Stellvertretern gemachten Anordnungen unbedingt zu befolgen; sollten sie denselben mit einer durch Güte nicht zu beseitigenden Unfolgsamkeit oder gar mit thätlichem Trotze widerstreben, so müsste solcher Widerspänstigkeit durch passende Mittel auf das Strengste entgegengewirkt werden. Andererseits können aber auch die Kranken auf die liebevolle Gewährung jeder Bitte, die mit der Einrichtung und Oekonomie der Anstalt und mit dem, was ihr Krankheitszustand verlangt, nicht im Widerspruche steht, so wie auf die gewissenhafte Berücksichtigung aller ihrer gerechten Beschwerden durch die Vorgesetzten der Anstalt mit allem Vertrauen rechnen.

Tab. 10.1 Tagesablauf

Wecken	Sommerhalbjahr 05:30, Winterhalbjahr 06:30
Frühstück	Zwischen 07:00 und 08:00 auf den Krankenzimmern
Morgenvisite	Durch den Primar zwischen 07:00–09:00
Vormittags	Freizeit
Mittagessen	III. Klasse: 11:00 in ihren Zimmern, II. und I. Klasse 11:45 auf ihren Zimmern
Nachmittags	Freizeit
Nachmittagsvisite	ab 16:00 durch die Sekundarärzte
Abendessen	17:00 auf den Zimmern
Schlafenszeit	Sommerhalbjahr 21:00, Winterhalbjahr 20:00

Zwangsmaßnahmen gegen PatientInnen waren in der Anstalt nur auf ausdrückliche ärztliche Anweisung hin auszuführen. [Vgl. 61, S. 64] Die damalige Psychiatrie verfügte über einen umfangreichen Strafkatalog, wie Viszánik hier selbst sagt, obwohl er sich an anderer Stelle gänzlich gegen Strafen in der Irrenbehandlung ausspricht.

> Die verschiedenen Arten der Bestrafung richten sich nach der Größe der Vergehungen und ihrer Rückfälle; sie bestehen entweder in einem Verweise, oder einer Beschränkung der Freiheit, des Spazierganges, in Veränderung der Kammer aus einer möblierten in eine ganz leere, im Einsperren, im Verbote der dem Gaumen des Kranken zusagenden Nahrungmittel und Getränke, in Anwendung der Zwangsweste, der kalten Bäder und der Douche, des Schaukelns, und nach Einigen selbst der Kette. [61, S. 48]

Zu den in Viszániks Krankengeschichten regelmäßig vorkommenden Bändigungs- und Strafmaßnahmen gehörten die Fesselung mit der Zwangsjacke (*„Spenzer"* genannt) [Vgl. 59, S. 112, 133], das Festbinden am Bett mithilfe von Gurten [Vgl. 59, S. 101, 110, 112] und das Anlegen von Handfesseln [Vgl. 59, S. 101, 110, 112, 115, 119, 133]. Diese Mitteln wurden vor allem bei tobenden und sich selbst gefährdeten PatientInnen eingesetzt. Bei kleineren Vergehen gegen Anordnungen wurde zunächst mit Freiheits-, Rechte- und Essensentzug gearbeitet.

> [I]n der Regel reichen wir mit der Isolirung und Verkleinerung der Essenrations aus. Keineswegs trifft den Irren über ein im etwaigen Unmuthe ausgestossenes Wort, oder eine im unzurechnungsfähigen Zustande begangene Handlung jene vermeintliche Strafe, wie sie fälschlich im Volke mannigfaltig grausenhaft, mährchenartig (…) in Erzählungen geschildert wird. [28, S. 349]

Viele der möglichen Zwangs- und Disziplinierungsmaßnahmen wurden nicht nur
sittlich, sondern auch medizinisch gerechtfertigt. So wurde etwa die Größe der
Essenrationen vom Primar festgesetzt, was den strafenden Nahrungsentzug ermög-
lichte, ihn aber gleichzeitig medizinisch angezeigt erscheinen ließ. Auch der von
Viszánik an PatientInnen so überzeugt eingesetzten Hydrotherapie haftete bei
Gebrauch an einem nicht zustimmungsfähigen Menschen etwas äußerst Janus-
köpfiges an. Die Kaltwasserkur, die Kaltwasser-Duschen [Vgl. 59, S. 105, 142],
Kaltwasser-Bäder [Vgl. 59, S. 106], Kaltwasser-Klystiere („6 x täglich") [Vgl. 59,
S. 95, 114, 126, 142], bei Frauen Kaltwasser-Einspritzungen in die Scheide [Vgl. 59,
S. 116, 139] und das straffe Einwickeln von PatientInnen in wassergetränkte Laken
[Vgl. 59, S. 115, 126, 133] umfasste, konnte leicht die Grenze zur Strafmaßnahme
hin überschreiten, was durchaus auch so beabsichtigt sein konnte. Hier ein Auszug
aus einer Krankengeschichte:

> Der früher selbst gegen die zu Hause angewendeten Vesicantien [blasenziehende Mit-
> tel] ganz empfindlose Kranke, äusserte schon nach der vierten Douche ein bedeutendes
> Unbehagen und suchte sich soviel wie möglich den kalten Strahlen zu entziehen, ja
> nach der 10. Anwendung der Douche fing er an zu bitten, seiner zu schonen und
> ihn nicht muthwillig zu martern. Nichtsdestoweniger wurde mit der Anwendung der
> kalten Douche fortgefahren, und nach jeder Douche der Körper mit ins kalte Was-
> ser getauchten Tüchern gut abgerieben und durch Frottiren mit Flanell abgetrocknet,
> dann gut zugedeckt, um wo möglich eine tüchtige Reaktion im Gefäss- und periphe-
> rischen Nervensystem zu erwecken und hiedurch erregend auf die Centraltheile des
> Nervensystemes, den Sitz der geistigen Functionen zu wirken. [Vgl. 59, S. 142]

Verstörend aus heutiger Sicht ist die Neigung der damaligen Psychiatrie alle Strafmaßnahmen gleich mit einer therapeutischen Rechtfertigung zu verknüpfen und
ihre Wirkung vor allem physiologisch – „über eine tüchtige Reaktion des (…) Ner-
vensystems" – zu erklären. Die Wasserkur wurde aber beileibe nicht nur strafend
eingesetzt: Sie war eine Behandlung, der sich viele Menschen (nicht nur Patient-
Innen von Irrenanstalten) freiwillig unterzogen, und die als modernes Heilverfahren
breit in der damaligen Wissenschaft anerkannt war. [Vgl. 52]

Die „Coxsche Schaukel", benannt nach einem englischen Irrenarzt, muss hingegen wirklich als eine absonderliche Bestrafungsart der damaligen Psychiatrie
angesehen werden. Dabei wurde der Patient in einen an der Decke aufgehängten
Drehsessel gesetzt oder in ein Schleuderbett geschnallt und mit etwa 40 Umdre-
hungen in der Minute nahe an die Bewusstlosigkeit heran ein- und ausgedreht.
Dies sollte die „Irren für die Wirkung der Heilmittel empfänglicher" machen und
bewirkte angeblich einen „ruhigen Schlaf", wie er sonst nur nach Schlafmittelgabe
eintrat. [61, S. 51] Die auf den Krankenkörper erzielte Wirkung wurde zunächst noch

als eine physiologische Heilbehandlung angesehen, schließlich wurde die Drehmaschine aber nur mehr als reines Bestrafungsmittel eingesetzt. In Gesprächen über die Wiener Irrenanstalt wird immer wieder vermutet, dass sich dort auch eine solche Drehmaschine befunden hätte. Dies ist aller Wahrscheinlichkeit nach falsch. Weder Viszánik noch andere Wiener AutorInnen berichten etwas über eine solche Vorrichtung in der Irrenanstalt und von den Reiseschriftstellern wäre zumindest Horn, der die Schaukel in anderen Irrenanstalten während seiner Reise sah und erwähnte, darauf zu sprechen gekommen (vgl. Kap. 9). Laut geschichtswissenschaftlicher Literatur ist es überhaupt fraglich, ob jemals eine Drehmaschine auf österreichischem Boden in Betrieb gestanden hat. [Vgl. 34]

Es gibt keine Zahlen darüber, wie oft und an welchen PatientInnen in der Wiener Irrenanstalt Zwangs- und Bändigungsmaßnahmen vorgenommen wurden. Mit der Häufigkeit wie sie aber in den zwölf abgedruckten Krankengeschichten von *„Leistungen und Statistik"* erscheinen, muss davon ausgegangen werden, dass die Anwendung der Zwangsjacke, von Bettgurten und kalten Duschen oder Wickeln bei tobenden und unruhigen PatientInnen unentrinnbarer Regelfall war.

10.3.6 Heilbehandlungen

Nach dem moralischen und psychischen Kurverständnis der damaligen Zeit stellte bereits die Unterbringung eines Kranken in einer Irrenanstalt eine der wesentlichsten und am stärksten wirkenden Heilbehandlungen dar.

> Gar häufig wurzelt die Seelenstörung im innersten Familienleben, im häuslichen Kummer, Unglücksfällen, Uneinigkeit, Mangel und drückender Armuth (…) Die ungewohnten Eindrücke, die die Geisteskranken, wenn sie isoliert sind, aufnehmen, rufen neue Ideen hervor, und brechen die falschen Ideen, die ihr Delirium characterisieren (…) Außerdem wirkt die Langeweile bei der Isolierung auf die Gedanken und Neigungen der Geisteskranken sehr wohlthätig, und ruft, wenn sie nicht zu anhaltend ist, den Wunsch hervor, die mißfällige Lage zu verändern, und gibt so den intellectuellen und moralischen Fähigkeiten eine neue und heilsame Thätigkeit. [61, S. 17]

Folgende Gründe sprachen laut den damaligen Irrenärzten für eine Vereinzelung der PatientInnen:

> 1) zu ihrer eigenen Sicherheit, zu der ihrer Familien und zur Aufrechthaltung der öffentlichen Ordnung; 2) um diese Kranken der Einwirkung der äußeren Ursachen zu entziehen, die das Delirium hervorgebracht haben, und es unterhalten können. 3) Um ihren Widerwillen gegen die Heilmittel zu besiegen. 4) Um die einem Regimen zu unterwerfen, das zu ihrem Zustande besser paßt. 5) Um zu bewirken, daß sie ihre

intellectuellen und physischen Gewohnheiten wieder annehmen. Daß also die Isolierung bei jeder rationellen Behandlung der Geisteskranken als erstes Hauptmittel zu betrachten sei, wird wohl schwer Jemand leugnen. [61, S. 24]

Bei der Vereinzelung der Kranken wurde ihr Leben auf den gesellschaftlichen Nullpunkt hinuntergefroren, sie erlitten durch die abkappenden Mauern der Anstalt das allumfassende Abgeschnittensein von ihrem bisherigen Dasein. War einmal ihre vollständige Erstarrung durchgesetzt, begann man den Kranken wieder langsam aus der ärztlich herbeigeführten Stockung zu erwecken, durch gesellschaftliche Übungen in der Anstalt, wie dem Schreiben, Lesen, Arbeiten, Musik betreiben und Gespräche führen, Tätigkeiten also, die dem Leben außerhalb der Anstalt entsprechen sollten.

Neben diesem „*ersten Hauptmittel*" bestimmte seit Antritt Viszániks die oben bereits dargestellte Wasserheilbehandlung wesentlich den therapeutischen Wirkungskreis der Anstalt.

Obwohl die Therapie stets dem concreten Falle angepasst, und nach Umständen antiphlogistisch [entzündungshemmend], roborierend [stärkend], stimulierend [anregend], alterierend eingeschritten wird, so tritt doch im Allgemeinen das Heilverfahren mit kaltem Wasser hervor, dessen Vortreffliche Wirkung wir sowohl bei idiopathischen als auch consensuellen Gehirnleiden sahen. [28, S. 350]

Die Mahlzeiten der einzelnen PatientInnen wurden vom Primar mit heilender Absicht festgesetzt. Er entschied, ob jemand (unabhängig von der wirtschaftlichen Klasse) eine volle, das heißt sehr reichhaltige Ration bekam oder andersherum, beim Essen kurz gehalten wurde. Es gibt spöttische und kritische Bemerkungen darüber, dass Viszánik die „*schmale Diät*" offensichtlich sehr gerne anwandte und sich durch die Magerkuren auch teilweise seine Heilerfolge erklärte. [Vgl. 32, S. 130] Tatsächlich war Viszánik stolz darauf, die „*schädliche Ueberfütterung*" früherer Zeiten aus der Anstalt verbannt zu haben. Bei verschiedenen Krankheitsbildern wurde auch mit verschiedenen Speiseplänen gearbeitet, wozu es gewisse Grundsätze gegeben zu haben scheint, wobei eine mächtige Verbindung zwischen der Gesundheit des Verdauungstrakts und der Vernunft der Gedankengänge angenommen wurde. Tobsüchtige hätten eine „*große Begierde*" für Obst und Gemüse, die in der Diät berücksichtigt werden sollte, ihnen sollte aber vermehrt Fleisch vorgesetzt werden, sobald „*Vollblütigkeit*" oder ein „*Brennen in den Gedärmen*" auftrat. Melancholikern, deren Erkrankung oft mit „*Unverdaulichkeit gepaart ist*", sollten im Allgemeinen mehr Fleisch als Gemüse aufgetischt bekommen. „*Unter den Fleischspeisen ist das Wildpret, das frische oder gesalzene Schweinerne von der Diät der Irrsinnigen auszuschließen. Auch der Genuß von Fischen soll untersagt werden.*" Blähende Speisen wie Bohnen oder Lauch seien ebenfalls zu meiden, denn *„in Folge des Wechselverhältnisses zwischen dem Magen und dem Kopfe wird alsdann die Krankheit nur verschlimmert.*" [61, S. 59f]

> Die medicinische Behandlung [in der Wiener Irrenanstalt] ist sehr einfach, und wird aufs möglichste individualisirend eingeleitet; es wird demgemäss nicht die Melancholie, sondern der Melancholische, nicht die Tobsucht, sondern ein Tobsüchtiger behandelt. [28, S. 349]

Bei *„Depressionszuständen"* wurde *„Infusum valer."* [Baldrianextrakt] gemeinsam mit *„Liqour c.c.s"* [Liquor Kali caustici, Kalilauge (unsicher)] verabreicht. Frauen wurden bei Melancholie, wenn in *„Unterleibsstockungen"* und *„Menstruationsanomalien"* die Krankheitsursache vermutet wurde, auch mittels *„Electro-Magnetismus"* behandelt. Bei *„Exaltationszuständen"* wurde vor allem auf *„kalte Waschungen, kalte Bäder und (...) die Douche"* gesetzt, wobei *„der Kopf verschont"* bleiben sollte. Wenn der Erregungszustand fortdauerte, wurde Opium und *„tart. stibiat."* [Brechweinstein] verabreicht, wobei allgemein *„Abführende Salze ... fast gar nicht"* angewendet würden, *„weil uns die Erfahrung lehrte, dass sie den Darmcanal des Seelenkranken sehr angreifen und schwächen (...)"*. Auch Aderlässe wurden selten angewandt, nur bei *„dringendst angezeigten Fällen (...) örtliche Blutentziehungen durch Blutegel und Schröpfköpfe (...)"* Erwünschte Hautreize wurden zumeist durch *„Senfteige und Frottiren mit Bürsten"* erzeugt; klassische blasenziehende Mittel wie die Autenriethsche Salbe nur mehr selten eingesetzt.

Neben diesen physischen Arzneimitteln versuchte die Anstalt auch *„psychische Einwirkung"* auf ihre PatientInnen zu erzielen, wobei es das Ziel war, die PatientInnen zur *„Selbsterkenntnis"* zu bringen. Maßgeblich war dazu die Beschäftigungstherapie, die im *„Unterricht im Lesen, Schreiben und Rechnen"* und *„verschiedenen Unterhaltungen"* bestand.

> Als active Therapie bewährt sich der zweckmäßige Umgang und erheiternde Gespräche mit den Seelenkranken (...) Am günstigsten zeigt sich im Allgemeinen das Beisammensein der Kranken, welches unter Aufsicht des ärztlichen Personales auch zuweilen ohne Unterschied des Geschlechtes Statt finden darf, denn dadurch wird ein gewisser heiterer Geist in der Anstalt verbreitet, und das gegenseitige Einwirken der Kranken muss unstreitig als eines der besten psychischen Heilmittel genannt werden. [28, S. 349–352]

10.3.7 PatientInnen-Entlassung

Für die PatientInnen gab es mehrere Wege die Anstalt zu verlassen. Wenn PatientInnen, welche nicht aus einem Arbeitshaus oder von der Polizei in die Irrenanstalt gebracht worden waren, als geheilt galten, wurden sie *„frei entlassen"*. Bedingung für jede Entlassung war die Zustimmung des Primararztes und des Krankenhausdirektors. [Vgl. 59, S. 39] Die 1814 an den Primararzt formulierte Instruktion, dass *„[s]elbst vollkommen geheilt Scheinende"* nur *„selten, und wo es nicht anders thunlich ist, auf freyen Fuß zu stellen"* seien, sondern *„am füglichsten ihren Anverwandten, Vörmündern oder selbst den Obrigkeiten zu übergeben"* wären (vgl. Punkt 22 in Anhang D), scheint zu diesem Zeitpunkt nicht mehr maßgeblich für die Entlassung Genesener gewesen sein. Stattdessen wurden 1839 neue Vorschriften erlassen, die besagten, dass bei der Entlassung Geheilter nur mehr der beim Eintritt in die Anstalt bestellte Kurator oder sonstige Vormünder zu benachrichtigen seien, sowie der Polizeibezirksarzt *„wegen Nachsichtpflege."* [Regierungsverordnung vom 19. Juni 1838, Z. 34.102. In: 48, S. 266] Man erleichterte also eine Entlassung Gesunder deutlich, beziehungsweise man passte das Gesetz an die bereits geübte Praxis an. Eine Deutung ist hier leicht zu wagen: Da die Irrenanstalt ständig unter Platznot litt, hatten die zuständigen Ärzte kein Interesse daran, Genesene länger als nötig in der Anstalt zu behalten. Wegen des Raummangels mussten Genesene wahrscheinlich auch dann entlassen werden, wenn ein Rückfall außerhalb der Anstalt wahrscheinlich war. Dadurch erhöhte sich zwangsläufig auch die Rate der Wiederaufnahmen. Viszániks Hilfsverein für geheilt aus der Irrenanstalt Entlassene muss hier als Einrichtung begriffen werden, zukünftiges Wiedererkranken zu verhindern und so die Irrenanstalt vor weiterem Überbelag zu bewahren.

Ein *„freiwillig"* in die Anstalt eingetretener Patient konnte laut Viszánik auch

(…) ungeheilt, auf Begehren seiner Angehörigen wieder entlassen werden, wenn sich aus seiner Entlassung nicht eine offenbare Gefahr für seine eigene oder die Sicherheit Seiner Umgebung befürchten lässt und ein Revers eingelegt wird, worin sich der Aussteller (ein hinlängliche Bürgschaft gewährender Mann) für alle aus der Entlassung möglicherweise resultierenden unangenehmen Folgen verantwortlich erklärt. [59, S. 39]

Ginge es nach dieser Darstellung, konnten *zwangsweise* in die Anstalt verbrachte PatientInnen – dabei muss es sich um die tausendfache Mehrheit gehandelt haben – falls sich bei ihnen keine vollständige Genesung einstellte, auch nicht gegen Revers entlassen werden. Sie hätten in jedem Fall für immer in der Anstalt behalten werden müssen. Es ist fraglich, ob Viszániks Darstellung in diesem Punkt korrekt ist oder er sich ungeschickt ausdrückt. 1814 hieß es noch, dass sämtliche *„[g]änzlich* *unschädliche Wahnsinnige"* gegen Revers *„ungeheilt entlassen"* werden konnten (vgl. Punkt 22 in Anhang D). Auch bei anderen zeitgenössischen Schilderungen der Irrenanstalt ist die Reverslegung nicht an die Bedingung der *freiwilligen Aufnahme* geknüpft.

> Jedoch kann ein Irrsinniger auch ungeheilt entlassen werden, wenn er ruhig und gefahr-los ist, und überdieß ein, hinlängliche Bürgschaft gewährender Mann einen Revers für ihn ausstellt, worin er sich verbindlich macht, die Aufsicht über den Kranken zu über-nehmen, und für die etwa hieraus entspringenden nachtheiligen Folgen zu haften. [Vgl. 19, S. 484] [Vgl. 24, S. 197]

Das Missverständnis entsteht hier durch Viszániks unrichtiger Verwendung des Wor-tes „freiwillig". Nur im Zusammenhang erschließt sich, dass der Primar damit meint, dass der betreffende Kranke nicht von einer Polizei- oder Strafbehörde in die Anstalt gebracht wurde, Behörden, denen er nach der Genesung wieder ausgeliefert werden musste. Nicht von den Behörden eingelieferte PatientInnen konnten selbstverständ-lich auch gegen Revers entlassen werden, wenn sie zwangsweise – das heißt in unserem heutigen Sinne „nicht freiwillig" – in die Anstalt gebracht worden waren. Dazu musste der Primararzt seine Zustimmung geben und es wurde über die Verhält-nisse des zukünftigen Reverslegers *„Erkundigungen"* eingezogen, ob er den Ent-lassenen überhaupt aufnehmen konnte; weiters musste der Kurator verständigt und der Polizeibezirksarzt *„zur gehörigen Überwachung in Kenntniß"* gesetzt werden. [Regierungsverordnung vom 19. Juni 1838, Z. 34.102. In: 48, S. 266] Der Revers, den der Bürge zu unterschreiben hatte (er musste nach dem Dokument tatsächlich männlich sein), hatte seit 1841 folgenden festgelegten Wortlaut.

> **R e v e r s.**
> Der Gefertigte verpflichtet sich hiemit den aus der k. k. Wiener Irrenanstalt im ......
> Zustande übernommenen .... mit aller Sorgfalt zu überwachen, damit er weder sich selbst noch sonst Jemanden Andern Schaden zufügen kann und für allen, wegen Mangels der erforderlichen Aufsicht entstehenden Schaden zu haften.
> Datum ......
>
> Unterschrift des Übernehmers.
> Der gefertigte Curator des N. N. [„Nomen nominandum" – Namen noch zu nennen] hat gegen diese Übernahme nichts zu erinnern.
> Datum ......
>
> Unterschrift des Curators.
> Die gefertigte Ortsobrigkeit bestätiget, daß der Reversaussteller zur Übernahme des . .
> ..... legitimirt und in der Lage sei, die eingegangenen Verbindlichkeiten zu erfüllen.
> [Regierungsverordnung vom 29. December 1841, Z. 71.073. In: 48, S. 417]

Ab den 1850er-Jahren war dieser Revers auch gegendert, konnte also auch von einer Frau unterschrieben werden. [Siehe den neuen Revers mit anderem Wortlaut in: 65, S. 200] (Es ist unklar, wie das vor den 1850er-Jahren wirklich gehandhabt wurde: Die Vorschriften von 1814 zum Beispiel verlangen ausdrücklich nach einem „*Mann*" als Bürgen, vgl. Punkt 22 in Anhang D.)

Bei PatientInnen ohne Angehörige, konnte auch der zuständige Kurator, der automatisch bei Personen ohne Vormund bei Einlieferung in die Anstalt bestellt wurde, den Revers unterschreiben. [Diese Regelung bestand vielleicht erst ab Eröffnung der neuen Wiener Irrenanstalt 1853, vgl. 65, S. 200] Durch den Revers wälzte die Irrenanstalt sämtliche Risiken einer Entlassung Nicht-Geheilter von sich ab und wuchtete sie dem Reverssteller auf. Möglich ist, dass dies dazu führte, dass deutlich gebesserte aber nicht gänzlich geheilte PatientInnen für eine lange Zeit in der Anstalt verbleiben mussten, wenn sich niemand fand, der bereit war, das Risiko ihrer Freisetzung zu tragen. Dadurch könnte die Anstalt auch *unheilbare* PatientInnen hervorgebracht haben, die zwar außerhalb der Anstalt lebensfähig gewesen wären, aber wegen dieser Regelung trotzdem in Behandlung verbleiben mussten.

Unheilbare PatientInnen wurden vor allem in die Zweigstelle Ybbs an der Donau überstellt. Dabei scheint es unterschiedliche Regelungen für zahlende gegenüber gratis verpflegten PatientInnen gegeben zu haben. Während bei Zahlenden eine Transferierung nur auf „*Verlangen oder [mit] Zustimmung des Kurators oder der Angehörigen*" erfolgen durfte, musste bei gratis Verpflegten nur die „*Bewilligung der n.ö. Statthalterei*" eingeholt werden. Die zahlenden PatientInnen genossen also einen größeren Schutz vor dem Irrenschub aufs flache Land. [Diese Regelung bestand vielleicht erst ab Eröffnung der neuen Wiener Irrenanstalt 1853, vgl. 65, S. 200] Andere PatientInnen, die an „*Altersschwäche*" litten und „*körperlich und geistig*" so siech waren, dass die ursprüngliche psychische Krankheit in den Hintergrund trat, wurden auch in normale Versorgungshäuser überstellt. [Vgl. 59, S. 39]

Ob es die „Beurlaubung" von PatientInnen schon in den 1840er-Jahren gegeben hat, kann nicht eindeutig aus den Quellen geschlossen werden. Eine Beurlaubung aus der Irrenanstalt kann als Probeentlassung auf Zeit beschrieben werden, während der eine Wiederaufnahme in die Anstalt bei Fortzahlung der Gebühren jederzeit wieder möglich war. „*Ein zweckmäßiges Beurlaubungs-System macht sie [die Heilung] dauernd und schützt vor Recidiven.*" [61, S. 12] Die Beurlaubung gab einerseits dem Patienten die Sicherheit, dass er, falls er sich außerhalb der Anstalt übergroßen Schwierigkeiten gegenübersah, unverzüglich wieder in die Behandlung zurückkehren konnte. Anderseits war die Beurlaubung auch ein Werkzeug der Behörden, die derart auf Probe entlassene PatientInnen rasch wieder in die Anstalt bringen konnten, falls sie auffällig wurden. (In deutschen Anstalten wurde eine solche Probeentlassung üblicherweise für drei Jahre ausgesprochen. [Vgl. 4, S. 600]) In der neuen Wiener Irrenheil- und Pflegeanstalt waren Beurlaubungen ab 1853 auf jeden Fall möglich. [Vgl. 65, S. 200]

Die Leichen von PatientInnen, die während des Aufenthalts in der Anstalt starben, wurden obduziert und dabei *„interessante pathologische Präparate"* für das pathologische Museum genommen. (Es handelt sich hierbei um jene Sammlung, die heute im Narrenturm aufbewahrt und gezeigt wird.) Die Begräbnistaxen waren nach den verschiedenen Verpflegungsklassen festgesetzt und von den Verwandten der Verstorbenen zu entrichten. Ein Begräbnis der I. Klasse kostete vier Gulden, eines der II. Klasse 2 fl. und eines der III. Klasse 1 fl. *„Die übrigen"* Leichname, also solche von gratis Verpflegten oder von PatientInnen ohne (zahlungswillige) Verwandte, wurden *„in Strohsackleinwand eingenäht, nach 48 h von dem Priester eingesegnet, und Nachts auf den Leichenhof vor der Währinger Linie zur Beerdigung geführt."* [Vgl. 59, S. 40–41][10]

10.3.8 Fallgeschichten

Die zwölf ausführlichen Krankengeschichten, die Viszánik in *„Leistungen und Statistik"* aufgeschrieben hat, [Vgl. 59, S. 93–143] stellen keine repräsentative Stichprobe der PatientInnen der Wiener Anstalt dar, sondern wurden vom Primar derart ausgewählt, dass sie zur Verdeutlichung seiner eingangs gegebenen Behauptungen dienen. Viszánik wollte mit den Krankengeschichten den Beweis führen, dass erstens psychiatrische Krankheiten heilbar seien, zweitens in der Wiener Irrenanstalt moderne Medizin betrieben werde und sie nicht den Verwahranstalten zuzurechnen sei und drittens welch guten Heilerfolg die Wasserkur in der Irrenbehandlung zeitigte. Aufgrund der klaren Linie, die ihr Autor verfolgte, müssen die Auswahl der Krankengeschichten und ihre Aussagekraft hinterfragt werden. Als Zeugnisse der damaligen Heilverfahren, PatientInnenbehandlung sowie als Einblick in die beschriebenen psychiatrischen Krankheitsbilder lohnt es sich trotzdem, einen Blick auf sie zu werfen.

Die Krankengeschichten behandeln acht männliche und vier weibliche PatientInnen. Sie stammen wahrscheinlich alle aus dem Zeitraum von 1840 bis 1844 (das Aufnahmejahr ist nicht immer angegeben). Ein Patient war jünger als 20 Jahre, vier waren zwischen 20 und 30, sieben zwischen 30 und 39 Jahren alt. Zwei Patien-

---

[10] Dieser 1923 aufgelassene Friedhof befand sich am Standort des heutigen Währinger Parks im 18. Wiener Gemeindebezirk.

tinnen gehörten der ersten Versorgungsklasse an (Fälle Nr. 5 und 9), bei allen anderen wird die Klasse nicht genannt. Als Diagnosen wurden achtmal *Mania* vergeben (Unterarten: dreimal reine *Mania,* zweimal *Mania acuta* und einmal *Mania puerperalis,* einmal *Mania ex onania,* einmal *Mania ex meningitide*), zweimal *Monomania* (Unterarten: einmal *melancholica,* einmal *anglica*), einmal *Delirium tremes* und einmal *Melancholia cum convulsionibus.* Die vorgezeigten PatientInnen weichen deutlich von Viszániks eigener Diagnose-Statistik ab, da einerseits die großen Diagnosegruppen *Anoia* und *Ecstasis* in den Fallgeschichten gar nicht berücksichtigt werden, und anderseits die *Monomania*-Gruppe nicht in der offiziellen Statistik der Wiener Irrenanstalt aufscheint. (Möglicherweise wurde sie der Mania-Gruppe zugeordnet.) Vgl. hierzu Abschn. 15.3.1 [Vgl. 59, Tab. K]. Alle zwölf vorgestellten PatientInnen wurden nach längstens sechs Monaten Aufenthalt als geheilt entlassen. Der kürzeste beschriebene Aufenthalt dauerte nur zwölf Tage (Patientin Nr. 4, *Mania acuta*). Ein Patient (Nr. 8) erlitt ein Rezidiv seiner psychischen Erkrankung, von der er in einem neuerlichen Aufenthalt geheilt wurde. Patient Nr. 12 starb nach seinem Aufenthalt in der Anstalt eines natürlichen Todes, der nicht mit seiner Erkrankung oder seiner Behandlung in Zusammenhang stand.

In den wenigsten Fällen lassen sich heutige psychiatrische Diagnosen aus den Krankengeschichten herauslesen: Auf Patient Nr. 1 treffen die modernen Schizophrenie-Kriterien zu. Patient Nr. 2 würde auch heute an *Delirium tremens* leiden, genauso wie Patientin Nr. 11, *Mania puerperalis,* das klare Bild einer postpartalen Psychose zeigt. Bei den meisten anderen Krankengeschichten ist eine Zuordnung schwierig bis unmöglich. Auffällig ist, dass Viszánik oft körperliche Erkrankungen mit dem Beginn des Irreseins in Zusammenhang setzt. Bei zwei Patienten werden Stürze auf den Kopf erwähnt (Nr. 3 und 9), eine Patientin wurde Opfer von schwerer Kindesmisshandlung mit Schlägen gegen den Kopf (Nr. 4), vier bis fünf PatientInnen erlitten psychische Auffälligkeiten nach Infektions- und Fiebererkrankungen (Nr. 6, 7, 9, 10, 11), wobei Viszánik bei zweien selbst einen kausalen Zusammenhang mit der psychiatrischen Erkrankung herstellt (Nr. 6 und 9). Alkoholabusus wird bei drei Patienten festgestellt (Nr. 2, 8 und 10). Am schwierigsten ist die richtige Einschätzung von Krankengeschichte Nr. 7, *Mania ex onania.* Hier vereitelt die moralisierende Diagnose und die vorurteilsbeladene Schilderung des Krankheitsgeschehens eine moderne Beurteilung.

An therapeutischem Vorgehen wird vor allem die von Viszánik eingeführte Wasserbehandlung geschildert, die bei allen PatientInnen erschöpfend eingesetzt wurde. Üblicherweise wurden kalte Umschläge und Übergießungen, Kaltwasserduschen, Eiswasser zum Trinken, die Einwicklung in feuchte Laken, die Verabreichung von Wasser-Klistieren und bei Frauen Kaltwasser-Einspritzungen in die Scheide angewandt. Zwangsmaßnahmen wie die Zwangsjacke oder das Festschnallen mit Gurten ans Bett werden bei fünf PatientInnen erwähnt (Nr. 2, 4, 6, 8 und 9). Jedoch ist es wahrscheinlich, dass mehr PatientInnen Zwangsmaßnahmen unterworfen wurden, da viele von ihnen Tobsuchtsanfälle mit Eigen- oder Fremdgefährdung erlitten (Nr. 1, 2, 4, 5, 6, 8, 9 und 10). Typischerweise erlitten die PatientInnen diese Anfälle kurze Zeit nach der Aufnahme in die Anstalt. Dies könnte einerseits Teil der psychiatrischen Krankheit gewesen sein, andererseits aber auch eine unwillkürliche Antwort der PatientInnen auf die neue Anstaltsumgebung. Deutlich wird, dass alle zwölf PatientInnen an einem zweifellos schweren, das Leben unterbrechenden krankhaften Zustand litten, der auch heute zu einer ärztlichen Behandlung oder sogar einer Krankenhausaufnahme führen würde.

Literatur

1. „(Vorlesung über den Irrsinn.)" In: *Österreichisches Morgenblatt. Zeitschrift für Vaterland, Natur und Leben* 11.136 (14. Nov. 1846), S. 544. http://anno.onb.ac.at/cgi-content/anno?aid=osm&datum=18461114&seite=4&zoom=33 (besucht am 26.01.2022).
2. Brenner, Andrea. „Der Wiener ‚Narrenturm' und seine PatientInnen – ein erster Arbeitsbericht". In: *VorFreud: Therapeutik der Seele vom 18. bis zum 20. Jahrhundert.* Hrsg. von Carlos Watzka und Marcel Chahrour. Tagungsband der Wiener Gespräche zur Sozialgeschichte der Medizin 7 (2006). Wien: Verl.-Haus d. Ärzte, 2008.
3. Damerow, Flemming und Roller, Hrsg. *Allgemeine Zeitschrift für Psychiatrie und psychisch-gerichtliche Medizin 1844.* Bd. 1. Berlin, Leipzig: Verlag von August Hirschwald, 1844. https://opacplus.bsb-muenchen.de/title/3000975 (besucht am 24.01.2022).
4. Damerow, Flemming und Roller, Hrsg. *Allgemeine Zeitschrift für Psychiatrie und psychisch-gerichtliche Medizin 1845.* Bd. 2. Berlin, Leipzig: Verlag von August Hirschwald, 1845. https://opacplus.bsb-muenchen.de/title/3000976 (besucht am 24.01.2022).
5. Damerow, Flemming und Roller, Hrsg. *Allgemeine Zeitschrift für Psychiatrie und psychisch-gerichtliche Medizin 1850.* Bd. 7. Berlin, Leipzig: Verlag von August Hirschwald, 1850. https://opacplus.bsb-muenchen.de/title/3000981 (besucht am 24.01.2022).
6. Dauthage, Adolf. *Viszanik, Michael von.* ÖNB/Wien. 1860. http://data.onb.ac.at/rec/baa7400181 (besucht am 26.01.2022).
7. „Der alte Viszanik todt!" In: *Illustrirtes Wiener Extrablatt* 1.223 (5. Nov. 1872), S. 2–3. https://anno.onb.ac.at/cgicontent/anno?aid=iwe&datum=18721105&seite=2&zoom=33 (besucht am 24.01.2022).
8. „Die Kaltwasserheilanstalt des Dr. Viszanik zu Laab". In: *Wiener Bote. Beilage zu den Sonntagsblättern* 6.22 (30. Mai 1847), S. 182. https://anno.onb.ac.at/cgi-content/anno?aid=stb&datum=18470530&seite=18&zoom=33 (besucht am 24.01.2022).
9. Esterle, Karl. „Etwas im Interesse der Wahrheit". In: *Der Österreichische Zuschauer. Zeitschrift für Kunst, Wissenschaft und geistiges Leben* 121 (31. Juli 1846), S. 966–

968.   http://anno.onb.ac.at/cgi-content/anno?aid=doz&datum=18460731&seite=6& zoom=33 (besucht am 24.01.2022).

10.   Esterle, Karl. „Verein für mittellose, aus der Irrenanstalt entlassene Individuen". In: *Der Österreichische Zuschauer. Zeitschrift für Kunst, Wissenschaft und geistiges Leben 160* (7. Okt. 1846), S. 1276–1278. http://anno.onb.ac.at/cgi-content/anno?aid=doz& datum=18461007&seite=4&zoom=43&query=%22viszanik%22&ref=anno-search (besucht am 26.01.2022).

11.   Feuchtersleben, Ernst von. *Lehrbuch der ärztlichen Seelenkunde ; Als Skizze zu Vorträgen.* 1. Aufl.. Wien: C. Gerold, 1845. http://data.onb.ac.at/imgk/AZ00299718SZ00973175.

12.   Feuchtersleben, Ernst von. *Zur Diätetik der Seele.* ger. Wien: Carl Armbruster, 1838. http://data.onb.ac.at/rec/AC09858245 (besucht am 26.01.2022).

13.   Fischel, Jacobus. *Prag's k. k. Irrenanstalt und ihr Wirken seit ihrem Entstehen bis incl. 1850.* Erlangen: Ferdinand Enke, 1853. http://data.onb.ac.at/rec/AC09861385 (besucht am 26.01.2022).

14.   Fischer, J. „Zur Geschichte der Wiener Psychiatrie im XIX. Jahrhundert". In: *Wiener Medizinische Wochenschrift* 77.37 (10. Sep. 1927), S. 1219–1223. https://anno.onb. ac.at/cgi-content/annoplus?aid=wmw&datum=1927&page=1074&size=45 (besucht am 26.01.2022).

15.   Gabriel, Eberhard. „Psychiatrische Einrichtungen im Erzherzogtum unter der Enns (Niederösterreich) im 19. Jahrhundert. Vom Irrenturm in Wien zu den Heil- und Pflegeanstalten für Geisteskranke im Licht zeitgenössischer Darstellungen". In: *Virus* 16 (2017), S. 193–207. https://doi.org/10.1553/0x003bb5d1.

16.   „Gartenfest im Irrenhause". In: *Wiener Bote. Beilage zu den Sonntagsblättern* 6.40 (3. Okt. 1847), S. 317–318. http://anno.onb.ac.at/cgi-content/anno?aid=stb& datum=18471003&seite=13&zoom=33 (besucht am 24.01.2022).

17.   Griesinger, Roser und Wunderlich, Hrsg. *Archiv für Physiologische Heilkunde.* Bd. 6. Archiv für Physiologische Heilkunde. Stuttgart: Ebner und Seubert, 1847, S. 845. https://books.google.at/books?id=_EAPS90_CD8C&pg=PA845&dq# v=onepage&q&f=false (besucht am 24.01.2022).

18.   Gruber, Alois. „[Entgegnung]". In: *Wiener Medizinische Wochenschrift* 17.19 (6. März 1867), Beilage zu Nr. 19. http://anno.onb.ac.at/cgi-content/anno-plus?aid=wmw& datum=1867&page=165&size=40 (besucht am 24.01.2022).

19.   Haidinger, Andreas. *Das wohlthätige und gemeinnützige Wien.* Wien: Pichler's sel. Witwe, 1842. http://data.onb.ac.at/rec/AC09929173 (besucht am 24.01.2022).

20.   Heischkel, Edith. „Das Wasser als Arzneimittel in der romantischen Medizin". In: *Sudhoffs Archiv für Geschichte der Medizin und der Naturwissenschaften* 36.3 (1952), S. 119–149. http://www.jstor.org/stable/20774147 (besucht am 24.01.2022).

21.   Jetter, Dieter. *Geschichte des Hospitals: 2: Zur Typologie des Irrenhauses in Frankreich und Deutschland (1780–1840).* ger. Bd. 2. Stuttgart: Steiner, 1971.

22.   Jobst, Clemens und Stix, Helmut. „Gulden, Kronen, Schilling und Euro: ein Überblick über 200 Jahre Bargeld in Österreich". In: *Monetary Policy and the Economy* Q3–Q4/16 (2016), S. 101–129. https://www.oenb.at/Publikationen/Volkswirtschaft/Geldpolitik-und-Wirtschaft/2016/Monetary-Policy-and-the-Economy-Q3-16.html (besucht am 24.01.2022).

23.   Karcher, Hans. „Die Befreiung der Tollhausnarren im Zeitalter der französischen Revolution". In: *Gesnerus : Swiss Journal of the history of medicine and sciences* 4.2

(1947), S. 98–115. https://www.e-periodica.ch/cntmng?pid=ges-001%3A1947%3A4 %3A%3A211 (besucht am 24.01.2022).

24. Knolz, Joseph Johann. *Darstellung der Humanitäts- und Heilanstalten im Erzherzogthume Oesterreich unter der Enns ... nach ihrer dermaligen Verfassung und Einrichtung herausgegeben.* Wien: Mechitaristen, 1840. http://data.onb.ac.at/rec/AC10021353 (besucht am 24.01.2022).

25. Köstler, A. Leopold. *Anweisung sich gegen die epidemische Cholera zu schützen: und dieselbe bey ihrem Beginn zweckmäßig zu behandeln (. . .)* Wien: Mörschner und Jasper, 1831. http://data.onb.ac.at/rec/AC00900540 (besucht am 24.01.2022).

26. Köstler, A. Leopold. *Bemerkungen über mehrere Irrenanstalten von England, Frankreich und Belgien.* Wien: Mechitaristen-Congregations-Buchhandl., 1839. http://data.onb.ac. at/rec/AC10025113 (besucht am 24.01.2022).

27. Lang, Donat August. „Medicinisch-topographische Skizze der k. k. Wiener-Irrenheilanstalt [Teil 2]". In: *Medicinische Jahrbücher des kaiserl. königl. österr. Staates* 61 (1847), S. 233–236. http://digital.onb.ac.at/OnbViewer/viewer.faces?doc=ABO_ +Z196608708 (besucht am 05.02.2022).

28. Lang, Donat August. „Medicinisch-topographische Skizze der k. k. Wiener-Irrenheilanstalt [Teil 3]". In: *Medicinische Jahrbücher des kaiserl. königl. österr. Staates* 61 (1847), S. 349–356. http://digital.onb.ac.at/OnbViewer/viewer.faces?doc=ABO_ +Z196608708 (besucht am 05.02.2022).

29. Leben und Wirken des seligen k. k. Hofrathes Med. Dr. Michael v. Viszánik. Wien: Rudolf Brzezowsky & Söhne, 1889. https://archive.org/details/b30583615 (besucht am 26.01.2022).

30. Lesky, Erna. „Von den Ursprüngen des therapeutischen Nihilismus". In: *Sudhoffs Archiv für Geschichte der Medizin und der Naturwissenschaften* 44.1 (1960), S. 1–20. http:// www.jstor.org/stable/20774620 (besucht am 26.01.2022).

31. Lesky, Erna. „Wiener Psychiatrie im Vormärz". ger. In: *Gesnerus: Swiss Journal of the history of medicine and sciences* 19.3–4 (1962), S. 119–129. issn: 0016-9161. https://www.e-periodica.ch/digbib/view?pid=ges-001%3A1962 %3A19%3A%3A130&referrer=search#130 (besucht am 26.01.2022).

32. Mahir, Oscar. *Über Irren-Heilanstalten, Pflege und Behandlung der Geisteskranken: nach den Principien der bewährtesten Irren-Aerzte Belgiens, Englands, Frankreichs und Deutschlands.* Stuttgart; Tübingen: Verlag der J. G. Cotta'schen Buchhandlung, 1846. https://mdz-nbn-resolving.de/urn:nbn:de:bvb:12-bsb10287601-9 (besucht am 26.01.2022).

33. Müller, Charles. *Pinel fait enlever les fers aux aliénés de Bicetre- Charles-Louis Mullet.* https://upload.wikimedia.org/wikipedia/commons/5/5d/Pinel_fait_enlever_les_ fers_aux_ali%C3%A9n%C3%A9s_de_Bicetre-Charles-Louis_Mullet.jpg (besucht am 26.01.2022).

34. Müller, Christian. „Die Drehmaschinen in der Geschichte der Psychiatrie". In: Gesnerus: Swiss *Journal of the history of medicine and sciences* 55.1–2 (1998), S. 17–32. https://www.e-periodica.ch/digbib/view?pid=ges-001%3A1998%3A55%3A %3A22&referrer=search#22 (besucht am 24.01.2022).

35. Neuburger, Max. „Feuchtersleben als Psychiater und Psychotherapeut". In: *Wiener Medizinische Wochenschrift* 83.24 (10. Juni 1933), S. 662–664. https://

anno.onb.ac.at/cgi-content/anno-plus?aid=wmw&datum=1933&page=629& qid=Z1Y7RZ82UQ37THH4M7F7M4O7IJS5Q8&size=55 (besucht am 24.01.2022).

36. Niederösterreichischer Landesausschuss, Hrsg. *Jahresbericht der niederösterreichischen Landesirrenanstalten Wien, Ybbs und Klosterneuburg pro 1883.* Bd. 1. Jahresbericht der niederösterreichischen Landesirrenanstalten 1883–1899. k.k. Hof- und Staatsdr., 1884.

37. Nowak, Aloys. *Notizen über die Prager k.k. Irrenanstalt und die Veränderungen in derselben seit dem Jahre 1830 (etc.)* Prag: Haase, 1835. http://data.onb.ac.at/rec/AC10164018 (besucht am 26.01.2022).

38. Pichlkastner, Sarah. „Vom Physikus über die Hebamme bis zur Kindsdirne. Medizinischpflegerisches Personal im Wiener Bürgerspital und seinen Filialen in der Frühen Neuzeit". In: *Virus* 16 (2017), S. 43–64. https://doi.org/10.1553/virus16s043.

39. Raimann, Johann Nepomuk von. *Handbuch der speciellen medicinischen Pathologie u. Therapie, für akademische Vorlesungen.* Wien: Volke, 1823. http://data.onb.ac.at/rec/AC10228269 (besucht am 26.01.2022).

40. „Reminiscenzen über die Entstehung der Wiener Irren-Heilanstalt". In: *Wiener Medizinische Wochenschrift* 17.15 (20. Feb. 1867), S. 238–240. https://anno.onb.ac.at/cgi-content/anno-plus?aid=wmw&datum=1867&page=127&size=45 (besucht am 26.01.2022).

41. Riedel, Josef. *Prag's Irrenanstalt und ihre Leistungen in den Jahren 1827, 1828 und 1829.* ger. Prag: Sommer, 1830. http://data.onb.ac.at/rec/AC10248992 (besucht am 26.01.2022).

42. Riedel, Josef. „Ueber die Räumlichkeiten im Irrenhause". In: *Wiener Medizinische Wochenschrift* 16 (20. Apr. 1861), S. 251–254. http://anno.onb.ac.at/cgi-content/anno-plus?aid=wmw&datum=1861&page=132&size=45 (besucht am 26.01.2022).

43. Riedel, Josef. „Zu den 'Studien über Irrenpflege' von Dr. L. Schlager". In: *Zeitschrift der k.k. Gesellschaft der Aerzte zu Wien* 17.3 (1861), Beilage S. 138–139. http://anno.onb.ac.at/cgi-content/anno-plus?aid=zga&datum=1861&page=1178&size=45 (besucht am 26.01.2022).

44. *Sammlung aller Sanitätsverordnungen im Erzherzogthume Oesterreich unter der Enns 1807–1813.* ger. Bd. 3. Sammlung aller Sanitätsverordnungen im Erzherzogthume Oesterreich unter der Enns (etc.) 3. Wien: Gerold, 1824. http://data.onb.ac.at/ABO/%2BZ15937020X (besucht am 26.01.2022).

45. *Sammlung aller Sanitätsverordnungen im Erzherzogthume Oesterreich unter der Enns 1814-1817.* ger. Bd. 4. Sammlung aller Sanitätsverordnungen im Erzherzogthume Oesterreich unter der Enns (etc.) 4. Wien: Gerold, 1825. http://data.onb.ac.at/ABO/%2BZ159370302 (besucht am 26.01.2022).

46. *Sammlung aller Sanitätsverordnungen im Erzherzogthume Oesterreich unter der Enns 1818–1824.* ger. Bd. 5. Sammlung aller Sanitätsverordnungen im Erzherzogthume Oesterreich unter der Enns (etc.) 5. Wien: Gerold, 1825. http://data.onb.ac.at/rec/AC09636046 (besucht am 26.01.2022).

47. *Sammlung aller Sanitätsverordnungen im Erzherzogthume Oesterreich unter der Enns 1833–1836.* ger. Bd. 8. Sammlung aller Sanitätsverordnungen im Erzherzogthume Oesterreich unter der Enns (etc.) 8. Wien: Kaulfuß Witwe, Prandel und Comp., 1843. http://data.onb.ac.at/ABO/%2BZ159370703 (besucht am 26.01.2022).

48. *Sammlung aller Sanitätsverordnungen im Erzherzogthume Oesterreich unter der Enns 1837–1842.* ger. Bd. 9. Sammlung aller Sanitätsverordnungen im Erzherzogthume Oes-

terreich unter der Enns (etc.) 9. Wien: Kaulfuß Witwe, Prandel und Comp., 1843. http://
data.onb.ac.at/ABO/%2BZ159370806 (besucht am 26.01.2022).

49. *Sammlung aller Sanitätsverordnungen im Erzherzogthume Oesterreich unter der Enns
    1844–1845.* ger. Bd. 11. Sammlung aller Sanitätsverordnungen im Erzherzogthume Oes-
    terreich unter der Enns (etc.) 11. Wien: Kaulfuß Witwe, Prandel und Comp., 1846. http://
    data.onb.ac.at/ABO/%2BZ159371008 (besucht am 26.01.2022).

50. Scheutz, Martin. „Spital und Verwaltungsorganisation. Das Bodenpersonal der Versor-
    gung von Insassinnen und Insassen in frühmodernen österreichischen Spitälern." In: *Virus*
    16 (2017), S. 23–42. https://doi.org/10.1553/virus16s023.

51. Schmidl, Adolf. „Das neue Wien: Ein Abend im Wiener Irrenhause [Teil 3]". In:
    *Der Österreichische Zuschauer. Zeitschrift für Kunst, Wissenschaft und geistiges
    Leben* 13.156 (29. Sep. 1847), S. 1241–1242. https://anno.onb.ac.at/cgi-content/anno?
    aid=doz&datum=18470929&seite=1&zoom=33 (besucht am 01.02.2022).

52. Steward, Jill. „Travel to the Spas". In: *Journeys into Madness: Mapping Mental Illness
    in the Austro-Hungarian Empire.* Hrsg. von Gemma Blackshaw und Sabine Wieber.
    Berghahn Books, 2012. Kap. 5, S. 72–89.

53. Tragl, Karl Heinz. *Chronik der Wiener Krankenanstalten.* ger. Wien [u. a.]: Böhlau, 2007.
    isbn: 9783205775959.

54. Universität Graz, Hrsg. *Donat August Martin Lang.* https://archiv.uni-graz.at/de/
    geschichte/geschichte-einzelnerinstitute-und-kliniken/neurologie-und-psychiatrie/
    listeder-vorstaende-professoren-und-dozenten/lang/ (besucht am 24.01.2022).

55. „Unterstützungsverein für die . . ." In: *Neue Freie Presse* 7033 (26. März 1884), S. 1.
    http://anno.onb.ac.at/cgi-content/anno?aid=nfp&datum=18840326&seite=1&zoom=33
    (besucht am 26.01.2022).

56. „Verzeichniß der Wohltäter . . ." In: *Wiener Zeitung* 7 (10. Jän. 1858), S. 90. http://anno.
    onb.ac.at/cgi-content/anno?aid=wrz&datum=18580110&seite=10&zoom=33 (besucht
    am 26.01.2022).

57. Viszánik, Michael von. „Anzeige." In: *Wiener Zeitung* 43 (19. Feb. 1851),
    S. 520. http://anno.onb.ac.at/cgi-content/anno?aid=wrz&datum=18510219&seite=8&
    zoom=20 (besucht am 24.01.2022).

58. Viszánik, Michael von. *Die Irrenheil- und Pflegeanstalten Deutschlands, Frankreichs,
    sammt der Cretinen-Anstalt auf dem Abendberge in der Schweiz (etc.)* ger. Wien: Gerold,
    1845. http://data.onb.ac.at/rec/AC10407680 (besucht am 24.01.2022).

59. Viszánik, Michael von. *Leistungen und Statistik der k. k. Irrenanstalt zu Wien, seit ihrer
    Gründung im Jahre 1784 bis zum Jahre 1844.* ger. Wien: Mörschner, 1845. http://data.
    onb.ac.at/rec/AC10407681 (besucht am 26.01.2022).

60. Viszánik, Michael von. „Lenau's Versetzung von Winnenthal nach Wien." In: *Wiener
    Zeitung* 153 (5. Juni 1847), S. 1234. http://anno.onb.ac.at/cgi-content/anno?aid=wrz&
    datum=18470605&seite=4&zoom=33 (besucht am 24.01.2022).

61. Viszánik, Michael von. *Unterrichts-Grundzüge zur Bildung brauchbarer verläßlicher
    Irrenwärter.* ger. Wien: Sommer, 1850. http://data.onb.ac.at/rec/AC10407682 (besucht
    am 26.01.2022).

62. Wagner, Michael. „Anmerkungen und Zusaetze". In: *Philosophischmedicinische
    Abhandlung über Geistesverirrungen oder Manie: Mit Figuren, welche die Formen
    des Schedels, und Abbildungen der Wahnsinnigen darstellen.* Hrsg. von Phillipe Pinel.

Wien: Schaumburg, 1801, S. 356–364. http://mdz-nbn-resolving.de/urn:nbn:de:bvb:12-bsb10473949-4 (besucht am 24.01.2022).

63. Weiss, Dr. „[Besprechung zu Irrenheil- und Pflegeanstalten Deutschlands (. . .)]" In: *Allgemeine Zeitschrift für Psychiatrie und psychischgerichtliche Medizin* 3 (1846), S. 132–152. http://opacplus.bsb-muenchen.de/title/3000977/ft/bsb10087017?page=140 (besucht am 16.04.2022).

64. Weiss, Dr. „[Besprechung zu „Leistungen und Statistik der k.k. Irrenheilanstalt zu Wien (. . .)"]" In: *Allgemeine Zeitschrift für Psychiatrie und psychisch-gerichtliche Medizin* 3 (1846), S. 153–164. http://opacplus.bsb-muenchen.de/title/3000977/ft/bsb10087017?page=161 (besucht am 16.04.2022).

65. Wittelshöfer, Leopold. *Wien's Heil- und Humanitätsanstalten, ihre Geschichte, Organisation und Statistik ; Nach amtlichen Quellen*. Wien: Seidel, 1856. http://data.onb.ac.at/rec/AC10446930 (besucht am 26.01.2022).

66. Wunderlich, Karl Reinhold August. *Geschichte der Medicin: Vorlesungen, gehalten zu Leipzig im Sommersemester 1858*. Stuttgart: Ebner und Seubert, 1859. https://opacplus.bsb-muenchen.de/title/BV008967339 (besucht am 24.01.2022).

67. Wurzbach, Constantin von. „Knolz, Joseph Johann". In: *Biographisches Lexikon des Kaiserthums Oesterreich*. Bd. 12. Wien, 1864, S. 168. https://de.wikisource.org/wiki/BLK%C3%96:Knolz,_Joseph_Johann (besucht am 02.02.2022).

11

Zusammenfassung

Mitte der 1840er-Jahre kam die Wiener Irrenanstalt unter schweren öffentlichen Beschuss durch die neu erstarkte freie Presse. Lautstarke Kritiker warfen der Anstalt und ihrer Führung Unmenschlichkeit und Barbarei in der Krankenbehandlung vor, sodass sich im ganzen deutschsprachigen Raum das Bild vom „dunklen Narrenturm" verbreitete. Zur Bewahrung ihres Rufes startete die Wiener Irrenanstalt mit einer bis dahin beispiellosen Medienkampagne. SchriftstellerInnen und JournalistInnen wurden zu gesellschaftlichen Veranstaltungen in die Anstalt eingeladen und dabei mit Gegendarstellungen versorgt. Letztlich scheiterten jedoch diese Bemühungen und das damals in der Presse gezeichnete Bild von einer unmenschlichen Psychiatrie im Narrenturm setzte sich im allgemeinen kulturellen Gedächtnis fest.

11.1 In den Kreisen der Hölle, im Getümmel von Kairo: Mahir 1843 & Wilde 1840

In den 1840er-Jahren erstarkte in den deutschsprachigen Ländern die Presse. Mehr Zeitungen und Zeitschriften erschienen als jemals zuvor, wie sich etwa aus den Archivbeständen der Österreichischen Nationalbibliothek ablesen lässt, und Streitigkeiten konnten fortan in Rede und darauffolgender Gegenrede in der allgemeinen Öffentlichkeit ausgetragen werden, was nun eine Vielzahl von Beteiligten mit einschloss, die noch einige Jahre zuvor mit den Streitgegenstand nicht einmal in Berührung gekommen wären. Insofern nahm auch die Bedeutung der Selbstdarstellung und Eigenwerbung einer Einrichtung zu, denn es galt, in einer vielfach kritisch gesinnten Öffentlichkeit ein gutes Bild abzugeben. Die Wiener Irrenanstalt

D. Vitecek, *Der Wiener Narrenturm,* Medizin, Kultur, Gesellschaft,
https://doi.org/10.1007/978-3-658-39050-1_11

hatte schon seit Jahrzehnten grenzüberschreitend einen äußerst schlechten Ruf. Primar Viszánik, der sich der neuen Bedeutung der Öffentlichkeit bewusst war und durch seine Buchveröffentlichungen durchaus Öffentlichkeitsarbeit im heutigen Sinne betrieb, hatte bereits 1845 versucht, mit seinem Buch „Leistungen und Statistik" die öffentliche Meinung zugunsten der Wiener Irrenanstalt zu beeinflussen. Er beschrieb zwar ihren baulichen Zustand als mangelhaft, bestand aber darauf, dass in Wien abseits von diesen Einschränkungen eine moderne und vor allem menschenwürdige Psychiatrie betrieben wurde. Die Anstalt würde immer noch, schrieb er, im In- und Ausland „gänzlich verkannt", obwohl sie die „Quelle der grössten Wohltaten für so viele Unglückliche" gewesen sei. PatientInnen der Wiener Anstalt, so ihr Primar, würden dort um nichts schlechter behandelt als Kranke in deutschen, französischen oder englischen Irreneinrichtungen. Der allerfesteste Grundsatz, die „leitende Seele" des Wiener Irrenwesens, sei ihre „Humanität". [Vgl. 28, VII–X]

Diesem Bild und Viszániks Glaubwürdigkeit, die ohnedies schon durch eigene Fehler gelitten hatte, versetzte der deutsche Arzt und Münchner Privatdozent für Psychiatrie Oscar MAHIR (* 1814; † 1895) einen schweren Schlag. Mahir promovierte sich 1835 zum Doktor der Medizin und habilitierte 1843 in München. Vom Wintersemester 1844 bis 1873 hielt er ebendort Vorlesungen über die Psychiatrie. [Vgl. 8, S. 69–80] Mahir muss als Schwärmer seiner sammelsurischen aber durchaus zeittypischen Glaubenssätze verstanden werden, der auch nicht so recht die hohen wissenschaftlichen Grundsätze erfüllte, die sich die Ziehväter der Psychiatrie für ihre Wissenschaft wünschten. So war er ein Anhänger der damals schon einflussreichen Homöopathie nach Samuel HAHNEMANN (* 1755; † 1843) und der Wasserkur des Gesundheitsunternehmers Vincenz PRIEßNITZ (* 1799; † 1851), deren Heilverfahren er günstig mit der üblichen „hippokratischen Medizin" verglich, also gegenüber der akademisch-traditionellen Medizin. Weiters war Mahir hingebungsvoller Christ und vertraute auf die Heilfähigkeit seines Glaubens. So liest man bei ihm, dass es Fälle von unheilbar Irren gäbe, „welche aber später durch Einwirkung des Priesters, durch mehrmals des Tages abgehaltene Gebete, durch Beichte und Communion dennoch geheilt wurden." – „Ueberaus merkwürdig (...)". [Vgl. diese etwas befremdete Besprechung von Mahirs Buch durch Carl Friedrich Flemming: 3, S. 315–323] Mahir kommt der Geschichte der Wiener Irrenanstalt dadurch in die Quere, dass er 1846 einen buchlangen Bericht über eine ausgedehnte Reise zu Irrenanstalten mehrerer europäischer Länder veröffentlichte, die er 1842 bis 1843 unternommen hatte. [Vgl. 18, S. 126–137] Mahirs Darstellung der Wiener Irrenanstalt unter Primar Viszánik war ungeheuer wirkmächtig; sie ist bis heute dafür verantwortlich, dass sich das Bild vom schrecklichen Narrenturm derart tief in die Schriften der Medizingeschichte eingegraben hat. Mahir beschreibt mit einem Sinn für die große Gebärde die Zustände im Narrenturm im Besuchsjahr 1843 als derartig markerschütternd, dass sie ihn selbst zutiefst verstört, ja richtiggehend medizinisch traumatisiert hätten.

> In der That, es ist dieß die unglücklichste Zeit meines Lebens, die ich in den Räumen des Irrenthurmes von Wien zugebracht habe, und ich wünschte sehr, es wäre mir, wie jenem Collegen aus Württemberg ergangen, der es, wie er mir versicherte, trotz aller Bemühungen, nicht dahin brachte, Eintritt in die k. k. Irren-Anstalt von Wien zu erhalten.

Der erste fachliche Vorwurf an die Wiener Irrenanstalt, der sich aus Mahirs Anklage herausschälen lässt, ist deren Abgeschottetheit gegenüber wissenschaftlichen Besuchern. Erst nach *„langen Bemühungen und beharrlichen Anfragen"* sei ihm der Zugang gewährt worden, hingegen anderen, am Ende glücklicheren Kollegen sei der Eintritt ganz verwehrt geblieben. Mahir stellt die Wiener Anstalt als eine Einrichtung dar, die sich vor den prüfenden Augen der Öffentlichkeit verbirgt. Der allgemeine Zugang zur Anstalt war seit spätestens 1789 für Schaulustige aus guten Gründen eingeschränkt. Die 1796 gebaute Gartenmauer stellte einen weiteren Schutzwall gegen andrängende Besucherhorden dar. Dass aber auch Ärzten und qualifizierten BesucherInnen der Zugang zur Wiener Irrenanstalt verwehrt worden wäre, ist eine unerhörte Neuigkeit und findet sich so nur bei Mahir, zeigen doch viele Reiseberichte aus früheren Jahrzehnten, dass die Anstalt sehr wohl einem interessierten Fachpublikum offen stand. Und auch nach Mahir besuchten BerichterstatterInnen die Anstalt und keiner dieser Zeugen berichtete von Schwierigkeiten, Zutritt zu erhalten. Doch dies, der Vorwurf der Verdunkelung, ist nur das Vorgeplänkel zu Mahirs wahrem Angriff. In der folgenden Schilderung des Turms und der dort von Primar Viszánik geübten Medizin malte Mahir einen Teufelspfuhl in den Farben Schwarz und Schwärzer:

> Gänge und Keuchen [Kammern] sind dunkel, auf eine im höchsten Grade kerkerähnliche Weise, durch furchtbar massive eiserne Thüren und Thore, Ringe und Riegel verwahrt, so daß es gewiß dem raffiniertesten Verbrecher oder Bösewicht nicht möglich wäre zu entkommen. Die größte Unreinlichkeit, ein scheußlicher unerträglicher Gestank, Heulen und Brüllen, ein entsetzendes schauderhaftes Jammergeschrei vieler noch an schweren Ketten und eisernen Reifen, an den Beinen und Armen, selbst am Halse auf die grausamste Weise gefesselter Irren sind Objecte, welche dem besuchenden Arzte in diesem Thurme entgegentreten. Die armen und unglücklichsten aller Geisteskranken, die ich jemals gesehen habe, werden gleich den wildesten Raubthieren hier gehalten und gefüttert, die schlechteste Menagerie bietet aber noch immerhin ein unweit freundlicheres und menschlicheres Ansehen. Auf allen Gesichtern und in der ganzen Haltung der Irren sind gräßlicher Jammer, Schmerz und Verzweiflung ausgeprägt; bei magerer Kost und unter unaufhörlichen Schmerzen des Körpers, die durch gewaltthätige Heilversuche mittelst perpetueller Vesicatorien und der Pustel-

salbe hervorgerufen werden, wird diesen beweinenswerthen Kranken nicht einmal zu
Theil, worüber sich selbst die schwersten Verbrecher und Mörder wenigsten von Zeit
zu Zeit erfreuen, denn nie scheint auf diese Unglücklichen ein Strahl der Sonne oder
das volle Tageslicht. Alle ärztliche Untersuchung und Behandlung geschieht in der
Regel nur durch ein stark mit Eisen vergittertes kleines Loch der eisernen Thore, aus
welchem Jammergeschrei und Gebrüll, Schimpf und Fluch dem besuchenden Arzt
erwiedert werden. Durch dasselbe Loch wird diesen mißhandelten Irren gleich Wölfen
und Hyänen Kost und Getränk von rohen gefühllosen Wärtern eingeschoben. Darf
je der Mensch den Menschen in diesem Grade entwürdigen, ist da noch eine Spur
christlicher Nächstenliebe und Pflicht zu sehen?

Dantes Inferno auf Erden vermischt mit älteren Bildern aus dem Matthäusevange-
lium – dem Heulen und Zähneklappern der in die äußerste Finsternis Geworfenen
– mehr ist dazu nicht zu sagen. (Vielleicht nur, dass sich in Mahirs Ablehnung der
Vesikatorien und Pustelsalben seine Abscheu vor der „hippokratischen Medizin"
ausdrückt.) Rhetorisch lässt Mahir keinen Zweifel aufkommen: Bei der Wiener
Irrenanstalt handelt es sich um einen der neun Kreise der Hölle in Turmgestalt.
Geradezu nüchtern aufzählend gegen diese im heiligen Zorn vorgetragene Klage
wirkt danach die Auflistung der tatsächlichen baulichen Mängel der Anstalt.

(...) es fehlt an allen größeren Localitäten, an gehörigen Speise-, Versammlungs-,
und Badesälen, es fehlt ganz und gar an Localitäten für verschiedene, bei Behandlung
von Geisteskranken von allen Irren-Aerzten aller Länder heutzutage für unentbehrlich
erachtete Beschäftigungen und Arbeiten (...)

Der Besucher sieht die Anstalt aber vor allem den heiligen Weg der Christenheit
verlassen.

Es fehlt der Anstalt an einer Kirche (...) Also sogar die heiligsten Rechte sind den
Kranken dieser Anstalt vorenthalten, selbst die kräftigste Bedingung zur Heilung der
Geisteskranken, die alle Menschenherzen erhebende und verbessernde heilige Religion, der Segen und die unvergleichlichen Kräfte eines heiligen öffentlichen Gottes-
dienstes ist den Kranken dieser Anstalt unmöglich zu erlangen!

Im Vergleich zu früheren kritischen Berichten über die Anstalt ist es die ungeheure
Heftigkeit des Angriffs und die Verwendung der biblischen Sprache gegen ihre
Gottverlassenheit, die verblüfft. Neu ist auch, dass Mahir den Primar der Irrenanstalt
in einer bis dahin ungehörten Offenheit persönlich angreift – und zwar mit ätzendem
Zynismus, der tropft wie süßer Honig.

Bei allem Mangel an Licht, Luft und Wasser, dieser köstlichen und durch nichts zu
ersetzenden Güter, welche aber hier durch Ketten und Ringe, durch Kerker und mar-

ternde Curen vertreten werden, hat Viszánik noch die Entdeckung gemacht, daß ganz besonders die durch ihn eingeführte schmale Diät es ist, wodurch während der Zeit seines Directoriums die Zahl der Heilungen so außerordentlich zugenommen habe. Braucht es noch mehr, um einen klaren Begriff von dem Paradies der Wiener Geistes-kranken zu erlangen?

Zwar gesteht Mahir der Anstalt im Weiteren zu, dass die Zahl der Genesungen dort *„selbst unter diesen Umständen eine ansehnliche"* sei, um wieviel größer, fragt er, wäre diese Zahl aber in einer *„wohl organisierten Anstalt"*? *„Von einem trait-ment moral, der psychischen Behandlung ist keine Spur zu entdecken."* Der zentrale Vorwurf Mahirs an die Anstalt ist also nicht unbedingt eine ärztliche Minderleis-tung, sondern die Unmenschlichkeit ihres Wesens, ihre Menschenfeindlichkeit und Unchristlichkeit.

Mahir ist nicht der einzige Besucher, der in den frühen 1840er-Jahren die Unge-heuerlichkeit der Wiener Irrenanstalt feststellte. Der englische Arzt und Schriftstel-ler William Robert WILDE (* 1815; † 1876)[1] besichtigte sie während seines Aufent-halts in Wien während der Jahre 1840 und 1841 zweimal und berichtete von einem abgründigen, abstoßenden und krankmachenden Schauspiel.

(…) I regret to say, that as far as my inspection of it was permitted – on two several occasions – as such it remains to this day, a wretched, filthy prison, close and ill-ventilated, its smell overpowering, and the sight of its unfortunate occupants, frantic, chained, and many of them naked – disgusting to the visitor. With the greatest care and under the kindest treatment, insanity is ever humiliating, even to those accustomed to its horrors; but here it was, and I fear still is, sickening to behold.

On the first morning that I visited it, a crowd of country folk, many of whom were women, waited for admittance at the massive outer grating. The bars and bolts having been withdrawn, they were conducted through the corridors along with me, as a mere matter of curiosity, or as one would go to see a collection of wild beasts; and wild they certainly – the few who had by long-continued custom become thus familiar with, or indifferent to, the public gaze, had their peculiar energies soon lashed to frenzy, by the inhuman taunt of some hardened keeper, who was more than once called up by our conductor to excite the impotent rage of some particular individual, perhaps by allusion to the very cause of his or her insanity: all this was for the gratification of the rustic visitors. Further details are, I feel, superfluous; but since I visited Grand Cairo, I have not witnessed such a scene. This state of things in a city calling itself civilized and under the very nose of monarchy (…) yet, still, this blot upon humanity is permitted to exist as an „Imperial Royal Institution". [30, S. 195–200]

„(…) Ich bedaure sagen zu müssen, dass, so weit es mir erlaubt war, ihn [den Turm] zu besichtigen – bei zwei verschiedenen Gelegenheiten – er bis zum heutigen Tag ein elendes, dreckiges Gefängnis geblieben ist, eng und schlecht belüftet, sein Gestank

---

[1] Vater des Schriftstellers Oscar Wilde

überwältigend und der Anblick seiner unglücklichen Insassen, rasend, angekettet und viele von ihnen nackt – widerlich für den Besucher. Unter größter Sorgfalt und der liebevollsten Behandlung bleibt der Wahnsinn immer erniedrigend, selbst für diejenigen, die an seine Schrecken gewöhnt sind; aber hier war er, und ist es immer noch, wie ich fürchte, unerträglich anzusehen."

Am ersten Morgen, an dem ich ihn [den Turm] besuchte, wartete eine Menge Landvolk, darunter viele Frauen, am massiven Außengitter auf Einlass. Als Schloss und Riegel geöffnet waren, wurden sie mit mir durch die Gänge geleitet, aus reiner Neugierde waren sie da, als ob sich einer eine Sammlung wilder Tiere ansehen ginge; und wild waren sie [die Irren] gewiss – die wenigen, die durch langjährige Gewohnheit dem öffentlichen Blick vertraut oder gleichgültig gegenüber geworden waren, wurden in ihren eigentümlichen Kräften durch die unmenschlichen Verspottungen eines groben Wärters bald zur Raserei angestachelt, der von unserem Führer mehr als einmal dazu aufgefordert wurde, die ohnmächtige Wut eines bestimmten Individuums zu erwecken, vielleicht durch Anspielungen auf die wirkliche Ursache seines oder ihres Wahnsinns. Alles dies zur Befriedigung der bäurischen Besucher. Weitere Einzelheiten sind, denke ich, überflüssig; aber seitdem ich in Grand Cairo stand, habe ich keine solche Szene mitangesehen. Dieser Zustand der Dinge in einer Stadt, die sich selbst zivilisiert nennt und direkt unter der Nase der Monarchie (…) und trotzdem ist es diesem Schandfleck der Menschheit erlaubt, als „kaiserlich-königliche Anstalt" fortzubestehen.

Die Schwierigkeiten, Wildes Bericht geschichtlich richtig einzuordnen, sind außerordentlich: Wie konnte eine solche Szene, wie Wilde sie beschreibt, 1840 in Wien noch möglich sein, nachdem 1789 die Besuche eingeschränkt worden waren, nachdem 1796 die abwehrende Gartenmauer gebaut worden war, nachdem unzählige Instruktionen das Personal dazu aufgefordert hatten, niemand außer engen Freunden und Verwandten zu den Kranken vorzulassen und die Irren nicht grob zu behandeln, nachdem Nord, Görgen, Eisl und andere Ärzte durchaus um die Nöte der Irren bemüht waren, nach den Beteuerungen Viszániks, für Menschlichkeit gesorgt zu haben, nachdem auch in den Reiseberichten aus vorangehenden Jahrzehnten keine solchen Tumulte am Turm geschildert worden waren? War der Engländer zu einem besonders ungünstigen Augenblick am Turm, einem kurzen Zeitraum der Zügellosigkeit, etwa nach dem Tod Köstlers, als Viszánik die Führungsrolle noch nicht vollständig ausfüllen konnte, oder deutete er ein Geschehen, das eigentlich viel harmloser war, auf drastische Weise falsch? Sah der Engländer die Barbarei – wie in den Straßen Kairos – aus eigener Anlage heraus, so wie Mahir an gleicher Stelle einen Höllenkreis erblickte? Oder handelte es sich bei dem Besuchersturm um ein für Wien derart übliches Ereignis, dass die inländischen Schriften darüber hinweggingen, weil alles bereits allzu bekannt war? Es ist nicht zu entscheiden.

Gemein ist beiden Texten die starke Aussage, dass die Anstalt ihren Kranken den menschlichen Geist austreibe und sie zu Tieren oder zu etwas noch Niederem, zu Untieren herabwürdige, *„gleich den wildesten Raubthieren"*, *„gleich Wölfen und*

Hyänen", *„as one would go to see a collection of wild beasts"*. Im Vergleich zu dem
früheren Bericht von Arndt (siehe Abschn. 6.1.3) sind es hier nicht die Besucher,
die die Kranken zu Tieren machen, im Gegenteil, sowohl Mahir als auch Wilde
wollen in den Irren Menschen erblicken und sind abgestoßen davon, dass sie wie
Bestien gehalten werden. Den Berichten nach geschieht die Vertierung der Kranken
nicht zufällig, sie ist nicht allein durch die Gegebenheiten der Anstalt bedingt,
sondern wird durch bewusste Tathandlungen hervorgerufen: Durch den Arzt, der die
PatientInnen nur durchs Gitterloch besieht, durch den Wärter, der, angestachelt von
einem Fremdenführer, die Irren zur Belustigung des Publikums zur Weißglut treibt.
Gemein ist beiden Schriften auch, dass ihr Hauptgegenstand der Turm ist und sie dem
Lazarett im Gesamtgefüge der Anstalt vielleicht unberechtigterweise kein großes
Gewicht geben: *„This division of the asylum I found clean and orderly, though, as
a house of recovery, the treatment still adopted there is but little conducive."* [30,
S. 198][2]

Über die so hell aus diesen beiden Schriften hervorleuchtende Aussage darf nicht
übersehen werden, dass die Berichte an anderer Stelle im Widerspruch zueinander-
stehen. Hier ist Mahir, der berichtet, er habe lange darauf warten müssen, die Anstalt
betreten zu dürfen; andere Ärzte vor ihm seien sogar abgewiesen worden. Dort ist
aber Wilde, der mit einer drängenden Horde gleich einer Belagerungsarmee vor den
Toren einer Stadt vor der Anstalt steht und schließlich sogar an so was Ähnlichem
wie einer organisierten Führung teilnimmt. Hier Mahir, der die Irren vergessen in
dunklen Kammern findet, dort Wilde, bei dem sie Teil einer Menschenschau sind.
Die Unterschiede könnten durch den zeitlichen Abstand von etwa drei Jahren erklärbar sein, in dem beide Berichten entstanden. Möglich, dass Primar Viszánik nach
1840 wieder deutlich strengere Zugangsregeln einführte, um solche wie von Wilde
geschilderten Szenen zu verhindern. Sicher ist allerdings, dass beide Berichte Viszániks Selbstdarstellung seines erleuchteten Anfangs 1839 völlig aushebeln und sie als
Fiktion bloßlegen. Sie beweisen, dass Ketten zumindest bis ins Jahre 1843 im Turm
in Verwendung waren. Die großen Verbesserungen, denen sich Viszánik rühmte,
traten in der Wiener Irrenanstalt nicht bei seinem Antritt schlagartig ein, sondern
waren eine Entwicklung über Jahre hinweg, die mit der persönlichen Reifung des
Primars verbunden war.

Anders als Wildes Bericht, der, da er in Englisch verfasst war, in Österreich
und Deutschland keine spürbare Wirkung entfaltete, glich die Veröffentlichung von
Mahirs Buch einer Offenbarung für ein sittlich und fachlich bekümmertes Publikum: Die oben von Mahir stammenden Auszüge über den Wiener Narrenturm wur-

---

[2] Übersetzung: *„Diesen Teil der Anstalt fand ich sauber und ordentlich, für ein Genesungshaus
war allerdings die dort angewandte Behandlung wenig förderlich."*

den unter anderem in Tageszeitungen, Nachschlagewerken und wissenschaftlichen
Aufsätzen verbreitet. [Vgl. u. a. 4, 9, 13, 27] Das Buch wurde in verschiedenen
Zeitungen und Zeitschriften besprochen und dementsprechend fiel das Presseecho
über die Wiener Anstalt aus:

> (…) jedes fühlende Menschenherz wird sich empört fühlen über den scheusslichen
> Zustand, in welchem Hr. M.[ahir] die armen Kranken dort [in der Wiener Anstalt]
> fand. Gibt es denn in Wien keine Ohren, welche solche Schändlichkeiten hören, und
> keine Arme, die ihnen abhelfen können? Wir mögen den Lesern die Beschreibung der
> Jammerscenen nicht vorführen, – wen Beruf oder Interesse dazu treibt, weiss sie zu
> finden. [20]

11.1.1 Versuchte Ehrenrettung

Die Abscheu und Bestürzung über das von Mahir Geschilderte setzt sich ungebro-
chen bis in die Gegenwart fort, wobei oft kein oder nur wenig Abstand zur eigenen
Empörung gewahrt wird. [Vgl. 10, 11, 26] Dabei stieß Mahirs Bericht schon zum
Zeitpunkt seiner Veröffentlichung auf heftigen und zornerfüllten Widerspruch aus
Wien, der in seiner Schärfe die Schwere des ursprünglichen Angriffes widerspie-
gelte. Unmittelbar nach der Buchveröffentlichung im Juli 1846 schrieb der frühere
Sekundarwundarzt der Wiener Irrenanstalt, Karl Esterle (siehe auch Abschn. 8.2.1),
seine wutschäumende Entgegnung auf Mahir, dem er schlicht vorwarf, in seinem
Bericht Lügen zu verbreiten, um die Verkäufe seines Buches mit einem kleinen
Skandal anzukurbeln. [Vgl. 6] In seiner volkstümlich polternden Gegenrede spielte
Esterle in der ersten Runde die patriotische Karte und beklagte im Allgemeinen, dass
es schon quasi Tradition unter ausländischen Berichterstattern habe, die *„gröbsten
Verleumdungen"* über österreichische Einrichtungen zu verbreiten. Im besonderen
Fall von Mahir sei es aber insbesondere unwahr, dass PatientInnen in Wien mit Eisen
angekettet würden. *„Vor allem befindet sich in der ganzen Irrenanstalt kein angeket-
teter Kranker, und es zeugt von einer frechen Lügenhaftigkeit, wenn Dr. Mahir von,
mit eisernen Reifen an Beinen, Armen und Halse gefesselten Irren spricht."* Auch
blasenziehende Salben würden nur bei strenger Indikation angewendet. *„Unter der
Gesammtzahl von 400 Kranken sind nur neun mit Vesikatorien im gegenwärtigen
Momente behandelt, deren Zustand diese Behandlungsart fordert."* Die PatientInnen bekämen darüber hinaus *„jede Aufmerksamkeit in der Behandlung und Pflege"*
sowie *„ausgezeichnete Kost"* und würden keineswegs ausgehungert. In der Anstalt
herrsche *„größte Reinlichkeit"* und das von Mahir geschilderte Brüllen, Heulen
und Jammern gäbe es in dieser Art in allen Irrenanstalten von Tobenden zu hören.

„Vielleicht hat man in andern Irrenanstalten bei dem Besuche des Dr. Mahir den Tobenden mittelst Anschlagzettel verboten, zu schreien und zu toben (...)!"

> Die übrige ganz unwahre Darstellung des Dr. Mahirs, daß die Kranken, gleich Raubthieren, Wölfen und Hyänen behandelt werden, bedarf kaum einer weiteren Widerlegung, da Dr. Mahir, um vielleicht eine glückliche, auf Skandal und Verleumdung basirte Buchhändlerspekulation zu machen, solchen Visionen rein erfunden (...) hat (...)

Esterle versuchte Viszániks Ehrenrettung vor dem *„elende[n] Pamphlet"* indem er auf dessen Verdienste als Primararzt verwies: seine Beiträge zur Planung einer neuen Irrenanstalt, seine Vorlesungen über Psychiatrie an der Universität Wien, den von ihm eingeführten Unterricht für WärterInnen und die von ihm geplante Gründung des Schutzvereins für entlassene PatientInnen. Mahir, das richtete ihm Esterle aus, solle seine *„dichterische Phantasie"* in Zukunft *„auf einem anderen Felde, als dem der Medizin"* ausleben. Esterle, der auch Schriftsteller war, trifft hier durchaus einen Punkt. Mahirs Text ist dichterisch durchgestaltet und mit eindeutigen Motiven aus der biblischen Literatur versehen, die dem Text ein eigene sprachliche Spannung geben: Man vergleiche etwa Mahirs spöttische Verwendung des Wortes „Paradies" im Vergleich zu den vorher geschilderten höllenartigen Zuständen im Turm. Mahirs Text ist zumindest eben so viel Literatur, das heißt sprachliche Überredungskunst, als Tatsachenbericht. Mahirs vielleicht allzu leicht zu durchblickende Sprachbildnerei lässt aber ein Misstrauen gegenüber dem Text entstehen, das weniger ausgeprägt wäre, hätte sich Mahir mit einer schlichteren Sprache begnügt. (Anderseits wird Mahirs Text gerade wegen der mächtig dröhnenden Sprache bis heute verwendet, in diesem Sinne hat sein Autor es richtig gemacht.) Esterles Entgegnung wurde in einigen österreichischen Zeitungen wohlmeinend aufgenommen:

> Die Ruhe, mit welcher Hr. Dr. Esterle die Verläumdungen widerlegt, und die Gründe seiner Beweisführung sind so schlagend, daß Hr. Dr. Mahir, bekömmt er den Aufsatz zu Gesichte, erröthen, und sein: „peccavi" [Ich habe gesündigt] reumüthig aussprechen muß. [5, S. 756]

Aber andere Wiener Blätter schlossen sich der Kritik Mahirs an der Wiener Anstalt an, wobei sie vor allem altbekannte Tatsachen über die ungünstige Bauweise des Turms wiedergaben. [Vgl. 22] Esterles Artikel hatte darüber hinaus kaum Einfluss über die österreichischen Grenzen hinaus. Als der nach einem Schlaganfall schwer neurologisch und psychiatrisch erkrankte österreichische Dichter Nikolaus LENAU (* 1802; † 1850) 1847 von seinen Verwandten aus der deutschen Irrenanstalt Winnenthal nach Wien überführt werden sollte, waren Falschmeldungen im Umlauf, dass

Lenau in den Wiener Narrenturm gebracht werden würde, damit sein Vermögen der gierigen Verwandtschaft zufiele. Dies gab wieder Anlass zum Aufstand gegen die Wiener Anstalt. Der verehrte Dichter dürfe nicht

> (...) in einen Ort der Trostlosigkeit und des Grauens gebracht werde[n] (...) Die öffentliche Stimme in Deutschland würde keine Woche vorübergehen lassen ohne Klage und Anklage zu erheben (...) Nein, nein, der darf nicht in den Narrenthurm. [1, S. 989]

In Wahrheit wurde Lenau von seinen Verwandten nicht in die öffentliche Psychiatrie, sondern in die Privatirrenanstalt Görgen nach Oberdöbling gebracht, wo er auch nach drei Jahren in Pflege verstarb. Selbst der Falschmeldung aufsitzend und den berühmten Patienten erwartend, versuchte Primar Viszánik persönlich Bedenken an seiner Anstalt durch einen Zeitungsbeitrag zu zerstreuen:

> Lenau's Versetzung von Winnenthal nach Wien.
>
> Ein Correspondent der Augsburger Allgemeinen Zeitung äußert in dem Blatte Nr. 124 unter dem Artikel „Stuttgart" die Befürchtung, daß die durch Lenau's Anverwandte veranlaßte Transportirung aus dem Winnenthaler Irren-Asyle nach dem sogenannten Narrenthurme, nachtheiligen Einfluß auf den Zustand des geisteskranken Dichters üben dürfte.
>
> Wir haben schon öfters erfahren, daß Ausländer, welche die hiesige k. k. Irren-Heilanstalt entweder nie gesehen, oder vor vielen Jahren nur flüchtighin besichtigt haben, sich in wahrheitsentstellenden Berichten ergehen, und hartnäckig seine in neuerer Zeit erfolgte, wesentliche Umgestaltung ignoriren zu wollen scheinen. Sie sprechen immer noch von Ketten und Eisen, die schon längst aus dem Bereiche des hiesigen Heil-Apparats verbannt sind. Die k. k. Irren-Heilanstalt bedient sich einzig und allein nur mehr der einfachen, leinenen Zwangsjacke, und die psychische Einwirkung auf den Leidenden wird auch durch hier durch zweckmäßige Beschäftigung, durch erheiterndes Zusammenleben in einigen, zu diesem Behufe eigens neu eingestellten geräumigen Localen unterstützt. Die Kranken erhalten Unterricht in der Religion, so wie im Lesen und Schreiben, und ich zweifle, daß man viele ähnliche Institute wird zu nennen vermögen, in welchen wie hier der Fall, ein Unterricht für Irrenwärter besteht. Auch von Unterstützungs-Vereinen für aus der Anstalt geheilt entlassene Hilfsbedürftige ist mir außer dem kürzlich hier gegründeten nur Ein gleichartiger im Großherzogthume Nassau bekannt.
>
> Kein im Gebiethe der Psychiatrie als zweckmäßig erkanntes Verfahren wird in dem hiesigen Irren-Asyle unbachtet [sic] gelassen, jede wahrhafte Verbesserung findet ihre Anwendung, und wir geben uns der gegründeten Hoffnung hin, daß endlich jene obscuren Beschuldigungen für immer dem Lichte der Wahrheit weichen werden! Wien, den 11. May 1847.
>
> Dr. Viszanik,
> k. k. Primar-Arzt der Irren-Anstalt. [29]

Allein auf Hoffnungen wollte sich Primar Viszánik aber offensichtlich nicht mehr verlassen. Die Irrenanstalt begann im Laufe des Jahres 1847 mit einer unvergleichlichen Medienarbeit zur Wahrung ihres Rufes. Als Zielgruppen machte man dabei sowohl die ärztliche Kollegenschaft als auch die allgemeine Öffentlichkeit aus. In einem kurzen, aber sehr dichten und hier schon vielfach angeführten Beitrag wendete sich der Sekundararzt der Anstalt, Donat August Lang, der auch den Unterricht für Irrenwärter im Turm hielt, an die inländische medizinische Fachwelt. Auch er beklagte die ungerechtfertigte Kritik an der Anstalt, bei der der schlechte äußere Anschein mit der guten inneren Organisation verwechselt werden würde und wiederholte: Keine Ketten, gutes Essen, Beschäftigungstherapien, Menschlichkeit im Umgang mit den Kranken u. s. w. [Vgl. 14, 15, 16] Da man der größeren Öffentlichkeit nicht mit Fachartikeln in medizinischen Zeitschriften entgegentreten konnte, begann die Irrenanstalt mit der Veranstaltung von halböffentlichen gesellschaftlichen Festlichkeiten, zu denen man neben den verantwortlichen Politikern auch geneigte Journalisten einlud, die dann bei Essen, Trinken, Musik, Leistungsschau, Theater und Ballabend mit guten Nachrichten aus der Irrenanstalt versorgt wurden. Ein auf diese Weise entstandener Bericht war der 1847 abgedruckte Artikel *„Ein Abend im Wiener Irrenhaus"* von Adolf SCHMIDL (* 1802; † 1863), Höhlenforscher, Journalist und Herausgeber einer populärwissenschaftlichen Zeitschrift. [Vgl. 23, 24, 25] In einer Eingangsfußnote ging Schmidl auf die anhaltende Kritik an der Anstalt ein, die *„besonders vom Auslande her, über unsere Irrenanstalten gefabelt wird."* Wie schon Esterle und Viszánik zuvor nutzte Schmidl das in Wien bestehende antideutsche Ressentiment dazu, die Kritik an der Wiener Irrenanstalt als feindliche Medienkampagne darzustellen. Im Artikel selbst wird zuerst auf rührige Art und Weise von den gesellschaftlichen Unternehmungen in der Irrenanstalt berichtet, die unter Primar Viszánik neu eingeführt wurden. So zum Beispiel über den „Ball der Irren", der in der Ballsaison 1847 zum ersten Mal in einem der neuen Säle im vierten Stock des Turmes stattfand, eine Veranstaltung, die auch in Deutschland wahrgenommen wurde.

In den Wiener Irrenanstalten wird jetzt der Versuch gemacht, die Geisteskranken durch Musik und Tanz zu erheitern und zu heilen; ein jüngst veranstalteter Ball im Irrenhause bot einen grauenhaft interessanten Anblick dar; schöne, geputzte Mädchen, lustige Masken, buntes Gewimmel und lachende Heiterkeit, wohin man blickte, nur hie und da ein unbewegliches Angesicht, Züge, in denen der Geist erloschen, Augen, aus denen die hastige Wildheit oder die schläfrige Dummheit glotzt, Lippen, um welche blödes, erfrorenes Lächeln sitzt. Demnächst beginnen in der Irrenanstalt eine Reihe von Concerten, und die Aerzte versprechen sich viel von der Wirkung der Tonkunst auf die zerrütteten Gemüther der Kranken. [Cölner Zeitung, zitiert nach: 3, S. 356]

Es wurde danach Brauch, solche Bälle jährlich in der Wiener Irrenanstalt abzuhalten, wobei sich die Anstaltsleitung immer im besten Licht zeigen und über gelungene Eigenwerbung freuen konnte. [Vgl. 19, 2] Weiters berichtet Schmidl über ein Gartenfest im August 1847, bei dem die Musik für die Gäste aus Politik und Gesellschaft von den PatientInnen selbst gestaltet wurde und das auch eine *„Industrie-Ausstellung des Irrenhauses"* umfasste, bei der von PatientInnen gefertigte Waren gezeigt wurden. Zum Abschluss des Artikels werden Zahlen abgedruckt, die die Fortschrittlichkeit der Irrenanstalt zeigen sollen und die Schmidl direkt von der Anstaltsleitung bekommen haben muss. So etwa, dass nur sechs von gezählten 395 PatientInnen eine Zwangsjacke tragen müssten, *„das einzige in Übung befindliche Zwangsmittel"*, wie der Journalist seinen LeserInnen versicherte (fälschlicherweise: er hatte auf den Bettgurt vergessen).[3]

Die Führung, die die deutsche Reiseschriftstellerin Therese VON BACHERACHT (* 1804; † 1853, verheiratete *von Lützow*) 1848 vom Sekundararzt Karl Flögel durch die Anstalt erhielt, darf als Versuch gewertet werden, in der deutschen Presse weitere wohlgestimmte Berichte über die Wiener Anstalt zu verbreiten. [Vgl. 17, S. 258–275] Bacheracht konnte ihrem deutschen Publikum zuerst die gute Nachricht übermitteln, dass der Plan einer neuen Irrenanstalt bereits dem Kaiser zur Unterschrift vorläge, was *„den unseligen Narrenthurm, diesen schrecklichen Irrthum des vorigen Jahrhunderts"* endlich beseitigen würde. Auch ihr Bericht spart nicht mit eingängigen Beschreibungen der Schauerlichkeiten: Das Lazarett nannte sie ein *„kleines, trauriges Local"* mit *„kleinen düsteren Zimmern (...)"* Der Turm, der *„Kugelhupf"*, sei hingegen ganz Festungsgemäuer, ganz Staatsgefängnis. (Dies ist der erste mir bekannte Nachweis, dass der Narrenturm im Wienerischen als „Gugelhupf" bezeichnet wurde.) Ein *„alter Narr"* sagte zu Bacheracht *„er sei seit dreißig Jahren Staatsgefangener"*, was sie in Anbetracht des Gebäudes sehr *„vernünftig"* fand.[4] Auf allen Abteilungen im Turm herrsche Überfüllung, die PatientInnen lägen *„wie Negersklaven in Transportschiffe[n]"* übereinander geschichtet. Auch Bacheracht berichtet, dass einige Zellen noch mit Gittertüren versperrt seien, durch die man die PatientInnen betrachten würde *„wie man wilde Thiere ansieht."* Hinter den Gitter-

---

[3] Ein weiteres Gartenfest wurde am 28. September 1847 im Lazarett abgehalten als Namenstagfeier für Primar Viszánik. Dieser Artikel übernimmt alle Zahlen von Schmidls Schilderung und erwähnt z. B. auch, dass die PatientInnen im Lazarett seit 1845 an Weihnachten einen Christbaum erhielten, vgl. [7].

[4] Vermutlich demselben Patienten ist auch Schmidl beim Gartenfest begegnet: *„Ein berühmter Bewohner des Hauses seit 29 Jahren ist in seiner fixen Idee Nichts geringeres als – Kaiser Joseph. Seinem hohen Rang gemäß trägt er eine Menge Orden, Medaillen und Ketten, die er mit der unsäglichsten Mühe sich aus Stückchen Holz, Bein, aus Knöpfen u. dgl. selbst verfertigte."* [24, S. 1235]

türen säßen einige PatientInnen in Zwangsjacken oder ans Bett festgeschnallt. Im Unterschied zu Mahir spricht sie Viszánik und seine untergebenen Ärzte aber vom Vorwurf der Unmenschlichkeit frei.

> Die Aerzte haben die besten Absichten; sie haben Kenntnisse, Befähigungen, Ausdauer, aber sie werden theilweise in ihrem Berufe durch den Mangel einer psychischen Direction, hauptsächlich durch die Localität und den Mangel an Platz gehindert.

1850 sah es der deutsche Arzt Ernst Anton QUITZMANN (* 1809; † 1879, auch als Schriftsteller und Medizinhistoriker tätig) ganz ähnlich. Sein Bericht nimmt auch auf Mahir Bezug, dem er vorwirft, sich durch ausufernde Anwürfe in den Vordergrund spielen zu wollen.

> Es ist wahr und es wird auch von Niemand, selbst von den Anstaltsärzten nicht in Abrede gestellt, daß dieses Institut durchaus nicht den Anforderungen entsprechen könne, welche die Wissenschaft, aber auch nur der neuesten Zeit, an ähnliche Anstalten zur Heilung der Geisteskrankheiten zu machen berechtigt ist (…) Man scheint nur bei solchen Ausfällen [gemeint: veröffentlichte Kritiken], mit denen es dem Angreifer leicht wird, sich als Vertheidiger der Wissenschaft und Humanität die Rittersporen zu verdienen, zweierlei zu vergessen: nämlich erstens, daß dieß Gebäude zu einer Zeit (vor mehr als 60 Jahre) errichtet wurde (…) Zweitens hat man sehr Unrecht, alle die Mühe und Aufopferung geringe zu achten, mit welcher die gegenwärtigen Vorstände und Hülfsärzte gegen die Ungust der einmal gegeben Verhältnisse zum Vortheile ihrer Pflegebefohlenen kämpfen.

Quitzmann berichtet auch wie sehr den Primar die öffentlichen Vorwürfe persönlich getroffen hätten.

> Dr. Viszanik, der übrigens bei seinen Collegen nicht beliebt zu seyn scheint, ist, durch die Angriffe auf seine Anstalt und die Mißkennung seiner gewiss redlichen Bestrebungen eingeschüchtert, Fremden schwer zugänglich. [Vgl. 21, S. 32–34]

11.1.2 Geschichtliche Einordnung

Mahirs Bericht kostete Viszánik nicht nur den ohnehin schon angeschlagenen Leumund in seiner Gegenwart (seine Karriere in Wien sollte dennoch weitergehen), sondern brachte ihm und seiner Anstalt für immer ihren schlechten Nachruf in der medizinischen Geschichtsschreibung ein. Als Sargnagel und Hammer gleichermaßen betätigte sich hierbei einer der wichtigsten Psychiater des 20. Jahrhunderts,

Emil KRAEPELIN (*1856; †1923), der Mahirs Bericht über die Wiener Anstalt
1918 unhinterfragt in seinem geschichtlichen Werk „Hundert Jahre Psychiatrie"
abdruckte, in dem der Turm in seinem ganzen schwarzen Glanz als Musterbeispiel
der scheußlichen und menschenfeindlichen Irrenbehandlung des zurückgedräng-
ten 19. Jahrhunderts diente, das Kraepelin überwunden zu haben meinte. [Vgl. 12,
3 f.] Durch Kraepelins Schrift, die bis heute wirkmächtig geblieben ist, wurde die
Wiener Irrenanstalt in einer geschlossenen Kreisbewegung mit jenen mittelalterlichen Gefängnissen und Klosterverliesen gleichgesetzt, deren Unmenschlichkeit
sie eigentlich hätte beenden sollen. In Kraepelins Bewertung aber gibt es überhaupt keinen Unterschied mehr zwischen den Narrenkottern des Mittelalters und
der Wiener Irrenanstalt in der Mitte des 19. Jahrhunderts. – Die Vergangenheit ist
dunkel und nichts dringt aus ihr hervor als die Schmerzensschreie der Gequälten und
Gemarterten. Sowohl die mittelalterlichen Irrengefängnisse als auch der schreckliche Narrenturm sind in diesem Zusammenhang nichts weiter als Fiktionen; die
Erzählungen mögen auf Tatsachen beruhen, ihre Nützlichkeit, ihre geschmeidige
Verwendbarkeit für die eigenen Zwecke, ihre Zurichtung daraufhin, die größtmögliche Gewalt auf die LeserInnen auszuüben, machen aus ihnen aber märchenhafte
Geschichten und entfernen sie unweigerlich aus der geschichtlichen Wirklichkeit.

Im zeitgenössischen Zusammenhang zeigen die oben wiedergegeben Berichte
zuvorderst, welch zermalmender öffentlicher Druck aus dem In- wie Ausland auf
den Verantwortlichen in Wien lastete, endlich eine neue Irrenanstalt zu errichten.
Nur ein großer Neubau konnte die Öffentlichkeit noch befrieden. Jeder Anstaltslei-
ter, der den Narrenturm ohne klar nach außen hin dargestellten Bruch weitergeführt
hätte, wäre wie Viszánik Opfer einer rasch urteilenden öffentlichen Meinung geworden.

Literatur

1.   „[Fußnote der Redaktion]". In: *Augsburger Allgemeine Zeitung* 124 (4. Mai 1847), S. 989.
     http://opacplus.bsb-muenchen.de/title/3258438/ft/bsb10504870?page=563 (besucht am
     24.01.2022).
2.   „Carneval im Irrenhause". In: *Neue Freie Presse* 3756 (9. Feb. 1875), S. 6. http://anno.onb.
     ac.at/cgi-content/anno?aid=nfp&datum=18750209&seite=6&zoom=33   (besucht   am
     24.01.2022).
3.   Damerow, Flemming und Roller, Hrsg. *Allgemeine Zeitschrift für Psychiatrie
     und psychisch-gerichtliche Medizin 1847.* Bd. 4. Berlin, Leipzig: Verlag von
     August Hirschwald, 1847. https://opacplus.bsb-muenchen.de/title/3000978 (besucht am
     24.01.2022).
4.   „Der Narrenturm zu Wien". In: *Kemptner Zeitung* 63.91 (9. Juni 1846), S. 375.
     http://opacplus.bsb-muenchen.de/title/4431772/ft/bsb10504145?page=401 (besucht am

24.01.2022). [5] „Ein Wort zur Zeit". In: Der Wanderer 33.241 (10. Aug.
1846). http://anno.onb.ac.at/cgi-content/anno?aid=wan&datum=18460810&seite=4&
zoom=33# (besucht am 24.01.2022).

5. „Ein Wort zur Zeit". In: Der Wanderer 33.241 (10. Aug. 1846). http://anno.onb.
ac.at/cgi-content/anno?aid=wan&datum=18460810&seite=4&zoom=33# (besucht am
24.01.2022).

6. Esterle, Karl. „Etwas im Interesse der Wahrheit". In: *Der Österreichische Zuschauer.
Zeitschrift für Kunst, Wissenschaft und geistiges Leben* 121 (31. Juli 1846), S. 966–
968.   http://anno.onb.ac.at/cgi-content/anno?aid=doz&datum=18460731&seite=6&
zoom=33 (besucht am 24.01.2022).

7. „Gartenfest im Irrenhause". In: *Wiener Bote. Beilage zu den Sonntagsblättern*
6.40 (3. Okt. 1847), S. 317–318. http://anno.onb.ac.at/cgi-content/anno?aid=stb&
datum=18471003&seite=13&zoom=33 (besucht am 24.01.2022).

8. Hunze, Michael. „Die Entwicklung der Psychiatrie als akademisches Lehrfach an
der Ludwig-Maximilians-Universität München bis zur Eröffnung der Psychiatrischen Universitätsklinik 1904". Diss. München: Institut für Geschichte der Medizin
der Ludwig-Maximilians-Universität, 2010. https://edoc.ub.uni-muenchen.de/12645/1/
Hunze_Michael.pdf (besucht am 24.01.2022).

9. „Irrenheilkunde". In: *Morgenblatt für gebildete Stände* 40.22 (26. März 1846), Litera-
turblatt S. 86–88. http://anno.onb.ac.at/cgicontent/anno?aid=mgs&datum=18460326&
seite=6&zoom=33 (besucht am 26.01.2022).

10. Köhle, Jasmine. „Der Narrenturm in Wien oder das Paradigma des Wahnsinns". ger.
unveröffentlichte Diplomarbeit, Wien. 1991.

11. Konopitzky, Natascha. „Der Turm für die Narren und das Schloss am Brünnlfeld: eine
Diskursanalyse ; Irreninstitutionen vor und nach Etablierung der psychiatrischen Herrschaft in Wien des 18. und 19. Jahrhunderts". ger. unveröffentlichte Diplomarbeit, Wien.
2002.

12. Kraepelin, Emil. *Hundert Jahre Psychiatrie. Beitrag zur Geschichte der
menschlichen Gesittung.* ger. Berlin: Springer, 1918. http://data.onb.ac.at/imgk/
AZ00531120SZ00972069 (besucht am 26.01.2022).

13. Laehr, Heinrich. *Ueber Irrsein und Irrenanstalten. Für Aerzte und Laien.* Halle: Pfeffer, 1852. https://books.google.at/books?id=roNIAAAAYAAJ&hl=de&source=gbs_
navlinks_s (besucht am 26.01.2022).

14. Lang, Donat August. „Medicinisch-topographische Skizze der k. k. Wiener-
Irrenheilanstalt [Teil 1]". In: *Medicinische Jahrbücher des kaiserl. königl. österr. Staa-
tes* 61 (1847), S. 101–104. http://digital.onb.ac.at/OnbViewer/viewer.faces?doc=ABO_
+Z196608708 (besucht am 05.02.2022).

15. Lang, Donat August. „Medicinisch-topographische Skizze der k. k. Wiener-
Irrenheilanstalt [Teil 2]". In: *Medicinische Jahrbücher des kaiserl. königl. österr. Staa-
tes* 61 (1847), S. 233–236. http://digital.onb.ac.at/OnbViewer/viewer.faces?doc=ABO_
+Z196608708 (besucht am 05.02.2022).

16. Lang, Donat August. „Medicinisch-topographische Skizze der k. k. Wiener-
Irrenheilanstalt [Teil 3]". In: *Medicinische Jahrbücher des kaiserl. königl. österr. Staa-
tes* 61 (1847), S. 349–356. http://digital.onb.ac.at/OnbViewer/viewer.faces?doc=ABO_
+Z196608708 (besucht am 05.02.2022).

17. Luetzow, Therese von. *Eine Reise nach Wien*. Leipzig: F. A. Brockhaus, 1848. http://
data.onb.ac.at/rec/AC09675238 (besucht am 24.01.2022).

18. Mahir, Oscar. *Über Irren-Heilanstalten, Pflege und Behandlung der Geisteskranken: nach den Principien der bewährtesten Irren-Aerzte Belgiens, Englands, Frankreichs und Deutschlands*. Stuttgart; Tübingen: Verlag der J. G. Cotta'schen Buchhandlung, 1846. https://mdz-nbn-resolving.de/urn:nbn:de:bvb:12-bsb10287601-9 (besucht
am 26.01.2022).

19. „Notizen [Ball im Wiener Irrenhaus]". In: *Wiener Medizinische Wochenschrift*
10.8 (25. Feb. 1860), S. 125. http://anno.onb.ac.at/cgi-content/anno-plus?aid=wmw&
datum=1860&page=69&size=45 (besucht am 26.01.2022).

20. „Psychiaterie. Schriften von Jäger, Griesinger und Mahir." In: *Neue Jenaische Allgemeine Literatur-Zeitung* 5.200 (21. Aug. 1846), S. 798. https://zs.thulb.uni-jena.
de/rsc/viewer/jportal_derivate_00232253/NJALZ_129920797_1846_05_0813.tif?
logicalDiv=jportal_jparticle_00305624 (besucht am 26.01.2022).

21. Quitzmann, Ernst Anton. *Reisebriefe aus Ungarn, dem Banat, Siebenbürgen, den Donau-
fürstenthümern, der Europäischen Türkei und Griechenland*. Stuttgart: J. B. Müller, 1850. https://reader.digitale-sammlungen.de/de/fs1/object/display/bsb10467841_
00042.html (besucht am 26.01.2022).

22. Scherzer, Karl. „Die Wiener Irrenheilanstalt im Jahre 1846. Vom Standpunkt der Humanität besprochen." In: *Sonntagsblätter* 5.41 (11. Okt. 1846), S. 961–963. http://anno.
onb.ac.at/cgicontent/anno?aid=stb&datum=18461011&seite=1&zoom=58 (besucht am
24.01.2022).

23. Schmidl, Adolf. „Das neue Wien : Ein Abend im Wiener Irrenhause [Teil 1]".
In: *Der Österreichische Zuschauer. Zeitschrift für Kunst, Wissenschaft und geistiges
Leben* 13.154 (25. Sep. 1847), S. 1229–1231. https://anno.onb.ac.at/cgi-content/anno?
aid=doz&datum=18470925&seite=5&zoom=33 (besucht am 01.02.2022).

24. Schmidl, Adolf. „Das neue Wien: Ein Abend im Wiener Irrenhause [Teil 2]". In:
*Der Österreichische Zuschauer. Zeitschrift für Kunst, Wissenschaft und geistiges
Leben* 13.155 (27. Sep. 1847), S. 1235–1237. https://anno.onb.ac.at/cgi-content/anno?
aid=doz&datum=18470927&seite=3&zoom=33 (besucht am 01.02.2022).

25. Schmidl, Adolf. „Das neue Wien: Ein Abend im Wiener Irrenhause [Teil 3]". In:
*Der Österreichische Zuschauer. Zeitschrift für Kunst, Wissenschaft und geistiges
Leben* 13.156 (29. Sep. 1847), S. 1241–1242. https://anno.onb.ac.at/cgi-content/anno?
aid=doz&datum=18470929&seite=1&zoom=33 (besucht am 01.02.2022).

26. Schott, Heinz und Tölle, Rainer. *Geschichte der Psychiatrie: Krankheitslehren, Irrwege,
Behandlungsformen*. München: C. H. Beck, 2006.

27. Steger, Dr. Fr., Hrsg. *Ergänzungs-Conversationslexikon*. Bd. 2. Leipzig: Romberg's Verlagsbuchhandlung, 1847, S. 548. https://books.google.at/books? id=OXtMAAAAMAAJ&printsec=frontcover&hl=de&source=gbs_ge_summary_ r&cad=0#vonepage&q&f=false (besucht am 24.01.2022).

28. Viszánik, Michael von. *Leistungen und Statistik der k. k. Irrenanstalt zu Wien, seit ihrer Gründung im Jahre 1784 bis zum Jahre 1844*. ger. Wien: Mörschner, 1845. http://data. onb.ac.at/rec/AC10407681 (besucht am 26.01.2022).

29. Viszánik, Michael von. „Lenau's Versetzung von Winnenthal nach Wien." In: *Wiener Zeitung* 153 (5. Juni 1847), S. 1234. http://anno.onb.ac.at/cgi-content/anno?aid=wrz& datum=18470605&seite=4&zoom=33 (besucht am 24.01.2022).

30. Wilde, William R. *Austria: its literary, scientific, and medical institutions: with notes upon the present state of science, and a guide to the hospitals and sanatory establishments of Vienna*. eng. Dublin [u. a.]: Curry [u. a.], 1843. http://data.onb.ac.at/rec/AC00376442 (besucht am 24.01.2022).

Zusammenfassung

Seit 1817 beherbergte das Versorgungshaus Ybbs an der Donau eine Filiale der Wiener Irrenanstalt, in der bis zu 400 unheilbare PatientInnen untergebracht wurden. Trotz gegenteiliger Beteuerungen von offizieller Seite dürfte ihre Versorgung in der Pflegeanstalt Ybbs schlecht gewesen sein. So gab es etwa keine Irrenärzte und das Pflegepersonal wurde aus den BewohnerInnen des übrigen Versorgungshauses ausgehoben. Diese Verhältnisse änderten sich erst 1842, als Karl Spurzheim zum ersten Primararzt der Ybbser Anstalt ernannt wurde. Ab diesem Zeitpunkt wurden tiefgreifende medizinische Reformen durchgeführt, die schließlich 1862 dazu führten, dass die bisherige Filiale zur zweiten eigenständigen Irrenanstalt in Niederösterreich ausgebaut werden konnte. Dieses Kapitel zeichnet die psychiatrischen Reformen in Ybbs nach und arbeitet zwei Schriften Spurzheims auf, in denen er sich mit dem zeitgenössischen niederösterreichischen Irrenwesen auseinandersetzte.

12.1 Abseits der Wege

Im Gegensatz zur Wiener Irrenanstalt mit ihrem im ganzen deutschsprachigen Raum berühmt-berüchtigten Narrenturm befand sich die zu ihr gehörende und 1817 eröffnete Irrenabteilung für Unheilbare in Ybbs nie im Brennspiegel der öffentlichen Aufmerksamkeit. Während um die Wahrheit der Zustände in der Wiener Anstalt heftig gestritten wurde, blieb es um die riesige Pflegeanstalt in Ybbs ruhig, ja geradezu schweigendstill. Bezeichnend ist, dass über die Ybbser Anstalt – meines Wissens nach – kein einziger Reisebericht vorliegt, was deutlich zeigt, wie sehr sie abseits der Wege und abseits der allgemeinen Öffentlichkeit lag. Das, was der englische

Arzt Wilde seinen Lesern über Ybbs mitteilt, ist dafür ein gutes Beispiel. Er hat
die Anstalt nicht selbst gesehen und kennt sie nur vom Hörensagen, also von dem,
was er bereits in Büchern vorfand und was ihm offizielle Stellen einflüsterten. Und
demnach fällt auch seine kurze Randbemerkung zur Pflegeanstalt Ybbs aus:

> This is beautifully situated on the Danube, about two days' journey from Vienna,
> towards Upper Austria, and it has accommodation for from three hundred and thirty
> to three hundred and sixty patients. It is, I understand, tolerably well conducted, and
> its delightful and healthy situation must, no doubt, contribute much to the comfort, if
> not the health of its residents; that it has the latter power, we learn from the fact, that
> upwards of five per cent permanently recover, of those who had been for years before
> confined in the tower and were pronounced incurable. [14, S. 199]

> *„Diese liegt wunderschön an der Donau, etwa zwei Tagesreisen von Wien in Rich-*
> *tung Oberösterreich, und bietet Platz für dreihundertdreißig bis dreihundertsechzig*
> *Patienten. Sie ist, wie man hört, einigermaßen gut geführt und ihre angenehme und*
> *gesunde Lage muss zweifellos viel zum Komfort, wenn nicht sogar zur Gesundheit*
> *ihrer Bewohner beitragen; dass es die letztere Macht hat, lernen wir aus der Tatsache,*
> *dass mehr als fünf Prozent von denen dauerhaft genesen, die zuvor jahrelang im Turm*
> *eingesperrt und für unheilbar erklärt gewesen waren."*

Hätte Wilde die Anstalt Ybbs selbst gesehen, wäre sein Urteil bestimmt anders
ausgefallen. Die lange Anreise war für ihn und viele andere aber wohl einfach zu
abschreckend, um sie für eine Besichtigung eines einfachen und langweiligen Versorgungshauses auf sich zu nehmen. In den kurzen Berichten von offizieller Seite
über Ybbs, die Wilde für seine Schilderung verwendete, wird über die Anstalt immer
nur Gutes berichtet. So schrieb der niederösterreichische Protomedicus Knolz über
die Anstalt, dass sich in ihr eigens aufgenommene WärterInnen um die PatientInnen
kümmern würden und die ärztliche Versorgung durch den Arzt und den Wundarzt
des Versorgungshauses gedeckt sei. Die PatientInnen würden in Ybbs *„eben so wie
in der hiesigen Irrenanstalt verpflegt."* Knolz setzt dann die Zahlen in die Welt,
dass durchschnittlich von 100 als unheilbar von Wien nach Ybbs Transferierten
„wenigstens 5 als vollkommen geheilt die Anstalt verlassen" könnten. Durch die
„überaus gesunde Lage" der Anstalt und die den PatientInnen in Ybbs gebotenen
„Beschäftigungen" verschwänden bei PatientInnen *„in kurzer Zeit aus dem Irrenthurm und dem Lazarethe mitgebrachte Kachexien, wie Skorbut und Wassersucht
ohne anderweitige Arzneien von selbst (…)"* [2, S. 201]
Dass diese Beschreibungen so nicht der Wahrheit entsprachen und vieles in der
Ybbser Zweiganstalt im Argen lag, musste dem Verantwortlichen Protomedicus
Knolz jenseits seiner salbungsvollen Worte schon lange bekannt gewesen sein. So
ist in den offiziellen Statistiken der Ybbser Anstalt von 1842 nicht von 5 % vollkommen geheilten psychisch Kranken die Rede, sondern nur von 1,7 %. Weiters wurde

festgestellt, dass den PatientInnen dort *„bei der gänzlichen Vernachlässigung ihres Geisteszustandes, als unheilbare Irre, nur in dringenden körperlichen Leiden ärztliche Hülfeleistung zu Theil wurde (…)"*. [5, S. LXXIX ff] In späteren Berichten aus den 1870er-Jahren, denen man aufgrund ihres Zeitabstands zum Geschehen immer etwas misstrauen sollte, ist von noch viel schlimmeren Zuständen die Rede.

> Man fand bis zum Jahre 1842 viele Irrsinnige an der Kette, dazu noch in finstern Verschläge eingesperrt. Die meisten Wärter hatten Ochsenziemer, Haselstöcke, als beliebige Züchtigungsmittel. Zwangsjacken, Zwangsstühle, Bettgurten, Mundzäume für Lärmende wurden nach dem Belieben des Wartpersonales angewendet. Vierhundertzehn Kranke wurden zu Ybbs im Laufe der Jahre nach und nach in einen Raum zusammengedrängt, welcher für die Hälfte kaum ausreichte, obwol man bereits die Corridore zu den Krankensälen einbezogen hatte. Die Ausspeisung war verpachtet und in jeder Beziehung ungenügend. Skorbut, erschöpfende Durchfälle räumten immer gewaltig auf unter den Pfleglingen. [3, Einleitung]

Es scheint, als wäre die Anstalt Ybbs für lange Zeit ein schwarzes Loch gewesen, das Unheilbare aus Wien verschluckte und hinter dessen Ereignishorizont kein Wiener Beamter so recht blicken konnte oder wollte.

12.2   Reform der Pflegeanstalt Ybbs

Im Jahre 1841 beschloss der niederösterreichische Protomedicus Knolz die Pflegeanstalt Ybbs an der Donau einer Reform zu unterziehen und sie zu einer wirklichen Irrenanstalt aufzuwerten. Zum ersten Mal in ihrer Geschichte bekam Ybbs eigenes irrenärztliches Personal zugestanden, einen Primar- und einen Sekundararzt, die allein für die Irren zuständig waren. Gleichzeitig wurde beschlossen, dass von nun an auch heilbare PatientInnen aus Niederösterreich in Ybbs aufgenommen werden sollten; ihre strenge Bestimmung zur reinen Pflegeanstalt für Wiener Unheilbare wurde aufgebrochen, wodurch die aus allen Nähten platzende Wiener Anstalt entlastet werden sollte. [Vgl. Hofkanzlei-Dekret vom 13. Jänner 1842, Z. 696. In: 4, S. 405] Die Irrenabteilung wurde fortan als *„k. k. Irrenanstalt zu Ybbs"* bezeichnet, die langsam das *„Ansehen einer Irrenheilanstalt"* annehmen sollte, und befand sich als eigenständige *„Staatsanstalt"* (vgl. Abschn. 8.4) unter der Leitung der niederösterreichischen Landesstelle. [Vgl. 5, LXXIX] Das Land Niederösterreich verfügte ab diesem Zeitpunkt über zwei ordentliche Irrenanstalten: Über die Wiener Anstalt mit ihrem großen Heilapparat und über die Anstalt Ybbs, die zuvorderst immer noch Unheilbare aufnahm, aber nun ebenso um einen anwachsenden Heilapparat erweitert wurde.

Erster Primar der Ybbser Irrenanstalt wurde Karl SPURZHEIM (* 1809; † 1872, siehe Abb. 12.1), sein Sekundararzt Johann HORNUNG (Lebensdaten unbekannt), der die Anstalt nach 1870, nachdem Spurzheim zum Leiter der Wiener Irrenanstalt aufgestiegen war, auch als Direktor leitete. Spurzheim schloss 1835 das Medizinstudium in Wien ab und begab sich anschließend auf eine zweijährige Bildungsreise durch Frankreich, Deutschland und Belgien, um dort *„die Humanitätsanstalten aller Art, und mit vorzüglicher Beachtung die Irrenanstalten"* zu studieren. Seit 1837 arbeitete er sowohl unter dem Protomedicus Knolz für die niederösterreichische Landesregierung als auch zeitgleich als Arzt im Allgemeinen Krankenhaus und im Gebärhaus. Unter Viszánik diente er von 1840 bis 1842 als Sekundararzt der Irrenanstalt im Lazarett. Derart vorbereitet, wurde er von Knolz auf die neu geschaffene Stelle berufen. Spurzheims Reise nach Ybbs muss schon im Jahre 1842 als eine Reise in die psychiatrische Vergangenheit begriffen werden, in dem Sinne, dass sich in Ybbs noch ganz die alten Strukturen eines neuzeitlichen Spitals zeigten, die weit entfernt waren von den zeitgenössischen Anforderungen an eine Irrenanstalt, wie Spurzheim selbst berichtete:

Abb. 12.1 Karl Spurzheim, von 1842 bis 1870 erster Primararzt und erster Direktor der Irrenanstalt Ybbs, von 1870 bis zu seinem Tod 1872 zweiter Direktor der Wiener Irrenanstalt, auf einer ungezeiteten Aufnahme [12]

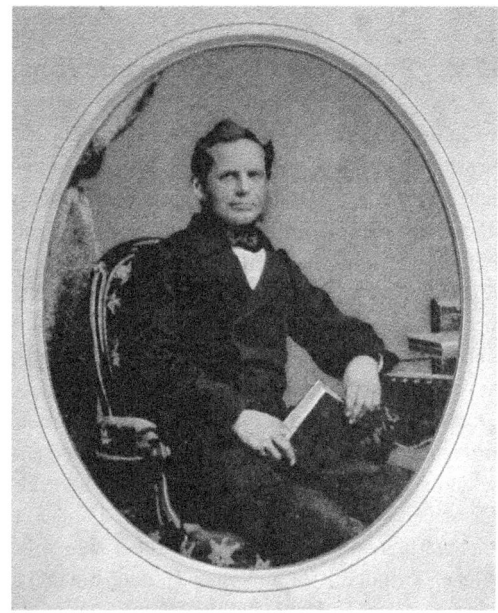

Der Zustand der Ybbser Irrenanstalt zeigt das oft gezeichnete und verabscheute Bild der früheren Irrenanstalten. Auch hier war derselbe trostlose Anblick, wohin ein sachverständiges Auge sich nur wenden mochte, dieselbe physische und psychische Verlassenheit der Geisteskranken, und statt thätiger, wohlwollender Einwirkung nichts als die empörende Handlungsweise eines rohen, von ihren materiellen Interessen geleiteten, demoralisirten Wärterpersonales. [15]

Es war auch eine Reise an den wundesten Punkt der zeitgenössischen Psychiatrie, nämlich in jene Vorhölle – um hier mit Mahirs Bildwelt zu sprechen – in die die sogenannten *Unheilbaren* abgeschoben wurden; in Pflegeanstalten, die zwar dem Namen nach Psychiatrien waren, in denen aber nichts Therapeutisches mehr geschah. Was Spurzheim bei seiner Ankunft sah, wissen wir durch seine eigenen Worte. Sein erster Artikel aus 1844 ist noch ein halbwegs zurückhaltender bürokratischer Bericht über die ersten Maßnahmen, die er in Ybbs setzte. [Vgl. 7, 8] Der zweite Aufsatz von 1847 ist schon fast mehr Essay als medizinischer Bericht und gehört zum Bemerkenswertesten, was jemals aus der Innensicht über die niederösterreichische Irrenversorgung geschrieben worden ist. [Alle nachfolgenden Zitate, sofern nicht anders angegeben, aus: 9, 10] Spurzheim verwendet in seinem Essay *Krankheit* als übertragenes Sprachbild, das er auf den Zustand der ganzen niederösterreichischen Irrenpflege münzt.

Die niederösterreichischen Irrenanstalten sind krank, schwer krank. Ihre Geschichte von ihrer Entstehung an bis auf die neueste Zeit ist nichts Anderes, als ihre Anamnese und Krankheitsgeschichte, und es kommt da eine solche Menge von Krankheitsursachen vor, dass die meisten Versuche, sie zu heben und in ihnen ein segensreicheres Wirken möglich zu machen, mehr oder weniger verunglücken mussten.

Die Wiener Irrenanstalt sei durch ihre Anlage „*unheilbar*" und sollte ersetzt werden, wobei der Turm in welcher Funktion auch immer auf gar keinen Fall weiter zur PatientInnenunterbringung genützt werden dürfe. Die Gebrechen der Ybbser Anstalt wögen ähnlich schwer: Auch sie sei mit schweren Geburtsschäden behaftet, habe aber den Zustand der Unheilbarkeit noch nicht erreicht. Die Ursache für das Dahinsiechen der Ybbser Anstalt liegt laut Spurzheim in der „*unzureichende[n] Würdigung des Gegenstandes selbst, nämlich der Irren- Versorgungs- oder Pflegeanstalten*", also darin, dass sich bisher niemand dazu berufen fühlte, sich um die unheilbaren Irren zu kümmern. Mit zergliedernd scharfem Blick beschreibt Spurzheim, wie die familiäre, freundschaftliche, gesellschaftliche und öffentliche Unterstützung für einen langjährigen Irren immer weiter wegbricht, bis er allein auf blankem Felsen sitzt.

Für die noch als heilbar erkannten Kranken erhoben sich ausser deren Angehörigen
eine Menge Stimmen; das Unglück war ja noch neu, es war Jedermann einleuchtend,
dass da etwas aufgeboten werden müsse; aber mit dem Urtheilsspruche „unheilbar"
änderte sich gar Vieles. Alles glaubte nun, das Seinige gethan zu haben (...)

Wobei die Laien, so Spurzheim, hierbei keine große Schuld träfe. Die eigentlich
Verantwortlichen für diese Verrückung seien nämlich die Ärzte selbst, die *„eine so
ungeheure Kluft zwischen Irren-Heil- und Irren-Pflegeanstalten"* gegraben hätten,
obwohl sie nicht einmal in der Lage seien sicher zu bestimmen, ob ein Patient *„wirklich unheilbar war, oder nicht."* Aufgrund fahrlässiger ärztlicher Urteile würden
PatientInnen von den therapeutisch ausgerichteten Heilanstalten in Pflegeanstalten
wie jene in Ybbs verfrachtet, welche die

Unheilbaren blos mit dem Nöthigsten kleiden, im Winter vor der strengen Kälte,
alle Tage vor dem Hunger schützen, hauptsächlich aber dafür Sorge tragen ... dass die
Pfleglinge ihre Mitmenschen nicht belästigen (...)

Die PatientInnen von Pflegeanstalten würden von den Ärzten im Allgemeinen nicht
als *„ebenbürtige"* Kranke betrachtet und deshalb errichte man für sie auch keine
passenden Häuser, sondern zimmere ihnen notdürftig nur *„ein Depot für die Aus-
geschiedenen, als wenn es unbrauchbare Schuhe und Kleidungsstücke gewesen
wären."*

Bedachte oder wusste man es nicht, dass ein unheilbarer Geisteskranker das Herbe seines Schicksals, ja selbst die Ansprüche, welche er als Mensch machen kann, allenfalls
auch eben so gut oder noch besser fühlen kann, als so mancher sogenannte Geis-
tesgesunde? Und wenn man es wusste, warum folgerte man nicht daraus, dass die
Pflegeanstalt, wenn auch von der Heilanstalt absolut getrennt, doch kein Depot sein
durfte, dass, wenn auch in derselben die verunglückten Heilversuche für eine Zeit lang
oder für immer aufhören sollten, doch die grosse Mehrzahl der Unheilbaren, eben weil
unfähig sich selbst zu bestimmen, ein von aussen her vernünftig geregeltes Leben mit
seiner zweckmässigen Beschäftigung, Hausordnung u. s. w., kurz eine fortgesetzte
psychische Behandlung erheischte?

Spurzheims Versuch in Ybbs eine angemessene Irrenversorgung einzurichten, stieß
anfangs auf erhebliche Schwierigkeiten. Am schwersten wog, dass in Ybbs die
Psychiatrie organisatorisch nicht von der Armenversorgung abgetrennt war und
dass die Hausordnung und die innere Struktur der Anstalt kaum Rücksicht auf die
Bedürfnisse psychiatrischer PatientInnen nahm. Seit der Gründung der Irrenabteilung in Ybbs mochte man beide *„heterogenen Elemente noch so gewaltsam in
einander zwängen, es half doch nichts, es waren doch immer z w e i Anstalten, him-*

melweit verschieden, deren Zusammenbestehen nie und nirgends gut thun kann. " Auch innerhalb des eigentlichen Versorgungshauses waren die Verhältnisse nicht klar geregelt, was mitunter dazu führte, dass miteinander unverträgliche Bewohnergruppen andauernd im Streit um die Vorherrschaft im Haus lagen. Neben der größten Gruppe der Pfründner – *„arme, gebrechliche, erwerbsunfähige Menschen von meist vorgerücktem Alter "* – gab es als zweite Gruppe *„eine Schaar epileptischer und von Geburt oder doch von frühester Jugend auf geistesschwacher Individuen "*, zu der auch einige mit *„unheilbaren und abschreckenden äusserlichen Übeln "* zählten. Die dritte Gruppe waren *„Säufer und Taugenichtse "*, wobei Spurzheim nachschärft, dass er mit diesen Begriffen keineswegs harmlose melancholische Gelegenheitrinker bezeichne wie jene *„alten erwerbsunfähigen hier versorgten Männer, die in einem Weinlande geboren, von Jugend auf sich gerne mit einem Glas frohen Muth machten, und denen nun im 'Sich gehen lassen' hin und wieder der Kopf zu schwer wird (...)"* – , sondern frühere Sträflinge und *„Säufer von Profession, lebende Branntweinkrüge, Leute die zwischen einem Rausche und einem Bissen Brot immer nach dem ersten trachten. "* Viertens lebten in der Anstalt auch noch *„30 bis 40 Kinder ... beiderlei Geschlechts, verschiedenen Alters von 7 Jahren bis zur Mündigkeit "*, die meistens an körperlichen Behinderungen litten und bei denen eine *„vollständige Erziehung "* zu leisten sei. Spurzheim sah sich bei seiner Ankunft in Ybbs einem *„Mittelding von Versorgungs-, Arbeits- und Correctionshaus "* gegenüber, einem *„Anstaltsbruchstück "* in dem die Bedürfnisse der Irren immer an letzte Stelle gesetzt worden waren.

Man denke sich nun den Irren in Berührung mit den obgenannten Elementen der Versorgungsanstalt, von denen die besten nur ein Gefühl für ihn hatten, welches halb Mitleid, halb Geringschätzung ist, die meisten aber ihm jeder Gelegenheit den „Narren" vorwarfen, ihn in ihrer wirklichen oder eingebildeten Überlegenheit zu allerhand Zwecken zu gebrauchen suchten, oder in ihm geradezu den „Paria" jener menschlichen Gesellschaft sahen, welcher dieses Haus bewohnte. Man muss Zeuge gewesen sein von den Auftritten und Ereignissen so gemischter Anstalten, um so recht all' das Üble zu fühlen, was selbe fast unausweichlich mit sich führen.

Berührungspunkte zwischen Versorgungs- und Irrenhaus hätten sich in Ybbs nicht nur durch den begrenzten Raum ergeben, in dem bald über 400 (!) Irre untergebracht werden mussten, sondern auch dadurch, dass die für die Aufsicht bestimmten WärterInnen zu vier Fünfteln aus den PfründnerInnen des übrigen Versorgungshaus rekrutiert worden waren,

aus Leuten, zu alt, und in allen möglichen Vorurheilen verknöchert, um die Eigenthümlichkeiten des Irrendienstes sich anzueignen, oder zu schwach, um auch nur die

Hälfte von dem leisten zu können, was von ihnen gefordert werden musste, oder zu
roh, um in den Irren Menschen zu sehen, welche sie nur beaufsichtigen sollten (…)

Und neben der pflegerischen Versorgung, war auch die ärztliche Betreuung der
PatientInnen mangelhaft gewesen.

Der Hausarzt der Versorgungsanstalt verschrieb auch in der Irrenanstalt täglich eine
gewisse Anzahl Recepte; damit hatte er nach der Meinung, welche sich wenigstens in
dieser Anstalt geltend gemacht hatte, das Seinige gethan.

Seinen Eindruck von der Pflegeanstalt Ybbs fasste Spurzheim zugespitzt so zusammen: „*Und die Psychiatrie? – Nun, sie drückte dabei ein Auge, sie drückte alle ihre
Augen zu, oder, wenn man lieber will, – sie hatte da noch keines geöffnet.*"

Bis 1844 entließ Spurzheim die Hälfte des alten Wartpersonals und ersetzte es
durch „*tauglichere Individuen*". [Alle nachfolgenden Zitate, sofern nicht anders
angegeben, aus: 7, 8] Die verbliebenen WärterInnen schulte er dahingehend, nicht
mehr „*alles Widerstreben bei den Irren für Bosheit zu halten*" und versuchte ihnen
„*richtigere Begriffe von ihren Kranken beizubringen, und ihnen ein humanes Benehmen anzugewöhnen.*" Durch bessere Aufsicht hoffte er vor allem die Anwendung
von Zwangsmittel zu verringern.

Aufsicht und Zwangsmittel stehen einmal zueinander im verkehrten Verhältnisse. Je
häufiger (…) in einer Irrenanstalt die Zwangsmittel angewendet werden, auf eine desto
schlechtere Aufsicht kann man daraus schliessen (…)

Bei der Behandlung der Irren versuchte Spurzheim die Anstalt an geltende Maßstäbe anzupassen. Er stellte die körperliche Beschränkung mit Ketten und Eisen
ein (bevor das noch in Wien geschah) und stufte die innere Einrichtung der Irrenabteilung ab, um „*anhaltende Ruhe*" zu verwirklichen. Mehrere kleine Kammern
wurden eingerichtet, um unruhige PatientInnen darin zu beherbergen. Die „*gleiche
Absonderung*" wurde bei Unreinen durchgeführt. Auch EpileptikerInnen wurden
von den übrigen PatientInnen „*möglichst entfernt gehalten (…) da bekanntlich epileptische Anfälle auf die Irren einen sehr üblen Eindruck machen (…)*". Der Primar legte Wert auf tägliche Körperpflege bei PatientInnen, auch um einen „*alten
Missbrauch*" abzuschaffen, dem „*ganz kurze[n] Abschneiden der Haare bei den
Weibern. In vielen Fällen liegt diesem Gebrauche gewiss nur die Bequemlichkeit
der Wärtersleute zum Grunde.*" Auch der Tagesablauf der PatientInnen wurde neu
geordnet. Erstmals wurde für ein Drittel der PatientInnen das gemeinschaftliche
Essen an Tischen eingeführt, wobei die Kranken auch Messer und Gabel ausge-
händigt bekamen, was zur Unterbindung von Selbstverletzungen bis dahin in den

niederösterreichischen Irrenanstalten nicht üblich gewesen war. *„Das allgemeine Verbot der Messer und Gabeln halte ich für ein übertriebenes Misstrauen, welches sehr viele der Irrsinnigen nicht verdienen."* [Vgl. auch die Regierungs-Verordnung vom 27. März 1844, Z. 14.971. In: 6, S. 26] (In der Wiener Anstalt wurde PatientInnen zur selben Zeit nur *„mit höchst seltener Ausnahme"* Messer und Gabel anvertraut, weswegen die Wärtersleute die Speisen üblicherweise vorschneiden mussten. [Vgl. 11, S. 31]) Alle arbeitsfähigen PatientInnen sollten mit *„geregelten Thätigkeiten"* versorgt werden, was aber 1844 noch nicht vollständig gelungen war. *„Die nützlichste aller Beschäftigungen, die Feld- und Gartenarbeit, konnte leider wegen Mangel an Grundstücken bis jetzt nicht betrieben werden (...)"* Den größten Teil der häuslichen Arbeiten (Aufräumen, Reinigen, Geschirrwaschen, Brennholzsägen u. s. w.) übernahmen die PatientInnen der Irrenanstalt und zwar auch im angehängten Versorgungshaus. Manche konnten auch in der Schuhmacherwerkstatt und Weberei der Versorgungsanstalt mitarbeiten. Näharbeiten konnten auf den Krankenzimmern erledigt werden. *„[Es] fehlte (...) bis jetzt dennoch an Stoff, um alle arbeitsfähigen Irrsinnigen fortwährend zu beschäftigen (...)"* Für die geleisteten Arbeiten bekamen die PatientInnen Taschengeld, dessen Verwendung aber, da *„die meisten Irren viel zu unmündig sind, um von ihrem Gelde einen zweckmässigen Gebrauch zu machen"*, der Überwachung durch den Primar unterlag. Für *„Erheiterung"* und Zerstreuung in der Anstalt war auch 1844 nicht gesorgt, bis auf Spaziergänge, die die PatientInnen in Begleitung von WärterInnen unternehmen konnten, und dem Gottesdienst, für den Spurzheim eigens einen eigenen Bereich für seine PatientInnen in der Kapelle des Versorgungshaus abstecken ließ.

Spurzheim blieb über die nächsten 18 Jahre in Ybbs und übersah die großen Änderungen, die die Anstalt durchmachte. 1845 wurden dem Primar- und dem Sekundararzt von Ybbs eigene Instruktionen gegeben. [Vgl. Hofkanzley-Decret vom 17. Juli 1845, Z. 38.312. In: 6, S. 155–160] Als während der Planungen zu einer neuen Wiener Irrenanstalt immer mehr die Notwendigkeit einer zweiten vollständig ausgerüsteten niederösterreichischen Irrenanstalt hervorzubrechen begann, wurde 1847 der Antrag gestellt, das Versorgungshaus in Ybbs vollkommen räumen zu lassen und den somit geschaffenen Platz ganz der Irrenanstalt zur Verfügung zu stellen. Dieser Plan scheiterte jedoch am Einspruch der Stadt Wien, die sich außerstande sah, Ersatz für die verlorenen Pfründnerplätze zu beschaffen. Der Streit zwischen Armen- und Irrenfond bezüglich der Verwendung der Ybbser Anstalt schwelte bis 1858, als endlich eine Einigung erzielt werden konnte und das Versorgungshaus in einen Neubau in Ybbs einzog, der in der Nähe aufgeführt wurde, sodass das ganze alte Gebäude als Irrenanstalt gewidmet werden konnte. [Vgl. 13, S. 594–597] Während die Umbauarbeiten noch im Gange waren, wurde Spurzheim 1860 zum ersten Direktor der Anstalt bestellt und ihm ein ordinierender Arzt – dieser ersetzte die

Stelle des Primars als leitender Arzt – und zwei Sekundarärzte zur Seite gestellt. Die Anstalt besaß ab 1860 eine Bettenzahl von 405 und erhielt weiterhin viele ihrer (unheilbaren) PatientInnen aus der Wiener Irrenanstalt. [Vgl. 3, S. 4–12] Am 18. Oktober 1862 wurde sie *„offiziell eröffnet, während sie faktisch bereits mit Kranken gefüllt war"* und trug seither rechtlich den Titel einer „Heil- und Pflegeanstalt". [1]

12.3   Gesamtstatistik Irrenanstalt Ybbs 1843–1872

Die offizielle Statistik der Irrenanstalt Ybbs an der Donau weist alle üblichen Eigenschaften einer gewidmeten Pflegeanstalt für chronisch und unheilbar Kranke aus. Im dreißigjährigen Zeitraum von 1843 bis 1872 wurden insgesamt 2012 PatientInnen behandelt. Von diesen waren 52,5 % männlich und 47,5 % weiblich. Von den 1685 verzeichneten Aufnahmen waren 600 aus *„anderen Irrenanstalten"*, also zumeist aus Wien (35,6 %). Der Rest, immerhin 1085 Kranke (64,4 %), wurden in Ybbs neu aufgenommen, was zeigt, dass die Irrenanstalt ihre Arbeit als eigenständige Einrichtung nach 1842 rasch aufnahm. Da zwischen 1829 und 1843 etwa 500 PatientInnen aus Wien nach Ybbs gebracht worden waren, kann angenommen werden, dass in den 44 Jahren zwischen 1829 und 1873 insgesamt rund 1100 psychisch Kranke aus Wien nach Ybbs transferiert wurden. [Vgl. 11, Tabelle L] Von allen verzeichneten PatientInnen (n = 2012) wurden nur etwa 10,9 % als geheilt entlassen; wenn man die Heilungsrate mit dem Gesamtabgang (n = 1604) berechnet, also tatsächlich nur die abgeschlossenen PatientInnenfälle heranzieht, erhöht sich die Heilungsrate ein wenig auf 13,7 %. Ungeheilt entlassen wurden nach der Gesamtzahl 17,7 %, nach dem Gesamtabgang 22,2 %. An der Gesamtzahl berechnet starben 51,1 % aller PatientInnen in der Anstalt, nach dem Gesamtabgang berechnet liegt diese Zahl noch höher, bei 64,1 %. Das bedeutet, dass rund zwei Drittel aller PatientInnen in der Anstalt Ybbs starben. Zum Vergleich: In der Wiener Irrenanstalt starben zwischen 1784 bis 1870 rund 28,3 % aller PatientInnen (berechnet am Gesamtabgang, vgl. Tab. 15.5) Dies hebt deutlich das Wesen der Anstalt Ybbs als Pflegeanstalt für das niederösterreichische Kronland hervor, auch wenn sie in späteren Jahren als „Heilanstalt" bezeichnet wurde, siehe Tab. 12.1 [Vgl. 3, Tab. 14] [1] und Abb. 12.2.

---

[1] In derselben Quelle finden sich viele weitere, bisher nicht ausgewertete statistische Daten zu Herkunft, Alter, Aufenthaltsdauer und Diagnosen der Ybbser PatientInnen.

Tab. 12.1 Gesamtstatistik der Irrenanstalt Ybbs a. d. D. 1843–1872

Kategorie		Gesamt	in-% d. Gesamtz.[a]	in-% d. Abg.[b]	M./W.-%[c]
Gesamtzahl	m	740	–	–	52,53
	w	955	–	–	47,47
	$\sum$	2012	100,00	–	–
Gesamtaufn.	m	921	–	–	54,66
	w	764	–	–	45,34
	$\sum$	1685	83,75	–	–
Aufn. d. Transf.[d]	m	311	–	–	51,83
	w	289	–	–	48,17
	$\sum$	600	–	–	–
Geheilt Entl.	m	126	–	–	57,27
	w	94	–	–	42,73
	$\sum$	220	10,93	13,72	-
Ungeheilt Entl.[e]	m	218	–	–	61,24
	w	138	–	–	38,76
	$\sum$	356	17,69	22,19	-
Gestorben	m	513	–	–	49,90
	w	515	–	–	50,10
	$\sum$	1028	51,09	64,09	-
Abgang gesamt	m	857	–	–	53,43
	w	747	–	–	46,57
	$\sum$	1604[f]	79,72	100,00	–

[a] Prozentverhältnisse berechnet anhand der Gesamtzahl (n: 2012 = 100 %)
[b] Prozentverhältnisse berechnet anhand des Abgang gesamt (n: 1604 = 100 %)
[c] Geschlechtsverhältnis
[d] Teilmenge der Gesamtaufnahme: Aus anderen Irrenanstalten nach Ybbs transferiert
[e] Ungeheilt entlassen, enthält die Originalgruppen: „in andere Irrenanstalten übersetzt" (n: 152), „gegen Revers entlassen" (n: 102), „in die Gemeindeversorgung" (n: 52), „entwichen" (n: 23), „beurlaubt" (n: 20) und „in häusliche Pflege entlassen" (n: 7)
[f] Es verblieben somit im Jahre 1873 408 PatientInnen in der Anstalt

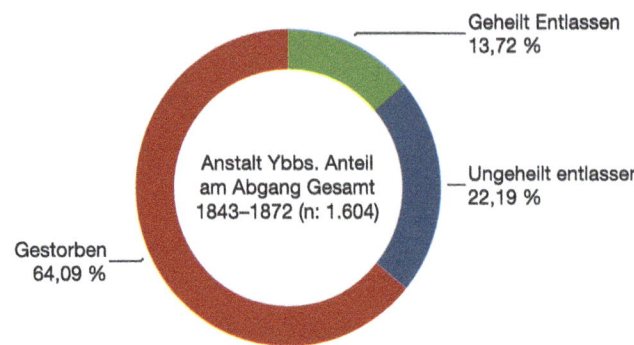

Abb. 12.2 Grafische Darstellung der Abgangsarten der Anstalt Ybbs an der Donau

---

Literatur

1. „Die Eröffnungs-Feier der Irren-, Heil- und Pflege-Anstalt in Ybbs." In: *Wiener Medizinische Wochenschrift* 12.44 (1. Nov. 1862), S. 699–700. https://anno.onb.ac.at/cgi-content/anno-plus?aid=wmw&qid=7AUPRMIC1ROWVP5J8EKI5EFNVJZDFL&size=45&datum=18620003_0356 (besucht am 24.01.2022).
2. Knolz, Joseph Johann. *Darstellung der Humanitäts- und Heilanstalten im Erzherzogthume Oesterreich unter der Enns ... nach ihrer dermaligen Verfassung und Einrichtung herausgegeben.* Wien: Mechitaristen, 1840. http://data.onb.ac.at/rec/AC10021353 (besucht am 24.01.2022).
3. Niederösterreichischer Landtag, Hrsg. *Bericht über die niederösterreichische Landesirrenanstalt Ybbs: in Verbindung mit dem ärztlichen Jahresberichte pro 1872.* Wien: Leo Fein, 1874. http://data.onb.ac.at/rec/AC13347410 (besucht am 24.01.2022).
4. *Sammlung aller Sanitätsverordnungen im Erzherzogthume Oesterreich unter der Enns 1837–1842.* ger. Bd. 9. Sammlung aller Sanitätsverordnungen im Erzherzogthume Oesterreich unter der Enns (etc.) 9. Wien: Kaulfuß Witwe, Prandel und Comp., 1843. http://data.onb.ac.at/ABO/%2BZ159370806 (besucht am 26.01.2022).
5. *Sammlung aller Sanitätsverordnungen im Erzherzogthume Oesterreich unter der Enns 1843.* ger. Bd. 10. Sammlung aller Sanitätsverordnungen im Erzherzogthume Oesterreich unter der Enns (etc.) 10. Wien: Kaulfuß Witwe, Prandel und Comp., 1844. http://data.onb.ac.at/ABO/%2BZ159370909 (besucht am 26.01.2022).
6. *Sammlung aller Sanitätsverordnungen im Erzherzogthume Oesterreich unter der Enns 1844–1845.* ger. Bd. 11. Sammlung aller Sanitätsverordnungen im Erzherzogthume Oesterreich unter der Enns (etc.) 11. Wien: Kaulfuß Witwe, Prandel und Comp., 1846. http://data.onb.ac.at/ABO/%2BZ159371008 (besucht am 26.01.2022).
7. Spurzheim, Karl. „Die k.k. Irrenanstalt zu Ybbs an der Donau in Niederösterreich [Teil 1]". In: *Österreichische medicinische Wochenschrift* 1/2.6 (2. Feb. 1844), S. 141–146.

http://opacplus.bsb-muenchen.de/title/5976964/ft/bsb10086745?page=147 (besucht am 01.02.2022).

8. Spurzheim, Karl. „Die k.k. Irrenanstalt zu Ybbs an der Donau in Niederösterreich [Teil 2]". In: *Österreichische medicinische Wochenschrift* 1/2.7 (10. Feb. 1844), S. 173–178. http://opacplus.bsb-muenchen.de/title/5976964/ft/bsb10086745?page=179 (besucht am 01.02.2022).

9. Spurzheim, Karl. „Rückblicke auf die öffentlichen Irrenanstalten der Provinz Nieder-Oesterreich [Teil 1]". In: *Österreichische medicinische Wochenschrift* 24 (12. Juni 1847), S. 737–744. http://opacplus.bsb-muenchen.de/title/5976974/ft/bsb10055259?page=389 (besucht am 01.02.2022).

10. Spurzheim, Karl. „Rückblicke auf die öffentlichen Irrenanstalten der Provinz Nieder-Oesterreich [Teil 2]". In: *Österreichische medicinische Wochenschrift* 25 (19. Juni 1847), S. 769–776. http://opacplus.bsb-muenchen.de/title/5976974/ft/bsb10055259?page=405 (besucht am 01.02.2022).

11. Viszánik, Michael von. *Leistungen und Statistik der k. k. Irrenanstalt zu Wien, seit ihrer Gründung im Jahre 1784 bis zum Jahre 1844.* ger. Wien: Mörschner, 1845. http://data. onb.ac.at/rec/AC10407681 (besucht am 26.01.2022).

12. Wiener Gesundheitsverbund. *Ybbs als Spiegel der Psychiatrie: Von der Irrenanstalt zu modernster Therapie.* Fotoarchiv des Therapie-zentrums Ybbs. https://ybbs. gesundheitsverbund.at/spiegel-der-psychiatrie/ (besucht am 21.01.2022).

13. Wiener Städtisches Statistisches Bureau, Hrsg. *Das Armenwesen in Wien und die Armenpflege im Jahrzehnt 1863–1872: Geschichtlich, administrativ, und statistisch bearbeitet vom städtischen statistischen Bureau.* Wien: Verlag d. Städtischen Statistischen Bureaus, 1875. https://books.google.at/books?id=JWoSAAAAIAAJ& printsec=frontcover&hl=de&source=gbs_ge_summary_r&cad=0#v=onepage&q& f=false (besucht am 24.01.2022).

14. Wilde, William R. *Austria: its literary, scientific, and medical institutions : with notes upon the present state of science, and a guide to the hospitals and sanatory establishments of Vienna.* eng. Dublin [u.a.]: Curry [u. a.], 1843. http://data.onb.ac.at/rec/AC00376442 (besucht am 24.01.2022).

15. Wurzbach, Constantin von. „Spurzheim, Karl". In: *Biographisches Lexikon des Kaiserthums Oesterreich.* Bd. 36. Wien, 1878, S. 293. https://de.wikisource.org/wiki/BLK%C3 %96:Spurzheim,_Karl (besucht am 02.02.2022).

Zusammenfassung

In diesem Bildkapitel werden die wichtigsten Standorte und Gebäude der niederösterreichischen Psychiatrie zwischen 1853 bis 1870 dargestellt. Die beschriebenen Einrichtungen sind die neu aufgestellte relativ verbundene Wiener Irrenheil- und Pflegeanstalt und die 1870 als Ersatz für den Narrenturm eröffnete Irrensiechenanstalt Klosterneuburg.

13.1 Bilder

D. Vitecek, *Der Wiener Narrenturm,* Medizin, Kultur, Gesellschaft,
https://doi.org/10.1007/978-3-658-39050-1_13

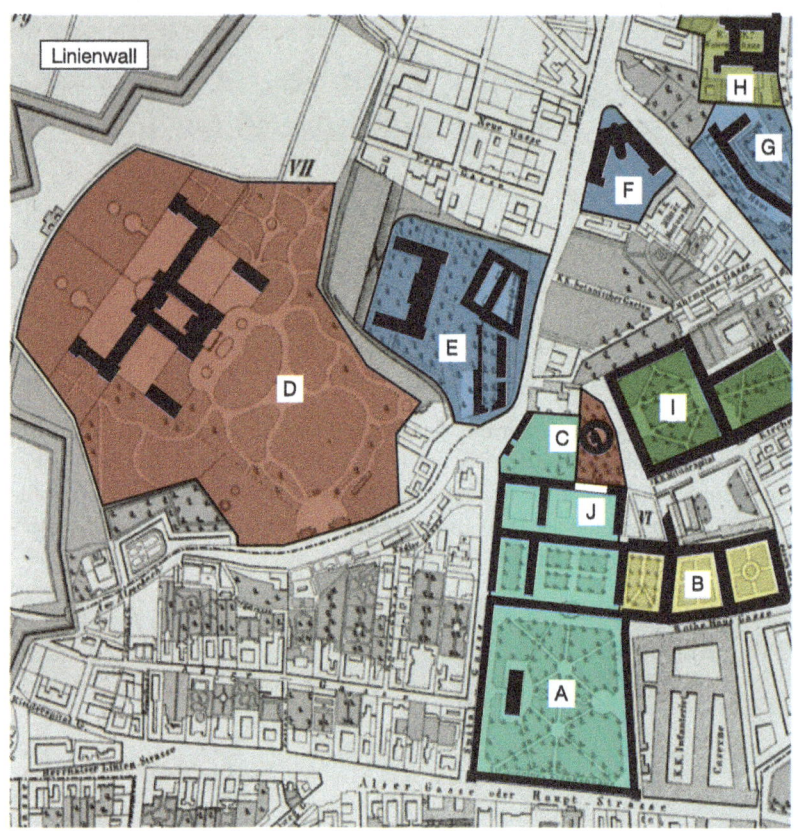

Abb. 13.1 Übersichtskarte Alservorstadt 1860 [5]

Abb. 13.1.: Mit dem Fortgang der medizinischen Entwicklung wurde eine große Anstalt wie das Allgemeine Krankenhaus, in dem die drei Hauptstämme der Medizin, die Kranken-, Irren-, und Mütterversorgung unter einem einzigen Dach vereinigt waren, zunehmend unführbar. 1851 wurde daher die vereinigte Gebär- und Findelanstalt (**B**, das Findelhaus ist auf dieser Karte nicht abgebildet) von der Krankenanstalt (**A**) unabhängig. Im Jahre 1852 wurde auch die „relativ verbundene Irrenheil- und Pflegeanstalt Wien" von der Krankenanstalt abgelöst und unter eine eigene Direktion gestellt. In der Krankenanstalt verblieb nur das psychiatrische Beobachtungszimmer Nr. 23 unter der Leitung des früheren Primars der Irrenanstalt Michael Viszánik. Die neue Wiener Irrenanstalt bestand aus zwei Teilen, der 1853 eröffneten Heilanstalt im Neubau Am Bründlfeld (**D**) und der Pflegeanstalt im Narrenturm (**C**) und im Lazarett. Bei Eröffnung hatte die neue Irrenanstalt eine Bettenzahl von 850. Davon entfielen 480 Plätze auf die Heilanstalt und 370 auf die Pflegeanstalt (270 auf den Turm und 100 auf das Lazarett). Das Lazarett wurde mit Ende des Jahres 1855 an die Stadt Wien zurückgegeben, die es abriss und dort 1860 ein neues Bürgerversorgungshaus aufführte (**F**). Der Narrenturm war bis 1869 als Pflegeanstalt Teil der Wiener Irrenanstalt. Im Allgemeinen Krankenhaus verblieb ein Beobachtungszimmer als kleine interne Irrenabteilung (**J**). Das Versorgungshaus Am Alserbach (**E**), das 1852 um einen bedeutenden Neubau für rund 700 Personen erweitert wurde, wollte der neue Direktor der Irrenanstalt Josef Riedel als Pflegeanstalt für seine Einrichtung übernehmen, der Plan scheiterte jedoch an Geldmangel. Weitere auf der Karte abgebildete Fürsorgeeinrichtungen sind das Versorgungshaus Währingergasse (**G**), das Waisenhaus für Knaben (**H**) und das Garnisonsspital Nr. 1 (**I**).

Abb. 13.2 Die relativ
verbundene Irrenheil- und
Pflegeanstalt in Prag [3]

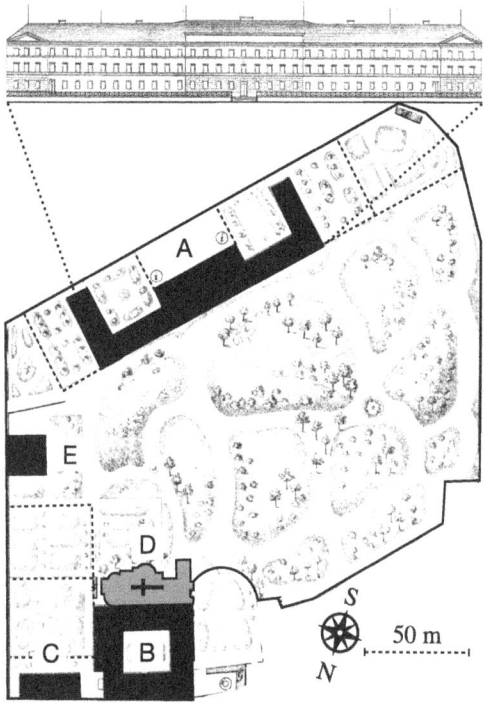

Abb. 13.2.: Die relativ verbundene Irrenheil- und Pflegeanstalt in Prag galt als eine der vorbildlichsten Psychiatrien im gesamten deutschsprachigen Raum und als unmittelbares Vorbild für ihr Wiener Gegenstück. Die Prager Psychiatrie übte einen Haupteinfluss auf die Planung und den Bau der neuen Wiener Irrenanstalt aus. Das Konzept einer relativ verbundenen Irrenheil- und Pflegeanstalt wurde in Prag dadurch umgesetzt, dass 1846 ein großer Neubau bezogen wurde, der als Heilanstalt diente. Die alte Irrenanstalt, die in einem ehemaligen Kloster untergebracht war, wurde zur Pflegeanstalt umgewidmet. Heil- und Pflegeanstalt standen seit 1845 unter einem selbstständigen, vom Prager Allgemeinen Krankenhaus getrennten Direktorat und waren räumlich durch einen gemeinsamen Park verbunden. In Wien wurde eine ähnliche Verbindung von Bründlfeld und Narrenturm versucht, das Ergebnis fiel aber aufgrund der Gegebenheiten nur unbefriedigend aus. **A**: Die 1846 eröffnete Heilanstalt. **B**: Alte Prager Irrenanstalt, ab 1846 Pflegeanstalt für Männer. **C**: Pflegeanstalt für Frauen. **D**: Kirche St. Katharina. **E**: Direktionsgebäude. Die Anstalt und ihre Gebäude bestehen bis heute als Psychiatrische Klinik der Karls-Universität fort.

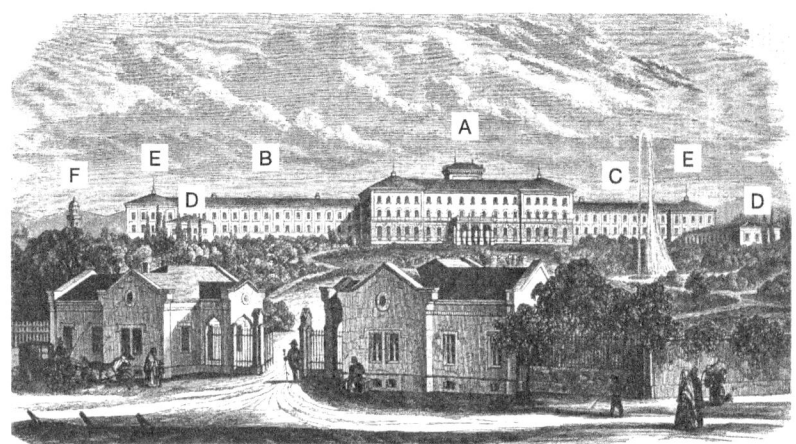

Abb. 13.3 Ansicht der 1853 eröffneten Heilanstalt Am Bründlfeld vom Torgebäude aus [2]

Abb. 13.3.: Die 1853 neu eröffnete Heilanstalt Am Bründlfeld **A**: Direktorat. **B**: Krankenflügel der Frauen. **C**: Krankenflügel der Männer. **D**: Wirtschaftsgebäude. **E**: Trakte der Unruhigen. **F**: Währinger Wasserturm (heutiger Standort Anton-Baumann-Park, 18. Bezirk). Zum Zeitpunkt seiner Eröffnung bot die Heilanstalt am Bründlfeld 450 heilbaren PatientInnen Platz. Das Gebäude war in einen Männer- und einen Frauenflügel getrennt; die Männerabteilungen lagen rechts der Mittelachse, die Frauenabteilungen links. Beide Flügel waren gleich groß und verfügten über dieselbe Einrichtung. Im „Direktorat" genannten Mittelgebäude gab es eine Anstaltskapelle, die durch Wandbilder und Glasmalereien mit *„tröstenden"* religiösen Motiven des Malers Carl Schweninger D. Ä. (*1818; †1887) geschmückt war, die auch als Festsaal diente. Im Erdgeschoß des Gebäudes lagen Magazine, Personalwohnungen, Küchen, Werkstätten, Speise- und Billardsäle, Schlafzimmer für die PatientInnen der III. Klasse sowie, in den beiden nach hinten abgehenden Trakten, je zwölf Einzelzellen für Tobsüchtige der I. und II. Klasse. Die sich ebenfalls im Erdgeschoß befindliche Badeanstalt umfasste zwei Badezimmer mit je sieben Wannen und zwei *„Seperatbäder für Kranke besserer Stände"*, zwei Dusch- und Dampfbäder, vier Separatbäder für Tobende und Unreine und zwei große „Badebassins" in den Gärten für Frei- und Vollbäder. Im ersten Stock waren vor allem die Einrichtungen für PatientInnen der III. Klasse untergebracht: Schlafzimmer, Arbeits- und Konversationsräume und je zwölf Zellen für Tobsüchtige. Die PatientInnen der III. Klasse schliefen in Zimmern mit sieben bis 18 Betten. Jene der II. Klasse in

Zimmern zu zweit, zu dritt oder zu viert. Der zweite Stock war PatientInnen der I. und II. Klasse vorbehalten, die in 42 kleineren Wohn- und Schlafzimmern einzeln untergebracht werden konnten. Auffällig an dieser Einteilung ist, wie viel Raum den KlassepatientInnen insgesamt zugestanden wurde; ein Grundsatz, der sich auch in den Außenanlagen der Anstalt fortsetzte. In der Anstalt wohnten zunächst der Direktor, zwei ordinierende Ärzte (leitende Ärzte), zwei Sekundarärzte und zwei Interne Präparanden. Zur Beleuchtung der Anstalt wurde Gas verwendet, das vom hauseigenen Gasometer geliefert wurde. Die Beheizung erfolgte über eine zentrale Warmluftheizung und über Tonöfen in den Krankenzimmern. [Vgl. 12, S. 191–194] [Vgl. 7, Pläne 1–4]

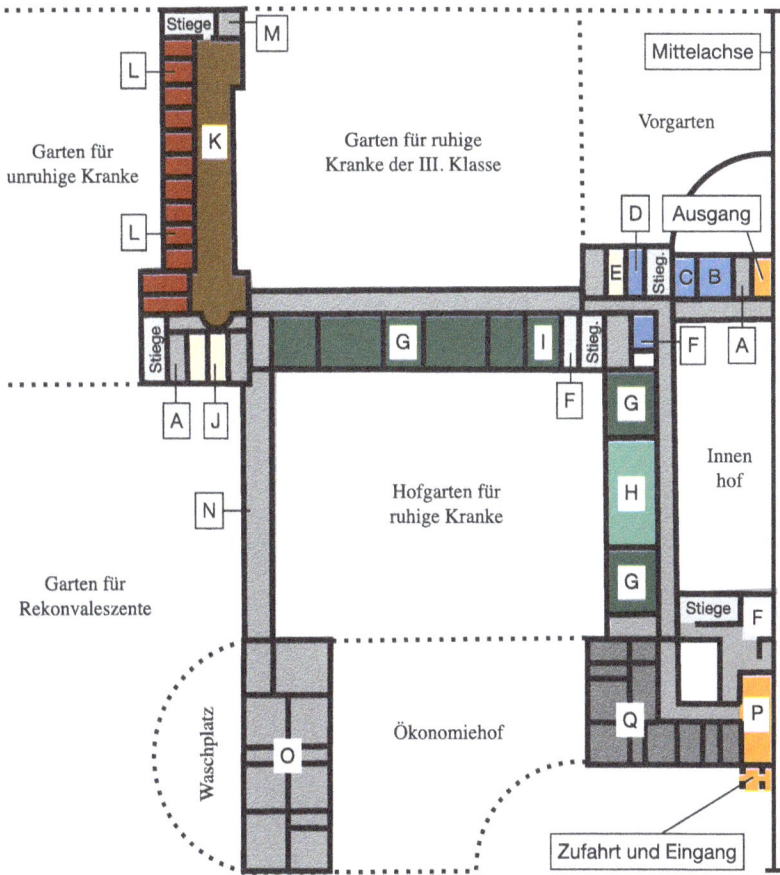

Abb. 13.4 Die Inneneinrichtung der Heilanstalt Bründlfeld am Beispiel des Erdgeschoßes der Frauen. (Aus Gründen der Vereinfachungen sind keine Auslassungen für Fenster und Türen eingezeichnet.) [Unter Verwendung von: 7, Taf. III.]

Abb. 13.4 Grundriss der Frauenabteilung des Bründlfelds.: **A**: Toiletten. **B**: Badezimmer der III. Klasse mit sieben Wannen. **C**: Dusch- und Dampfbäder. **D**: Badezimmer der I. und II. Klasse. **E**: Oberwärterwohnung. **F**: Küchen. **G**: Schlafsäle der III. Klasse. **H**: Speise- und Konversationssaal; auf der Männerseite befanden sich im gleichen Trakt die Werkstätten der Strohflechterei, der Schuhmacher- und Schneiderei, der Tischler- und Drechslerei und das Tapeziererarbeitszimmer. Weiters waren im Männertrakt Billardtische im Speisesaal aufgestellt. **I**: Krankenzimmer der III. Klasse. **J**: Wohnung der Wärterin. **K**: Beobachtungssaal für unruhige Frauen und Neuaufgenommene. **L**: Zwölf Tobzellen für Kranke der I. Klasse. **M**: Badezimmer. **N**: Glasgang für Kranke. **O**: Wirtschaftsgebäude mit Pferdestallungen, Wagenremise, Feuerlöschrequisiten, vier Hausdienerwohnungen und dem Strohmagazin. **P**: Haupteingang mit Hauptstiege. **Q**: Wohnungen des Portiers, des Amtsdieners, des Restaurateurs, des Baddieners. Das erste Obergeschoß war ähnlich eingerichtet mit zusätzlichen Schlafzimmern für Kranke der III. Klasse an Stelle der Badeanstalt. Im zweiten Obergeschoß befanden sich die Wohn- und Schlafzimmer der PatientInnen der I. und II. Klasse.

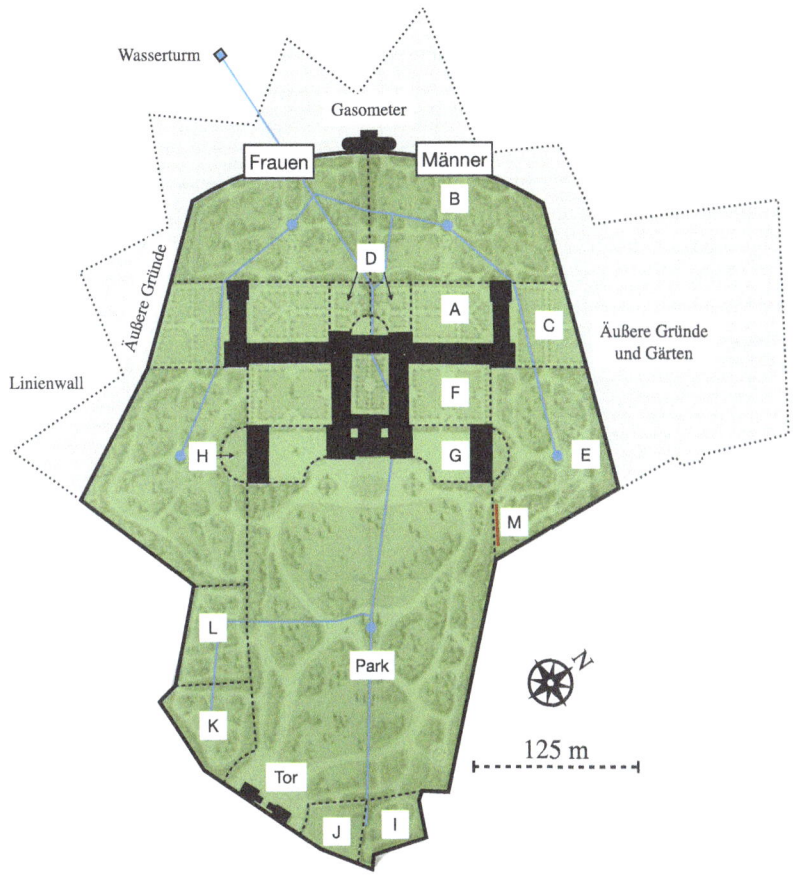

Abb. 13.5 Die Außenanlagen der Heilanstalt Am Bründlfeld [7, Taf. II.]

Abb. 13.5.: Die Außenanlagen der Heilanstalt Am Bründlfeld waren spiegel-
bildlich für Männer und Frauen aufgebaut und streng nach Bezahlklasse, Betragen
und Genesungsfortschritt gegliedert. **A**: Garten für ruhige Kranke der III. Klasse.
B: Garten für ruhige Kranke der I. und II. Klasse. **C**: Garten für unruhige Kranke
aller Klassen. **D**: Vorgarten, bei Männern als „Turnplatz" bezeichnet. **E**: Garten für
Rekonvaleszente. **F**: Hofgärten für ruhige Kranke. **G**: Ökonomiehof. **H**: Wasch-
platz für Hauswäsche. **I**: Garten des Kontrollors. **J**: Baumschule. **K**: Garten des
Verwalters. **L**: Garten des Direktors. **M**: Kegelbahn für rekonvaleszente Männer.

Der Park konnte von geeigneten Kranken gemeinschaftlich benutzt werden. Der gesamte Grund war umzäunt, der Haupteingang war durch eine große Toranlage gesichert. In der Gesamtschau ist auch bei den Gartenanlagen auffällig, welch großer Raum den PatientInnen der I. und II. Klasse zugebilligt wurde. Wesentliche Voraussetzung für das Entstehen der neuen Anstalt war die 1841 eröffnete „Kaiser-Ferdinands-Wasserleitung" gewesen, die Wasser aus dem Donaukanal entnahm und erstmals das ganze Stadtgebiet zuverlässig mit Fließwasser belieferte. Noch in den 1820er-Jahren war der Neubau einer Irrenheilanstalt am Bründlfeld unter anderem an der fehlenden Wasserversorgung gescheitert. Die gesamte Anlage war an das neue Wassernetz angebunden und in jedem größeren Gartenbereich sprudelte ein Springbrunnen zur Zierde.

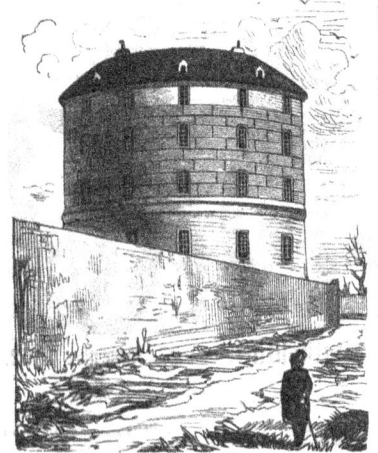

Abb. 13.6 Ein Artikel der Satirezeitschrift „Kikeriki" vom 27. November 1862 [11]

Abb. 13.6.: Das Fortbestehen des Narrenturms als Pflegeanstalt sorgte für immer wieder aufbrandende Kritik. *„In Wien gibt es zwei Anstalten zur Heilung von Geisteskranken gleich nebeneinander: ein prächtiges Palais, umgeben von einem Parke, nämlich die Irrenanstalt am Bründlfeld, und eine alte Zwingburg mit engen Zellen und dicken Eisengittern vor den schmalen Fenstern, nämlich den alten Narrenthurm im Spitale, ein finsteres Gebäude – schauerlich anzusehen. (…) Der alte Narrenthurm wird von den Irren der neuen Anstalt* **gefürchtet!** *(…) Möge auch jenen Kranken, die als u n h e i l b a r gelten, ein freundlicheres Loos werden!"* Viele BeobachterInnen sahen die Unheilbaren in der Wiener Anstalt durch ihre Unterbringung im Turm als stark benachteiligt an. Durch die eindeutige bauliche Trennung beider Anstaltsteile erfüllte die neue Wiener Irrenheil- und Pflegeanstalt im Grunde genommen nicht die Bedingungen von wahren relativ verbundenen Irrenanstalten, wie sie in Deutschland und in Prag umgesetzt worden waren.

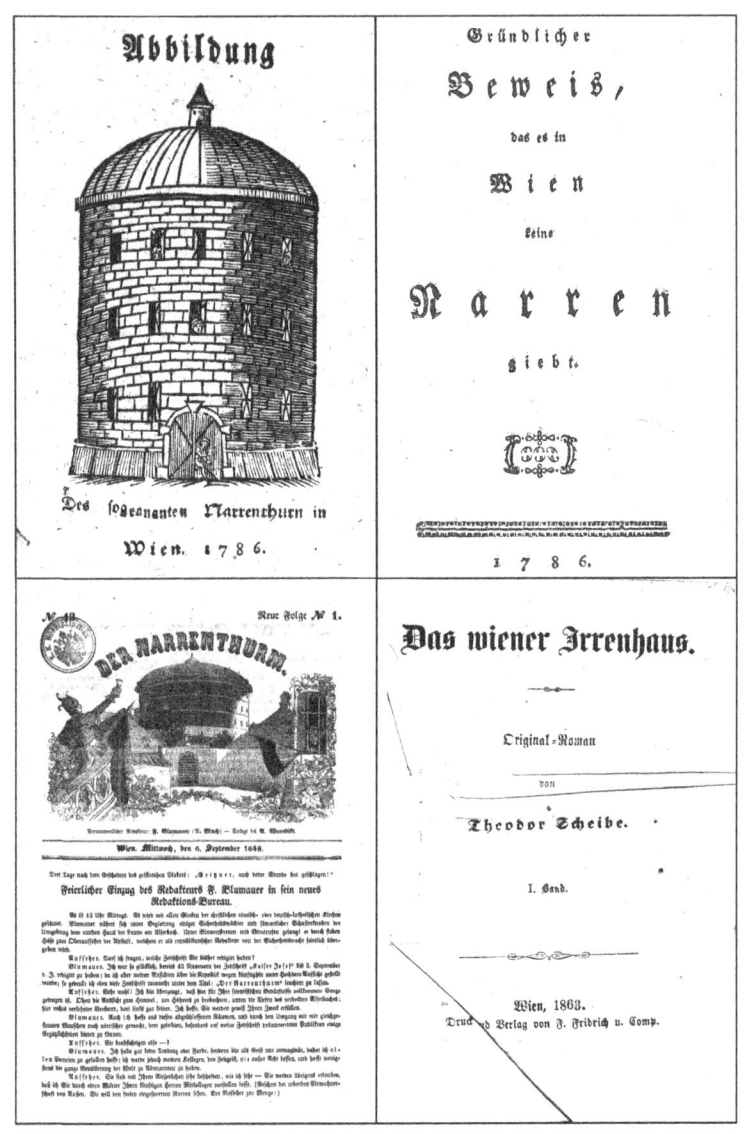

Abb. 13.7 Narrenturm und Literatur [4, 6, 8]

Abb. 13.7.: Nachdem der Narrenturm schon bei Eröffnung literarische Schriften angestoßen hatte, wurde die Irrenanstalt mit der seltsamen Gestalt Mitte des
19. Jahrhunderts endgültig zu einem bleibenden Bestandteil der Wiener Volks-
kultur, oftmals als Bildzeichen einer die Bürger unterdrückenden Staatsmacht.
Obere Reihe: Anonyme Spottschrift über die Wiener Gesellschaft von 1786.
Links unten: Die kurzlebige politische Satirezeitschrift „Der Narrenthurm". In der
ersten Nummer wird ihr Redakteur in den Turm eingewiesen, von wo aus er im Weiteren gegen das Geschehen des Revolutionsjahrs 1848 anredet. Rechts unten: Auch
in der erzählenden Literatur wurde der Narrenturm als Schauplatz der Handlung
eingesetzt. Hier der historische Groschenheftroman „Das wiener Irrenhaus." des
Unterhaltungsschriftstellers Theodor SCHEIBE (* 1820; † 1881) über das zweite
„Franzosenjahr" 1809, veröffentlicht 1863.

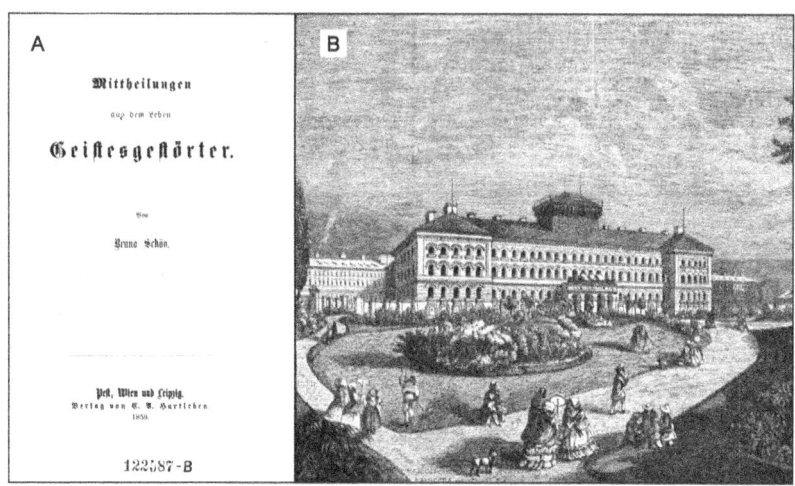

Abb. 13.8 Das Bründlfeld in der Literatur. **A**: Titelseite von Bruno Schöns „Mittheilungen aus dem Leben Geistesgestörter" aus 1859. [10]. **B**: Idealansicht des Bründlfelds von 1851 [1]

Abb. 13.8: Bruno SCHÖN (*1809; †1881), seit 1854 der katholische Seelsorger der Wiener Irrenanstalt, war auch Autor von Belletristik und volksaufklärerischen Sachbüchern über Geisteskrankheiten: In seiner 1859 erschienen Bildungsschrift „Mittheilungen aus dem Leben Geistesgestörter" wandelt er mit den Lesern durch Turm und Bründlfeld, hier und da ein sprechendes oder sprechend erfundenes Beispiel von Geisteskrankheit herausgreifend: *„Wir besuchen nach und nach die verschiedenen Abtheilungen der Männer und Frauen: Corridore, Arbeits-, Conversations-, Schlafsäle u. s. w., um die Irrsinnigen zu sehen, zu sprechen und ihr ganzes Thun und Treiben zu beobachten. Die Methode gewährt eben so viel Belehrung als Unterhaltung, was wir beabsichtigen."* Schön möchte einem *„größere[n] Publicum"* die gewöhnlichen Symptome von Geisteskrankheiten in *„leichtfaßlicher Sprache"* erklären und damit gegen den religiös verfärbten Aberglauben seiner Zeit ankämpfen, den er mit Sinnestäuschungen im Zustand des Irreseins erklärt, wobei sein belehrender Stift auch – durchaus im Einklang mit den zeitgenössischen psychiatrischen Vorstellungen – die sittlichen Verfehlungen der einzelnen Kranken wie *„Trunksucht"*, *„geschlechtliche Ausschweifungen"* (die *„gewöhnlichen Hauptursachen des Wahnsinns bei Männern"*), dem *„Lesen lasciver Bücher"* oder das *„gemeine Jugendlaster"* nachzeichnet. Folglich tritt im ersten Kapitel gleich der Teufel auf, der einen Sünder verfolgt. (Eine *„Gesichts-Hallucination"* wie Schön erklärt.)

Aus dem Buch erfährt man unter anderem, dass die gewöhnliche Selbstbezeichnung der Kranken im Bründlfeld „*kopfkrank*" lautete, dass verrückte Schneider oftmals Kleider, Nadeln und Scheren sahen, während ungläubigen Kranken niemals Engel oder Teufel erschienen. Schön, der kein Arzt war, schrieb weitere Bücher über seine psychiatrischen Sichtweisen auf Literatur, Geschichte und Glauben: Seine Betrachtungen über das Wechselverhältnis von Religion und Wahnsinn zeigen ihn als strengen Dogmatiker, der alle nicht-katholischen religiösen Erfahrungen schlicht zu Geisteskrankheiten erklärt. Martin Luther unterstellte er Halluzinationen, Größen- und Verfolgungswahn [Vgl. 9], Mohammed diagnostizierte er als „*epileptische[n] Hallucinant[en]*". [Vgl. 10]

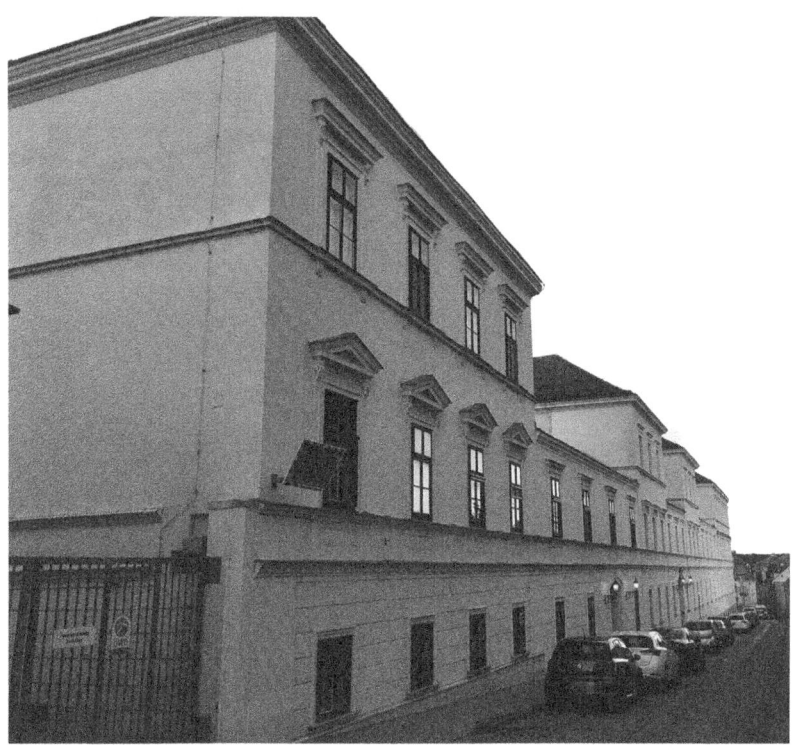

Abb. 13.9 Das Gebäude der 1870 eröffneten „Landes-Irrensiechen- und Versorgungsanstalt Klosterneuburg" im Jahr 2020

Abb. 13.9.: Im Bürgerspital Klosterneuburg wurden bereits ab 1861 weibliche psychiatrische PatientInnen aus Ybbs und Wien eingeliefert. Die Landes-Irrensiechen- und Versorgungsanstalt Klosterneuburg in der Martinsstraße wurde am 15. Juli 1870 als Ersatz für den Narrenturm für 250 PatientInnen beiderlei Geschlechts eröffnet. Für die Irrenanstalt wurde ein 1766 erbautes Fabriksgebäude neu gewidmet und umgebaut. Die Eröffnung einer Irrensiechenanstalt war eine Aufweichung des Konzepts einer verbundenen Irrenheil- und Pflegeanstalt und markierte damit die Rückkehr von abgelegenen und spezialisierten Pflegeeinrichtungen für Unheilbare in der Psychiatrie, sei es auch unter neuem Namen. Die Landesirrenanstalt Klosterneuburg wurde mittels eines angrenzenden Neubaus (hier nicht abgebildet) bis 1910 auf über 720 Plätze ausgebaut, womit sie eine Zeit lang hinter den Riesenanstalten Steinhof, Gugging-Kierling und Mauer-Öhling die viertgrößte Psychiatrie Niederösterreichs war. Die Irrenanstalt wurde 1922 geschlossen und die Gebäude im 20. Jahrhundert mehrfach umgewidmet. Zuletzt war dort bis zur Schließung 2015 ein Wiener Altenheim untergebracht.

Literatur

1. „Die neue Irren-Heilanstalt in Wien". In: *Oesterreichische Ilustrirte Zeitung* 1.15 (6. Okt. 1851), S. 113–114. http://opacplus.bsb-muenchen.de/title/6089893/ft/bsb10498747?page=121 (besucht am 24.01.2022).
2. „Die neue Irrenheilanstalt in Wien etc." In: *Ilustrirte Zeitung* 18/6.460 (24. Apr. 1852), S. 263–266. http://anno.onb.ac.at/cgicontent/anno?aid=izl&datum=18520424&seite=7&zoom=33 (besucht am 24.01.2022).
3. Fischel, Jacobus. *Prag's k. k. Irrenanstalt und ihr Wirken seit ihrem Entstehen bis incl. 1850.* Erlangen: Ferdinand Enke, 1853. http://data.onb.ac.at/rec/AC09861385 (besucht am 26.01.2022).
4. *Gründlicher Beweis, das es in Wien keine Narren giebt.* ger. Wien, 1786. urn:nbn:at:AT-WBR-46993.
5. Ministerium des Inneren. *[Stadtplan]: Grundriss der Haupt- und Residenz-stadt Wien mit sämtlichen Vorstädten.* WStLA, Kartographische Sammlung, Sammelbestand, P1: 383. 1858. https://www.wien.gv.at/actaproweb2/benutzung/archive.xhtml?id=Stueck++00002987ma8KartoSlg/#Stueck__00002987ma8KartoSlg (besucht am 21.01.2022).
6. Much, Adolph, Hrsg. *Der Narrenthurm.* ger. Bd. 1. Wien: Verlegt bei A. Wenedikt, Sep. 1848. http://data.onb.ac.at/rec/AC08507105 (besucht am 24.01.2022).
7. Riedel, Josef. *Aerztliche Berichte über die k.k. Irren-Heil- und Pflege- Anstalt zu Wien in den Jahren 1853–1856.* Wien: Hof- u. Staatsdr., 1858. http://data.onb.ac.at/rec/AC09701896 (besucht am 24.01.2022).
8. Scheibe, Theodor. *Das Wiener Irrenhaus : Original-Roman.* ger. Wien: Fridrich, 1863. http://data.onb.ac.at/rec/AC13478234 (besucht am 24.01.2022).
9. Schön, Bruno. *Dr. Martin Luther auf dem Standpunkte der Psychiatrie beurtheilt.* Wien: Sartori, 1874. http://data.onb.ac.at/ABO/%2BZ253594502 (besucht am 08.04.2022).
10. Schön, Bruno. *Mittheilungen aus dem Leben Geistesgestörter.* Pest, Wien [u. a.]: Hart-leben, 1859. http://data.onb.ac.at/rec/AC10296319 (besucht am 26.01.2022).
11. „Was sich Kikeriki denkt, wenn er den alten Narrenthurm betrachtet". In: *Kikeriki* 2.48 (27. Nov. 1862). http://anno.onb.ac.at/cgi-content/anno?aid=kik&datum=18621127&zoom=33 (besucht am 26.01.2022).
12. Wittelshöfer, Leopold. *Wien's Heil- und Humanitätsanstalten, ihre Geschichte, Organisation und Statistik ; Nach amtlichen Quellen.* Wien: Seidel, 1856. http://data.onb.ac.at/rec/AC10446930 (besucht am 26.01.2022).

Zusammenfassung

Nach einer Welle öffentlicher Kritik forcierte man in Wien die in den 1820er-Jahren aufgegebenen Bemühungen, eine neue Irrenanstalt zu errichten. Die Wiener Verantwortlichen orientierten sich am internationalen Standard und planten eine relativ verbundene Irrenheil- und Pflegeanstalt. Die Planungen waren allerdings von Uneinigkeiten und Kompetenzstreitigkeiten geprägt. Bis zuletzt konnten Grundsatzfragen nicht entschieden werden, sodass schließlich der Bau begonnen wurde, ohne dass ein Gesamtkonzept vorgelegen wäre. Als man 1853 die neue Irrenanstalt Am Bründlfeld eröffnete, musste der Narrenturm weiterhin als Pflegeanstalt in Betrieb bleiben, weil die neue Anstalt zu klein geplant worden war. Erst nach einem weiteren Reformschritt von 1869 bis 1870 konnte der Narrenturm als Psychiatrie geschlossen werden. In derselben Reform verlor die Wiener Irrenanstalt auch ihre Rolle als Universalanstalt im niederösterreichischen Irrenwesen. Eine multizentrische Psychiatrie löste die seit 1784 zentralisierte Irrenversorgung in Niederösterreich ab.

14.1 Ein neuer Anstaltstyp: Das Ideal der relativ verbundenen Irrenanstalt

Bei den vom niederösterreichischen Protomedicus Knolz wiederangestoßenen Bestrebungen zum Bau einer neuen Wiener Irrenanstalt, die durch die öffentliche Auseinandersetzung um den Narrenturm in der zweiten Hälfte der 1840er-Jahre noch an Dringlichkeit gewannen, galt es zuvorderst folgende Frage zu erörtern: Welcher Gattung von Irrenanstalt sollte die neue Einrichtung angehören? Ab den 1830er-Jahren fand in psychiatrischen Fachkreisen eine wissenschaftliche Ausein-

D. Vitecek, *Der Wiener Narrenturm,* Medizin, Kultur, Gesellschaft,
https://doi.org/10.1007/978-3-658-39050-1_14

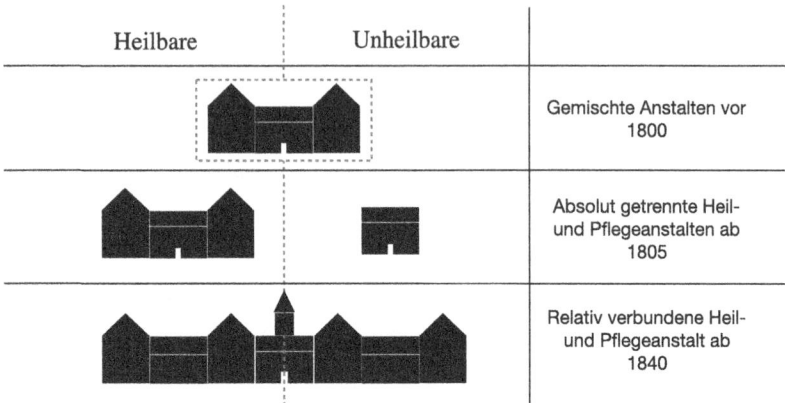

Abb. 14.1 Vereinfachte Darstellung der Entwicklung von Irrenanstalten im deutschsprachigen Raum zwischen 1800 und 1850

andersetzung darüber statt, welche Anforderungen eine zeitgemäße Irrenanstalt zu erfüllen hätte. Um den eigenen Standpunkt in der fortlaufenden Anstaltsentwicklung festzumachen, blickte man auf die bisherige Baugeschichte von Irrenanstalten zurück und teilte diese für den deutschsprachigen Raum in drei Zeitabschnitte ein, nach der Art wie in den betreffenden Einrichtungen die Heilbaren von den Unheilbaren geschieden worden waren, vgl. Abb. 14.1.[1]

1. Phase: Gemischte Anstalten vor 1800
Als erster Zeitabschnitt wurde jener der gemischten Anstalten ausgemacht und dessen Beginn irgendwann im grauen Nebel vor 1800, womit man vor allem meinte, dass dieser Anstaltstyp hoffnungslos veraltet sei. In gemischten Anstalten wurden heil- und unheilbare Kranke ohne eindeutige räumliche Abtrennung voneinander behandelt. Dies bedeutete eine Unterbringung Tür an Tür oder sogar Bett an Bett. Zusätzlich waren diese Einrichtungen manchmal noch in einem weiteren Sinne gemischt, als dass sie oftmals ein Bestandteil einer größeren Mischanstalt waren, eines übergeordneten Zucht-, Armen- oder Krankenhauses. Solche gemischte Anstalten hatten

---

[1] Diese Einteilung stützt sich auf jene von *Damerow* aus den 1840er-Jahren, vgl. [68, 147 f.] Eine neuere Quelle bietet Jetter, der zu diesem Thema bisher am umfänglichsten gearbeitet hat, vgl. [24]. Naturgemäß haftet diesen Einteilungen etwas grob Vereinfachendes an. Regionale Unterschiede werden nicht berücksichtigt, müssen aber, wenn man sich das Gesamtbild erschließen will, unbedingt mitbedacht werden.

ihre Ursprünge manchmal noch in den Wohlfahrtsanstalten des Mittelalters oder der frühen Neuzeit. Auch die Wiener Anstalt zwischen 1784 und 1853 lässt sich dieser Irrenhausgattung zuordnen: Zwar lag der Narrenturm räumlich getrennt von den anderen Anstalten des Allgemeinen Krankenhauses, doch besaß er zu Beginn keine eigene ärztliche Führung. Weiters unterließ es die Anstalt während dieser Zeitspanne bei Aufnahme, die PatientInnen in die Gruppen „Heil-" oder „Unheilbar" einzuteilen. Diese gemeinsame Unterbringung führte laut den Wiener Ärzten immer wieder zur „Verstopfung" der Anstalt durch Unheilbare, was eine übliche Schwierigkeit in gemischten Anstalten war. Im Laufe der ersten Hälfte des 19. Jahrhunderts wurden im deutschsprachigen Raum weiterhin solche gemischten Anstalten eröffnet, da sie billig und rasch zu errichten waren. Jene, die nach 1850 erhalten blieben, entwickelten sich später oft auf zwei Arten weiter: Erstens wurden sie zumeist räumlich und organisatorisch von den anderen Anstaltsteilen getrennt und zweitens wurden in ihnen die heil- von den unheilbaren PatientInnen abgesondert. [Vgl. 24, S. 81–119]

2. Phase: Absolut getrennte Heil- und Pflegeanstalten ab etwa 1805
Ab etwa 1805 wurde damit begonnen, heil- und unheilbare PatientInnen auf zwei getrennte Häuser aufzuteilen, die unabhängig voneinander waren und oftmals weit voneinander entfernt standen. In diesem Sinne sprach man von „absolut [räumlich] getrennten" Anstalten. Hauptmerkmal von den in dieser Zeit neu errichteten reinen Heilanstalten war, dass sie keine unheilbaren PatientInnen aufnahmen. Gerechtfertigt wurde dies damit, dass in gemischten Anstalten – diesen „unselige[n] Zwitter[n]" [40, S. 21] – Unheilbare einen schlechten Einfluss auf Heilbare ausüben und wertvolle Heilplätze wegnehmen würden, obwohl die Kurbestrebungen an sie verschwendet seien.

In der Nachbetrachtung der 1840er-Jahre wurden sieben Gründe für die Trennung von Heil- und Pflegeanstalt in der deutschen Psychiatrie um 1800 angenommen: 1) Die erfolgreiche Behandlung von Heilbaren sei in den gemischten Anstalten nicht möglich gewesen. 2) Die Errichtung eines Heilapparats für Unheilbare sei als Geldverschwendung erachtet worden. 3) Die Psychiatrie habe einen Vorteil daran gehabt, nur leichte Fälle in ihre Kur aufzunehmen, um ihren wissenschaftlichen Lehrsatz von der grundsätzlichen Heilbarkeit psychiatrischer Erkrankungen zu beweisen. 4) Die damalige Psychiatrie sei davon ausgegangen, dass die wissenschaftlichen Fortschritte in den Heilanstalten von selbst Verbesserungen in den Pflegeanstalten bewirken würden. 5) Die Psychiatrie konnte die Heil- und Unheilbaren leicht voneinander trennen, da dieses Verfahren neu und noch nicht umstritten gewesen sei. 6) Die Trennung der Psychiatrie in die zwei Teilbereiche einer Heil- und Pflegewissenschaft sollte einen wissenschaftlichen Fortschritt in beiden Gebieten erbringen.

7) Die Psychiatrie sah sich zur vollständigen Trennung gezwungen, um die bestehenden *vermischten* und *verwischten* Strukturen umzugestalten. [Vgl. 7, S. 9–11] Nach diesen Überlegungen forderte der deutsche Arzt Johann Christian Reil 1803:

> [Die] Trennung heilbarer und unheilbarer Irrenden in besondere Anstalten sey der erste Schritt, mit welchem die Reform unserer Irrenhäuser beginne. Die Aufbewahrungsanstalt [Pflegeanstalt] muß eine Anstalt für sich sein. Ihr kann durch eine eigne und weit einfachre Organisation genügt werden. [40, S. 453]

Anders als in einer Heilanstalt, bräuchte es in einer Pflegeanstalt auch keine Kurversuche mehr zu geben.

> Die Aufbewahrungs-Anstalt bedarf blosser thätiger und rechtschaffener Menschenfreunde. Die Heilanstalt hat ein ganz anderes Personal, zu eignen Zwecken instruirte Aerzte, Prediger und Philosophen, mancherley Mittel und besondere Einrichtungen nöthig, wenn sie ihren Zweck, die Wiederherstellung der Irrenden, erreichen soll. [40, S. 20]

Damit wurde eine grundsätzliche Entzweiung zwischen PatientInnen geschaffen, die ganz auf dem unsicheren und daher willkürlichen Urteil der Heil- oder Unheilbarkeit beruhte. Gelenkt vom guten Willen, denjenigen, die noch genesen könnten, die bestmöglichen Heilungsaussichten in den Anstalten zu bieten, führte man eine harte Benachteiligung gegen vermutlich Unheilbare ein. Ab 1805 entstanden im deutschsprachigen Raum in einem Landkreis üblicherweise zuerst reine Heilanstalten, da die Ärzte diese Häuser bevorzugten und dafür auch das entsprechende Geld erhielten. Erst nachdem sich im Laufe der Jahre in diesen Heilanstalten die Fälle von Unheilbarkeit häuften, errichtete man korrespondierende Pflegeanstalten als Abhilfe gegen die Überfüllung, in die man die langjährigen PatientInnen abschieben konnte. Als erste reine Heilanstalt Deutschlands gilt die Anstalt Bayreuth aus 1805, der im selben Jahr noch die rund 90 km entfernte Pflegeanstalt Schwabach zugeordnet wurde. Der Heilanstalt Sonnenstein, eröffnet 1811, wurde 1829 die etwa 100 km entfernt gelegene Pflegeanstalt Colditz angereiht; der Heilanstalt Marsberg, eröffnet 1814, im Jahr 1841 die etwa 35 km entfernte Pflegeanstalt Geseke; der Heilanstalt Siegburg, eröffnet 1825, 1835 die etwa 50 km entfernte Pflegeanstalt Andernach und der Heilanstalt Hildesheim, eröffnet 1827, 1833 die Pflegeanstalt Hildesheim. [Vgl. 24, S. 146] Auch eigentlich gemischten Anstalten mussten in dieser Zeit eigene Pflegeanstalten zugewiesen werden, falls der Patientendruck zu groß wurde, wie der Wiener Anstalt im Jahre 1817 die etwa 100 km entfernt gelegene Pflegeanstalt Ybbs an der Donau (vgl. Abschn. 8.2 und Kap. 12).

Der deutschen Psychiatrie können im Zeitabschnitt der absolut getrennten Irrenheil- und Pflegeanstalten von etwa 1800 bis zur Mitte des 19. Jahrhunderts folgende Merkmale als zu eigen gelten: 1) Beschränkter Zutritt zu Heilstätten für sogenannte Unheilbare. 2) Ungleiche Behandlung der Heilbaren und Unheilbaren insbesondere im Ausmaß der Heilverfahren. 3) Ungleiche Unterbringung der Heilbaren und Unheilbaren, wobei die Unheilbaren oftmals in abgelegenen Häusern untergebracht wurden. Der Phase der absolut getrennten Heil- und Pflegeanstalten war niemals ein umfassender medizinischer Gedankenbau zugrunde gelegen, wie man am besten mit den beiden PatientInnengruppen umgehen sollte. Sie war vielmehr das Nebenergebnis davon, dass sich die Psychiatrie vor allem mit heilbaren PatientInnen beschäftigen wollte und daher zuvorderst reine Heilanstalten errichtete und, wie Spurzheim es später sagen sollte, sich genügte, die Unheilbaren in „Menschendepots" einzuschlichten. Die von der Medizin abseits gelegenen Pflegeanstalten waren das Ergebnis dieser gedanklichen Einrastung.

3. Phase: Relativ verbundene Heil- und Pflegeanstalten ab 1835
Ab etwa 1835 kehrte sich die Psychiatrie von der Vorstellung ab, dass die völlig getrennte Unterbringung von Heil- und Unheilbaren in verschiedenen Häusern als wissenschaftlich gerechtfertigt gelten könne. Von nun an errichtete man „relativ verbundene Heil- und Pflegeanstalten", in denen man die Trennung der beiden PatientInnengruppen wieder auflockerte, indem man sie in einer gemeinsamen Anstalt unterbrachte, jedoch in räumlich abgesondert bestehenden Anstaltsteilen. Die Entwicklung dieser neuen Anstaltsgattung war eine unmittelbare Antwort auf die Schwierigkeiten der absoluten Trennung von Heil- und Pflegeanstalten, wie sie in vielen deutschen Staaten bestand. Die wichtigsten Vertreter dieses neuen Anstaltstypes waren die deutschen Psychiater Christian Friedrich Wilhelm ROLLER [Vgl. 46] (* 1802; † 1878) und Heinrich Philipp August DAMEROW [Vgl. 7] (* 1798; † 1866). In Wien war es wieder einmal Michael Viszánik, der sein Gewicht für dieses Konzept in die Waagschale warf und sich dabei wiederholt auf die beiden erstgenannten Ärzte bezog. [Vgl. 62, S. 257–331]
    Roller führte 1831 acht Gründe gegen eine strikte Trennung von Heil- und Unheilbaren an:

> 1) die schwankenden Gränzen zwischen Heilbarkeit und Unheilbarkeit; 2) die Umstände und Kosten der Verbringung der Kranken aus einer Anstalt in die andere, so wie die theilweise Verwischung ihrer Zwecke; 3) die Härte der Versetzung aus der Heil- in die Verwahranstalt, sowohl für Kranke, als für die Angehörigen; 4) den nicht lohnenden, erfolglosen, zu schweren Beruf des Arztes an der Versorgungsanstalt; 5) die sehr beträchtlichen Mehrkosten; 6) das theilweise Verlorengehen der Selbstfertigung der Bedürfnisse durch die Kranken der Heilanstalt; sowie 7) die wohlthätigen moralischen

Einwirkungen der Drohung mit Versetzung aus der Heil- in die Pflege-Anstalt (. . .) Der 8te Gegengrund endlich ist ihm [Roller] die Schwierigkeit der Bestimmung der passenden Anstalt, bei Nachsuchung der Aufnahme neuer Kranken. [Zusammenfassung aus 7, S. 50]

Damerow gliederte seine Fürsprache für relativ verbundene Anstalten im Jahr 1840 in drei Teile, einen sittlichen, einen wissenschaftlichen und einen verwalterischen. Wie Roller wollte er die Irrenanstalten durch das neue Konzept wieder humanisieren. Als wissenschaftlicher Grund galt ihm vor allem die Wiederherstellung der Einheit in der Psychiatrie, die durch die Teilung in eine Heil- und eine Pflegewissenschaft zerfallen sei. Schlussendlich führte er an, dass eine relativ verbundene Anstalt auch einfacher und billiger zu verwalten sei, weil man sich Doppelgleisigkeiten in Verwaltung und Personal erspare. [Vgl. 7, S. 91–265]

Neben diesen theoretischen Argumenten hatte die allgemeine Erfahrung gezeigt, dass als reine Heilanstalten errichtete Bauten schnell mit Unheilbaren *„angefüllt"* worden waren [62, S. 261] und so doch wieder zu *„gemischten Irren-Anstalten herabsanken"*. [7, S. 12] Die absolute Trennung von Heil- und Unheilbaren hatte sich in der Wirklichkeit als nicht durchführbar erwiesen. Der wichtigste Vorbehalt gegen die absolute Trennung von Heil- und Pflegeanstalten war jedoch die Unsicherheit der Diagnose „Unheilbarkeit" selbst: Ab den 1840er-Jahren gab es eine vermehrte Übereinstimmung innerhalb der Irrenheilkunde, dass man Unheilbarkeit keineswegs sicher diagnostizieren konnte und man eine Ungerechtigkeit beging, wenn man Menschen alle Aussicht auf Genesung nahm, indem man sie in Pflegeanstalten sandte. *„,Heilbare und Unheilbare' [zeigten sich] nicht so streng in der Natur wie durch's Wort getrennt."* [7, S. 11]

Wie sollte nun das vollkommene Muster einer relativ verbundenen Heil- und Pflegeanstalt aussehen? Damerow nannte die Grundsätze: Zwei Einrichtungen – die Heil- und die Pflegeanstalt – sollten *„nebeneinander, unter einer, beiden gemeinsamen, oberen Oekonomie, Administration und Direction, bei vollkommener Trennung"* von Heil- und Unheilbaren bestehen. Beide Anstalten (oder Anstaltsteile) sollten auf einem gemeinsamen *„grossen Grundstück"* stehen, um die *„leichte, freie und bedeckte Communication"* zwischen ihnen zu gewährleisten. [7, S. 1–4] Nach diesem Grundgedanken entstanden rasch große, architektonisch streng durchgeplante Irrenanstalten, in denen Heil- und Pflegeanstalt in einem gemeinsamen Gebäudeverbund untergebracht waren: Die Illenau im heutigen Baden-Württemberg, eröffnet 1842 (s. Abb. 14.2), die Anstalt Halle-Nietleben in Sachsen-Anhalt, eröffnet 1844, die Anstalt Eichberg, eröffnet 1849 im Herzogtum Nassau (heute Hessen), die 1852 eröffnete Anstalt Allenberg in Ostpreußen (heute Snamensk im Oblast Kaliningrad) und die preußische Anstalt Schwetz an der Weichsel,

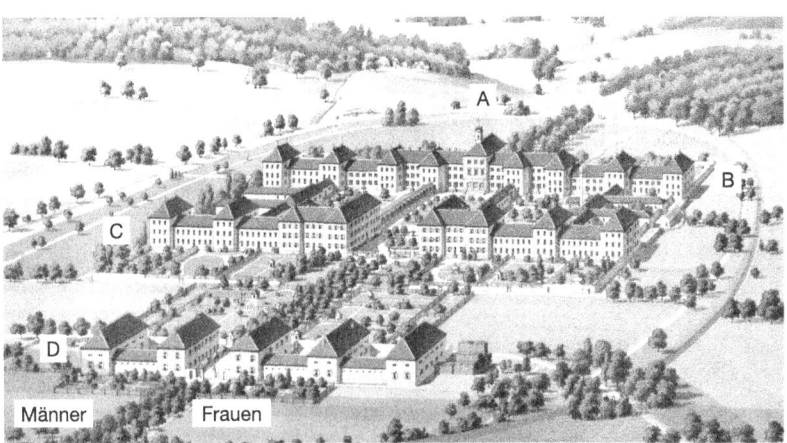

Abb. 14.2 Die 1842 eröffnete relativ verbundene Irrenheil- und Pflegeanstalt Illenau in Achern, Baden-Württemberg, ist eine der vollkommenen Ausgestaltungen der neu entwickelten Irrenhausgattung. Als Musteranstalt von Christian Roller erdacht, unter dessen Leitung sie bis zu seinem Tod 1878 stand, trennte sie PatientInnen 1) nach deren Geschlecht, 2) nach deren Heil- oder Unheilbarkeit und 3) nach deren Bezahlklasse und bestand trotzdem in einem einzigen Gebäudeverbund. Links vom Zentralgebäude an der Mittelachse (**A**), das Festsaal und Kirche enthielt, lag der Männerflügel, rechts davon der Frauenflügel der Heilanstalt (**B**). In den vorderen Gebäudereihen bestand die Pflegeanstalt für Unheilbare (**C**). In den verbindenden Häusern zwischen Heil- und der Pflegeanstalt lag beidseits eine Badeanstalt. Um den Anstaltseingang waren die Wirtschafts- und Wohngebäude des Anstaltspersonals gruppiert (**D**). Die Grenzen der Außenanlagen waren durch Mauern klar gezogen, wodurch jeder PatientInnengruppe ein eigener Garten zur Verfügung stand. Die durchkomponierte strenge bauliche Ordnung der Illenau konnte in Wien durch die Verwendung des Altbestands, Narrenturm und Lazarett, nicht erreicht werden. Die Illenau ist größtenteils erhalten geblieben. [67]

eröffnet 1855 (heute Świecie, Polen). [Vgl. 24, S. 149–169] Nicht überall wurde wie in den oben genannten Beispielen das Konzept durch einen vollständigen Neubau beider Anstaltsteile umgesetzt. So wurde etwa in Prag nur eine neue Heilanstalt errichtet, die alte Irrenanstalt zur Pflegeanstalt umgewidmet und beide Anstaltsteile durch einen gemeinsamen Park verbunden, siehe Abb. 13.2. Ein Vorgehen, das durchwegs breite Anerkennung fand. [Vgl. 7, S. 74, 62, S. 269]

Die neue Anstaltgattung der relativ verbundenen Heil- und Pflegeeinrichtungen versuchte eine gesunde Entfernung von Heil- und Unheilbaren in der Psychiatrie wiederherzustellen, die in der vergangenen Ärztegeneration verloren gegangen war. Die Unheilbaren sollten dem Heilapparat wieder angenähert werden, ohne dabei dessen Abläufe stören zu können; gleichsam sollte die Diagnose der Unheilbarkeit in den neuen Häusern nur mehr vorläufig ausgesprochen werden: Je nach der medizinischen Entwicklung der PatientInnen sollten diese leicht von der Heil- in die Pflegeanstalt und wieder zurück transferiert werden können. Viszánik benutzt in diesem Zusammenhang den Begriff der „relativen Unheilbarkeit". [Vgl. 62, 267 f.] In den reinen Heilanstalten waren viele PatientInnen von der Aufnahme ausgeschlossen gewesen, etwa solche, die an Epilepsie, Kretinismus, Idiotie, Altersschwäche, tertiärer Syphilis (progressive Paralyse), neurologischen Schäden oder Krebserkrankungen litten. Dieses Ausschließen von PatientInnen ging so weit, dass eine bissige Bemerkung die Runde machte, dass Irrenanstalten nur dann „Irrenanstalt" heißen sollten, wenn sie auch bereit dazu waren, wirklich Irre aufzunehmen. Damerow forderte von verbundenen Irrenheil- und Pflegeanstalten, dass auch die fast eindeutig Unheilbaren zumindest anfangs zur Beobachtung auf der Heilanstalt zugelassen werden sollten. [Vgl. 62, S. 306–310] (Wie sich zeigte, konnte sich diese Forderung nicht überall durchsetzen: So war in der neuen Wiener Irrenanstalt etwa die Aufnahme von *„Idioten, Cretinen und Epileptischen"* in die Heilanstalt nicht gestattet; sie konnten aber in die Pflegeanstalt gegeben werden. [Vgl. 72, S. 194])

Da sich die Wiener Anstalt auf dem Entwicklungsstand einer gemischten Anstalt befand, ergaben sich aus dieser wissenschaftlichen Debatte für ihren zeitgenössischen Neubau folgende Zielsetzungen: Erstens musste die Anstalt vom Allgemeinen Krankenhaus, ihrer Mutteranstalt, unabhängig werden. Die Psychiatrie hatte im Allgemeinen die Erfahrung gemacht, dass das Wohl ihrer PatientInnen in verbundenen Wohlfahrtsanstalten immer an die unterste Stelle gereiht worden war: *„ Unter solchen Umständen [der Verbindung von Kranken- und Irrenanstalt] war die Irrenanstalt überall ein Anhängsel, eine Nebensache, welche jedoch immer und überall der Hauptsache nachstehen musste."* [62, S. 298–302] Um dem abzuhelfen, sollte die neue Irrenanstalt unter ein eigenes Direktorat gestellt werden. Zweitens sollten neue Gebäude errichtet werden, die den Anforderungen einer Irrenanstalt neuer Gattung entsprachen, also eine zweckmäßige Trennung von Heil- und Unheilbaren im selben Gebäudeverbund zuließen, sowie die Sonderung der PatientInnen nach Geschlecht und Bezahlklasse. Drittens sollte, was sich wie eine Selbstverständlichkeit anhört, dafür gesorgt werden, dass die Kranken in ihren Abteilungen kunstgerecht betreut und verpflegt werden würden.

14.2   Planung und Bau

Nachdem alle Vorhaben zum Bau einer neuen Wiener Irrenanstalt in den 1820er-Jahren gescheitert waren und die Planungen seit 1827 ruhten, obwohl man bereits das Bründlfeld als Bauort erworben hatte, wurden die Bemühungen erst um das

Jahr 1840 wieder verstärkt. (Für eine zusammenfassende Darstellung der Planungen siehe Tab. 14.1) Der für Wien zuständige Protomedicus Knolz, der vor seinem Gang in die Verwaltung unter anderem Primar des Salzburger Irrenhauses gewesen war, sichtete zunächst alle noch aus früherer Zeit vorhandenen Entwürfe und verwarf sie allesamt, da sie „*weder dem allgemeinen Bedürfnisse – die Menge der Irren im Thurme, im Lazarethe und in den übrigen Filialen erreichte bereits die Zahl von 650 – noch dem Fortschritte der Psychiatrie entsprach[en]...*". [72, S. 187]

14.2.1 Die Entwürfe

Gemeinsam mit dem damaligen Primar der Irrenanstalt, Leopold Köstler, begannen neue Planungen. 1837 wurde Köstler auf eine Studienreise zu ausländischen Irrenanstalten geschickt, von wo aus der Primar mit reichlich Erfahrung und einer Studie in Buchform zurückkam (vgl. Abschn. 10.1). Ein erster Vorschlag, der offenbar noch von Köstler stammte (wobei eine Quelle diesen Vorschlag auch Primar Viszánik zuschrieb [Vgl. 22, 166 f.]), bestand darin, die Privatirrenanstalt Görgen aufzukaufen, die seit 1831 in Oberdöbling in der Heniksteinvilla untergebracht war (siehe Abb. 8.3), womit sich der Primar wohl einen zeitraubenden und teuren Neubau auf dem Bründlfeld ersparen wollte. Die Privatanstalt sollte für 120.000 Gulden erworben, das bestehende Gebäude für „*Pensionäre*" und zahlende PatientInnen hergerichtet und daneben ein Neubau für „*280 bis 300 nicht zahlende Kranke*" aufgeführt werden. Die Quelle besagt nicht – falls das überhaupt in den Planungen schon entschieden gewesen war – ob die neue Anstalt in Oberdöbling eine reine Heilanstalt oder eine relativ verbundene Anstalt hätte werden sollen. Was aber bekannt ist, ist, dass der Knolz-Köstler-Plan eine zweistufige Anstaltsversorgung für Wien und Niederösterreich vorsah: Neben der neuen städtischen Psychiatrie sollte eine weitere Irrenanstalt am niederösterreichischen Land eröffnet werden. Die Aufwertung der Anstalt Ybbs zu einer eigenständigen Irrenanstalt mit eigenen Irrenärzten ab 1842 muss als Ergebnis dieser Überlegungen gelten (vgl. Kap. 12). In Wien blieben die Bauangelegenheiten aber vorerst wieder liegen. Woran der Knolz-Köstler-Plan letztlich scheiterte, ist nicht bekannt, da ihn die Landesregierung eigentlich befürwortete [Vgl. 72, 187 f.]: Möglich, dass die Privatirrenanstalt Görgen sich nicht aufkaufen lassen wollte oder den Preis zu sehr in die Höhe getrieben hatte; der frühe Tod Köstlers wird ebenfalls seinen Anteil am Scheitern gehabt haben.

Nachdem „*nach vielfältigen Versuchen*" der Ankauf der Privatanstalt Görgen aufgegeben wurde, wies die niederösterreichische Landesstelle 1840 die k. k. Landesbaudirektion an, einen gänzlich neuen Bauvorschlag zu entwickeln, wobei nun aber das Bründlfeld als Bauort festgelegt wurde. Dies wurde unter anderem möglich, da das Bründlfeld erstmals durch die gerade im Entstehen begriffene und 1841 fertiggestellte „Kaiser-Ferdinands-Wasserleitung" mit ausreichend Fließwasser versorgt werden konnte, während in den 1820er-Jahren die fehlende Wasserversorgung am Bründlfeld noch ein Mitgrund für den Abbruch des Bauvorhabens gewesen war. Die Direktion des Allgemeinen Krankenhauses wurde angewiesen, die innere Organisation, das sogenannte „Programm", der neuen Irrenanstalt zu entwerfen, während die Baudirektion die Baupläne vorlegen sollte. [Vgl. 10] Der Direktor des Allgemeinen Krankenhauses war von 1838 bis 1848 Johann Christian Schiffner, der von 1815 bis 1828 die psychiatrischen Beobachtungszimmer im Krankenhaus betreut und schon 1813 um Erlaubnis angesucht hatte, eine Privatirrenanstalt eröffnen zu dürfen, was ihm verweigert worden war (vgl. Abschn. 8.3 und 9.1.1). Schiffners Mitwirken bei einem Vorschlag für eine Irrenanstalt ist ungesichert. Der von den beiden Einrichtungen ausgearbeitete Vorschlag wurde abgelehnt. Im März 1841 wurde Primar Viszánik von der Krankenhausdirektion beauftragt, das Programm einer „Irrenheilanstalt" zu entwerfen – nicht das Programm einer relativ verbundenen Heil- und Pflegeanstalt wohlgemerkt. [Vgl. 21] Etwa zeitgleich bekam der Architekt Ferdinand FELLNER D. Ä. (* 1815; † 1871) [Vgl. 12], der kurz zuvor von einer bauwissenschaftlichen Studienreise zu ausländischen Irrenanstalten zurückgekommen war, einen gleichlautenden Auftrag von der Landesbaudirektion zugewiesen. Fellners Bauplan genügte wieder nicht und es kam zu einer zweijährigen Verzögerung. In dieser Zeit wurden Primar Viszánik und Hofbaurat Paul Wilhelm Eduard SPRENGER (* 1798; † 1854) zwei weitere Studienreisen zu ausländischen Irrenanstalten ermöglicht; Sprenger, der aufgrund seiner politischen Verflechtungen spöttisch „Architekt des Vormärzes" und „Metternich der bildenden Künste" genannt wurde [Vgl. 37], war inzwischen ebenfalls zu den Planungen hinzugezogen worden. [Vgl. 72, S. 188] Mehrere Bauvorschläge waren so jahrelang in der Entwicklung. Im Nachhinein ist es schwierig nachzuvollziehen, welcher Grundgedanken bei den Planungen verfolgt wurde, dass man von Viszánik aber das Programm einer reinen *Heilanstalt* verlangte, macht stutzig. Die Planungsvorgaben verliefen möglicherweise zu wenig am psychiatrischen Fachwissen entlang, das inzwischen das Hochbild einer verbundenen Heil- und Pflegeanstalt gegenüber anderen Irrenhaustypen bevorzugte.

Im Jahr 1845 lagen nun drei Vorschläge vor: Jenes bereits abgelehnte der Krankenhausdirektion (Programm) und der Landesbaudirektion (Bauplan); jenes von Fellner (Programm und Bauplan); und jenes von Sprenger (Bauplan) und Viszánik (Programm).[2] Zur Bewertung der Vorschläge wurde im selben Jahr eine Baukommission ins Leben gerufen, die aus den Irrenärzten Riedel, Direktor der Prager

---

[2] Diese Rekonstruktion kann fehlerhaft sein, da jede Quelle unterschiedliche Projekte kennt. Jetter kennt drei Projekte: *„Projekt a"* von Fellner, *„Projekt b"* als gemeinsamen Vorschlag von Fellner, Sprenger und Viszánik und *„Projekt c"* von Sprenger allein [25, S. 51]; Wit-

Irrenanstalt, Spurzheim, Primararzt der Anstalt Ybbs und dem Direktor des Allgemeinen Krankenhauses Lemberg, Franz Adam HAINDL (* 1803; † 1855), bestand.
[Vgl. 72, S. 188] Der Kommission wurde zuvorderst das Projekt von Sprenger und
Viszánik vorgelegt [10], das als das Beste erachtet wurde: – und diese lehnte es ab.
  Die Baukommission bevorzugte nämlich eine grundlegend andere Gestalt für
eine neue Wiener Irrenanstalt: *„[Sie] legte ein grosses Gewicht auf die Erbauung
der Anstalt außerhalb der Stadt Wien, und beantragte gleichzeitig eine Erweiterung der Versorgungsanstalt Ybbs."* [Vgl. 72, S. 188] Mit anderen Worten: Die
Kommission wollte vorerst nicht, dass am Bründlfeld gebaut würde. Da die vorgelegten Projekte nicht bekannt sind, kann über die Gründe der Kommission nur
gemutmaßt werden. Möglicherweise wurde dem Gremium nur der Plan einer reiner
Heilanstalt vorgelegt, wodurch dieses die Pflege der Unheilbaren zu wenig in dem
Vorschlag berücksichtigt gesehen hätte. Nach einer fünfjährigen Entwicklungszeit
kam es so zu einem unauflösbaren Patt zwischen den Wiener Entwicklern und der
hinzugezogenen Kommission, mit dem Ergebnis, dass wieder nicht gebaut wurde.
Offensichtlich ratlos über den andauernden Stillstand suchte die Hofkanzlei Hilfe
von außerhalb: Man blickte nach Prag, wo zeitgleich die modernste Irrenanstalt der
Monarchie entstand und bestellte 1846 den dafür verantwortlichen Protomedicus
von Böhmen, Ignaz NADHERNY (* 1789; † 1867) [Vgl. 76], zum nächsten Wiener
Projektleiter. Nadherny sollte

> mit all den bisher ausgesprochenen Andeutungen ein Programm (…) verfassen, in
> welchen sowohl den psychiatrischen Grundsätzen welche von obigen berufenen Irren-
> ärzten ausgesprochen wurden [gemeint: Riedel, Spurzheim und Haindl], als auch den
> sonstigen Bedürfnissen und Anforderungen einer Anstalt in Wien entsprochen werde.
> [10]

Protomedicus Nadherny verwarf nochmals alle vorgelegten Pläne und entwickelte
ein neues Programm, also eine Festlegung auf die innere Organisation der zukünf-

---

telshöfer beschreibt scheinbar drei Einzelprojekte von Fellner, Sprenger und Viszánik; bei
genauer Begutachtung spricht er jedoch von einem Projekt der Krankenhausdirektion, einem
von Fellner (Bauplan und Programm), sowie einem von Sprenger (Bauplan) und Viszánik
(Programm) [Vgl. 72, S. 188]; Hofbauer spricht von Plänen von Fellner, Sprenger sowie
der Krankenhausdirektion [Vgl. 22, S. 166]; ein Zeitungsbericht kennt für diese Zeit zwei
wesentliche Pläne: einen von Fellner (Bauplan) und Knolz (Programm) und einen zweiten
von Sprenger (Bauplan) und Viszánik (Programm). [10] Die genauen Abläufe sind also bes-
tenfalls undurchsichtig.

tigen Anstalt. Dieses Programm wurde tatsächlich am 28. September 1847 von der Hofkanzlei genehmigt. Zum Bauleiter wurde Architekt Fellner bestimmt, der den Neubau am Bründlfeld innerhalb von vier Jahren fertigstellen sollte. Wenig überraschend waren dem Nadherny-Fellner-Plan „*besonders die Pläne der Prager-Irrenanstalt (. . .) zum Grunde gelegt worden.*" [72, S. 189] Da die Prager Anstalt ein geistiges Kind ihres Direktors Josef Riedel war, und er ab 1851 auch die Vollendung der Wiener Anstalt übernahm, gilt Riedel einigen Beobachtern als eigentlicher Vater der Anstalt Am Bründlfeld. [Vgl. 41] Andere, die den Einfluss der Prager auf die Wiener Psychiatrie eher kleinreden wollten, verwiesen darauf, dass Nadherny „*Viszánik's Programm, leider! mit Modifikationen angenommen*" habe [21]; – also dass zumindest die innere Organisation eine Schöpfung der Wiener Psychiatrie gewesen sei.

14.2.2 Die Direktion Riedel und die Turmfrage

Die Planierungsarbeiten am Bründlfeld für die neue Anstalt begannen im Mai 1848, inmitten den „*sturmbewegten Zeiten*" der Wiener 1848er-Revolution. 4000 bis 5000 Arbeitslose wurden dazu herangezogen [72, S. 189], weshalb ein Kritiker später spitz schrieb, der Bau der neuen Irrenanstalt sei eher hochgezogen worden „*um die aufgeregten Arbeitermaßen zu beschäftigen, als auf Rücksicht auf die Humanität [in der Psychiatrie].*" [61] Wie sah nun der Nadherny-Fellner -Plan aus; was wurde da am Bründlfeld eigentlich errichtet? Eine reine Heilanstalt als Ergänzung zum Turm? Oder eine verbundene Heil- und Pflegeanstalt als Ersatz? Welcher Vorschlag hatte nach so vielen Jahren des Hin und Hers endlich die Genehmigung bekommen? Wie sich zeigte, war der endgültige Verwendungszweck des Neubaus am Bründlfeld im Nadherny-Fellner -Plan noch gar nicht festgelegt worden:

> Obgleich die Frage über die Bestimmung dieser Anstalt, ob selbe nur Heilbare oder auch Unheilbare aufnehmen soll, bei den Programmbestimmungen nicht vollkommen erörtert war, so wurde gleichwol in dem Plane die Anordnung getroffen, um ungestört für beide Kategorien die Anstalt in diesem Sinne benutzen zu können. [11, S. 264]

Sprich: Man baute vorerst einen Zwitter und wollte den endgültigen Zweck des Gebäudes erst während des Baus bestimmen; der Nadherny-Fellner-Plan war also ein reichlich fauler Kompromiss. Folglich kam es während des Baus auch immer wieder zu gröberen Schwierigkeiten. Schon 1848 wurde Architekt Fellner wieder entmachtet; er wurde in eine den Bau überwachende Kommission eingegliedert, deren Vorsitz Protomedicus Knolz innehatte, weitere Mitglieder waren der Oberbaudirektor der niederösterreichischen Baudirektion Joseph BAUMGARTEN (* 1796; † 1884), Ingenieur LATZEL (unbekannt) und schließlich Primar Viszánik: der Letztere zuständig für die *„ärztlich-technische Beziehung"*. Unter der Kommission wurden 1849 die Straßen und Gärten und 1850 die meisten Gebäude der Anstalt im Rohbau fertiggestellt. *„Viele Abänderungen des ursprünglichen Planes wurden im Laufe des Baues angetragen und ausgeführt."* Wie dringend die neuen Gebäude benötigt wurden, zeigte sich 1850, als die bereits fertiggestellten Wirtschaftsgebäude des Bründlfelds bei *„Ueberfüllung des Thurmes und des Lazareths"* mit 50 PatientInnen aus der alten Wiener Anstalt besetzt werden mussten. [72, 189 f.]

Josef Riedel

Nach Beendigung des Rohbaus war es an der Zeit zu bestimmen, wer die Direktion über die Anstalt erhalten sollte. Da die Gestalt der Anstalt während des Baus noch laufend abgeändert wurde, würde der neue Direktor letztlich endverantwortlich für ihre zukünftige Gestalt und innere Einrichtung sein und somit eine zu diesem Zeitpunkt enorm wichtige Stelle übernehmen. Im April 1851 bewarben sich folgende Ärzte um das neue Direktorat: Primar Viszánik (Wien), Primar Spurzheim (Ybbs), Primar Franz KÖSTL (* 1811; † 1882) von der Irrenanstalt Graz, Dr. KREUTZER (unbekannt) und August Donat Lang, ehemaliger Sekundararzt in der Irrenanstalt Wien; nicht aber der weithin berühmte Prager Irrenanstaltsdirektor Josef Riedel. Da man aufgrund dieser Bewerber mit einem Mann rechnen musste, der noch nie Direktor einer Irrenanstalt gewesen war, sah es ein Zeitungskommentator als *„unumgängliche Nothwendigkeit"* an, den *„neuernannten Director auf längere Zeit die auswärtigen Irrenanstalten besuchen zu lassen"*, damit er Erfahrungen sammeln könne. [13] Der Direktor der Irrenanstalt war im Haus selbst annähernd allmächtig, wie aus der Stellenbeschreibung hervorgeht:

> Die unmittelbare Leitung der beiden Anstalten [gemeint: Heil- und Pflegeanstalt] hat der **Direktor** der den Titel: k. k. Medizinalrath führt; in seiner Hand konzentrirt sich die ärztliche und ökonomische Verwaltung, der Umfang seines Geschäftskreises berührt jeden auf die Anstalt Bezug nehmenden Punkt; er untersteht der n. ö. Statthalterei und dem Ministerium des Innern.
>
> Der Direktor repräsentirt die Anstalt, er ist für alle Geschäfte verantwortlich, und hat jährlich einen alle Zweige der Anstalt umfassenden Rechenschaftsbericht zu erstatten. Er hat über die Aufnahme, Unterbringung und Behandlung der Kranken zu verfügen, hat den ersten Einfluss auf die Wahl der Verwendung und den Austritt des sämmtlichen Personales der Anstalt, auf die Geld- und Materialgebarung, und auf die Art und Weise der Verwaltung; er ist zugleich der *erste behandelnde Arzt* [Hervorhebung durch mich] und bestimmt als solcher die anzuwendende Heilmethode, leitet und überwacht die Durchführung derselben durch das hiezu bestimmte Personale. [72, S. 205]

Hinter dem Bühnenbild der offiziellen Ausschreibung versuchte man aber offenbar schon seit Längerem den Direktor der Prager Irrenanstalt, Josef Riedel, für das neue Haus zu gewinnen. Da die neue Wiener Anstalt wesentlich nach dem Vorbild des Prager Hauses gestaltet war, erschien es nur folgerichtig, dass auch deren Direktor den Ruf in die Hauptstadt erhalten sollte. Und Mitte Mai 1851 konnte in Wien tatsächlich freudig verkündet werden, dass *„Director Riedl*[3] *aus Prag bewogen wurde, die Leitung des hiesigen Irrenhauses zu übernehmen (. . .) wir gratulieren dem Institute, der Menschheit und der glücklichen Einsicht der betreffenden Behörden."* [15] Der damals 49-jährige Riedel galt als brillanter Kopf im besten Alter, der sein bisheriges Berufsleben ganz der zeitgenössischen Anstaltspsychiatrie verschrieben hatte. [Riedels Lebenslauf wird in Folge wiedergegeben nach: 77] (Siehe Abb. 14.3)

Als 25-jähriger, noch vor Abschluss seines Medizinstudiums, war er 1828 Sekundararzt in der Prager Irrenanstalt geworden, zu einem Zeitpunkt, als dort gerade die Ketten abgeschafft wurden. [Vgl. 41] 1830 veröffentlichte er mit seiner Dissertation über diese Einrichtung eine der ersten statistischen und vergleichenden Werke über eine deutschsprachige Irrenanstalt. [Vgl. 43] In den nächsten Jahren war er vor allem sanitätsdienstlich im Kampf gegen die Cholera in Galizien und Böhmen im Einsatz (gemeinsam mit dem späteren böhmischen Protomedicus Nadherny [Vgl. 2]), bevor er 1837 als Primararzt an die Prager Irrenanstalt zurückkehrte. Mit wesentlicher Beteiligung von Riedel wurde die Prager Psychiatrie reformiert. Bereits 1837 begann er mit Planungen für die Erweiterung seiner Irrenanstalt und lieferte dafür das Programm einer relativ verbundenen Heil- und Pflegeanstalt; 1839 wurde der Grundstein für das neue Anstaltsgebäude gelegt, das 1846 vollendet wurde, siehe Abb. 13.2. Die Anstalt war, wie es das Muster einer Heil- und Pflegeanstalt vorsah, seit 1842 unabhängig vom Prager Allgemeinen Krankenhaus und Riedel seit dieser Zeit ihr erster Direktor. Schon vor Eröffnung der neuen Heilanstalt galt die Prager Einrichtung im deutschsprachigen Raum als vorbildlich: Dem der Wiener Anstalt so vernichtend gegenüberstehenden Mahir galt Riedels Wirken dort 1843 schlichtweg als genial. [Vgl. 32, S. 142–149] Seine Erfahrung als Irrenarzt gab Riedel seit 1840 auch als Dozent für Psychiatrie in *„theoretisch-praktischen Vorträge[n] mit klinischen Demonstrationen"* weiter. [18, S. 9] Insofern war Riedels Ruf als *„bester Anstalts-Fachmann"* [31, S. 177] der österreichischen Monarchie wohlbegründet und seine Abwerbung nach Wien zur *„Beendigung des Baues, so wie [für] die weitere Organisierung der Anstalt"* [72, S. 190] nur verständlich.

---

[3] Riedels Name wurde oft fälschlicherweise *Riedl* geschrieben.

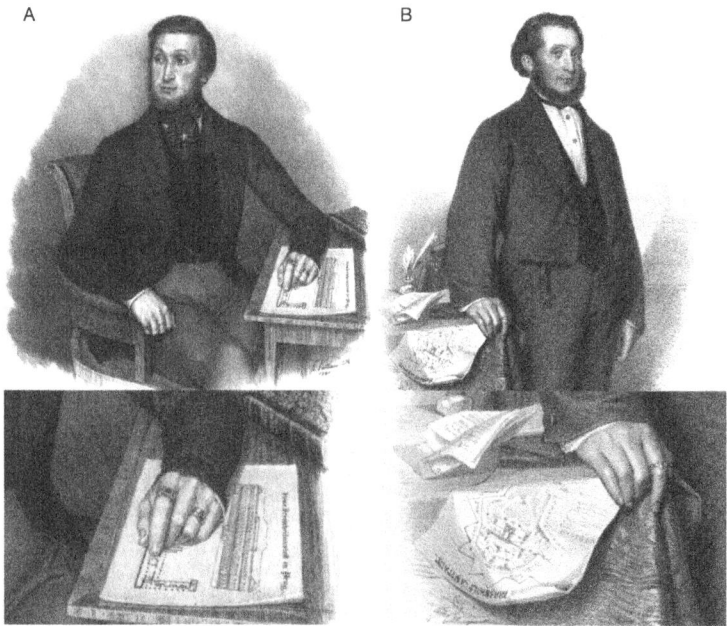

Abb. 14.3 Josef Riedel als Direktor der Wiener Irrenanstalt (**B**, 1860) und ihres Prager Vorbilds (**A**, 1845). In beiden Abbildungen liegt als Eigenattribut der Bauriss jener Irrenanstalt, deren Vorstand er gerade ist, unter Riedels beringter Hand auf dem Schreibtisch, nebst einem Lehrbuch für Psychiatrie. [8, 66]

Fortbestehen des Turms als Pflegeanstalt
In Wien griff nun auch Riedel in die bisherigen Pläne zum Anstaltsbau ein. Vermutlich war er es, der schließlich entschied, dass der Neubau am Bründlfeld – ganz nach dem Vorbild der Prager Anstalt – als reine *Heilanstalt* hergerichtet und benutzt werden sollte. Durch diese Entscheidung stellte sich nun aber endgültig die im bisherigen Planungsprozess vermiedene Frage nach der Unterbringung der Unheilbaren in der neuen Anstalt: Wie und wo sollte die mit dem Bründlfeld relativ verbundene Pflegeanstalt untergebracht werden? Gegen eine mögliche Weiternutzung des Turmes gab es nicht nur in der Presse, sondern auch in den ärztlichen Kreisen Österreichs große Widerstände. So hatte sich schon etwa Spurzheim in seinem Essay von 1847 über das niederösterreichische Irrenwesen strikt gegen eine Pflegeanstalt im Turm ausgesprochen:

Die Frage, was nach vollendetem Baue der neuen Irrenanstalt mit dem alten „Thurme" geschehen soll, gehört eigentlich nicht hierher, vorausgesetzt, dass das Eine feststeht, was damit n i c h t geschehen soll. Jedenfalls sei mir einstweilen gegönnt, hinsichtlich dieser Frage einen Wunsch und eine Überzeugung auszusprechen. Einen sehnlichen Wunsch: dass derselbe, so lange es sich um Unterbringung von Irren was immer für einer Categorie handelt, durchaus nicht zu gebrauchen ist, dass auch die geistig herabgekommensten, die blödesten, die ihre Lage am wenigsten fühlenden dieser Unglücklichen eine zweckmäßigere Pflege erheischen, als ihnen daselbst gewährt werden kann, dass durch dessen weitere Verwendung zur Irrenpflege Humanität und Wissenschaft noch immer grosse Verluste erleiden würden, und dass das scharfe, aber gerechte Urtheil des ganzen sachverständigen In- und Auslandes (...) erst zum Schweigen gebracht sein wird, wenn der „Thurm" seinen letzten Geisteskranken einem bessern Asyle übergeben hat. [60, S. 741]

Der nunmehrige Direktor Riedel dürfte das, als er gemeinsam mit Spurzheim als Mitglied der Baukommission die ersten Entwürfe von 1845 abgelehnt hatte, ganz ähnlich gesehen haben. Nach Jahrzehnten harter Kritik am Narrenturm schien seine Weiterbenutzung als Anstaltsteil kaum denkbar. Riedel beschrieb selbst, dass 1851 in der Baukommission Einigkeit darüber bestanden habe, den Turm aufzulassen und eine neue verbundene Pflegeanstalt in der Nähe zum Bründlfeld zu errichten. Weiters berichtete er:

Ich nahm schon damals, als neu ernannter Director der Heilanstalt, den Kampf auf und stellte den Antrag auf einen Neubau und den Ankauf der nahe gelegenen und damals im Bau begriffenen städtischen Versorgungsanstalt am Alserbache, wodurch dem Bedürfnisse nach einer mit der Heilanstalt relativ verbundenen Pflegeanstalt für 400–500 Kranke vollständig entsprochen worden wäre. Ich knüpfte an die Erledigung dieser Frage sogar mein weiteres Verbleiben in Wien, indem ich die damaligen Verhältnisse des Thurmes wahrheitsgetreu schilderte und auf seinen Verkauf oder Ablassung zu anderen Zwecken antrug. [45]

Das Armenversorgungshaus Am Alserbach verfügte über einen 1852 eröffneten Neubau, dessen Grund direkt an den Park des Bründlfelds grenzte, vgl. Abb. 13.1.[4] Dieser Neubau war für bis zu 700 Personen ausgelegt, seine Ausstattung war modern; eine Umwandlung in eine Irrenpflegeanstalt schien daher leicht möglich. Im Erdgeschoß befand sich neben den Dienstwohnungen und einer Küche „eine Badeanstalt mit acht Wannen und einer vom Hausbrunnen gespeisten Dusche." [47, S. 28] Wäre der Ankauf gelungen, hätte die neue Wiener Anstalt im Ganzen

---

[4] Das alte Versorgungshaus Am Alserbach, das bis 1865 bestand, hatte eine psychiatrische Vergangenheit, weil es vor 1792 ruhige PatientInnen aus dem Narrenturm aufnahm; vgl. Abb. 3.5.

tatsächlich einer vergrößerten Ausführung der Prager Irrenanstalt geglichen: Zwei
Häuser, eine Heil- und eine Pflegeanstalt, verbunden durch eine großzügige Park-
landschaft. Jedoch wurde

> [k]einer dieser Anträge ... wegen der unerledigten Geldfrage angenommen, und ich
> [Riedel] erhielt die Weisung, den Thurm in einer möglichst entsprechenden Weise
> einzurichten und Alles anzuwenden, um ihn, bis zu dem Zeitpunkte, wo eine
> neue Pflegeanstalt erbaut und der projectirte Erweiterungs- und Adaptierungsbau in
> Ybbs ausgeführt werden könne, in einen solchen Zustand zu versetzen, in welchem er
> dem humanen Zwecke einer Pflegeanstalt möglichst entspräche.

Die neue Heilanstalt Am Bründlfeld hatte der Staatskasse so große Kosten verursacht, dass an den Bau einer Pflegeanstalt oder den Ankauf eines geeigneten Gebäudes 1852 nicht mehr zu denken war. *„Gestützt wurde diese Weisung auf die grossen
Kosten, welche die damals neu erbaute Heilanstalt dem Staatsschatze verursacht
hatte.“* [45] Entgegen seiner Drohung legte Riedel sein Direktorat nicht zurück,
sondern fügte sich in seine neue Rolle als Turmverwalter wider Willen. Notge-
drungen veranlasste er *„sorgfältige Übertünchungen und Adaptierungen“* [78] am
Turm: Um insgesamt 9414 Gulden wurden in den nächsten Jahren unter anderem die
Aborte verbessert, neue Kanäle gegraben und die Pflasterung der Gänge erneuert;
[Vgl. 45] ab 1857 verfügte der Turm auch über eine eigene Wasserleitung, mit der
eine eigene kleine Badeanstalt im Erdgeschoß gespeist wurde. [Vgl. 44] Darüber
hinaus wurden in allen Stockwerken mit Ausnahme des Erdgeschosses neue Trenn-
wände hochgezogen. Die neuen Zwischenwände teilten vom ersten bis zum vierten
Stockwerk jeweils zwei abgetrennte Bereiche mit je zwölf Kammern voneinander
ab. Ein Bereich war für unruhige und unreine, der andere für ruhige PatientInnen
vorgesehen; Kontakt sollte es zwischen den beiden Bereichen eines Stockwerks keinen geben. In die Kammern für Unruhige und Unreine wurden jeweils drei, in die
Kammern für Ruhige sogar vier Betten eingestellt. Allein für die Abteilungen des
ersten bis hinauf in den vierten Stock ergibt sich dadurch eine errechnete Bettenzahl
von 336, siehe Abb. 14.4. [Vgl. 26, S. 349, 27, 358 f.]
   Die Stellung des Turms als „provisorische Pflegeanstalt“, die so bald wie möglich durch ein geeigneteres Gebäude ersetzt werden sollte, wurde auch im offiziellen
„Statut der Irrenanstalt“ aufgenommen. [Vgl. 45] – Diese Übergangslösung sollte
jedoch noch 16 Jahre bis 1869 bestehen bleiben. In der Frühzeit der neuen Wiener Irrenanstalt wurde das alte Lazarettgebäude als Pflegeanstalt weiterverwendet:
Am 23. Dezember 1855 wurde es für diese Nutzung aufgegeben und *„eine größere Anzahl weiblicher Kranken im gebessertem Zustande“* in verschiedene Versorgungshäuser übersetzt. [Vgl. 42, S. 242] Durch die Auflassung des Lazaretts

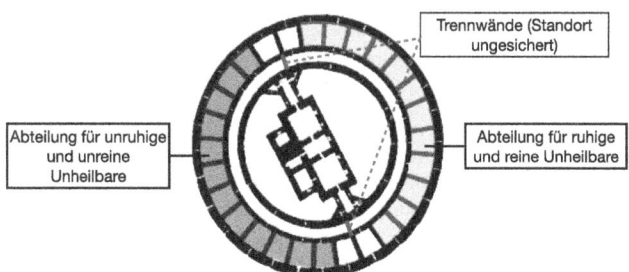

Abb. 14.4 Vermutliche Aufteilung eines Obergeschoß des Narrenturms nach den Umbauarbeiten zur Pflegeanstalt nach 1853. Im ersten bis zum vierten Stockwerk wurden Trennmauern eingezogen und so in jeder Abteilung ein Bereich für unruhige und unreine und ein zweiter für reine und ruhige Unheilbare geschaffen. Im Erdgeschoß befand sich eine Badeanstalt, die seit 1857 auch über fließendes Wasser verfügte

gingen etwa 100 Pflegeplätze verloren.[5] Dies führte zu der Notlage, dass der Turm als Pflegeanstalt nun mehr PatientInnen aufnehmen musste, als jemals zuvor in den knapp 70 Jahren seines Bestehens. Viele Quellen sprechen davon, dass die Anzahl der gleichzeitig anwesenden Pfleglinge zwischen 1855 und 1866 im Turm oftmals nicht unter 300 lag. [Vgl. 52, 128 f.] Eine PatientInnenanzahl, die über dem lag, wofür er errichtet worden war und weit über dem, was sittlich gerade noch zulässig gewesen wäre. Der Turm war als Pflegeanstalt *„stets in allen Räumen überfüllt"*. [42, S. 286]

14.3 Die neue Anstalt als Fehlplanung

Mit ihrer im Kern fehlerhaften Bauweise – dem strahlend neuen Bründlfeld als Heilanstalt aber dem traurigen alten Turm und dem mittlerweile noch traurigerem Lazarett als Pflegeanstalt – wurde die neue relativ verbundene Irrenanstalt am 1. August 1853 offiziell zur Krankenaufnahme geöffnet. [Vgl. 22, S. 167] (Siehe Abb. 14.5.) Bereits im Lauf des Jahres 1852 waren etwa 100 PatientInnen in die neuen Gebäude überführt worden. [Vgl. 1][6] Insgesamt hatten die Baukosten für das Bründlfeld über 1,200.000 fl. C.M. betragen. [Vgl. 72, S. 191]

---

[5] Das Lazarett wurde 1857 abgerissen; an seiner Stelle errichtete der Architekt des Bründlfelds, Ferdinand Fellner, ein Versorgungshaus für Wiener BürgerInnen.

[6] Im selben Artikel wird erwähnt, dass die neue Anstalt im Oktober 1852 auch einige Tage für das Wiener Publikum zur Besichtigung zugänglich war.

Tab. 14.1 Zeitstrahl: Planungsphase der relativ verbunden Heil- und Pflegeanstalt Wien

1840	Knolz-Köstler-Plan: Zweistufiges Modell: 1) Ankauf und Ausbau der Privatirrenanstalt Görgen 2) Ausbau von Ybbs Scheitern des Planes. Das Bründlfeld rückt in den Mittelpunkt der Planungen. Ein erstes Projekt der AKH-Direktion (Programm) und der Landesbaudirektion (Bauplan) wird abgelehnt.
1840–1845	Auslandsreisen Fellner, Sprenger und Viszánik.
1845	Drei Projekte liegen vor: 1) Fellner (Programm und Bauplan) 2) AKH-Direktion (Programm) und Landesbaudirektion (Bauplan) 3) Sprenger (Bauplan) und Viszánik (Programm) Alle drei Projekte werden von einer Kommission bestehend aus den Ärzten Riedel, Spurzheim und Haindl abgelehnt.
1846	Berufung von Ignaz Nadherny aus Prag. Entwicklung eines neuen Programms nach Vorbild der Prager Irrenanstalt.
1847	Absegnung des Nadherny-Planes: Fellner als ausführender Architekt.
1848	Grundsteinlegung der neuen Anstalt am Bründlfeld. Entmachtung Fellners: Berufung einer Baukommission (u. a. Knolz, Viszánik, Fellner)
1850	Etwa 50 PatientInnen werden in den fertiggestellten Ökonomie-Gebäuden der neuen Anstalt untergebracht.
1851	Berufung von Josef Riedel aus Prag als Direktor. Einigkeit in der Baukommission, dass der Turm aufgegeben werden soll. Vermutlich endgültiger Beschluss, dass das neue Gebäude als Heilanstalt verwendet werden soll.
1852	Riedel versucht die neue Versorgungsanstalt *Am Alserbach* als Pflegeanstalt zu bekommen; die Geldmittel sind aber durch den Bau des Bründlfelds erschöpft. In Folge Adaptierung des Turms und des Lazaretts als provisorische Pflegeanstalt.
1853	Absegnung der Hausordnung und der inneren Organisation der Anstalt. Eröffnung der neuen Anstalt als eigenständiges Institut am 1. August.

Von den drei Zielen, die vom wissenschaftlichen Standpunkt der neuen Anstalt vorgegeben worden waren – erstens Unabhängigwerdung vom Allgemeinen Krankenhaus, zweitens Errichtung passender Gebäude und drittens gerechte Aufteilung der Heil- und Unheilbaren – konnte die neue Wiener Anstalt nur die erste Zielsetzung zur Gänze erfüllen. Bei Betrachtung der baulichen Gegebenheiten beider

Anstaltsteile kann geschlossen werden, dass die Wiener Anstalt die Kriterien einer relativ verbundenen Irrenanstalt nicht erfüllte, weil eine architektonische Verbindung zwischen Bründlfeld und Turm nicht vorhanden war. Den Unheilbaren war in der neuen Anstalt deutlich weniger Raum, keine modernen Einrichtungen und so gut wie keine Außenanlagen zur Verfügung gestellt worden. Eine annähernde Gleichbehandlung beider PatientInnengruppen wurde also nicht erreicht. Die Weiternutzung des im ganzen deutschsprachigen Raum so verhassten Turmes, muss als Niederlage für die Wiener Psychiatrie und die zuständige Verwaltung gewertet werden. Die jahrzehntealte Forderung an einen Neubau, den Turm durch eine moderne Anstalt abzulösen, konnte 1853 nicht verwirklicht werden. Riedel, dem wie zuvor Primar Viszánik während seiner Amtszeit der Turm mehrfach auf den Kopf fallen sollte (aber etwas weniger heftig als seinem Vorgänger), trägt hierfür nicht die alleinige Verantwortung. Eher führte der jahrelange fruchtlose Planungsverlauf zu diesem unbefriedigenden Ergebnis: Wie auch die von reiner Selbstdarstellung eingefärbten Aussagen über den Planungsprozess zeigen, wollte sich wohl ein großer Teil der Planungsverantwortlichen mit dem Bau einer hochmodernen *Heilanstalt* hervortun. Anhänger der Prager und der Wiener Psychiatrie stritten auch noch Jahrzehnte später um das Ansehen, die Anstalt Am Bründlfeld in Wahrheit erdacht und errichtet zu haben. [Vgl. 21, 41] Über die Frage, wie das Konzept einer relativ verbundenen Heil- und Pflegeanstalt am besten mit den vorhandenen Mitteln umgesetzt werden könnte, hatte man sich offenbar weniger den Kopf zerbrochen. Die „Unheilbaren" wurden in der Wiener Psychiatrie in den nächsten Jahren weiterhin stark benachteiligt; dies lag, wie Spurzheim es bereits treffend ausgedrückt hatte, an der „unzureichenden *Würdigung des Gegenstandes selbst"*. Für die Unheilbaren wurde offensichtlich während den Planungen zu wenig Partei ergriffen, mit dem Ende, dass sie nun auch in Wien, wie früher in Ybbs, wie „unbrauchbare Schuhe und Kleidungsstücke" in einem „*Depot"* eingeschachtelt wurden. (Vgl. Abschn. 12.2)

Ein sich bald offenbarender wesentlicher Fehler der neuen Anstalt war, dass sie insgesamt zu klein gebaut worden war. Ihre Größe war nur nach der vermuteten Anzahl der niederösterreichischen und Wiener Irren berechnet worden. [Vgl. 44, S. 252] Man hatte aber nicht im genügenden Maße mitbedacht, dass Wien als Hauptstadt eine große Anziehungskraft für BürgerInnen aller Provinzen des k. u. k. Staates besaß. Dies brachte mit sich, dass auch viele nicht nach Niederösterreich und Wien Zuständige behandelt werden mussten. Die Wiener Irrenanstalt war keine Provinzeinrichtung, sondern in Wahrheit eine „gross-österreichische"; die Unterbringung von PatientInnen aus allen Kronländern „ein Zweck, der bei dem Aufbau der Anstalt denn doch nicht vor Augen gehalten wurde." [52, S. 129, Fußnote] Eigentlich hätte die Tatsache, dass in der Wiener Anstalt viele „Fremde" behandelt werden mussten, niemanden überraschen dürfen, hatte doch bereits Primar Viszánik die

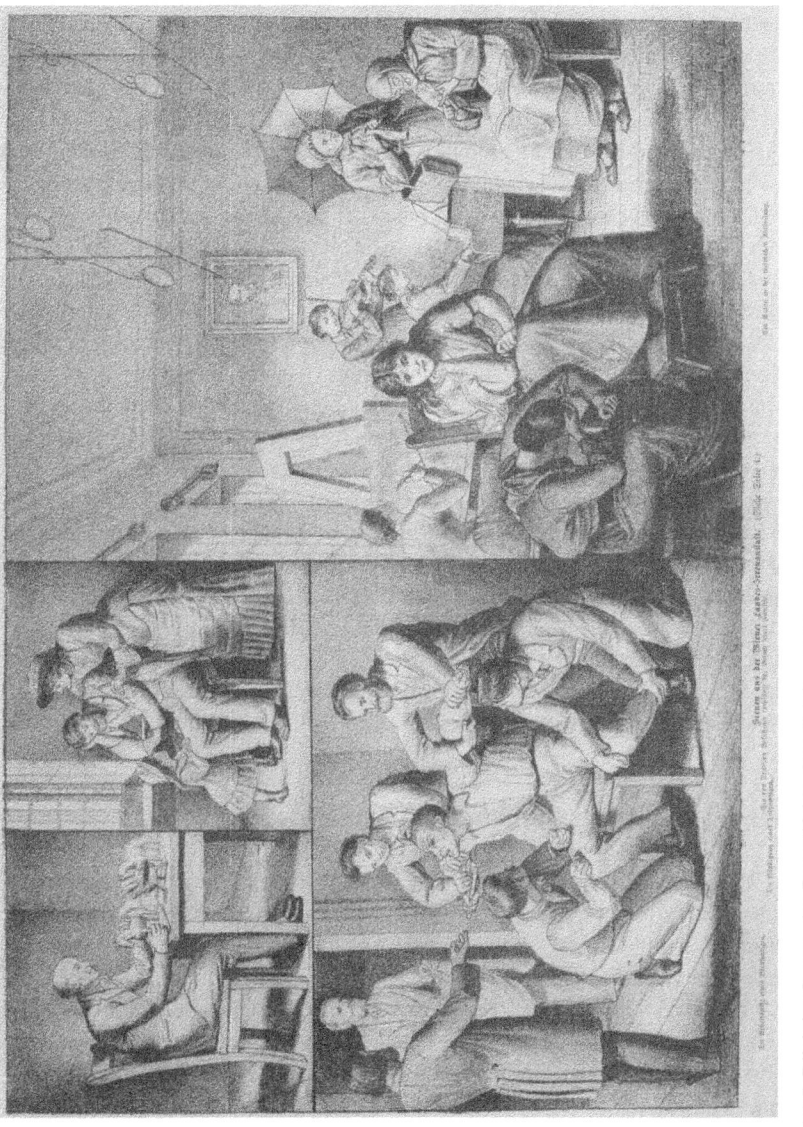

Abb. 14.5 Blick ins Innere des Bründlfelds. Die Zeichnungen und Beschreibungen stammen aus einem Zeitungsbericht aus 1883. Links oben: „Die Arbeitszelle eines Blödsinnigen." Links mittig: „Ein von Trübsinn Befallener empfängt den Besuch seiner Familie." Links unten: „Die Bändigung eines Tobsüchtigen." Rechts: „Ein Salon in der weiblichen Abtheilung"

Herkunft der PatientInnen während der Jahre 1829 bis 1843 sorgfältig aufgeschlüsselt. Demnach waren von den in diesem Zeitraum verzeichneten 3582 Aufgenommenen nur 2065 (57,6 %) zum *„Erzherzogthum Österreich"* – Wien, Niederösterreich und vermutlich auch Oberösterreich – zugehörig gewesen. 398 PatientInnen waren aus dem nicht habsburgischen Ausland gekommen (11,1 %), 320 aus Böhmen (8,9 %), 232 aus Ungarn (6,5 %); bei 230 war die Herkunft ungeklärt geblieben (6,4 %); 210 stammten aus Mähren (5,9 %); 48 aus der Steiermark (1,3 %) und der Rest (n=79) war aus Tirol, Schlesien, Illirien, Galizien, Siebenbürgen, Kroatien und Dalmatien gekommen. [Vgl. 63, Tabelle I] Die Karten waren also offen am Tisch gelegen, umso unverständlicher, dass sie nicht berücksichtigt worden waren. Riedel schrieb 1861, dass *„die Belassung und Benützung der Thurms als Pflegeanstalt eine Conditio sine qua non [eine notwendige Bedingung]"* sei, solange so viele *„unheilbare Kranke aus andern und selbst entferntesten Provinzen"* in Wien aufgenommen werden müssten. [44] Heimatliche Anstalten, in die man diese PatientInnen transferieren hätte können, gab es zu diesem Zeitpunkt noch nicht. *„Mit Aussnahme von Nieder-Oesterreich und Böhmen gibt es keine Provinz, welche eine Irrenanstalt besäße, die in Bezug ihrer baulichen Einrichtung und Organisation den heutigen Anforderungen nur halbwegs entspräche (...)"* [53, S. 133] Als Direktor der Irrenanstalt setzte Riedel seine Hoffnungen auf geplante oder im Bau befindliche Irrenanstalten in Ofen (Budapest, Ungarn), Hermannstadt (Sibiu, Rumänien), Agram (Zagreb, Kroatien) und Grätz (Graz, Steiermark), [Vgl. 44] deren Entstehung er teilweise angestoßen hatte. [Vgl. 77] Riedel erwartete, dass der Aufnahmedruck auf die Wiener Anstalt erst sinken würde, wenn diese Irrenanstalten eröffnet sein würden, was, bei der Dauer der einzelnen Bauprojekte, die Wiener Anstalt auf Jahrzehnte hinaus überfüllt zurückließ.

14.3.1 Personal der neuen Irrenanstalt

Ein weiterer zeitgenössisch geäußerter Kritikpunkt betraf die wenigen ärztlichen Stellen in der Anstalt. Neben dem in der Heilanstalt wohnenden Direktor, der neben allen wirtschaftlichen und bürokratischen Aufgaben auch noch leitender Anstaltsarzt sein sollte, arbeitete folgendes ärztliches Personal in der Anstalt: Zwei ebenfalls im Bründlfeld wohnende „ordinierende Ärzte", die die Stellvertreter des Direktors waren und die untergeordneten Ärzte befahlen. Einer dieser beiden Ärzte war für die Männerabteilung der Heilanstalt und der andere für die Frauenabteilung der Heilanstalt und zusätzlich dazu für die Pflegeanstalt zuständig. [Vgl. 42, S. VI]

Die ordinierenden Ärzte wurden vom Direktor ausgesucht und für jeweils zwei
Jahre angestellt. Ihre Verträge konnten ohne Begrenzung für jeweils zwei weitere
Jahre verlängert werden. Die ordinierenden Ärzte entsprachen in ihren Stellungen
etwa den früheren Primarärzten, durften aber nicht ohne Zustimmung des Direktors eigenständig medizinisch handeln. Den alten Stellennamen hatte man bei allen
neuen Irrenhausdirektoraten abgeschafft, um klar auszudrücken, dass der „erste"
Arzt der Direktor der Anstalt selbst war. Ein paar Jahre später führte man die Pri-
marärzte wieder ein, nachdem klar wurde, dass die ursprüngliche Hierarchie den
Anstaltsdirektoren zu viele Lasten aufbürdete.[7] Weiters gab es vier Sekundarärzte,
zwei davon wohnten im Bründlfeld, einer im Pflegehaus Narrenturm und einer im
Pflegehaus Lazarett. Ein Sekundararzt sollte höchstens zweimal zwei Jahre in der
Anstalt arbeiten können, um anderen Ärzten die Möglichkeit auf Ausbildung nicht
zu nehmen. Jedem Sekundararzt war ein „Internpräparand" zugewiesen, ein Arzt in
Ausbildung, der höchstens zwei Jahre angestellt bleiben durfte. Zwei davon wohnten im Bründlfeld, der dritte im Lazarett, der vierte im Turm. Internpräparanden
hatte nach Vollendung des Dienstes den Anspruch, als „interne Präparanden" in
eine niederösterreichische Krankenanstalt aufgenommen zu werden. [Sofern nicht
anders angegeben, vgl. 72, 205 f.]

Die Anzahl der Ärzte wurde für diesen *„ungewöhnlich schwieriegen
Zweige der Medizin"* als zu gering erachtet. *„Wir dürfen eine Irrenheilanstalt
nicht mit einem gewöhnlichen Spital, – Geisteskranke nicht mit körperlich Erkrankten vergleichen."* Letztere bräuchten verstärkte Zuwendung und Überwachung, die
mit zwei Visiten am Tag nicht erfüllt werden könnten, wodurch schon allein mehr
Ärzte notwendig würden. Auch dass es allein in der Hand des Direktors lag, die
ordinierenden Ärzte nach ihrer zweijährigen Dienstzeit weiter zu behalten oder zu
entlassen, wurde angekreidet. Dies würde die Ärzte gegenüber dem Direktor in
eine *„unselbstständige abhängige Stellung"* bringen, wodurch mehr das
Bücklingstum als die Medizin gefördert würde. Die seltsame Beschneidung bei der
Länge der möglichen Dienstzeiten sei außerdem ein Hemmnis für das Fortkom-
men der Psychiatrie als Wissenschaft, würden so etwa begabte Sekundarärzte nach
vier Jahren aus ihrer Stellung gedrängt, anstatt befördert und weiter ausgebildet zu
werden.

---

[7] Siehe zu dieser Frage die öffentliche Debatte zwischen M. Viszánik und Ludwig Schlager,
späterer Direktor der Wiener Irrenanstalt, aus 1859. Viszánik ist der Meinung, dass Primarärzte
selbstverständlich in großen Irrenanstalten angestellt gehörten, Schlager ist dagegen. [51, 64,
65].

Insolange daher die Stellung der Aerzte in [der neuen Irrenanstalt] keine bessere, keine gesichertere und gegen die grossartigen äusseren Formen eine gar so kleinlich bestellte ist, insolange wird auch die Anstalt nicht jenen Erwartungen entsprechen, welche sie zu hegen berechtigt. [17]

Dieser Kritik folgte keine fassbare Antwort und die Anzahl der Ärzte wurde für die nächsten Jahre so wie geplant besetzt.

Keine öffentliche Debatte gab es darüber, ob genug WärterInnen in der neuen Anstalt tätig waren und wie hoch deren Entlohnung sein sollte. 1856 waren insgesamt 122 WärterInnen an der Anstalt angestellt, wovon 80 in der Heilanstalt und 42 in der Pflegeanstalt arbeiteten. Jeder Wärter kam somit, bei einer angenommenen PatientInnenzahl von rund 700, auf etwa fünf bis sechs Kranke. Neu war bei den Dienstverträgen, dass die WärterInnen *„nach Maassgabe ihres Fleisses und Verwendbarkeit"* in drei Lohngruppen eingeteilt wurden. Neu eintretende WärterInnen wurden in die unterste und am schlechtesten bezahlte Kategorie gereiht und mussten sich von dort hocharbeiten, konnten aber bei Verfehlungen wieder in die niedrigeren Kategorien herabgestuft werden. In der Heilanstalt, die mehr Wärter benötigte, gab es drei Bezahlklassen, in der Pflegeanstalt zwei. Der Dienst in der Pflegeanstalt wurde grundsätzlich wegen der Schwere der Arbeit etwas höher entlohnt, siehe Tab. 14.2.

Die Bezahlklassen führten ein neues Werkzeug der Bestrafung für WärterInnen ein, das etwas milder als die sofortige Entlassung sein und den Bestraften die Möglichkeit zur Besserung geben sollte. Auffallend an dem Gehaltsplan ist, dass nun plötzlich die Wärterinnen deutlich weniger bezahlt bekamen als die Wärter, ein Ungleichstand, der nicht bestanden hatte, als die Irrenanstalt noch Teil des Allgemeinen Krankenhauses gewesen war. Die ungleiche Bezahlung von Männern

Tab. 14.2 Lohngruppen des Wartpersonals in der neuen Wiener Irrenanstalt

Heilanstalt	Kost	Wohnung	Monatslohn Wärter	Monatslohn Wärterin
I.	„a	„	12 fl.	10 fl.
II.	„	„	10 fl.	8 fl.
III.	„	„	8 fl.	6 fl.
Pflegeanstalt	Kost	Wohnung	Monatslohn Wärter	Monatslohn Wärterin
I.	„	„	15 fl.	13 fl.
II.	„	„	12 fl.	11 fl.

[a]Das Pflegepersonal hatte zusätzlich Anspruch auf Naturalentlohnung: So wohnten alle WärterInnen in den Abteilungen und bekamen ihr Essen von der Anstaltsküche

und Frauen war mit nichts zu rechtfertigen, hatten die WärterInnen doch dieselben Pflichten wie ihre männlichen Berufsgenossen.

Neben den „gewöhnlichen" WärterInnen gab es unter dem Pflegepersonal auch Fachkräfte mit besonderer Ausbildung: So wurde der Unterricht für die nur den Männern angebotenen Handwerke – Tischlerei, Schusterei, Buchbinderei, Stroh-flechterei und Tapeziererei – von sachkundigen Wärtern gegeben. Die Patientinnen wurden hingegen von ausgebildeten Wärterinnen in *„Nähen, Stricken, Sticken und Waschen etc. etc."* unterrichtet. Auch der zur Erhaltung der Außenanlagen ange-stellte Hausgärtner gab den Kranken Unterricht in Gärtnerei und Feldbau und die musikalischen Übungen leitete ein Oberwärter: *„Acht bis zehn Kranke bilden eine kleine Musik-Kapelle. Zur Benützung sind zwei Fortepianos und in genügender Anzahl Streich- und Blasinstrumente und Musikalien vorhanden."* Den Schulun-terricht der Kranken leitete einer der Internpräparanden, der dafür 10 fl. im Monat erhielt. Unterrichtsgegenstände waren Lesen, Schreiben, Rechnen, Geographie und Geschichte. In anderen Schulstunden unterrichteten sich die PatientInnen wechsel-seitig in verschiedenen Sprachen sowie im Zeichnen und Malen. [Vgl. 72, S. 207–208]

Bezahlklassen der PatientInnen

Wie in der alten Irrenanstalt bestanden die drei Bezahlklassen in der neuen Irren-anstalt weiter, allerdings nach Heil- und Pflegeanstalt getrennt. In der Heilanstalt waren die Preise höher und im Vergleich zur alten Irrenanstalt auch angehoben worden, vgl. Tab. 14.3. [Vgl. 72, S. 195]

Tab. 14.3 Bezahlklassen der PatientInnen in fl. C.M. bis 1857[a]

Heilanstalt	Tägliche Verpflegsgebühr	30-tägige Verpflegsgebühr
I. Klasse mit zwei Zimmern	4 fl. 30 kr.	135 fl.
I. Klasse	2 fl. 30 kr.	75 fl.
II. Klasse	1 fl. 12 kr.	37 fl. 30 kr.
III. Klasse	32 kr.	16 fl.
Pflegeanstalt	Tägliche Verpflegsgebühr	30-tägige Verpflegsgebühr
I. Klasse	1 fl. 20 kr.	40 fl.
II. Klasse	51 kr.	25 fl. 30 kr.
III. Klasse	26 kr.	13 fl.

[a]Ein Gulden Conventionsmünze teilte sich bis 1857 in 60 Kreuzer. Danach trat der Gulden österreichischer Währung in Kraft, der sich in 100 Kreuzer unterteilte

Mit der neuen Heilanstalt wollte die öffentliche Irrenanstalt am Privatmarkt für die Pflege und Heilung von Geisteskranken mitwerben und so einiges an Kosten wieder einnehmen. Für die PatientInnen der I. Klasse standen im Außenbereich ausgedehnte Anlagen zur Verfügung; im Bründlfeld hatten sie im zweiten Obergschoß ihren eigenen Bereich mit hotelartig ausgestatteten Wohnzimmern. Die allermeisten PatientInnen der Wiener Irrenanstalt – in den meisten Jahrgängen über 70 % – verfügten aber über einen amtlichen Armenausweis und mussten dementsprechend gratis in der III. Verpflegsklasse versorgt werden, vgl. Abschn. 15.8.

14.3.2 Einordnung

Viele bestehende Missstände im Wiener Irrenwesen konnten durch das Bründlfeld behoben oder zumindest stark gemäßigt werden. Mit dem Bau der Heilanstalt wurden Fortschritte in der Krankenpflege geschaffen, die nicht in Abrede gestellt werden können. Gleichzeitig verstärkte der Bau den Unterschied zwischen Heilbaren und Unheilbaren dadurch, dass er den Heilbaren vorbehalten blieb und die Unheilbaren in den alten Turm verwies. Als relativ verbundene Heil- und Pflegeanstalt war die neue Anstalt eine Fehlplanung, weil sie die Unheilbaren zu stark benachteiligte. Sie entsprach nicht dem ursprünglichen Konzept von Roller und Damerow, in dem beiden Anstaltsteilen in etwa dasselbe Gewicht hätte zugesprochen werden müssen. Darüber hinaus war die neue Heilanstalt zu klein geplant worden, um die durch Zuwanderung wachsende Bevölkerung Niederösterreichs versorgen zu können. Zusammenfassend lässt sich sagen, dass die neue Wiener Irrenanstalt, trotz ihres blendenden Aussehens, mit schweren Geburtsschäden zu kämpfen hatte. Die *Krankheitsgeschichte der niederösterreichischen Irrenanstalten* war, um hier nochmals die Worte Spurzheims anzuführen [Vgl. 60, S. 739], mit der Eröffnung der neuen Wiener Anstalt nicht an ihrem Ende angelangt.

Siehe für die Organisation der gesamten niederösterreichischen Psychiatrie in den Jahren 1853 bis 1870 die Abb. 14.6.

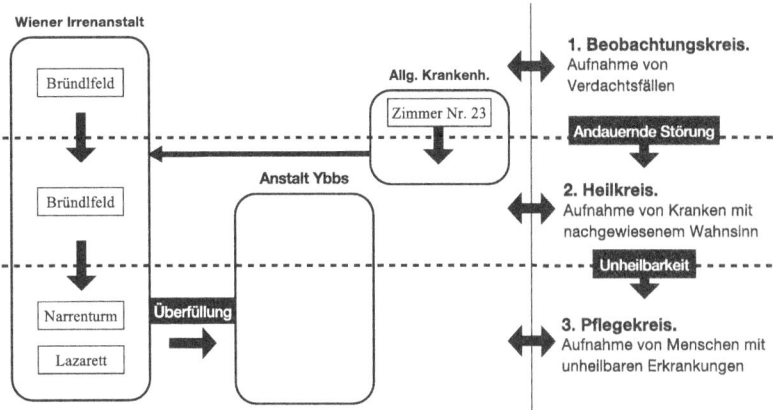

Abb. 14.6 Darstellung des niederösterreichischen Irrenwesens von 1853 bis 1870. Die niederösterreichische Irrenversorgung war in drei Versorgungskreise unterteilt, die unterschiedliche Aufgaben wahrnahmen. In den **ersten Kreis** – der Begutachtungstufe – wurden Menschen aufgenommen, bei denen eine psychische Krankheit vermutet wurde. Diese Aufgaben übernahmen die Wiener Irrenanstalt im Haus Am Bründlfeld und in einem kleineren Ausmaß das Beobachtungszimmer Nr. 23 im Allgemeinen Krankenhaus. Wurde eine länger andauernde Störung festgestellt oder genas der Kranke nicht rasch, wurde er in den zweiten Kreis überstellt. In den **zweiten Kreis** – der Heilstufe – wurden Menschen mit erwiesenem Wahnsinn aufgenommen. Dies konnte auf zwei Arten geschehen: Entweder waren sie bereits zuvor in die Beobachtung aufgenommen worden und wurden überstellt oder sie kamen von außerhalb der Anstalt, dann musste ein Zeugnis über die bestehende Krankheit mitgebracht werden. Der Heilkreis der niederösterreichischen Psychiatrie bestand aus der Wiener Irrenanstalt (Bründlfeld) und der Heilabteilung der relativ verbundenen Pflegeanstalt Ybbs an der Donau. Zu einem kleineren Ausmaß kann auch das Beobachtungszimmer Nr. 23 zum Heilkreis dazugerechnet werden. In den **dritten Kreis** – der Pflegestufe – wurden Menschen mit einer unheilbaren psychischen oder neurologischen Krankheit aufgenommen und dort meist bis zu ihrem Tod verpflegt. In dieser Darstellung zeigt sich deutlich das Gewicht der Wiener Irrenanstalt in dieser Zeit, die die Rolle einer psychiatrischen Universalanstalt ausübte und Aufgaben aus allen drei Kreisen übernahm. Vgl. für die Aufstellung der niederösterreichischen Psychiatrie von 1828 bis 1853 die Abb. 8.6 und für die Jahre ab 1870/1875 die Abb. 14.9

14.4   Wiederaufflammen des Turmstreits

Nach der Eröffnung der neuen Irrenanstalt schlief die Kritik am Narrenturm für einige Jahre ein. Zu geblendet war die Öffentlichkeit von der Fortschrittlichkeit des neuen Gebäudes am Bründlfeld, als dass sie sich mit dem Turm und seinen PatientInnen beschäftigt hätte. Die Anstaltsdirektion unternahm nichts, um diese öffentliche

Wahrnehmung zu verändern: In den offiziellen Jahresberichten der Anstalt von 1853 bis 1856 wird die Heilanstalt am Bründlfeld durch großzügige Darstellungen und Pläne hervorgehoben, die Pflegeanstalt im Turm aber kaum besprochen. [Vgl. 42] Die Direktion Riedel war bei Antritt mit einem großen Vertrauensvorschuss ausgestattet worden; wurden doch einmal einzelne Stimmen gegen die Anstaltsführung laut, wurde das Direktorat sogleich öffentlich in Schutz genommen. Als es zum Beispiel in einem Zeitungsbeitrag 1857 hieß, die Direktion würde die Öffentlichkeit zu wenig über die Vorgänge im neuen Haus unterrichten, kam ihr die Redaktion des Blatts gleich mit einer beschwichtigenden Fußnote zur Hilfe. [Vgl. 59] Dieser Vertrauensvorschuss für Riedel ging ab 1861 langsam aber sicher zur Neige: Die Öffentlichkeit „entdeckte" den Narrenturm neu, bemerkte, dass er noch stand und dass in ihm mehr PatientInnen als jemals zuvor untergebracht waren. Unmittelbarer Anstoß für die wiederaufbrandende Kritik war, dass zum ersten Mal die Überfüllung der neuen Heilanstalt ruchbar wurde. Die Anstaltsdirektion traf nämlich im März 1861 eine umstrittene Maßnahme, um das drohende Überlaufen des Bründlfelds abzuwenden: Sie forderte die für die Einweisung von BürgerInnen zuständigen Bezirksärzte auf, von der Einlieferung nicht dringender Fälle abzusehen: Diese sollten, wenn möglich, vorerst von ihren Angehörigen betreut werden. [Vgl. 78] Erst durch diese Weisung begann die Öffentlichkeit das Ausmaß der Fehlplanung der neuen Anstalt zu begreifen, deren am deutlichsten sichtbarer Makel immer noch der hochaufragende Turm war.

> [I]m welchem Masstabe [bei der Bauplanung] gefehlt wurde, beweist die Thatsache, dass noch überdiess der Irrenthurm, jenes traurige Denkmal aus dem vorigen Jahrhunderte, in dessen ungesunden Zwingräumen schon so viele Unglückliche ihr Grab gefunden haben, noch immer in Verwendung steht (...) [71]

Den Turm rückte zur selben Zeit auch der damalige Dozent für Psychiatrie, Ludwig SCHLAGER (* 1828; † 1885), späterer Professor und Vorstand der Psychiatrischen Abteilung im Allgemeinen Krankenhaus und von 1873 bis zu seinem Tod selbst Direktor der Wiener Irrenanstalt, in den Mittelpunkt seiner Kritik. Schlager war von 1852 an für einige Jahre selbst an der Anstalt als Sekundararzt tätig gewesen und kannte daher die Anlage aus eigener Anschauung. [Vgl. 58]

> In dem dermalen als Irrenpflegeanstalt benützten Irrenthurme findet man die bedeutende Zahl von mehr als dreihundert Geisteskranken untergebracht, eine Zahl, die in Rücksicht der vorhandenen Räumlichkeiten geradezu als u n z u l ä s s i g bezeichnet werden muss.

Schlager forderte von der zuständigen politischen Leitung des Sanitätswesens die Auflassung des Turms und den Bau einer geeigneten Irrenpflegeanstalt. Die bestehende Heilanstalt durch Mehraufnahme zu belasten, sei nicht möglich, da *„in überfüllten Irrenanstalten eine den Anforderung der Wissenschaft entsprechende Behandlung der Kranken unmöglich wird."* [52, 128 f.]

Die Direktion der Irrenanstalt antwortete in einer Reihe von Artikeln auf die öffentlichen Vorwürfe. Josef Riedel stritt in seinen Gegenreden die Überfüllung des Turms nicht ab, verfolgte aber folgende Verteidigungsstrategien. Erstens behauptete er, dass *„die Direction, lange vor jenen Warnungsrufen, die betreffenden Anträge zu seiner Entleerung [des Turms] gestellt"* habe. Zweitens würde der Turm nur noch dazu benützt, *„um Stadt und Land von störenden und gefährlichen Kranken zu befreien und ihnen eine möglichst entsprechende Pflege und sichere Verwahrung zu bieten."* Riedel baute also zur Rechtfertigung der ungleichen Unterbringung einen großen Unterschied zwischen den harmlosen Heilbaren im Bründlfeld und den möglicherweise gefährlichen Unheilbaren im Turm auf. [Vgl. 45] Drittens hätte die bekannt hohe Sterblichkeit der PatientInnen im Turm nichts mit ihrer Unterbringung und Behandlung zu tun:

> Dass so viele unglückliche Pfleglinge in diesen Zwingräumen [den Zellen des Turms] ihr Grab gefunden, und noch finden, liegt – wie es jeder Arzt zugestehen wird, – wahrlich nicht in den Räumlichkeiten, wo zuweilen nicht einmal Scorbutfälle (die sonst stereotyp waren) beobachtet werden, als vielmehr in den Erkrankungsfällen selbst, welche daselbst untergebracht werden müssen, als: paralytischer Blödsinn [Endstadium der Neurosyphilis], Blödsinn in allen Formen und Graden, Epilepsie und körperlich sehr verkommene und erschöpfte Kranke, die von Jugend auf oder seit vielen Jahren an diesen unheilbaren Uebeln leiden. [44, S. 253]

Riedels viertes Argument betreffend der Überfüllung der Heilanstalt war, dass seine Direktion schon die Bettenanzahl des Bründlfelds zwischen 1853 bis 1861 stillschweigend und ohne Anbau und Mehrkosten auf 515 erhöht habe, um den Platzdruck in der Heilanstalt zu lindern. Die Überfüllung selbst führte Riedel, wie oben bereits besprochen, auf die vielen nicht nach Wien und Niederösterreich zuständigen PatientInnen zurück, von denen viele darüber hinaus auch noch unheilbar seien. Erleichterung für seine Anstalt erwartete er erst ab der Inbetriebnahme von Irrenanstalten in anderen Provinzen des k. u. k. Staates. [Vgl. 44, S. 252] In seinen Artikeln erteilte Riedel auch dem öffentlich geäußerten Vorschlag des Redakteurs der „Wiener Medizinischen Wochenschrift", Leopold WITTELSHÖFER (* 1818; † 1889) – hier schon vielfach zitiert –, eine Abfuhr. Dieser hatte vorgeschlagen, die I. und II. Klasse im Bründlfeld aufzulassen, um den so frei werdenden Platz den *„armen, unbemittelten Kranken zu überlassen."* Wittelshöfer meinte, dass Wohlhabende durch das

Bestehen der Privatirrenanstalten nicht auf öffentliche Anstalten angewiesen seien und die staatliche Fürsorge ihren Brennpunkt ganz auf die armen Volksschichten legen solle. [Vgl. 44, S. 254, Nachschrift] Riedel antwortete darauf ungewöhnlich scharf:

> Welcher Irrenarzt würde eine solche Massregel gutheissen? Die Widerlegung dieses Vorschlages kann man den Fachmännern überlassen, welche aus eigener Erfahrung die wohltätige Einwirkung dieser sogenannten Pensionäre auf die anderen Kranken kennen, und die Ueberfüllung einer Heilanstalt mit Paralytischen, unreinen Kranken und Epileptischen zu würdigen wissen.

Als letztes betonte Riedel einmal mehr den provisorischen Status des Turmes innerhalb der Anstalt. Sobald die erforderlichen Mittel frei seien, würde er durch eine passendere Anstalt ersetzt. Riedel versuchte durch die Umarmung seiner Kritiker das verlorene Vertrauen wieder herzustellen, schließlich, so Riedel, verfolge die Anstaltsleitung genau dieselben Ziele wie ihre Kritiker: *„Zur Realisirung unserer Wünsche gehört Geld und – Geduld! (...) Das Streben nach Verbesserung hat uns nie gefehlt, wohl aber zuweilen die Mittel!"* [45]

Riedels Gegenreden fanden bei seinen Kritikern ungünstige Aufnahme. [Vgl. 50] Um solche Argumente vorzubringen, brauche *„man weder Irrenarzt noch sonst ein Genie sein (...)"* [Vgl. 44, Nachschrift] Man könne *„es nur bedauern, aus dem Munde des Direktors der ersten Irrenanstalt Oesterreichs eine Vertheidigung des Thurmes zu vernehmen."* [70] Auch der ordinierende Sekundararzt des Narrenturms, Dr. Joseph JOFFE (Lebensdaten unbekannt) schaltete sich in die Diskussion ein. In seinem Beitrag verteidigte er die Anstaltsleitung und die ärztliche Praxis im Turm, gestand aber dessen große Überfüllung ein. [Vgl. 27, 358 f.] Genauso wie sein Vorgesetzter musste sich Joffe daraufhin vom streitlustigen Schlager eine heftige Zurechtweisung anhören. [Vgl. 48, 49]

Der Druck auf Riedel den Turm zu schließen und weitere Reformen in der Anstalt durchzuführen war hoch. Ohne entsprechende Geldmittel war er allerdings machtlos und zur weiteren Verwaltung des Gegebenen verurteilt. Eine Möglichkeit, sich Geldmittel zu sichern, bot sich Riedel am 31. Jänner 1863, als Kaiser Franz Joseph I. und Kaiserin Elisabeth die Irrenanstalt Besuchsweges. Entgegen des ursprünglich geplanten Besuchsweges *„verlangte"* das Kaiserpaar, in den Turm geführt zu werden. [35] Dabei machte Riedel

> auf die grossen Uebelstände dieses Gebäudes (...) aufmerksam, und hob die dringende Nothwendigkeit eines den Anforderungen der Jetztzeit entsprechenden Neubaus hervor. Ihre Majestät geruhten den Herrn Regierungsrath [Riedel] aufzufordern, die von Letzterem bereits vor längerer Zeit eingereichten einschlägigen Pläne und Vorschläge

nicht in Vergessenheit gerathen zu lassen, sondern ihre Verwirklichung mit erneuten Kräften anzustreben (. . .) [9]

Nachdem Riedel diese allerhöchste Protektion erhalten hatte, reichte er im selben Jahr einen Vorschlag zur Erweiterung des Bründlfelds beim k. k. Staatsministerium ein: Dieser sah ein Pflegegebäude für 300 PatientInnen auf den Gründen der Heilanstalt vor. Im Sinne einer relativ verbundenen Anstalt sollte die Direktion über beide Häuser bei Riedel liegen. [Vgl. 54, S. 233] Zur Behandlung des Vorschlags im Staatsministerium kam es jedoch nicht mehr; ab 1865 ging der bis dahin staatlich geführte Irrenfond mitsamt den Irrenanstalten in den Besitz der jeweiligen Länder über. (Die Stärkung der Kronländer war ein Ergebnis des Demokratisierungsprozesses in der k. u. k. Monarchie und ein Zugeständnis an den erstarkenden Nationalismus einzelner Landesteile gewesen.) Von nun an war der „niederösterreichische Landesausschuss" – die neu geschaffene Landesregierung – für die jetzt so genannten „niederösterreichischen Landesirrenanstalten" Wien und Ybbs zuständig. [Vgl. 69, S. 260] An den neu zusammentretenden Landesausschuss stellte Riedel im August 1865 (neben weiteren Reformvorschlägen) wieder denselben Antrag: „Auflassung des Thurmes und die Aufführung eines Neubaus auf dem vorhandenen Areal der Heilanstalt für 400 unheilbare Irre." [16]

In der Sitzung vom 14. Februar 1866 stimmte der n. ö. Landesausschuss als erster Punkt für die Auflassung der Pflegeanstalt im Turm: Damit gab es zum ersten Mal seit 1784 das rechtlich bindende Versprechen, den Turm so bald wie möglich als Psychiatrie zu schließen. Riedels Vorschlag für einen Neubau auf den Bründlfeldgründen wurde hingegen abgelehnt. Einwände gab es wegen des zu kleinen Bauplatzes, gegen die „Concentrierung von 850 und mehr Irren" unter einer Direktion und wegen der unzureichenden Isolierung der Anstalt von dicht besiedelten Stadtteilen, insbesondere wegen der Nähe zu einer mittlerweile bedeutend angewachsenen und rußspuckenden Maschinen- und Kesselfabrik. Um die Frage zu klären, wie die rund 300 Betten des Turms ersetzt werden sollten, wurde als zweiter Punkt eine weitere Kommission einberufen. Dieser gehörten an: Direktor Riedel; Direktor Spurzheim; Professor Ludwig Schlager; Joseph CZERMAK (* 1825; † 1872), Direktor der Landesirrenanstalt Brünn[8]; Max Leidesdorf, Professor für Psychiatrie und Direktor der Privatirrenanstalt Oberdöbling; und Regierungsrat Carl Damian SCHROFF (* 1802; † 1887). [Vgl. 54, S. 233–234] Die Kommission hatte vor allem über zwei wesentliche Fragen zu beraten: Erstens ob eine neue, von der Wiener Irrenanstalt unabhängige Heil- und Pflegeanstalt in der niederösterreichischen Provinz errichtet werden

---

[8] Für genaue Informationen über die von Czermak geleitete Irrenanstalt in Brünn vgl. [6].

sollte, oder ob zweitens die Errichtung einer neuen Pflegeanstalt auf dem Bründlfeld möglich und ausreichend wäre. [Vgl. 30, S. 3][9]

14.5   Die Auflassung des Turms

Da sich die Amtswege hinzogen, versuchte Riedel in der Zwischenzeit, also in den Jahren zwischen 1861 und 1866, die Überfüllung seiner Anstalt durch vermehrte Überstellungen von Kranken in den Griff zu bekommen. Ab 1861 wurden psychiatrische PatientInnen von Wien ins Landesspital Klosterneuburg überstellt, in der eine neue Filialabteilung der Wiener Anstalt gegründet worden war. [Vgl. 36] Der Jahresbericht von 1862 vermeldet neben 57 Überstellungen nach Ybbs auch fünf Transferierungen nach Klosterneuburg. [39] 1865 verfügte die Klosterneuburger „Verpflegsabtheilung" – so ihr rechtlicher Name – bereits über 105 Plätze für ausschließlich weibliche Pfleglinge. Im Jahre 1866 wurden insgesamt 137 Frauen dort betreut, von denen 31 starben und vier auf Revers entlassen wurden. 1867 wurden insgesamt 126 Frauen verpflegt; 20 starben, zwei wurden in die Wiener Anstalt rücktransferiert. [Vgl. 33, S. 89–98] Die Anstaltsfiliale in Klosterneuburg diente in diesen Jahren zur Aufnahme von weiblichen Unheilbaren, die dort zumeist bis zu ihrem Tod gepflegt wurden.

Währenddessen kam es in Wien zu einem Streit innerhalb der Ärztekommission, die zur Klärung der Frage eingesetzt worden war, auf welche Weise man den Turm ersetzen sollte. Ludwig Schlager bestand auf den Bau einer zusätzlichen Irrenheil- und Pflegeanstalt jenseits der Wiener Stadtgrenzen, während die anderen Kommissionsmitglieder einen Anbau an das Bründlfeld für die beste Option hielten.[10] Gegen die Stimme von Schlager sprach sich die Kommission schließlich für den Anbau einer Pflegeanstalt am Bründlfeld aus: Pläne dafür sollten vorbereitet werden. Außerdem hieß man das Bestehen der „Verpflegsabtheilung" in Klosterneuburg gut und forderte deren Ausbau. [Vgl. 30, S. 24–30]

---

[9] Ebenso wurde auf Vorschlag von Direktor Czermak über eine sogenannte „Irrencolonie" abgestimmt. Mit Irrenkolonie bezeichnete man ein landwirtschaftlich ausgeprägtes Versorgungskonzept, in dem die psychiatrischen PatientInnen selbst für Anbau, Feldpflege etc. zuständig waren. Der Vorschlag wurde mit bedeutenden Änderungen angenommen und in Folge nahe der Landesirrenanstalt Ybbs eine kleine Irrenkolonie für 30 bis 50 PatientInnen eröffnet.

[10] Schlager stellte seine Sicht der Dinge in einer vierteiligen Artikelfolge dar. [Vgl. 54, 55, 56, 57] Leidesdorf widmet hingegen eine ganze Schrift der Widerlegung von Schlagers Einwürfen [Vgl. 30]. Und auch der Redakteur der *Wiener Medizinischen Wochenschrift*, Wittelshöfer, stellte in seinem Blatt Forderungen und machte Verbesserungsvorschläge, vgl. [73–75].

Der Landesausschuss beschloss infolge dieser Beratungen am 29. September 1868, dass der Turm *„sobald als möglich zu schließen"* sei. *„Bis dahin ist der Stand der in demselben untergebrachten Kranken thunlichst zu reduciren."* [Vgl. 34, S. 109–120] Als Ersatz für den Turm wurde die Filialabteilung Klosterneuburg zur *„Landes-Irrensiechen- und Versorgungsanstalt für 250 Kranke"* ausgebaut. Die neue Anstalt wurde nicht im vorhandenen Landesspital aufgeführt, sondern man kaufte ein altes Fabriksgebäude in der Martinsstraße an, das umgerüstet werden sollte, vgl. Abb. 13.9. 100.000 Gulden wurden zum Umbau bewilligt, die Arbeiten zwischen 1869 und 1870 durchgeführt. Danach wurde die neue Irrensiechenanstalt nach und nach mit PatientInnen aus Wien und Ybbs gefüllt. Die Einrichtung des Turms – also vor allem wohl Betten, Möbel, Kleidung, Essgeschirr u. s. w. – wurde nach 1870 in Klosterneuburg weiterverwendet. Die Errichtung einer Irrensiechenanstalt markierte eine deutliche Abkehr vom Idealkonzept einer verbundenen Irrenheil- und Pflegeanstalt und die Rückkehr zur älteren Irrenhausgattung der vollständig getrennten Pflegeanstalt, wenn auch unter neuem Namen. Wie sich in Zukunft zeigen sollte, benötigte und erzeugte die niederösterreichische Irrenversorgung immer wieder besonders gewidmete Orte, an denen sie unheilbare PatientInnen verpflegen konnte. Schrieb und redete die theoretische Psychiatrie noch so viel gegen die Diagnose „Unheilbarkeit" an, so war doch das Dasein von Unheilbaren in der angewandten Irrenversorgung eine nicht wegzuleugnende Tatsache.

Neben der Eröffnung der Anstalt Klosterneuburg wurde das Gebäude am Bründlfeld zur *Heil- und Pflegeanstalt* erklärt; ein Anbau oder eine sonstige Erweiterung des Bründlfelds, wie von der ärztlichen Kommission vorgeschlagen, wurde nicht weiterverfolgt. Stattdessen sollte in den kommenden Jahren Bericht darüber erfolgen, ob der Freiraum am Bründlfeld durch die neue Anstalt nun ausreichend wäre oder nicht. Vorläufig wurde die Bettenzahl des Bründlfelds durch Umbauten an den Dienstwohnungen des Direktors und der Anstaltsärzte auf 526 erhöht. [Vgl. 34, S. 121]

Den abschließenden öffentlichen Abgesang auf den Narrenturm lieferte 1867 der mittlerweile zum Primararzt der Pflegeanstalt ernannte Joseph Joffe.[11] Wieder reagierte Joffe auf einen Zeitungsartikel, diesmal auf jenen eines anonymen Kritikers, der in offensichtlicher Unkenntnis über das bereits beschlossene Aus für den Turm schrieb. In seinem Gegenstand ist dieser letzte öffentlich geführte Turmstreit nur noch eine abklatschartige Wiederholung aller vorhergehenden: Da ist der Kritiker von Außen, der den Turm für einen Skandal hält; dort der zuständige Mediziner, der zwar den Turm verdammt aber seine eigene Tätigkeit darin verteidigen muss. Inhaltlich bringt die Auseinandersetzung nichts Neues. Joffes Schilderung des Turms ist

---

[11] In der folgenden Quelle wird er fälschlicherweise *Jofl* genannt.

trotzdem von Interesse, weil sie Einblick gibt in den schwierigen medizinischen Alltag in der Pflegeanstalt. Der Kritiker hatte dem Turm unter anderem vorgeworfen, dass sich dort immer noch über 300 PatientInnen und davon 50 in Zwangsjacken liegend, befänden. [Vgl. 14] Joffe:

> Es ist eine Nebensache, dass diese Angaben irrig sind; die Hauptsache ist, dass in der That im Thurm die Zwangsjacke im Gebrauch gezogen wird. Die Natur der Seelenstörungen, welche der hiesigen Pflegeanstalt zugewiesen werden, die abnorme Beschaffenheit derselben, bedingen es, dass zu jenen Schutzmitteln für die Sicherheit der Kranken gegriffen werden muss.

Zu jenen Kranken gehörten Paralytische und *„völlig verblödete"* PatientInnen, die sich und ihre Umgebung mit ihren Ausscheidungen beschmierten; Unruhige und Aufgeregte, die ohne Zwangsjacke aus ihren Betten stürzen und sich alle Knochen brechen würden; sowie noch eine *„andere Classe Geisteskranker"*, die einen unbändigen Zerstörungstrieb besitze und sich selbst und andere verletze. *„So befindet sich in der Pflegeanstalt ein Mädchen, welches fortwährend bestrebt ist andern Patienten die Augen auszureissen. Ich will das Gemälde des menschlichen Jammers nicht weiter verfolgen."* Diese unruhigen Kranken waren in den ersten drei Stockwerken des Turms in jeweils zwölf Kammern je Stockwerk untergebracht. Drei unruhige PatientInnen lagen zusammen in einer Kammer.

> Dabei bemerke ich, dass mir nicht eine einzige Kammer zu Gebote steht, wo ich einen gefährlichen Kranken isoliren kann (...) Des Nachts, wo so viele Kranke schlaflos und aufgeregt sind, überwacht ein Wärter die sechs und dreissig Kranken des Korridors und die etwa dreissig der Abtheilung für ruhige Kranke. Wie soll es der Wärter anfangen, diese Geisteskranken so zu überwachen in den verschiedenen des Nachts abgesperrten Zellen, dass trotz seiner Wachsamkeit der Unreine sich das Gesicht nicht mit seinem Unrath beschmiere, der unruhige paralitische nicht aus dem Bette stürze, der aufgeregte und zur Thätlichkeit geneigte Kranke nicht seinen Schlafgenossen verletze? indem nur zweimal des Nachts sämmtliche Zellen durchforscht werden.

Joffe stellte sich klar hinter das allgemein in Mode kommende No-Restraint-System, in dem alle Verwendung von körperlichen Beschränkungen und zuvorderst die Benützung der Zwangsjacke abgelehnt wurde: *„Allein um es durchzuführen, muss eine Irrenanstalt in allen ihren Abtheilungen und Einrichtungen den verschiedenartigen Zuständen Geisteskranker genaueste Rechnung tragen."* Daher sei es in einem Gebäude wie dem Turm unmöglich, die Zwangsjacken *nicht* einzusetzen. Joffe stellt ein letztes Mal die völlige Ungeeignetheit des Turms für die Psychiatrie fest. Er stünde nur mehr deshalb, weil *„man den ... Narrenthurm mit den Kranken nicht einfach in die Luft sprengen"* könne. [28]

In Vorbereitung auf die Auflassung des Turms wurde in den Jahren 1866 bis 1869 die PatientInnenanzahl vor allem durch Transferierungen gesenkt. 1866 wurden von der privaten *„Idiotenanstalt Zwölfaxing"* bei Wien 50 unheilbare PatientInnen aus Ybbs zur Pflege übernommen. Diese frei gewordenen Plätze konnten durch PatientInnen aus dem Turm besetzt werden, wodurch die Anzahl der PatientInnen dort von *„260–270"* auf *„200 reducirt und denselben mehr Bequemlichkeit verschafft werden"* konnte. [33, S. 90] Dazu wurde ein Aufnahmestopp für den Turm verfügt, sodass die PatientInnenanzahl schließlich kontinuierlich durch Überstellungen und Tod sank. Am 1. Jänner 1869 befanden sich noch 117 Männer und 42 Frauen im Turm. 51 Männer und 36 Frauen wurden in das Bründlfeld übersetzt; 39 Männer und 11 Frauen in andere Irrenanstalten (vor allem nach Ybbs); drei Männer wurden gegen Revers entlassen; 23 Männer und 6 Frauen verstarben. [Die Zahlen addieren sich im Originaldokument nicht, vgl. 23] Am 4. Juni 1869 wurde die Psychiatrie im entleerten Narrenturm endgültig aufgelassen. [Vgl. 34, S. 114] – 85 Jahre nach ihrer Inbetriebnahme.

14.6 Ausblick: Das Jahr 1870 und der Beginn der multizentrischen niederösterreichischen Irrenversorgung

Die Jahre 1870 bis 1875 waren eine Wendezeit in der niederösterreichischen Irrenversorgung. Weitreichende Weichenstellung wurden vorgenommen, die das Antlitz der Psychiatrie für die nächsten Jahrzehnte prägen sollten. Zuvorderst wandelte sich das niederösterreichische Irrenwesen in diesen Jahren von einem zentralisieren System mit der Wiener Irrenanstalt als Universalspital in seiner Mitte zu einem multizentrischen System, in dem die verschiedenen Aufgaben auf unterschiedliche und voneinander unabhängige Einrichtungen verteilt waren. Ebenso kam es zu einem Generationenwechsel. Zwei, die niederösterreichische Irrenpflege jahrzehntelang prägende Ärzte, verschieden kurz hintereinander. Josef Riedel starb 1870 und sein Nachfolger als Direktor der Wiener Irrenanstalt, Karl Spurzheim, nur zwei Jahre darauf. Eine neue Generation von Irrenärzten drängte herauf, deren Berufsmittelpunkt nicht mehr in den großen Irrenanstalten lag, sondern zuvorderst auf der Universität, wo sie lehrten und forschten. Seit um 1845 Feuchtersleben und Viszánik mit dem theoretischen und klinischen Unterricht in Psychiatrie begonnen hatten, war die akademische Psychiatrie abseits der niederösterreichischen Irrenanstalten langsam aber stetig angewachsen und hatte schließlich um 1870 das wissenschaftliche Übergewicht gewonnen. Schubkraft gab dieser Bewegung auch die Gründung des „Vereins für Psychiatrie und forensische Psychologie" im Jahre 1868, dem alle wichtigen

Irrenärzte Niederösterreichs – Riedel, Spurzheim, Schlager, Leidesdorf und Theodor MEYNERT (* 1833; † 1892) – angehörten. Der Verein gab ab 1871 die monatliche Zeitschrift „Psychiatrisches Centralblatt" heraus, Österreichs zweite psychiatrische Fachzeitschrift. (Ihre unmittelbare Vorgängerin, die „Vierteljahrsschrift für Psychiatrie" von Leidesdorf und Meynert, ging in dem neuen Blatt auf.) Das Wachstum der Universitätspsychiatrie war von Seiten der Anstaltspsychiatrie erwünscht, es entsprach dem langfristigen Ziel der Irrenärzte auf der Universität nachhaltig Fuß fassen zu können, dementsprechend dienten sowohl Riedel als auch Spurzheim als Vorsitzende des psychiatrischen Vereins. Die unter diesem Verein für einige Zeit vereinigten Psychiater Niederösterreichs forderten von der Landesregierung die Einsetzung einer richtigen psychiatrischen Klinik, in der Studenten und Ärzte am Krankenbett Anschauungsunterricht über psychische Krankheiten erhalten konnten. Dem Ansuchen wurde 1870 stattgegeben und die „I. Wiener Psychiatrische Klinik" in einem Anstaltsflügel des Bründlfelds eröffnet. Zu ihrem ersten Leiter wurde der anatomisch ausgerichtete Theodor Meynert ernannt, der einen strengen Unterschied zwischen seiner forschenden und lehrenden Arbeit in der Klinik und der Arbeit von gewöhnlichen Anstaltsirrenärzten sah. Dies war ein Mitgrund dafür, dass die ursprünglich enge Beziehung zwischen Anstalts- und Universitätspsychiatern innerhalb der Wiener Psychiatrie in den nächsten Jahrzehnten durch zwischenmenschliche Spannungen belastet wurde.

Ebenfalls 1870 wurde die Aufnahme von psychisch Kranken in die Wiener Irrenanstalt neu geregelt: Nur mehr PatientInnen, deren Krankheit bereits ärztlich bescheinigt worden war, durften von nun an unmittelbar in die Wiener Irrenanstalt eingeliefert werden. Es wurde verfügt, dass alle zweifelhaften Fälle – die große Mehrheit aller PatientInnen – zuerst in den *Beobachtungszimmern* des Allgemeinen Krankenhauses begutachtet werden mussten. Die auf *Psychiatrische Abteilung* umgetauften Krankenhauszimmer wurden somit zur Zentralaufnahme für die niederösterreichischen Irrenanstalten und dem Zimmer Nr. 23 nach und nach wieder die Zimmer 22 und 21 hinzugefügt, bis die Abteilung insgesamt 67 Betten umfasste. Unter Theodor Meynert, der die Leitung der I. Psychiatrischen Klinik im Bründlfeld wegen eines Streits mit dem Anstaltsdirektor Ludwig Schlager zurückgelegt hatte, wurde 1875 ein Anbau zum ehemaligen Narrenturm hin vorgenommen und die Abteilung in die „II. Wiener Psychiatrische Klinik" umbenannt, vgl. Abb. 7.4 und 14.7.

Durch ihre Aufgabe als Zentralaufnahme für die Wiener Irrenanstalt – und damit bis zu einem gewissen Ausmaß als das Einfallstor für die gesamte niederösterreichische Irrenpflege – bekam die Psychiatrie im Allgemeinen Krankenhaus ein großes Gewicht und entwickelte sich rasch zur beherrschenden Kraft in der psychiatrischen Forschung und Lehre. Die Ursache dafür war, dass die Krankenhauspsychiatrie als

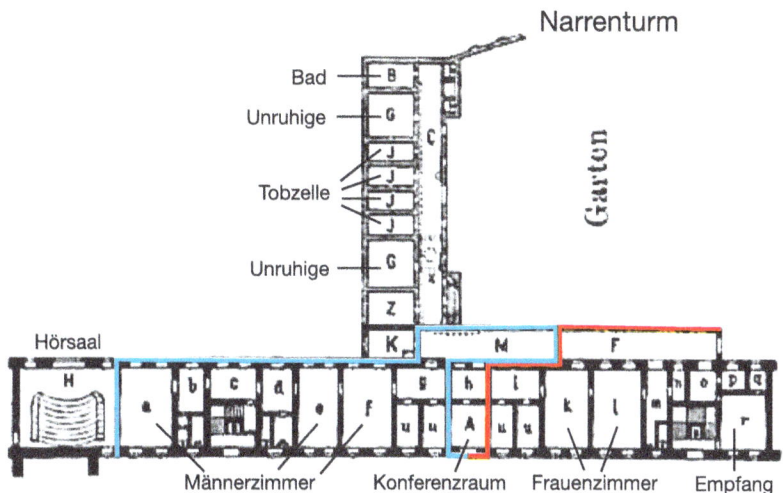

Abb. 14.7 Die Ausbaustufe der 2. Wiener Psychiatrischen Klinik nach 1875 in den ehemaligen Beobachtungszimmern Nr. 21, 22 und 23 im Allgemeinen Krankenhaus. Von der roten Grenze wird die Frauenabteilung, von der blauen Grenze die Männerabteilung eingefasst. In der 1875 neu errichteten Abteilung für Unruhige gab es jeweils einen Frauen- und Männersaal mit vier Betten und vier Tobzellen. [3, 286]

niederösterreichische Zentralaufnahme den höchsten PatientInnendurchlauf aller Einrichtungen hatte und sozusagen über alle bemerkenswerte Krankenfälle frei verfügen konnte, während die I. Psychiatrische Klinik im Bründlfeld strengen Regeln in der Zusammenarbeit mit der eigentlichen Irrenanstalt unterworfen war. [Vgl. 19, 20, 29] Siehe auch Abb. 14.8.

Die allgemeine Stoßrichtung in der Irrenbehandlung dieser Zeit war einerseits die vollständige Umsetzung des No-Restraint-Systems, das Spurzheim während seines Direktorats in der Wiener Irrenanstalt durchsetzen konnte, zweitens vermehrt experimentelle Therapien mit neuen Psychopharmaka und drittens das Vorherrschen eines anatomisch-biologischen Krankheitsverständnis in der Universitätspsychiatrie und damit einhergehend ein vermehrtes Interesse an Neurologie und neurologischen Störungen. Eine weitere neue Entwicklung des Jahres 1870 war, dass Max Leidesdorf in seiner Rolle als Vortragender an der Medizinischen Fakultät erstmals ein psychiatrisches Ambulatorium in Wien gründete, das dreimal wöchentlich seine Tore öffnete. Die PatientInnen erhielten von Leidesdorf eine kostenlose Ordination, die *„nöthigen Arzneien unentgeltlich"* und auch Geldbeträge, falls sie ihre Bedürftigkeit nachweisen konnten. Als Gegenleistung dazu willigten die PatientInnen ein,

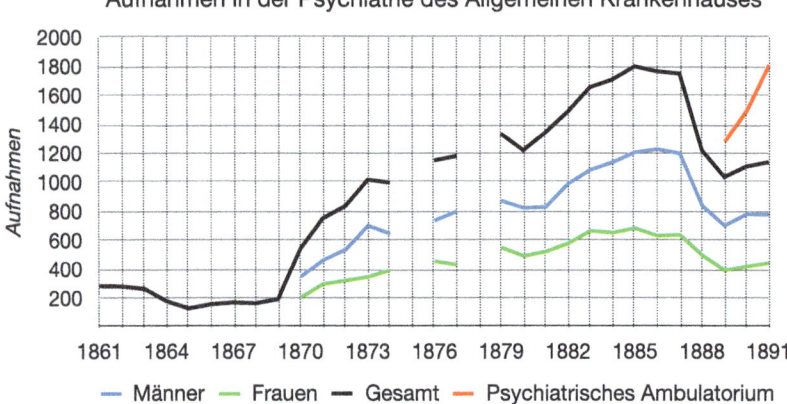

Abb. 14.8 Aufnahmezahlen in der Psychiatrie des Allgemeinen Krankenhauses von 1861 bis 1891 (fehlende Zahlen für 1875 und 1878). Die Einrichtung hieß bis 1870 „Beobachtungszimmer" – in der Wiener Umgangssprache hielt sich dieser Begriff noch länger –, von 1870 bis 1875 „Psychiatrische Abteilung" und ab 1875 „2. Wiener Psychiatrische Klinik". Deutlich auf der Grafik zu sehen ist die veränderte Aufgabe der Krankenhauspsychiatrie ab 1870, als die Abteilung zur Zentralaufnahme des niederösterreichischen Irrenwesens wurde. Zwischen 1861 und 1869 wurden in den Beobachtungszimmern 1812 Aufnahmen verzeichnet, etwa 200 pro Jahr. Ab 1870 stieg diese Zahl stark an und erreichte 1885 mit etwa 1800 Aufnahmen ihren Höhepunkt. Der größte Teil aller PatientInnen wurde aus der II. Psychiatrischen Klinik als ungeheilt entlassen und in die Wiener Irrenanstalt gebracht. Im Jahre 1873 wurden etwa von 456 ungeheilt Entlassenen 389 (85 %) in die Wiener Irrenanstalt überstellt. Ähnliche Verhältnisse dürfen auch für die übrigen Jahre angenommen werden. Das „Psychiatrische Ambulatorium" findet sich seit 1889 in den offiziellen Jahresberichten des Allgemeinen Krankenhauses, das in diesem Jahr sogleich über 1200 PatientInnen behandelte. Die Wurzeln dieses Ambulatoriums reichen bis ins Jahr 1870 zurück, als Max Leidesdorf im Rahmen seiner Vortragstätigkeit ambulant und kostenfrei PatientInnen behandelte. [Vgl. die Berichte der Krankenhauspsychiatrie in den Jahrgängen 1870–1891: 4]

sich als Unterrichtsmaterial für anwesende Studenten zur Verfügung zu stellen. [Vgl. 38]

    Durch das Entstehen neuer Einrichtungen verlor die Wiener Irrenanstalt Am Bründlfeld ihre universale Stellung im niederösterreichischen Irrenwesen, die sie seit ihrer Gründung im Jahre 1784 innegehabt hatte. Die Wiener Anstalt war nicht mehr die niederösterreichische Zentralanstalt und auch die Ausbildung von Jungärzten sowie die Forschung wanderten von der Irrenanstalt zu den neuen Universitätskliniken. Die Landesirrenanstalt wurde im nunmehr multizentrischen Irrenwesen zu einem Glied innerhalb einer größeren Kette, vgl. Abb. 14.9.

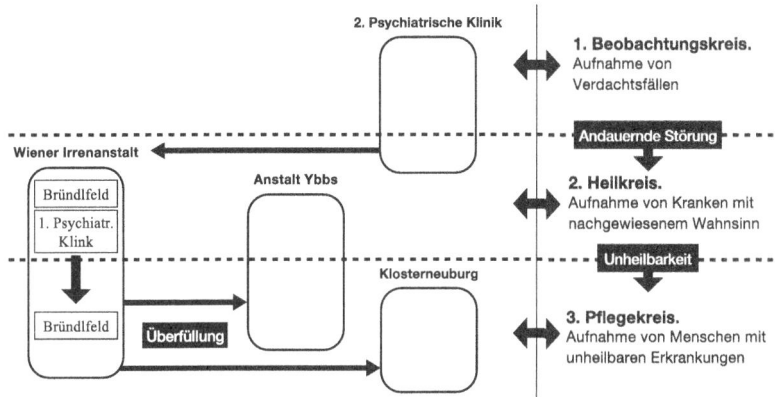

Abb. 14.9 Darstellung des niederösterreichischen Irrenwesens ab 1875. Als Zentralaufnahme spielte die II. Psychiatrische Klinik im Allgemeinen Krankenhaus die Rolle als allgemeine Beobachtungsabteilung in der niederösterreichischen Irrenversorgung. Die allermeisten PatientInnen, die später in die niederösterreichischen Landesirrenanstalten Wien, Ybbs und Klosterneuburg kamen, wurden zuerst durch die II. Klinik geschleust. Die Wiener Landesirrenanstalt Am Bründlfeld verlor in dieser Zeit ihre Bedeutung als Universalpsychiatrie: Einerseits war sie nicht mehr die hauptaufnehmende Einrichtung für psychisch Kranke, andererseits übernahmen die beiden Psychiatrischen Kliniken die Aufgaben von psychiatrischer Forschung und Lehre. Die I. Psychiatrische Klinik hatte ihre Räumlichkeiten in der Anstalt Am Bründlfeld und bekam auch von der Anstaltsdirektion ihre PatientInnen zugeteilt, wodurch sie allgemein im Vergleich zur II. Psychiatrischen Klinik im Allgemeinen Krankenhaus als wissenschaftlich untergeordnet angesehen wurde. Die Anstalt Am Bründlfeld war seit 1870 eine relativ verbundene Anstalt mit Heil- und Pflegeabteilungen. Wegen ständigem Platzmangels wurde 1878 ein Anbau an die Anstalt ausgeführt. Die relativ verbundene Landesirrenanstalt Ybbs an der Donau übte weiter ihre 1842 zugeteilten Aufgaben aus: Als Irrenpflegeanstalt nahm sie unheilbare PatientInnen aus Wien aus, verfügte aber mittlerweile über eine nicht unbedeutende Heilabteilung für PatientInnen vom Land. Die Landesversorgungs- und Irrensiechenanstalt Klosterneuburg war in diesen Jahren die gewidmete Pflegeanstalt für unheilbar Kranke der niederösterreichischen Irrenversorgung. Vgl. für die Aufstellung der niederösterreichischen Psychiatrie von 1828 bis 1853 die Abb. 8.6 und für die Jahre von 1853 bis 1870 die Abb. 14.6

In den folgenden Jahrzehnten wurden in *Gugging-Kierling* (1885/1890) und *Mauer-Öhling* (1902) große, moderne psychiatrische Anstalten eröffnet, die über mehr Betten als die Wiener Landesirrenanstalt verfügten. Nach der Fertigstellung der Anstalt Mauer-Öhling wurden Aufnahmebezirke für die niederösterreichischen Anstalten festgesetzt, womit die Bündelung der niederösterreichischen Psychiatrie in der Wiener Irrenanstalt auch rechtlich ihr Ende fand (Nö LGBl 1902/56). Das veraltete Anstaltsgebäude Am Bründlfeld wurde 1907 durch die neue Anlage der Wiener Landesirrenanstalt *Am Steinhof* ersetzt. Das leerstehende Haus am Bründlfeld wurde 1910 dem Allgemeinen Krankenhaus angegliedert und bis zu seinem Abriss 1974 als *Psychiatrisch-Neurologische Klinik* genutzt. [Vgl. 19, S. 200]

Literatur

1. „[Kurznachricht: Eröffnung des Bründlfelds]". In: *Fremden-Blatt* 6.242 (10. Okt. 1852), S. 3. http://anno.onb.ac.at/cgicontent/anno?aid=fdb&datum=18521010&seite=3&zoom=43 (besucht am 26.01.2022).
2. „† Regierungsrath Ritter v. Riedel". In: *Wiener Medizinische Wochenschrift* 20.53 (12. Nov. 1870), S. 1294. http://anno.onb.ac.at/cgi-content/anno-plus?aid=wmw&datum=1870&page=653&size=45 (besucht am 24.01.2022).
3. *Aerztlicher Bericht des K.K. Allgemeinen Krankenhauses zu Wien vom Jahre ... / 1876.* Aerztlicher Bericht des K.K. Allgemeinen Krankenhauses zu Wien vom Jahre 1850–1891. Wien: Verlag des Allgemeinen Krankenhauses, 1877. http://opacplus.bsbmuenchen.de/title/6848344/ft/bsb11358743?page=312 (besucht am 02.02.2022).
4. *Ärztlicher Bericht über das k.k. allgemeine Krankenhaus zu Wien ...* Wien: A. Pichler, 1854–1891. http://data.onb.ac.at/imgk/AZ00083795SZ01296320 (besucht am 24.01.2022).
5. „Der Wiener ‚Narrenthurm'." In: Das interessante Blatt 11.19 (10.05.1883), S. 5. https://anno.onb.ac.at/cgi-content/anno?aid=dib&datum=18830510&seite=5&zoom=43 (besucht am 16.09.2022).
6. Czermak, Joseph. *Die mährische Landes-Irrenanstalt bei Brünn: ihre bauliche Einrichtung, Administration, ärztliche Gebahrung und Statistik; mit zahlreichen Tabellen und Formularien, einem Holzschnitte und fünf Tafeln in Steindruck.* ger. Wien: Karl Czermak, 1866. http://data.onb.ac.at/rec/AC09797558 (besucht am 24.01.2022).
7. Damerow, Heinrich Philipp August. *Ueber die relative Verbindung der Irren- Heil- und Pflege-Anstalten: in historisch-kritischer, so wie in moralischer, wissenschaftlicher und administrativer Beziehung; eine staatsarzneiwissenschaftliche Abhandlung.* ger. Leipzig: Wigand, 1840. http://data.onb.ac.at/rec/AC09799382 (besucht am 26.01.2022).
8. Dauthage, Adolf. *Riedel, Josef Gottfried.* ÖNB/Wien. 1860. http://data.onb.ac.at/rec/baa7400355 (besucht am 26.01.2022).
9. „Der Besuch Ihrer k. k. Majestäten in der k. k. Irrenanstalt." In: *Allgemeine Wiener medizinische Zeitung* 8.7 (17. Feb. 1863), S. 52. http://anno.onb.ac.at/cgi-content/anno?aid=awz&datum=18630217&seite=4&zoom=33&query=%22Riedl%2Banstalt%2230&ref=anno-search (besucht am 24.01.2022).
10. „Die neue Irren-Heilanstalt in Wien". In: *Oesterreichische Ilustrirte Zeitung* 1.15 (6. Okt. 1851), S. 113–114. http://opacplus.bsb-muenchen.de/title/6089893/ft/bsb10498747?page=121 (besucht am 24.01.2022).
11. „Die neue Irrenheilanstalt in Wien etc." In: *Ilustrirte Zeitung* 18/6.460 (24. Apr. 1852), S. 263–266. http://anno.onb.ac.at/cgicontent/anno?aid=izl&datum=18520424&seite=7&zoom=33 (besucht am 24.01.2022).

12. „Ferdinand Fellner I". In: Architektenlexikon Wien 1770–1945. Architekturzentrum Wien, 2013. http://www.architektenlexikon.at/de/1049.htm (besucht am 21.01.2022).

13. „Feuilleton 10. April 1851". In: *Wiener Medizinische Wochenschrift* 1.3 (19. Apr. 1851), S. 45–46. http://anno.onb.ac.at/cgicontent/anno-plus?aid=wmw&datum=1851& page=27&size=45 (besucht am 24.01.2022).

14. „Feuilleton 10. März 1867". In: *Wiener Medizinische Wochenschrift* 17.20 (9. März 1867), S. 315–316. http://anno.onb.ac.at/cgi-content/anno-plus?aid=wmw& datum=1867&page=172&size=35 (besucht am 24.01.2022).

15. „Feuilleton 13. Mai 1851". In: *Wiener Medizinische Wochenschrift* 1.7 (17. Mai 1851), S. 110. http://anno.onb.ac.at/cgicontent/anno-plus?aid=wmw&datum=1851&size=45& page=59 (besucht am 24.01.2022).

16. „Feuilleton 24. August 1865". In: *Wiener Medizinische Wochenschrift* 15.68 (26. Aug. 1865), S. 1243. http://anno.onb.ac.at/cgi-content/anno-plus?aid=wmw&datum=1865& page=628&size=45 (besucht am 24.01.2022).

17. „Feuilleton 9. Februar 1853". In: *Wiener Medizinische Wochenschrift* 3.7 (12. Feb. 1853), S. 107–109. https://anno.onb.ac.at/cgi-content/anno-plus?aid=wmw&datum=1853& page=58&size=45&qid=RER2EWYJE1CO9NWDXH18J9I4L013RY (besucht am 24.01.2022).

18. Fischel, Jacobus. *Prag's k. k. Irrenanstalt und ihr Wirken seit ihrem Entstehen bis incl. 1850.* Erlangen: Ferdinand Enke, 1853. http://data.onb.ac.at/rec/AC09861385 (besucht am 26.01.2022).

19. Gabriel, Eberhard. „Psychiatrische Einrichtungen im Erzherzogtum unter der Enns (Niederösterreich) im 19. Jahrhundert. Vom Irrenturm in Wien zu den Heil- und Pflegeanstalten für Geisteskranke im Licht zeitgenössischer Darstellungen". In: *Virus* 16 (2017), S. 193–207. https://doi.org/10.1553/0x003bb5d1.

20. Gröger, Helmut. „Zur Entwicklung der Psychiatrie in der Wiener Medizinischen Schule". In: *Gründe der Seele: Wiener Psychiatrie im 20. Jahrhundert.* Hrsg. von Brigitta Keinzel und Eberhard Gabriel. Wien: Picus, 1999, S. 30–48.

21. Gruber, Alois. „[Entgegnung]". In: *Wiener Medizinische Wochenschrift* 17.19 (6. März 1867), Beilage zu Nr. 19. http://anno.onb.ac.at/cgi-content/anno-plus?aid=wmw& datum=1867&page=165&size=40 (besucht am 24.01.2022).

22. Hofbauer, Carl. *Die Alservorstadt mit den ursprünglichen Besitzungen der Benediktiner-Abtei Michelbeuern am Wildbache Als: historisch-topographische Skizzen zur Schilderung der alten Vorstädte* Wiens. Wien: Sommer, 1861. urn:nbn:at:AT-WBR-6202.

23. *Jahresbericht der n.ö. Landesirrenanstalt in Wien für das Jahr 1869.* Landesarchiv Niederösterreich LSt u. LA / F 48 – 48.07 (03) / Aktenzahl 9260. 1869.

24. Jetter, Dieter. *Geschichte des Hospitals: 2: Zur Typologie des Irrenhauses in Frankreich und Deutschland (1780–1840).* ger. Bd. 2. Stuttgart: Steiner, 1971.

25. Jetter, Dieter. „Wiener Irrenhausprojekte". In: *Fortschr. Neurol. Psychiat.* 49.2 (1981), S. 43–52.

26. Joffe, Joseph. „Bemerkungen über die Zustände des Wiener-Irrenthurmes [Teil 1]". In: *Österreichische Zeitschrift für praktische Heilkunde* 7.21 (21. Mai 1861), S. 347–350. http://digital.onb.ac.at/OnbViewer/viewer.faces?doc=ABO_%2BZ227745900 (besucht am 24.01.2022).

27. Joffe, Joseph. „Bemerkungen über die Zustände des Wiener-Irrenthurmes [Teil 2]". In: *Österreichische Zeitschrift für praktische Heilkunde* 7.22 (31. Mai 1861), S. 358–363.

http://digital.onb.ac.at/OnbViewer/viewer.faces?doc=ABO_%2BZ227745900 (besucht am 24.01.2022).

28. Joffe, Joseph. „Erwiederung". In: *Wiener Medizinische Wochenschrift* 17.22 (16. März 1867), S. 347–350. http://anno.onb.ac.at/cgi-content/anno-plus?aid=wmw& datum=1867&page=188&size=45 (besucht am 24.01.2022).

29. Ledebur, Sophie. *Das Wissen der Anstaltspsychiatrie in der Moderne: zur Geschichte der Heil- und Pflegeanstalten Am Steinhof in Wien.* ger. Wissenschaft, Macht und Kultur in der modernen Geschichte ; 5. Wien [u. a.]: Böhlau, 2015. ISBN: 9783205795827.

30. Leidesdorf, Maximilian. *Erläuterungen zur Irrenhaus-Frage NiederÖsterreichs.* ger. Wien: Czermak, 1868. http://data.onb.ac.at/rec/AC10060775 (besucht am 26.01.2022).

31. Lesky, Erna. *Die Wiener medizinische Schule im 19. Jahrhundert.* Studien zur Geschichte der Universität Wien; 6. Graz Köln: Böhlau in Komm., 1965.

32. Mahir, Oscar. *Über Irren-Heilanstalten, Pflege und Behandlung der Geisteskranken: nach den Principien der bewährtesten Irren-Aerzte Belgiens, Englands, Frankreichs und Deutschlands.* Stuttgart; Tübingen: Verlag der J. G. Cotta'schen Buchhandlung, 1846. https://mdz-nbn-resolving.de/urn:nbn:de:bvb:12-bsb10287601-9 (besucht am 26.01.2022).

33. Niederösterreichischer Landesausschuss, Hrsg. *Bericht des niederösterreichischen Landesausschusses über seine Amtswirksamkeit.* ger. Bd.1 (November 1866 bis Ende Juli 1868). Wien: k.k. Hof- u. Staatsdr., 1868. http://data.onb.ac.at/rec/AC09700489 (besucht am 24.01.2022).

34. Niederösterreichischer Landesausschuss, Hrsg. *Bericht des niederösterreichischen Landesausschusses über seine Amtswirksamkeit.* ger. Bd.2 (August 1868 bis Ende Juli 1869). Wien: k.k. Hof- u. Staatsdr. http://data.onb.ac.at/rec/AC09700489 (besucht am 24.01.2022).

35. „Notizen [Besuch des Kaiserpaares]". In: *Wiener Medizinische Wochenschrift* 13.6 (7. Feb. 1863), S. 95. https://anno.onb.ac.at/cgi-content/anno-plus?aid=wmw& datum=1863&page=54&size=45&qid=AW2A3Z74O1OCNYU7V4URJYA8TB1WCF (besucht am 26.01.2022).

36. „Notizen [Überführung von psychiatrischen PatientInnen nach Klosterneuburg]". In: *Wiener Medizinische Wochenschrift* 11.32 (10. Aug. 1861), S. 518. http://anno.onb. ac.at/cgi-content/annoplus?aid=wmw&datum=1861&page=265&size=45 (besucht am 26.01.2022).

37. „Paul Sprenger". In: Architektenlexikon Wien 1770–1945. Architekturzentrum Wien, 2013. http://www.architektenlexikon.at/de/1285.htm (besucht am 21.01.2022).

38. „Psychiatrisches Ambulatorium." In: *Wiener Medizinische Wochenschrift* 20.51 (29. Okt. 1870), S. 1239. https://anno.onb.ac.at/cgi-content/anno-plus?aid=wmw&datum=1870& size=45&page=626 (besucht am 26.01.2022).

39. „Rapport der k. k. Irrenanstalt in Wien vom Jahre 1862". In: *Spitals- Zeitung; Beilage zur Wiener Medizinischen Wochenschrift* 3 (17. Jän. 1863), S. 31–32. https://anno.onb.ac.at/cgi-content/anno-plus?aid=wmw&datum=1863&page=436& size=45&qid=LZSS9ZKDR1A2EB994ZDHA0NFR5XVT4 (besucht am 26.01.2022).

40. Reil, Johannes Christianus. *Rhapsodien über die Anwendung der psychischen Curmethode auf Geisteszerrüttungen.* Halle: Curt, 1803. http://data.onb.ac.at/rec/AC10238480 (besucht am 26.01.2022).

41. „Reminiscenzen über die Entstehung der Wiener Irren-Heilanstalt". In: *Wiener Medizinische Wochenschrift* 17.15 (20. Feb. 1867), S. 238–240. https://anno.onb. ac.at/cgi-content/anno-plus?aid=wmw&datum=1867&page=127&size=45 (besucht am 26.01.2022).

42. Riedel, Josef. *Aerztliche Berichte über die k.k. Irren-Heil- und Pflege-Anstalt zu Wien in den Jahren 1853–1856*. Wien: Hof- u. Staatsdr., 1858. http://data.onb.ac.at/rec/ AC09701896 (besucht am 24.01.2022).

43. Riedel, Josef. *Prag's Irrenanstalt und ihre Leistungen in den Jahren 1827, 1828 und 1829*. ger. Prag: Sommer, 1830. http://data.onb.ac.at/rec/AC10248992 (besucht am 26.01.2022).

44. Riedel, Josef. „Ueber die Räumlichkeiten im Irrenhause". In: *Wiener Medizinische Wochenschrift* 16 (20. Apr. 1861), S. 251–254. http://anno.onb.ac.at/cgi-content/anno-plus?aid=wmw&datum=1861&page=132&size=45 (besucht am 26.01.2022).

45. Riedel, Josef. „Zu den ‚Studien über Irrenpflege' von Dr. L. Schlager". In: *Zeitschrift der k.k. Gesellschaft der Aerzte zu Wien* 17.3 (1861), Beilage S. 138–139. http://anno. onb.ac.at/cgi-content/anno-plus?aid=zga&datum=1861&page=1178&size=45 (besucht am 26.01.2022).

46. Roller, Christian Friedrich Wilhelm. *Die Irrenanstalt nach allen ihren Beziehungen dargestellt: Mit einem lithographischen und colorirten Plane*. Karlsruhe: Müller, 1831. https://reader.digitale-sammlungen.de/de/fs1/object/display/bsb10288446_ 00005.html (besucht am 24.01.2022).

47. Scheutz, Martin. „Der blaue Herrgott. Das nicht-bürgerliche Versorgungshaus Alserbach … " In: *Orte der Verwahrung. Die innere Organisation von Gefängnissen, Hospitälern und Klöstern seit dem Spätmittelalter*. Hrsg. von Gerhard Ammerer/Arthur Brunhart/Martin Scheutz/Alfred Stefan Weiss. Geschlossene Häuser. Historische Studien zu Institutionen und Orten der Separierung, Verwahrung und Bestrafung Bd. 1. Leipzig, 2009, S. 269–293. https://homepage.univie.ac.at/martin.scheutz/website/wp-content/uploads/2014/10/77_Scheutz_Versorgungshaus.pdf (besucht am 24.01.2022).

48. Schlager, Ludwig. „Gegenbemerkungen über die Zustände des Wiener-Irrenthurmes [Teil 1]". In: *Österreichische Zeitschrift für praktische Heilkunde* 7.23 (7. Juni 1861), S. 381–383. http://digital.onb.ac.at/OnbViewer/viewer.faces?doc=ABO_ %2BZ227745900 (besucht am 24.01.2022).

49. Schlager, Ludwig. „Gegenbemerkungen über die Zustände des Wiener-Irrenthurmes [Teil 2]". In: *Österreichische Zeitschrift für praktische Heilkunde* 7.24 (14. Juni 1861), S. 395–398. http://digital.onb.ac.at/OnbViewer/viewer.faces?doc=ABO_ %2BZ227745900 (besucht am 06.02.2022).

50. Schlager, Ludwig. „Rückantwort an Herrn Dr. Riedel." In: *Zeitschrift der k.k. Gesellschaft der Aerzte zu Wien* Beilage (1861), S. 146–148. https://anno.onb.ac.at/cgi-content/anno-plus?aid=zga&datum=1861&page=1186&size=45 (besucht am 26.01.2022).

51. Schlager, Ludwig. „Sollen in Irren-Anstalten neben dem Direktor auch Primarärzte angestellt werden [. . .]" In: *Wiener Medizinische Wochenschrift* 10.2 (14. Jän. 1860), S. 27–30. https://anno.onb.ac.at/cgi-content/anno-plus?aid=wmw&datum=1860&page=20& qid=XZN8QPIF5R052E0LHPXI0EIET0KHZ3&size=45 (besucht am 26.01.2022) .

52. Schlager, Ludwig. „Studien zur Irrenpflege [Teil 1]". In: *Zeitschrift der k.k. Gesellschaft der Aerzte zu Wien* 17.Beilage zu Nr. 16 (16. Apr. 1861), S. 128–131. http://anno.onb. ac.at/cgi-content/anno-plus?aid=zga&datum=1861&page=1168&size=45 (besucht am 06.02.2022).

53. Schlager, Ludwig. „Studien zur Irrenpflege [Teil 2]". In: *Zeitschrift der k.k. Gesellschaft der Aerzte zu Wien* 17.Beilage zu Nr. 17 (23. Apr. 1861), S. 133–138. https://anno.onb. ac.at/cgicontent/anno-plus?aid=zga&datum=1861&page=1173&size=45 (besucht am 06.02.2022).

54. Schlager, Ludwig. „Zur Irrenhausfrage [Teil 1]". In: *Allgemeine Wiener medizinische Zeitung* 12.28 (9. Juli 1867), S. 233–234. http://anno.onb.ac.at/cgi-content/anno?aid=awz& datum=18670709&seite=1&zoom=33 (besucht am 31.01.2022).

55. Schlager, Ludwig. „Zur Irrenhausfrage [Teil 2]". In: *Allgemeine Wiener medizinische Zeitung* 12.29 (16. Juli 1867), S. 242–243. https://anno.onb.ac.at/cgi-content/anno? aid=awz&datum=18670716&seite=1&zoom=33 (besucht am 31.01.2022).

56. Schlager, Ludwig. „Zur Irrenhausfrage [Teil 3]". In: *Allgemeine Wiener medizinische Zeitung* 12.30 (23. Juli 1867), S. 249–250. https://anno.onb.ac.at/cgi-content/anno? aid=awz&datum=18670723&seite=1&zoom=33 (besucht am 31.01.2022).

57. Schlager, Ludwig. „Zur Irrenhausfrage [Teil 4]". In: *Allgemeine Wiener medizinische Zeitung* 12.31 (30. Juli 1867), S. 258–260. https://anno.onb.ac.at/cgi-content/anno? aid=awz&datum=18670730&zoom=33 (besucht am 31.01.2022).

58. „Schlager, Ludwig". In: *Österreichisches Biographisches Lexikon 1815–1950*. Bd. 10. Verlag der ÖAW, 1991, 168 f. https://doi.org/10.1553/0x002851a3.

59. Schlesinger, W. „Neue Reise-Skizzen". In: *Wiener Medizinische Wochenschrift* 7.1 (3. Jän. 1857), S. 11–13. http://anno.onb.ac.at/cgi-content/anno-plus?aid=wmw& datum=1857&size=65&page=12 (besucht am 26.01.2022).

60. Spurzheim, Karl. „Rückblicke auf die öffentlichen Irrenanstalten der Provinz Nieder-Oesterreich [Teil 1]". In: *Österreichische medicinische Wochenschrift* 24 (12. Juni 1847), S. 737–744. http://opacplus.bsb-muenchen.de/title/5976974/ft/bsb10055259?page=389 (besucht am 01.02.2022).

61. „Ueber die Wahrung der Humanität in unseren Humanitätsanstalten". In: *Morgen-Post* 17.161 (13. Juni 1870), 1 f. http://anno.onb.ac.at/cgi-content/anno?aid=mop& datum=18700613&seite=1&zoom=43 (besucht am 26.01.2022).

62. Viszánik, Michael von. Die Irrenheil- und Pflegeanstalten Deutschlands, Frankreichs, sammt der Cretinen-Anstalt auf dem Abendberge in der Schweiz (etc.) ger. Wien: Gerold, 1845. http://data.onb.ac.at/rec/AC10407680 (besucht am 24.01.2022).

63. Viszánik, Michael von. *Leistungen und Statistik der k. k. Irrenanstalt zu Wien, seit ihrer Gründung im Jahre 1784 bis zum Jahre 1844*. ger. Wien: Mörschner, 1845. http://data. onb.ac.at/rec/AC10407681 (besucht am 26.01.2022).

64. Viszánik, Michael von. „Sollen in Irren-Anstalten neben dem Direktor auch Primarärzte angestellt werden [. . .]" In: *Wiener Medizinische Wochenschrift* 10.6 (11. Feb. 1860). https://anno.onb.ac.at/cgi-content/anno-plus?aid=wmw&datum=1860&page=53& size=45&qid=XZN8QPIF5R052E0LHPXI0EIET0KHZ3 (besucht am 26.01.2022).

65. Viszánik, Michael von. „Sollen in Irren-Anstalten neben dem Direktor auch Primarärzte angestellt werden, oder ist es besser, demselben blos Hilfsärzte beizugeben?" In: *Wiener Medizinische Wochenschrift* 9.51 (17. Dez. 1859), 827 f. https:// anno.onb.ac.at/cgi-content/anno-plus?aid=wmw&datum=1859&page=418&size=45& qid=LHTDBAA70BAGHX127A0Z7CA0J23RC4 (besucht am 26.01.2022).

66. Volkner, A. *Riedel, Josef Gottfried.* ÖNB/Wien. 1845. http://data.onb.ac.at/rec/baa7400367 (besucht am 26.01.2022).
67. Vollweider, J. und Carlsruhe, C. Kiefer/Lithografische Anstalt L. Geissendörfer. *Gesamtansicht der Heil- und Pflegeanstalt Illenau 1865.* Stadtarchiv Achern, Sign: II.1.2.a Illenau Album 1865 05. 1865. https://commons.wikimedia.org/wiki/File:Illenau_Gesamtansicht_Repro.jpg?uselang=de (besucht am 21.01.2022).
68. Weiss, Dr. „[Besprechung zu Irrenheil- und Pflegeanstalten Deutschlands (…)"]" In: *Allgemeine Zeitschrift für Psychiatrie und psychischgerichtliche Medizin* 3 (1846), S. 132–152. http://opacplus.bsb-muenchen.de/title/3000977/ft/bsb10087017?page=140 (besucht am 16.04.2022).
69. Wiener Städtisches Statistisches Bureau, Hrsg. *Das Armenwesen in Wien und die Armenpflege im Jahrzehnt 1863–1872: Geschichtlich, administrativ, und statistisch bearbeitet vom städtischen statistischen Bureau.* Wien: Verlag d. Städtischen Statistischen Bureaus, 1875. https://books.google.at/books?id=JWoSAAAAIAAJ&printsec=frontcover&hl=de&source=gbs_ge_summary_r&cad=0#v=onepage&q&f=false (besucht am 24.01.2022).
70. Wittelshöfer, Leopold. „Feuilleton 25. April 1861". In: *Wiener Medizinische Wochenschrift* 11.17 (27. Apr. 1861), S. 267–269. https://anno.onb.ac.at/cgi-content/annoplus?aid=wmw&qid=GS2EA8AA05X99NKQBFRC74YBZ1R4KU&datum=1861&page=140&size=45 (besucht am 24.01.2022).
71. Wittelshöfer, Leopold. „Feuilleton 3. April 1861". In: *Wiener Medizinische Wochenschrift* 11.14 (6. Apr. 1861), S. 219–220. http://anno.onb.ac.at/cgi-content/anno-plus?aid=wmw&datum=1861&page=116&size=40 (besucht am 24.01.2022).
72. Wittelshöfer, Leopold. *Wien's Heil- und Humanitätsanstalten, ihre Geschichte, Organisation und Statistik ; Nach amtlichen Quellen.* Wien: Seidel, 1856. http://data.onb.ac.at/rec/AC10446930 (besucht am 26.01.2022).
73. Wittelshöfer, Leopold. „Zur Irrenhaus-Frage [Teil 1]". In: *Wiener Medizinische Wochenschrift* 18.74 (12. Sep. 1868), S. 1197–1200. http://anno.onb.ac.at/cgi-content/annoplus?aid=wmw&datum=1868&page=611&size=45 (besucht am 31.01.2022).
74. Wittelshöfer, Leopold. „Zur Irrenhaus-Frage [Teil 2]". In: *Wiener Medizinische Wochenschrift* 18.77 (23. Sep. 1868), S. 1245–1248. https://anno.onb.ac.at/cgi-content/annoplus?aid=wmw&datum=1868&size=45&page=635 (besucht am 01.02.2022).
75. Wittelshöfer, Leopold. „Zur Irrenhaus-Frage [Teil 3]". In: *Wiener Medizinische Wochenschrift* 18.78 (26. Sep. 1868), S. 1261–1264. https://anno.onb.ac.at/cgi-content/annoplus?aid=wmw&datum=1868&size=45&page=643 (besucht am 01.02.2022).
76. Wurzbach, Constantin von. „Nadherny, Ignaz Ritter von". In: *Biographisches Lexikon des Kaiserthums Oesterreich.* Bd. 20. Wien, 1869, S. 25. https://de.wikisource.org/wiki/BLK%C3%96:Nadherny,_Ignaz_Ritter_von (besucht am 02.02.2022).
77. Wurzbach, Constantin von. „Riedel, Joseph Gottfried Ritter von". In: *Biographisches Lexikon des Kaiserthums Oesterreich.* Bd. 26. Wien, 1874, S. 95. https://de.wikisource.org/wiki/BLK%C3%96:Riedel,Joseph_Gottfried_Ritter_von (besucht am 02.02.2022).
78. „Zur Frage der Wiener Irren-Heil- und Pflegeanstalt". In: *Allgemeine Wiener medizinische Zeitung* 6.19 (7. Mai 1861), S. 155. http://anno.onb.ac.at/cgi-content/anno?aid=awz&datum=18610507&seite=7&zoom=48 (besucht am 26.01.2022).

Teil II
Gesamtstatistik 1784–1870

Gesamtstatistik 1784–1870

15

Zusammenfassung

In diesem Kapitel werden Statistiken zum niederösterreichischen Irrenwesen und zur Wiener Irrenanstalt von 1784 bis 1870 präsentiert. Besprochen werden die Anzahl der PatientInnen, die Geschlechtsverhältnisse, die Herkunft, das Alter und der gesellschaftliche Status der Erkrankten, die durchschnittliche Behandlungsdauer und die vergebenen Diagnosen.

15.1 Niederösterreichisches Irrenwesen

Zu Tab. 15.1. Die Wiener Irrenanstalt war vorrangig für das *„Erzherzogtum Österreich nieder der Enns"* zuständig, dem heutigen Wien und Niederösterreich. Die Tabelle gibt an, wie viele psychiatrische Betten zwischen den Jahren 1780 bis 1870 auf 1000 Einwohner kamen. Für das Jahr 1780 wurde eine psychiatrische Bettenzahl von 150 angenommen, da dies etwa der Anzahl von PatientInnen entsprach, die 1784 auf den Narrenturm und andere Häuser umverteilt wurden. Bei der Deutung der Ergebnisse muss berücksichtigt werden, dass es sich bei der Wiener Anstalt seit spätestens 1830 um eine *„gross-österreichische"* (Josef Riedel) handelte. Rund 40 % ihrer PatientInnen kamen nicht aus dem Erzherzogtum Österreich, sondern aus den österreichischen Kronländern und dem Ausland. Demnach standen der Bevölkerung Wiens und Niederösterreichs wahrscheinlich weniger Betten zur Verfügung als hier angegeben.

© Der/die Autor(en), exklusiv lizenziert an Springer Fachmedien Wiesbaden GmbH,   347
ein Teil von Springer Nature 2023
D. Vitecek, *Der Wiener Narrenturm,* Medizin, Kultur, Gesellschaft,
https://doi.org/10.1007/978-3-658-39050-1_15

Tab. 15.1 Betten pro Einwohner

Volkszählung	Einwohner Wiens und Niederösterreichs in 1000[a]	Bettenkapazität n.ö. Psychiatrie[b]	Bett/1000 Einwohner
1780	974	150	0,154
1790	1000	278	0,278
1800	1028,3	442	0,430
1810	1040,7	442	0,425
1821	1142,6	712	0,623
1830	1282,7	782	0,610
1840	1339	732	0,547
1850	1527,9	1178	0,771
1857	1670,9	1078	0,645
1869	1978,23	1201	0,607

[a]Zahlen für Wien und Niederösterreich in den heutigen Bundesländergrenzen [17, S. 40]
[b]Vgl. Tab. 15.2

In der Tab. 15.2 wird die Entwicklung der geschätzten Bettenzahl des niederösterreichischen Irrenwesens von 1784 bis 1870 angegeben. Die Zahlen stammen aus dieser Arbeit. Stellenweise mag die tatsächliche Bettenzahl höher gelegen haben als hier angegeben. So ist etwa bekannt, dass in Ybbs vor 1842 über 400 psychiatrische PatientInnen versorgt wurden, obwohl die dortige Irrenabteilung eigentlich nur Platz für rund 300 bot. Ein solcher Überbelag kann in dieser Darstellung nicht berücksichtigt werden.

Tab. 15.2 Geschätzte Bettenzahl der niederösterreichischen Psychiatrie

Jahr	Anstalt			AKH[b]	Misc.	$\sum$	Anmerkungen
	Wien	Ybbs	KNB[a]				
1780	150	–	–	–	–	150	Irrenabteilungen in St. Marx und Spanisches Spital
1784	278	–	–	–	–	278	Narrenturm (278)
1796	292	–	–	–	–	292	Dreiguldenstock (14)
1803	442	–	–	–	–	442	Lazarett (150)
1815	442	–	–	20	–	462	Beobachtungszimmer AKH (20)

(Forsetzung)

Tab. 15.2 (Forsetzung)

Jahr	Anstalt			AKH[b]	Misc.	$\sum$	Anmerkungen
	Wien	Ybbs	KNB[a]				
1816	442	–	–	20	40[c]	502	Mauerbach (40)
1817	442	250	–	20	–	712	Filiale Ybbs (250–300), zeitweise über 400 PatientInnen
1833	442	300	–	40	–	782	Beobachtungszimmer Nr. 21 und 22 (40)
1840	392	300	–	40	–	732	Schließung des kleinen Lazarettgebäudes (−50)
1845	432	300	–	20	–	752	Anschluss der AKH-Zimmer 21 und 22 an die Anstalt (40); neues Beobachtungszimmer Nr. 23 (20)
1853	858	300	–	20	–	1178	Eröffnung Bründlfeld (480), Pflegeanstalt Turm & Lazarett (378)
1855	758	300	–	20	–	1078	Schließung des Lazaretts (−100)
1860	758	405	–	–	–	1163	Eröffnung Anstalt Ybbs (405)
1861	793	405	?	20	–	1218	Adaptierung Bründlfeld (515), erste PatientInnen nach Klosterneuburg
1865	793	405	105	20	–	1323	Verpflegsabteilung Klosterneuburg (105)
1866	715	405	105	20	50[d]	1295	Privatanstalt Zwölfaxing (50); Aufnahmestopp Turm (200)
1869	526	405	105	20	–	1056	Schließung des Narrenturms (−200); Bründlfeld (526)
1870	526	405	250	20	–	1201	Eröffnung Klosterneuburg (250)

[a]Klosterneuburg
[b]Beobachtungszimmer im Allgemeinen Krankenhaus
[c]Filiale Mauerbach
[d]Privatidiotenanstalt Zwölfaxing

15.2 Wiener Irrenanstalt

15.2.1 Diskussion: Vorhandene Quellen

Für die Gesamtstatistik der Wiener Irrenanstalt standen folgende Quellen zur Verfügung:

- Statistik Michael Wagner 1784–1801 [Vgl. 19, S. 361–64]: Diese früheste Statistik kennt vier Kategorien: *„Angekommen;"* *„Entlassen;"* *„Transferiert ins allg. Krankenhaus;"* und *„Gestorben."* Sie wird an anderer Stelle in dieser Arbeit ausführlich besprochen, vgl. Tab. 5.3.

- Statistik Puschmann 1784–1790 [Vgl. 28, S. 82]: Diese um 1900 veröffentlichte Tabelle mit Zahlen zum frühen Zeitraum von 1784 bis 1790 wird in dieser Arbeit an anderer Stelle ausführlich besprochen, vgl. Abschn. 5.2.2.

- Statistik Michael Viszánik 1784–1843 [Vgl. 18, Tabellen A–N]: Viszániks Statistik, bestehend aus den Tabellen A bis N, ist die umfangreichste aus der alten Wiener Irrenanstalt vor 1853. Sie liefert Aufnahme-, Heilungs-, Abgangs- und Sterbezahlen für die Jahre 1784 bis 1843; sowie Daten zu Diagnosen, Alter, Herkunft, Religion und Beruf der PatientInnen für die Jahre 1828 bis 1843. Viszánik spricht selbst davon, dass es schwierig war, für die frühen Jahre der Irrenanstalt Unterlagen zu finden. [Vgl. 18, S. 70] Viszániks Statistik widerspricht der früheren von Michael Wagner: Es ist daher davon auszugehen, dass ihr die wahrhafte Abbildung der ersten Jahre nicht gelungen ist.

- Statistik des Materialverwalters Jähnl 1784–1848 [Vgl. 5, S. 562–66]: Jähnls Statistik ist der Tabelle A von Viszánik ähnlich, es gibt in den Zahlen beider Tabellen jedoch kleine (unbedeutende) Abweichungen. Es ist unklar, wie diese Abweichungen zustande kamen und in welchem Zusammenhang beide Statistiken stehen.

- Statistik Leopold Wittelshöfer 1784–1854. [Vgl. 22, 201f] Wittelshöfer gibt eine Statistik für den gesamten Zeitraum von 1784 bis 1854 in Zehnjahresgruppen an. Eine detaillierte zweite Tabellen zeigt Gesamt-, Aufnahme-, Entlassungs-, und Sterbezahlen für 1847–1854.

- Statistik Josef Riedel 1847–1856. [Vgl. 16, S. 313–328] Riedels Werk ist die erste große statistische Aufarbeitung der neuen Wiener Irrenanstalt ab 1853. Sie bietet neben Gesamt-, Aufnahme-, Entlassungs- und Sterbezahlen auch Daten zu Diagnosen, Stand, Alter, Herkunft und Beruf der PatientInnen. Außerdem liefert sie Daten zur Länge der Behandlungen, zu Krankheitsursachen und zu den Geisteskrankheiten begleitenden, körperlichen Erkrankungen.

- Statistik Max Leidesdorf. [Vgl. 9, S. 14] Leidesdorf gibt den *„durchschnittlichen Krankenstand"* der Wiener Irrenanstalt für 1852–1866 an.

- 1857–1860: Fehlende Gesamt-, Aufnahme-, Entlassungs- und Sterbezahlen.

- Rapport der n.ö. Landesirrenanstalt in Wien vom Jahre 1861–1870 aus dem niederösterreichischen Landesarchiv. [14] Tabelle mit Gesamt-, Zuwachs-, Abgangs- und Sterbezahlen.

- Statistik Statistisches Bureau Wien 1863–1872. [Vgl. 21, S. 272] Tabelle mit Gesamt-, Zuwachs-, Abgangs- und Sterbezahlen. Die Zahlen in dieser Tabelle liegen in denselben Jahren zumeist höher als in den Tabellen des „Rapports 1861–70" aus dem niederösterreichischen Landesarchiv. Weiters werden Zahlen dazu gezeigt, wie viele PatientInnen unentgeltlich versorgt wurden sowie Zahlen für die Gesamtkosten der unentgeltlichen Pflege.

- Jahresberichte der n.ö. Landesirrenanstalten 1883–1899: [13] Daten über Gesamt-, Zuwachs-, Abgangs- und Sterbezahlen der Irrenanstalten Wien, Ybbs, Klosterneuburg, Langenlois und Gugging.
- Statistik Karl Richter 1865–1906. [15, S. 227] Umfasst für die genannten Jahre die Gesamt- und Aufnahmezahlen. Keine Angaben zu Sterbefällen. Weitere Zahlen gibt es zu Diagnosen und zu allen vorgekommen Selbsttötungen in der Anstalt seit 1867.
- Unverbundene Einzeljahresstatistiken liegen vor aus den Jahren 1810 [Vgl. 11, IV. Stück, ohne fortlaufende Nummerierung, S. 97, Scanseite 671], 1848 [5, S. 547], 1849 [1, 487f] und 1869 [7].

Glaubwürdigkeit

Viele der vorhandenen Statistiken widersprechen einander. Vor allem stehen Viszániks Tabelle A (1845) und die spätere Tabelle von Jähnl (1848) im Widerspruch zu der früheren Tabelle von Michael Wagner. Aufgrund des Zeitpunkts ihres Entstehens (1801) muss die Glaubwürdigkeit der Wagner-Tabelle höher eingeschätzt werden als die der beiden später rekonstruierten Statistiken aus den 1840er-Jahren. Auch eine Einzeljahresstatistik von 1810 widerspricht den Aufschlüsselungen von Jähnl und Viszánik. Da Wagners Tabelle nur die Jahre 1784–1801 abdeckt und darüber hinaus auch schwer zu deuten ist, können für die ersten Jahrzehnte der Wiener Irrenanstalt keine besonders glaubwürdigen Daten geliefert werden. Die Tab. 15.3 stellt eine Annäherung an die tatsächlichen Leistungen der Wiener Irrenanstalt dar, eine **begründete geschichtliche Schätzung,** die über die Wirklichkeit abgegeben wird. Die Daten für die Jahre ab 1829 sind jedoch beträchtlich glaubwürdiger, da ab diesem Zeitpunkt auch Diagnosen, Alter, Herkunft der PatientInnen u. s. w. mitberücksichtigt wurden.

15.2.2 Gesamttabelle Wiener Irrenanstalt 1784–1870

Die hier zusammengestellte Tab. 15.3 verwendet für die Jahre 1784–1843 Viszániks Tabelle A; für 1844–1846 die Statistik des Materialverwalters Jähnl; für 1847–1856 die Statistik von Riedel; für 1857–1860 konnten keine Zahlen gefunden werden, in allen folgenden Berechnungen fehlen sie daher; für 1861–1870 wurde der „Rapport"

Tab. 15.3 Gesamtstatistik Wiener Irrenanstalt 1784–1870

| Jahr | Fallz. | | | Aufn. | | | Entl. | | | | | | Ges. | | | Gest. | | | Verbl. 31.12 |
| | | | | | | | Geh. | | | Ungeh. | | | | | | | | | |
	m	w	Σ	m	w	Σ	m	w	Σ	m	w	Σ	m	w	Σ^a	m	w	Σ	
1784^b	169	87	256	169	87	256	33	21	54	0	10	10	33	31	64	16	4	20	172
1785	209	128	337	89	76	165	48	40	88	0	10	10	48	50	98	23	10	33	206
1786	260	128	388	122	60	182	60	36	96	2	12	14	62	48	110	18	4	22	256
1787	266	148	414	86	72	158	43	42	85	15	13	28	58	55	113	22	7	29	272
1788	279	162	441	93	76	169	59	34	93	19	11	30	78	45	123	42	11	53	265
1789	251	165	416	92	59	151	68	51	119	18	11	29	86	62	148	35	13	48	220
1790	209	146	355	79	56	135	51	39	90	11	8	19	62	47	109	23	18	41	205
1791	190	146	336	66	65	131	45	34	79	18	20	38	63	54	117	17	12	29	190
1792	212	149	361	102	69	171	48	49	97	14	13	27	62	62	124	21	13	34	203
1793	222	149	371	93	75	168	50	37	87	13	12	25	63	49	112	16	17	33	226
1794	229	152	381	86	69	155	30	31	61	9	3	12	39	34	73	31	20	51	257
1795	245	175	423	86	77	163	35	45	80	14	8	22	49	53	102	30	23	53	268
1796	265	184	452	99	85	184	50	36	86	19	11	30	69	47	116	28	28	56	280
1797	272	180	455	104	71	175	47	27	74	20	34	54	67	61	128	27	21	48	279
1798	272	183	458	94	85	179	54	23	77	22	17	39	76	40	116	21	28	49	293
1799	281	200	484	106	85	191	45	40	85	10	17	27	55	57	112	34	15	49	323
1800	310	248	561	118	120	238	46	47	93	15	34	49	61	81	142	46	25	71	348
1801	293	245	541	90	103	193	65	59	124	19	26	45	84	85	169	21	25	46	326
1802	315	255	573	127	120	247	79	56	135	30	32	62	109	88	197	33	17	50	326
1803	270	235	508	97	85	182	62	60	122	31	39	70	93	99	192	33	25	58	258

(Fortsetzung)

Tab. 15.3 (Fortsetzung)

Jahr	Fallz.			Aufn.			Entl.									Gest.			Verbl. 31.12
							Geh.			Ungeh.			Ges.						
	m	w	Σ	m	w	Σ	m	w	Σ	m	w	Σ	m	w	Σ^a	m	w	Σ	
1804[b]	255	203	461	111	92	203	43	41	84	26	33	59	69	74	143	35	30	65	253
1805	247	181	431	96	82	178	57	42	99	17	23	40	74	65	139	42	32	74	218
1806	247	185	435	116	101	217	40	35	75	45	48	93	85	83	168	30	20	50	217
1807	248	179	430	116	97	213	62	34	96	29	33	62	91	67	158	19	22	41	231
1808	250	209	462	112	119	231	60	61	121	16	40	56	76	101	177	38	12	50	235
1809	251	184	438	115	88	203	44	42	86	42	34	76	86	76	162	50	28	78	198
1810	243	185	431	128	105	233	39	31	70	33	38	71	72	69	141	34	25	59	231
1811	272	182	457	135	91	226	55	34	89	34	28	62	89	62	151	22	16	38	268
1812	285	191	479	124	87	211	59	29	88	26	24	50	85	53	138	30	14	44	297
1813	294	226	523	124	102	226	56	41	97	59	50	109	115	91	206	28	27	55	262
1814	264	232	499	113	124	237	35	41	76	37	40	77	72	81	153	36	22	58	288
1815	266	245	514	110	116	226	32	29	61	33	44	77	65	73	138	34	29	63	313
1816	306	298	607	139	155	294	41	39	80	34	68	102	75	107	182	27	23	50	375
1817	309	310	622	105	142	247	51	49	100	74	99	173	125	148	273	31	23	54	295
1818	263	271	537	110	132	242	59	62	121	27	38	65	86	100	186	16	21	37	314
1819	291	275	569	130	125	255	56	56	112	43	44	87	99	100	199	31	32	63	307
1820	298	261	562	137	118	255	79	55	134	26	22	48	105	77	182	24	17	41	339
1821	324	295	622	155	128	283	94	60	154	38	59	97	132	119	251	29	21	50	321
1822	341	278	622	178	123	301	86	51	137	30	35	65	116	86	202	27	26	53	367
1823	342	288	633	144	122	266	96	58	154	19	24	43	115	82	197	38	16	54	382

(Fortsetzung)

Tab. 15.3 (Fortsetzung)

| Jahr | Fallz. | | | Aufn. | | | Entl. | | | | | | | | | | | | Verbl. 31.12 |
| | | | | | | | Geh. | | | Ungeh. | | | Ges. | | | Gest. | | | |
	m	w	Σ	m	w	Σ	m	w	Σ	m	w	Σ	m	w	Σ^a	m	w	Σ	
1824[b]	340	276	619	151	86	237	69	60	129	19	17	36	88	77	165	33	16	49	405
1825	392	310	705	173	127	300	94	59	153	23	27	50	117	86	203	43	25	68	434
1826	397	313	713	165	114	279	85	47	132	41	27	68	126	74	200	41	24	65	448
1827	369	333	705	139	118	257	69	42	111	28	48	76	97	90	187	44	29	73	445
1828	397	389	789	169	175	344	88	82	170	99	95	194	187	177	364	37	29	66	359
1829	321	312	636	148	129	277	83	64	147	61	73	134	144	137	281	33	27	60	297
1830	273	288	566	129	140	269	55	67	122	40	40	80	95	107	202	25	27	52	312
1831	320	326	651	167	172	339	91	70	161	37	43	80	128	113	241	41	72	113	297
1832	305	282	592	154	141	295	90	77	167	21	23	44	111	100	211	43	27	70	312
1833	298	326	630	147	171	318	68	81	149	29	41	70	97	122	219	45	34	79	332
1834	311	327	644	155	157	312	81	79	160	41	70	111	122	149	271	31	33	64	309
1835	298	308	612	140	163	303	66	68	134	40	39	79	106	107	213	39	36	75	324
1836	323	319	648	170	154	324	84	78	162	46	46	92	130	124	254	48	37	85	309
1837	293	308	607	148	150	298	61	67	128	50	53	103	111	120	231	37	24	61	315
1838	322	306	634	177	142	319	64	51	115	44	42	86	108	93	201	39	28	67	366
1839	330	379	715	155	194	349	61	48	109	54	88	142	115	136	251	48	33	81	381
1840	336	383	725	169	173	342	92	112	204	44	51	95	136	163	299	48	41	89	337
1841	354	388	748	202	209	411	96	101	197	77	69	146	173	170	343	53	44	97	308
1842	332	392	730	204	218	422	113	107	220	24	38	62	137	145	282	41	53	94	354
1843	384	386	780	230	192	422	125	95	220	45	41	86	170	136	306	62	50	112	358

(Fortsetzung)

Tab. 15.3 (Fortsetzung)

Jahr	Fallz.			Aufn.			Entl. Geh.			Ungeh.			Ges.			Gest.			Verbl. 31.12
	m	w	Σ	m	w	Σ	m	w	Σ	m	w	Σ	m	w	Σ^a	m	w	Σ	
1844^c	270	322	592	118	122	240	n.a	n.a	n.a	n.a	n.a	n.a	70	69	139	45	38	83	342
1845	297	349	646	141	163	304	n.a	n.a	n.a	n.a	n.a	n.a	91	110	201	47	57	104	341
1846	308	376	684	149	194	343	n.a	n.a	n.a	n.a	n.a	n.a	114	145	259	45	54	99	326
1847^d	320	366	686	171	189	360	55	66	121	24	25	49	79	99	178	73	69	142	356
1848	309	357	666	149	161	310	68	80	148	24	21	45	97	125	222	47	36	83	357
1849	295	340	635	134	144	278	41	52	93	21	25	46	92	111	203	59	63	122	341
1850	334	329	663	175	147	322	63	45	108	26	28	54	125	119	244	56	26	82	371
1851	384	414	798	216	211	427	62	63	125	47	31	78	116	96	212	68	64	132	450
1852	485	504	989	286	253	539	97	93	190	34	45	79	133	139	272	87	75	162	555
1853	566	579	1145	301	289	590	81	97	178	50	51	101	137	160	297	107	73	180	660
1854	632	642	1274	315	299	614	132	115	247	49	45	94	186	171	357	124	79	203	704
1855	619	665	1284	303	277	580	102	100	202	45	50	95	182	248	430	129	103	232	654
1856	652	627	1279	334	291	625	131	124	255	44	31	75	188	175	363	126	99	225	687
1857	n. a.	n. a.	n. a.	n. a.	n. a.	n. a.	n. a.	n. a.	n. a.	n. a.	n. a.	n. a.	n. a.	n. a.	n. a.	n. a.	n. a.	n. a.	n. a.
1858	n. a.	n. a.	n. a.	n. a.	n. a.	n. a.	n. a.	n. a.	n. a.	n. a.	n. a.	n. a.	n. a.	n. a.	n. a.	n. a.	n. a.	n. a.	n. a.
1859	n. a.	n. a.	n. a.	n. a.	n. a.	n. a.	n. a.	n. a.	n. a.	n. a.	n. a.	n. a.	n. a.	n. a.	n. a.	n. a.	n. a.	n. a.	n. a.
1860	n. a.	n. a.	n. a.	n. a.	n. a.	n. a.	n. a.	n. a.	n. a.	n. a.	n. a.	n. a.	n. a.	n. a.	n. a.	n. a.	n. a.	n. a.	n. a.
1861^e	772	706	1478	394	293	687	146	131	277	65	37	102	257	218	475	125	87	212	788
1862	805	727	1532	418	326	744	192	131	323	57	50	107	278	247	525	129	79	208	799
1863	827	665	1492	429	264	693	176	118	294	73	37	110	260	179	439	133	79	212	838

(Fortsetzung)

Tab. 15.3 (Fortsetzung)

Jahr	Fallz.			Aufn.			Entl.									Gest.			Verbl. 31.12
							Geh.			Ungeh.			Ges.						
	m	w	Σ	m	w	Σ	m	w	Σ	m	w	Σ	m	w	Σᵃ	m	w	Σ	
1864ᵉ	871	756	1627	440	349	789	208	133	341	38	61	99	271	220	491	139	114	253	879
1865	874	744	1618	414	325	739	182	120	302	58	63	121	287	216	503	147	116	263	850
1866	827	746	1573	389	334	723	146	130	276	60	53	113	222	209	431	172	122	294	848
1867	830	708	1538	397	293	690	175	137	312	75	49	124	261	195	456	125	104	229	849
1868	772	640	1412	331	232	563	163	96	259	48	53	101	320	244	564	121	66	187	664
1869	589	502	1091	258	169	427	105	65	170	42	54	96	217	190	407	119	58	177	505
1870	590	465	1055	339	211	550	101	39	140	68	52	120	242	191	433	116	54	170	451

ᵃInkludiert die Kategorie „Transferiert" ab 1847
ᵇViszánik Tabelle A (1845)
ᶜJähnl (1848)
ᵈRiedel (1858)
ᵉRapport 1861–1870

aus dem Niederösterreichischen Landesarchiv herangezogen. Von der Weiterführung der Statistik von 1870 bis ins Jahr 1906 wurde abgesehen, weil der betreffende Zeitraum in dieser Arbeit nicht besprochen wird. Die verwendeten Zahlen können an wenigen Stellen von ihren Quellen abweichen, da offensichtliche Rechenfehler berichtigt wurden. Aus Gründen der Übersichtlichkeit wurden auch die in manchen Quellen zu findenden historischen Kategorien „Transferiert" und „Entwichen" in die Kategorie „Entlassen Gesamt" aufgenommen.

Die Abb. 15.1 greift fünf wesentliche Kategorien der Tab. 15.3. heraus, um die wachsende Leistungsfähigkeit der Wiener Irrenanstalt anzuzeigen. Deutlich sind die unterschiedlichen geschichtlichen Abschnitte der Irrenanstalt zu unterscheiden: Während die „alte" Wiener Irrenanstalt mit ihren geschätzten 450 Krankenbetten im Jahr bis zu 789 Fälle behandeln konnte (1828), stieg die Leistungsfähigkeit nach Eröffnung der relativ verbundenen Irrenanstalt 1853 stark an. Die neue Irrenanstalt verfügte über etwa 800 Krankenbetten und konnte damit bis zu 1627 Fälle (1864) im Jahr bewältigen. Die herabgesunkenen Fallzahlen der letzten beiden angegebenen Jahre sind eine Auswirkung der Schließung des Narrenturms 1869.

15.2.3 Zusammenfassung: Aufnahmen, Abgänge, Geheilte, Verstorbene, Geschlechterverhältnisse

In der Tab. 15.4 werden die Zahlen der Tab. 15.3 übersichtlich zusammengefasst.

Insgesamt wurden zwischen 1784 und 1870 57.861 Fälle in der Wiener Irrenanstalt aufgezeichnet, von denen 52,8 % männlich und 47,8 % weiblich waren. Die hierbei angegebene „summierte Fallzahl" ist die Summe der in den Statistiken angegebenen jährlichen Fallzahl. Die Zusammenrechnung der jährlichen Fallzahlen führt dazu, dass mehrjährige PatientInnen in dieser Kategorie mehrfach gezählt werden, da sie jedes Jahr in der jährlichen Fallzahl aufscheinen. Ein Patient, der fünf Jahre in der Anstalt verblieb, wird fünfmal in der Fallzahl verzeichnet. Die Aussagekraft der summierten Fallzahl ist daher beschränkt, da sie nicht über die wahre Anzahl der PatientInnen Auskunft geben kann.

Bessere Auskunft über die wahre Anzahl der PatientInnen bietet die Kategorie „Aufnahmen": Insgesamt wurden zwischen 1784 und 1870 26.894 Aufnahmen in der Wiener Irrenanstalt verzeichnet. Von diesen waren 53,5 % Männer und 46,5 % Frauen. Auch die Gesamtaufnahmezahl ist nicht mit der wahren Anzahl der versorgten PatientInnen gleichzusetzen, da derselbe Patient auch zweimal aufgenommen und zweimal verzeichnet werden konnte. Die Aufnahmezahl bietet aber die beste Annäherung an die tatsächliche PatientInnenanzahl.

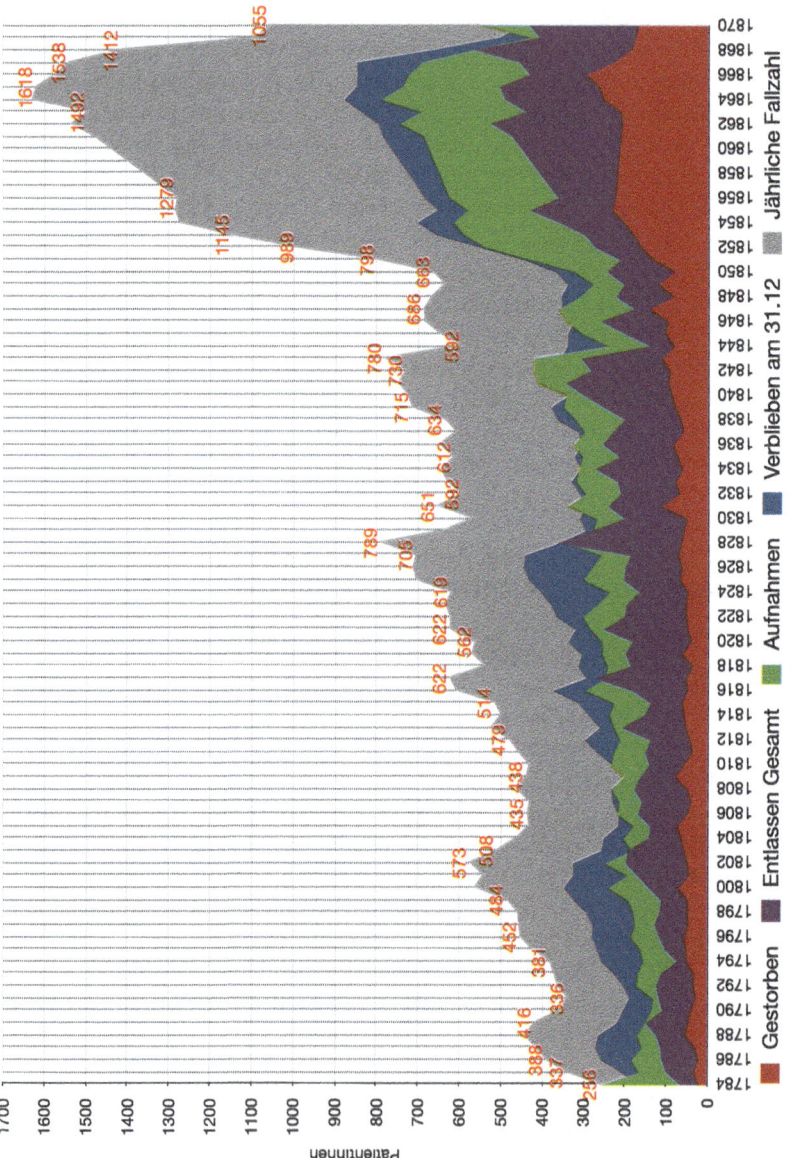

Abb. 15.1 Vereinfachte Darstellung der Gesamtstatistik 1784 bis 1870

Tab. 15.4 Zusammenfassung der Gesamtstatistik 1784–1870

Kategorie		Gesamt	in % d. Abg.[a]	Männ./Weib. (%)
Summierte Fallzahl	m	30538	–	52,78
	w	27323	–	47,22
	$\sum$	57861	–	–
Aufnahmen	m	14389	–	53,50
	w	12505	–	46,50
	$\sum$	26894	–	–
Entlassen: Gesamt[b]	m	9872	–	51,86
	w	9164	–	48,14
	$\sum$	19036	71,67	–
Entlassen: Geheilt	m	6223	–	55,02
	w	5087	–	44,98
	$\sum$	11310	42,58	–
Entlassen: Ungeheilt	m	2798	–	48,28
	w	2997	–	51,72
	$\sum$	5795	21,82	–
Gestorben	m	7524	–	57,52
	w	3196	–	42,48
	$\sum$	7524	28,33	–
Abgang Gesamt[c]	m	14200	–	53,43
	w	12360	–	46,57
	$\sum$	26560	100,00	–

[a]Prozentverhältnisse berechnet anhand des Abgang Gesamt (n: 26.560 = 100 %)
[b]Zählt alle Entlassungen und die hier nicht angegebenen Gruppen „Transferiert" und „Entwichen", die in den Quellen für manche Jahrgänge vorhanden sind
[c]Setzt sich zusammen aus „Gestorben" und „Entlassen: Gesamt". Gibt Auskunft über alle im Zeitraum von 1784–1870 beendeten Behandlungsfälle

Die Kategorie „Abgang Gesamt" verzeichnet alle beendete Behandlungen in der Wiener Irrenanstalt von 1784 bis 1870. Behandlungen konnten durch Tod, Entlassung, Transferierung oder Entweichung beendet werden. Die Zahlen des Abgangs Gesamt sind besonders nützlich, um die Funktionsweise der Irrenanstalt nachvollziehen zu können. Mit ihr lassen sich am besten die Verhältnisse darstellen, in denen Behandlungen in Heilung, Nicht-Heilung oder Tod endeten. In der betreffenden Zeit wurden insgesamt 26.560 Abgänge verzeichnet, 53,4 % davon betrafen Männer und 46,6 % Frauen.

Die Kategorie „Entlassen: Gesamt" gibt neben allen entlassenen PatientInnen auch jene an, die transferiert wurden oder entwichen. Beide Unterkategorien sind nicht für alle Jahre in den Quellen aufgeschlüsselt und wurden daher in dieser Überkategorie zusammengefasst. Die Kategorie gibt daher Auskunft darüber, bei wie vielen PatientInnen die Anstaltsbehandlung beendet wurde, ohne dass der Patient verstarb. Insgesamt wurde bei 19.036 PatientInnen die Behandlung auf diese Weise beendet, davon waren 51,9 % Männer und 48,1 % Frauen.

Als Anteil der Kategorie „Abgang Gesamt" (n: 26.560) wurde bei 71,7 % aller PatientInnen die Behandlung in der Anstalt beendet, ohne dass der Tod eingetreten wäre. Insgesamt wurden zwischen 1784 und 1870 11.310 PatientInnen aus der Irrenanstalt als geheilt entlassen („Entlassen: Geheilt"), davon waren 55 % Männer und 45 % Frauen. Im Verhältnis zu „Abgang Gesamt" (n: 26.560) wurden damit 42,6 % aller PatientInnen als geheilt aus der Anstalt entlassen. Im selben Zeitraum wurden 5795 Kranke als ungeheilt entlassen („Entlassen: Ungeheilt"), davon waren 48,3 % Männer und 51,7 % Frauen. Die entspricht einen Anteil an der Kategorie Abgang Gesamt (n: 26.560) von 21,8 %. Weitere 7,3 % aller registrierten Abgänge entfielen auf Transferierungen in andere Einrichtungen oder seltener auf Entweichungen.

Es verstarben 7524 Kranke in der Anstalt, darunter 57,5 % Männer und 42.5 % Frauen. Am gesamten Abgang (n: 26.560) hatten die Verstorbenen damit einen Anteil von 28,3 %, vgl. Abb. 15.2.

In Abb. 15.3 werden die oben errechneten Zahlen der Geschlechterverhältnisse als Grafik wiedergegeben.

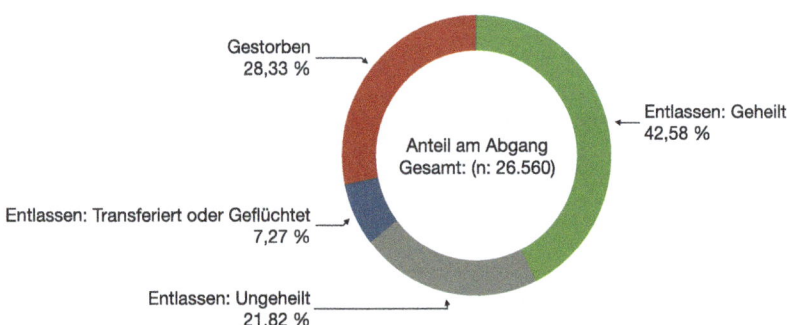

Abb. 15.2 Grafische Darstellung der Anteile der Kategorie „Abgang Gesamt". Von 26.560 zwischen 1784 bis 1870 verzeichneten Abgängen fielen 42,6 % auf geheilt entlassene PatientInnen, 28,3 % auf verstorbene PatientInnen und 21,8 % auf ungeheilt entlassene PatientInnen. Die hier vorgestellte Kategorie „Transferiert oder Geflüchtet" mit 7,3 % (n: 1931) wurde in den Quellen nur unregelmäßig angegeben und daher nicht in die Tab. 15.3 und 15.4 aufgenommen; hier ergibt sie sich als Nebenprodukt der Darstellung. Die allermeisten PatientInnen dieser Kategorie wurden transferiert

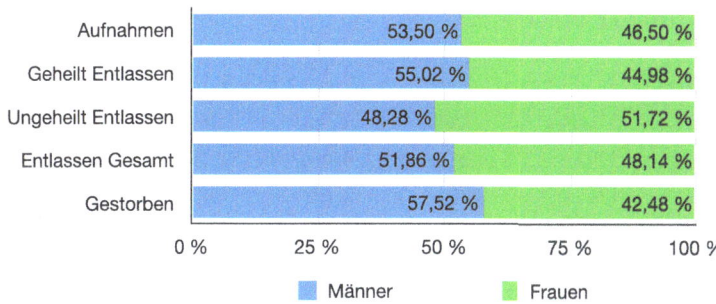

Abb. 15.3 Grafische Darstellung der Geschlechterverhältnisse wie in Tab. 15.4. Bemerkenswert ist hierbei vor allem die erhöhte Sterblichkeit der Männer in der Anstalt. Die Gründe hierfür sind unbekannt. Vermutungen können jedoch angestellt werden: Männer litten nach der biologisch-körperlichen Betrachtungsweise durchschnittlich häufiger an schwereren Erkrankungen etwa am Endstadium der Neurosyphilis, der progressive Paralyse, vgl. Abschn. 15.3.2. Psychosozial kann auch ein Zusammenhang mit Alkoholmissbrauch vermutet werden, vgl. Abschn. 15.4

15.2.4   Sterblichkeit

Gesamtsterblichkeit 1784–1870

Um die Gesamtsterblichkeit richtig berechnen zu können, müsste die „GesamtpatientInnenanzahl" der Jahre 1784 bis 1870 bekannt sein. Diese steht jedoch nicht zur Verfügung, es können jedoch Ersatzwerte als Annäherung eingesetzt werden. Als geschätzte GesamtpatientInnenanzahl können zwei Ersatzwerte verwendet werden: Die Zahlen der Kategorie „Aufnahmen 1784–1870" und diejenigen der Kategorie „Abgang Gesamt 1784–1870". Beide Ersatzzahlen sind etwas verzerrt, da etwa ein und derselbe Patient auch zwei- oder dreimal in die Irrenanstalt aufgenommen und wieder entlassen werden konnte. Beide Zahlen bilden daher nicht die GesamtpatientInnenzahl ab, sie bieten aber eine annehmbare Annäherung.

In dieser Arbeit wird als geschätzte GesamtpatientInnenzahl zumeist die Kategorie „Abgang Gesamt" herangezogen, weil dadurch nur bereits beendete Behandlungen und damit die Ergebnisse des Anstaltsaufenthalts in Rechnung genommen werden. Die Berechnung bezeichnet also genau genommen, wie viele abgeschlossene Behandlungen im Tod der PatientInnen endeten.

Berechnet man die Gesamtsterblichkeit für die Jahre 1784 bis 1870 anhand der Aufnahmen, dann beträgt diese 28,0 %; die Gesamtsterblichkeit der Männer 30,1 % und die Gesamtsterblichkeit der Frauen 25,6 %. Wird die Gesamtsterblichkeit, wie

Tab. 15.5 Gesamtsterblichkeit 1784–1870

	geschätzte Gesamtpopulation		Sterblichkeit (%)	
Gestorben	nach Aufnahme	nach Abgang[a]	nach Aufnahme	nach Abgang
m	4328	14389	**14200**	30,08	**30,48**
w	3196	12505	**12360**	25,56	**25,86**
$\sum$	7524	26894	**26560**	27,98	**28,33**

[a]Die in dieser Arbeit vorgeschlagene Berechnungsweise mit dem Abgang Gesamt ist im Dickdruck hervorgehoben

hier vorgeschlagen, anhand dem Abgang Gesamt berechnet, dann liegt sie bei 28,3 % des gesamten Abgangs von 26.560. Die Gesamtsterblichkeit der Männer errechnet sich auf 30,5 %, die der Frauen auf 25,9 %, vgl. Tab. 15.5. Zusammenfassend lässt sich sagen, dass etwa 28 % aller PatientInnen der Wiener Irrenanstalt in der Zeit von 1784 bis 1870 dort starben. Männer starben zu etwa 30 %, Frauen zu etwa 25 %.

Vergleicht man diese Zahlen mit jenen der Pflegeanstalt Ybbs an der Donau, in der rund 64 % aller Abgänge verstarben, werden die unterschiedlichen Aufgaben der beiden Anstalten im niederösterreichischen psychiatrischen Netzwerk deutlich, die sich in den beiden deutlich verschiedenen Gesamtsterblichkeiten ausdrückten. Als gewidmete Pflegeanstalt verzeichnete die Anstalt Ybbs eine mehr als doppelt so hohe Sterblichkeit als die gemischte Anstalt in Wien, da sie die Aufgabe hatte, Kranke bis zu deren Tod zu verpflegen, vgl. Abschn. 12.3. Die Sterblichkeit innerhalb der Irrenanstalten hing also mit ihrer Aufgabe innerhalb des breiteren Gefüges zusammen und ist nicht immer unbedingt auf gute oder schlechte Lebensverhältnisse zurückzuführen.

Jährliche Sterblichkeit 1784–1870
Die jährliche Sterblichkeit in der Wiener Irrenanstalt kann durch zwei Arten berechnet werden. Erstens anhand der jährlichen Fallzahl (Sterblichkeit = „Gestorben"/„Jährliche Fallzahl") und zweitens durch den jährlichen Abgang (Sterblichkeit am Gesamtabgang = „Gestorben"/„Abgang Gesamt"), vgl. Abb. 15.4, in der beide Möglichkeiten grafisch gelöst werden.

Anders als bei der „Gesamtsterblichkeit 1784–1870", wo das Heranziehen der summierten Fallzahl für die Berechnung zu einem verzerrten Ergebnis führt, ist die Berechnung der „Jährlichen Sterblichkeit" anhand der „Jährlichen Fallzahl" möglich und sinnvoll. Geschichtliche Ereignisse, die mit einer hohen Sterblichkeit einhergingen, können durch diese Berechnung ausgemacht und abgelesen werden.

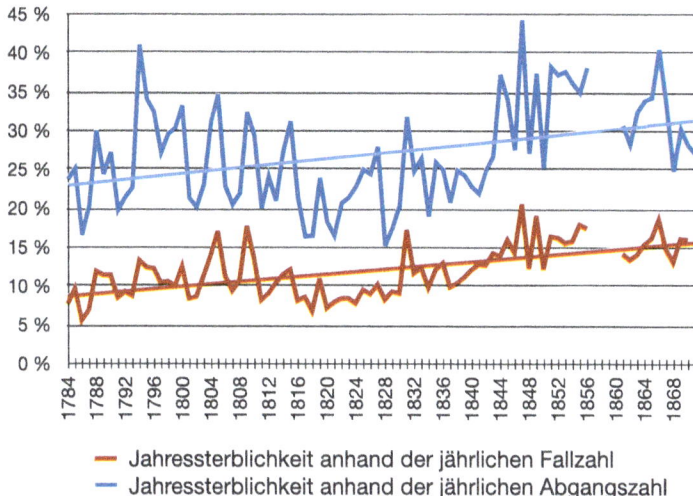

Abb. 15.4 Jahressterblichkeit in der Wiener Irrenanstalt 1784 bis 1870. In dieser Grafik werden zwei Berechnungsmöglichkeiten für die jährliche Sterblichkeit gezeigt. Die rote Linie berechnet sich anhand der jährlichen Fallzahl, die blaue anhand der jährlichen Abgangszahl. In dieser Arbeit wird die Berechnung der Jahressterblichkeit anhand der jährlichen Fallzahl bevorzugt (rote Linie)

Die in Abb. 15.4 alternativ gezeigte Berechnungsmöglichkeit anhand des „Jahresabgangs" führt in manchen Jahrgängen zu stark überhöhten Ausschlägen, da in manchen Jahren nur sehr wenige PatientInnen entlassen wurden, wodurch der Anteil der Verstorbenen am Gesamtabgang stark ansteigt. Vergleichen wir etwa das Jahr 1794, in dem die jährliche Sterblichkeit anhand der „Jährlichen Fallzahl" 13,39 % betrug, anhand des „Jahresabgangs" aber 41,13 %, was sich zum einen Teil dadurch erklärt, dass 1794 im Vergleich zu früheren Jahren tatsächlich eine erhöhte Sterblichkeit aufwies, aber im Wesentlichen daher rührt, dass viel weniger PatientInnen insgesamt entlassen wurden. Daher wird diese Methode in der weiteren Besprechung außer Acht gelassen.

Nach der gewählten Berechnungsmethode betrug die mittlere jährliche Sterblichkeit 12,11 %. Die 20 Jahre mit der höchsten Sterblichkeiten sind in der Tab. 15.6 abgebildet. Für einige Jahre können Gründe für die hohe Sterblichkeit vorgeschlagen oder angeführt werden: 1805 und 1809 wurde Wien von napoleonischen Truppen besetzt, was sicherlich zur erhöhten Sterblichkeit in der Irrenanstalt beitrug. 1831 kam es zur ersten Choleraepidemie in Wien. Zwischen 1847 und 1852 war

Tab. 15.6 Die 20 Jahre mit der höchsten Sterblichkeit 1784–1870

Rang	Jahr	Sterblichkeit (%)	Mögliche Ursachen
1.	1847	20,70	Überfüllung (?)
2.	1849	19,21	3. Choleraepidemie & 1848er-Revolution
3.	1866	18,69	–
4.	1855	18,07	4. Choleraepidemie
5.	1809	17,81	2. Französische Besetzung
6.	1856	17,59	–
7.	1831	17,36	1. Choleraepidemie
8.	1805	17,17	1. Französische Besetzung
9.	1851	16,54	Überfüllung (?)
10.	1852	16,38	Überfüllung (?)
11.	1865	16,25	–
12.	1869	16,22	–
13.	1870	16,11	–
14.	1845	16,10	–
15.	1854	15,93	4. Choleraepidemie
16.	1853	15,72	–
17.	1864	15,55	–
18.	1867	14,89	–
19.	1846	14,47	–
20.	1843	14,36	–

die Irrenanstalt periodisch besonders stark überfüllt. Die hohe Sterblichkeit 1849 wurde durch die Revolutions- und Kriegswirren des Jahres 1848 zu erklären versucht: „*Die starke Sterblichkeit im Jahre 1849 ist theilweise wohl darin gelegen, dass nach dem aufregenden Leben des vorangegangenen Jahres viele Kranke mit erschöpftem Organismus in die Anstalt gebracht wurden (…)*" Zusätzlich kam es im selben Jahr auch zu einem Choleraausbruch. [Vgl. 16, S. 131] Weitere Choleraepidemien gab es 1854/55 und 1866. [Vgl. 20]

Wie an der roten Trendlinie in Abb. 15.4 abzulesen ist, scheint die Sterblichkeit in der Wiener Irrenanstalt über die Jahrzehnte stets anzusteigen: Diese Beobachtung wird allerdings durch die nicht vollständig glaubwürdigen Daten für die ersten Jahrzehnte untergraben, vgl. die Diskussion der Quellen in Abschn. 15.3.1.

15.3 Diagnosen

15.3.1 Diagnosen 1828–1843

Primar Michael Viszánik verwendete in seiner Tabelle K von 1845 [18, Tabelle K] den Diagnoseschlüssel des deutschen Psychiaters Johann Christian August HEINROTH (* 1773; † 1843) [Vgl. 6, 2. Teil], den er wegen den praktischen Ansprüchen der Anstaltspsychiatrie um einige Diagnosen erweiterte. Die Tab. 15.7 erlaubt einen kurzen Überblick über Heinroths Krankheitsordnung.[1] Heinroth unterteilte die Seele in drei Fertigkeiten: den *„Willen,"* das *„Gemüt"* und den *„Geist oder Verstand."* Über diese Einteilung legte er ein Gitter von drei möglichen krankhaften Zustandsbildern: Als erste Ordnung die Aufregung – Exaltationszustände –, als zweite Ordnung die Niederdrückung – Depressionszustände – und als dritte Ordnung Mischzustände aus den beiden vorhergehenden Gruppen. Durch diese Aufteilung erhielt Heinroth neun große Krankheitseinheiten oder Krankheitsgruppen.

Ein krankhafter geistiger Zustand mit übersteigertem Willen konnte so sehr einfach als Tollheit – *„Mania"* – beschrieben werden, eine Niederdrückung des Verstandes als Blödsinn – *„Anoia"* – und eine Niederdrückung des Gemüts als Melancholie. Die schnelle Bedienbarkeit des Systems machte zeitgenössisch seinen Reiz aus, weshalb es von vielen deutschsprachigen Irrenärzten bereitwillig angenommen wurde. Das System litt allerdings an Beschränkungen, die ihre Ursachen im Glaubensgebäude von Heinroth selbst hatten. Heinroth war ein bekannter „Psychiker", also davon überzeugt, dass das Irresein hauptsächlich eine Folge von sittlichen

Tab. 15.7 Krankheitsformen nach Heinroth (1818)

Gestörtes seelisches Vermögen	Gemüt	Geist/Verstand	Wille
1. Ordnung: Exaltationszustände	1.1. Wahnsinn (Ecstasis)	1.2. Verrücktheit (Paranoia)	1.3. Tollheit (Mania)
2. Ordnung: Depressionszustände	2.1. Melancholie (Melancholia)	2.2. Blödsinn (Anoia)	2.3. Willenlosigkeit (Abulia)
3. Ordnung: Mischzustände	3.1. Gemischte Gemütsstörungen	3.2. Gemischte Geistesstörungen: Verwirrtheit	3.3. Gemischte Willensstörungen: Scheue (Athymia)

Legende: Heinroths System war unter Primar Viszánik die vorherrschende Krankheitslehre in der Wiener Irrenanstalt.

---

[1] Für einen ausführlichen Überblick über den Stand der zeitgenössischen Diagnostik und der verwendeten Systeme in der Zeit von 1600–1860 vgl. [8, S. 12–57]

Verfehlungen wäre. [Vgl. 2, S. 33–54] Auffällig an seiner moralphilosophischen Krankenheitseinteilung ist, dass einige offensichtliche Arten des Irreseins gar nicht berücksichtigt werden, bei denen immer schon ein starker oder sogar bestimmender körperlicher Grund angenommen wurde. Demnach fehlen in Heinroths System anerkannte psychiatrische Krankheiten wie Epilepsie, progressive Paralyse, Alkoholismus oder Altersschwäche. Um Heinroths Lehre für die Anstaltspsychiatrie brauchbar zu machen, musste Primar Viszánik genau diese durchaus häufig vorkommenden Erkrankungen seiner Tabelle hinzufügen, genauer das *„Delirium tremens potatorum"* (Alkoholdelir), den *„Status congest. versus encephalon"* (Blutstau im/gegen das Hirn), das *„Febris nervosa"* (Nervenfieber, zumeist Typhus abdominalis, ausgelöst durch Salmonellen), die *„Convulsiones (Epilepsia)"* (Epilepsie), die *„Phtisis"* (allgemeine Auszehrung, möglicherweise Tuberkulose) und den *„Marasmus"* (Altersschwäche/-auszehrung). [Vgl. die Rezension zu Viszániks Leistungen und Statistik von Dr. Weiss in: 3, S. 153–64]

Tab. 15.8 zeigt die absoluten Zahlen und prozentualen Verhältnisse der vergebenen Diagnosen zwischen 1829 und 1843. Führend ist „Ecstasis" mit 26,4 %,

Tab. 15.8 Häufigkeit der Diagnosen 1829–1843

	m	w	m (%)	w (%)	$\sum$	$\sum$ (%)
Ecstasis	385	561	40,70	59,30	946	26,41
Paranoia	321	332	49,16	50,84	653	18,23
Anoia/Paralysis	377	238	61,30	38,70	615	17,17
Melancholia	186	257	41,99	58,01	443	12,37
Mania	201	213	48,55	51,45	414	11,56
Alkoholdelir[a]	164	29	84,97	15,03	193	5,39
Epilepsie[b]	88	97	47,57	52,43	185	5,16
Zweifelhaft[c]	24	28	46,15	53,85	52	1,45
Marasmus	7	15	31,82	68,18	22	0,61
Gesund befunden	13	8	61,90	38,10	21	0,59
Andere[d]	19	19	50,00	50,00	38	1,06
Fallzahl	1785	1797	49,83	50,17	3582	

[a]Originalbezeichnung: „Delirium tremens potatorum"
[b]Originalbezeichnung: „Convulsiones (Epilepsia)"
[c]Originalbezeichnung
[d]Abulia, Pthisis, Febris nervosa, Status congest. versus encephalon

laut Heinroth ein Exaltationszustand, der vorwiegend das Gemüt betrifft. Danach folgt „Paranoia" mit 18,2 %, ein Exaltationszustand des Geistes. Als dritte große Krankheitsgruppe folgt „Anoia/Paralyse" mit 17,2 %, die geistige Behinderung und geistige Behinderung durch Neurosyphilis bezeichnete. Weitere häufige Diagnosen waren „Melancholia" mit 12,4 %, eine Krankheit, vergleichbar mit der heutigen schweren Depression, die „Manie" mit 11,5 %, laut Heinroth eine Krankheit des übersteigerten Willens, das Alkoholdelir „Delirium tremens potarum" mit 5,4 % und die „Epilepsie" mit 5,2 %. Seltene Diagnosen waren „Marasmus" mit 0,6 %, der Auszehrung im Alter, und „Abulia", „Phtisis", „Febris nervosa" und „Status conges. vs. encephalon", die gemeinsam rund 1,1 % aller Diagnosen ausmachten. Etwa 0,6 % aller in die Irrenanstalt eingelieferten PatientInnen wurden als gesund befunden, bei 1,5 % wurden die vergebenen Diagnosen von Viszánik als zweifelhaft eingestuft, siehe auch Abb. 15.5.

Diagnosen mit bedeutendem Geschlechtsunterschied waren „Delirium tremens" (Männer 85,0 %, Frauen 15,0 %), „Anoia und Paralyse" (Männer 61,3 %, Frauen 38,7 %), „Melancholia" (Männer 42,0 %, Frauen 58,0 %), „Ecstasis" (Männer 40,7 %, Frauen 59,3 %) und „Marasmus" (Männer 31,8 %, Frauen 68,2 %) vgl. auch Abb. 15.6.

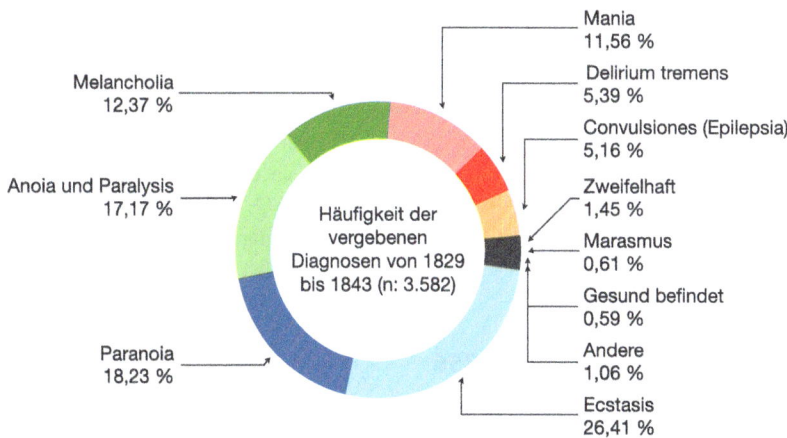

Abb. 15.5 Grafische Darstellung der Häufigkeit der Diagnosen 1829–1843

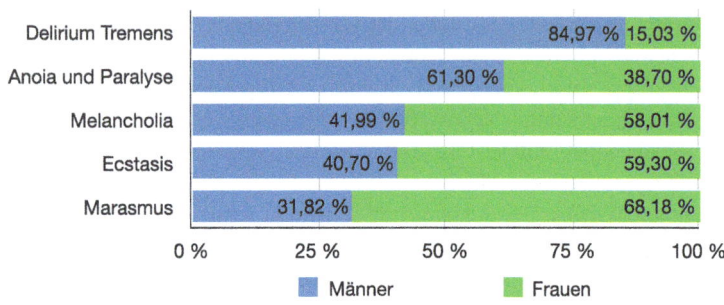

Abb. 15.6 Geschlechterverhältnisse ausgewählter Diagnosen für die Jahre 1829 bis 1843

Vorgeschlagene Übersetzungen

Die damals vergebenen Diagnosen in heutige Begriffe zu überführen ist nicht unmöglich, solange man auf der beschreibenden, symptomatischen Ebene bleibt. Fasst man Heinroths Exaltationszustände („Ecstasis", „Paranoia", „Mania") in heutigen Begriffen als eine Gruppe von PatientInnen, bei denen ein psychotisch-manisches Zustandsbild vorherrschend war,[2] dann fallen rund 56 % aller Patient-Innen der Wiener Anstalt zwischen 1829 und 1843 in diese Gruppe. Als zweite große Gruppe folgten darauf Personen mit geistiger Behinderung mit 17 %. Geistige Behinderung konnte erstens angeboren, zweitens durch eine chronifizierende psychische Erkrankung bedingt oder drittens durch eine Syphilisinfektion („Paralysis") entstanden sein. Viszánik erwähnt die Paralyse als Anoia-Form, bietet aber keine genauere Aufschlüsselung. Rund 12 % aller PatientInnen litten an einem depressiven Zustandsbild. Alkoholdelir und Epilepsie machten jeweils rund 5 % aller vergebenen Diagnosen aus. Bei den restlichen 5 % wurden Altersschwäche, körperliche Auszehrung und diverse Infektionserkrankungen festgestellt. Vgl. dazu Abschn. 15.3.4.

15.3.2 Diagnosen 1847–1856

Ab 1853, in der neuen Wiener Irrenanstalt unter der Direktion von Josef Riedel gründeten die verwendeten Diagnosen auf dem 1845 veröffentlichten Diagnoseschlüssel des deutschen Psychiaters Wilhelm GRIESINGER (* 1817; † 1868). [Für die unten

---

[2] „Psychose": Syndrom mit Halluzinationen, Wahnerleben, Realitätsverlust und Ich-Störung. „Manie": Syndrom mit gesteigertem Antrieb, Gedankenreichtum, vermindertem Schlafbedürfnis, labilen Affekten.

Tab. 15.9 Krankheitsformen nach Griesinger (1845)

Krankheits-entität	Kategorie	Diagnosen/Stadien	Gestörtes seelisches Vermögen	Verlauf
Einheits-erkrankung	Depressions-zustände	1.1. Hypochondrie 1.2. Melancholie	Affekte	Rezidivierend & Heilbar
	Exaltations-zustände	2.1. Tobsucht[a] 2.2. Wahnsinn		
	Schwäche-zustände	3.1. partielle Verrücktheit 3.2. Verwirrtheit[b] 3.3. apathischer Blödsinn	Intelligenz	Chronifi-zierend & Unheilbar
Andere Erkrankungen		Allgemeine Paralyse Epilepsie mit Geistesstörung	Gehirn-erkrankungen	Unheilbar

[a]inkludiert: Säuferwahnsinn (Alkoholdelir) und Nymphomanie
[b]Synonym: „Allgemeine Verrücktheit, Demence"
Legende: Griesingers Krankheitslehre war in der deutschsprachigen Psychiatrie vorherrschend in der zweiten Hälfte des 19. Jahrhunderts. In der Wien war sie seit Eröffnung der neuen relativ verbundenen Irrenheil- und Pflegeanstalt in Gebrauch

gegebene Darstellung und Zitate, siehe: 4, S. 150–290] Griesingers Krankheitslehre war im Vergleich zur philosophisch-sittlichen Lehre Heinroths eine Frucht der beobachtenden Anstaltspsychiatrie und passgenau auf deren Bedürfnisse zugeschnitten. Die Wiener Irrenanstalt übernahm sie mit nur wenigen Änderungen.[3]

Die Tab. 15.9 stellt Griesingers Diagnosemodell dar: Im Gegensatz zu Heinroth verzichtete Griesinger auf eine Dreiteilung der Seele, der in der Praxis nur mühsam von „Gemüt" und „Verstand" zu unterscheidende „Wille" fiel als eigenes Seelenvermögen weg. Nach Griesinger drückte sich das Irresein erstrangig durch gestörte Affekte (Gemüt) und zweitens in einer gestörter Intelligenz (Verstand) aus. In der klinischen Beobachtung erkannte er gleich wie Heinroth drei Zustände an PatientInnen: Depressions-, Exaltations- und Schwächezustände. Zeichneten sich die ersten beiden durch das Vorherrschen von krankhaft gesteigerten oder gedrückten Affekten aus, war letzteres als eine krankhafte Verminderung der Intelligenz definiert.

Griesinger vertrat die Vorstellung der *„psychiatrischen Einheitserkrankung."* Hierbei wurde davon ausgegangen, dass es nur eine *einzige* Art des Irreseins gäbe, eine einzelne psychische Erkrankung, die sich in unterschiedlichen und fortschreitenden Schweregraden zeigte. Die ineinander übergehenden Erkrankungsstadien

---

[3] Für eine kurze Diskussion über die Wurzeln und rasche Verbreitung von Griesingers System siehe: 8, S. 45-48

wären, so Griesinger, in früheren Diagnoseschlüsseln als unverbundene Einzeldiagnosen gefasst worden, tatsächlich seien aber die psychischen Erkrankungen wie fallende Dominosteine miteinander verbunden: Ein einziger Krankheitsprozess führe unbehandelt vom mildesten Zustand („Hypochondrie") zum schwersten („apathischer Blödsinn"). Am Anfang der krankhaften Entwicklung stünde das Entgleisen der Affekte in beide Richtungen, die heilbaren „Exaltations-" und „Depressionszustände"; mit Fortschreiten der Erkrankung würden die Affekte in den Hintergrund und ein bleibender Wahn in den Vordergrund treten. Je häufiger und länger der Wahn auftrete, umso mehr würde die Intelligenz der Betroffenen beeinträchtigt und alles zusammen schließlich zu einer geistigen Behinderung führen, den unheilbaren „Schwächezuständen".

Griesingers „Hypochondrie" war eine depressive Verstimmung mit körperlichem Schwäche- und Krankheitsgefühl. Sie konnte meist durch eine einfache psychische Intervention von berufener Stelle unterbrochen werden. Die schwerere „Melancholie" galt Griesinger als eigentlicher Ausgangspunkt des Irreseins; später wechsle sie sich oft mit der „Tobsucht" ab; zur Tobsucht rechnete Griesinger auch den „Säuferwahnsinn", die „Nymphomanie" und die Kindsbettpsychosen hinzu. Trat im Einklang zur krankhaften Aufgeregtheit eine über längere Zeit bestehenbleibende Wahnvorstellung hinzu, so nannte Griesinger dies „Wahnsinn". „Melancholie", „Tobsucht" und „Wahnsinn" wären durch rechtzeitige psychiatrische Behandlung vollständig heilbar.

Das erste Stadium der „Schwächezustände" nannte Griesinger „partielle Verrücktheit": Dabei sei der ursprünglich krankhafte Affekt im Betroffenen erloschen, ein davon unabhängiger fixierter Wahn habe sich festgesetzt. Die „Verwirrtheit" oder „Allgemeine Verrücktheit/Demence" sei die weiterführende Steigerung: Verflachung der meisten Affekte, ständiges Wahnerleben. Den Endzustand der chronifzierenden Einheitserkrankung, den „apathischen Blödsinn", nannte Griesinger schlicht *„Seelenlähmung (...) den endlichen traurigen Ausgang aller ungeheilt gebliebenen Geisteskrankheiten (...)"* Griesinger unterschied noch den „primären Blödsinn" vom sekundären: Ersterer sei der selten vorkommende Blödsinn ohne psychische Vorerkrankungen; der „sekundäre Blödsinn" der eigentliche Endzustand der Einheitserkrankung.

Als von der Einheitserkrankung getrennte Erkrankungen kannte Griesinger die „Epilepsie mit Geistesstörung" und die „Allgemeine Paralyse" (Syphilis), die er zunächst in der Untergruppe *„Complicationen des Irreseins"* einordnete.

Wiener Verwendung von Griesingers Krankheitslehre

Die Tab. 15.10 zeigt die praktische Nosologie der Wiener Irrenanstalt um das Jahr 1855. [Zusammenfassung zweier Tabellen, vgl. 16, IV. Tab. 1854; IV. Tab. 1855 zu der S. 260] Wie zu sehen ist, wurden kleine Änderungen an Griesingers Diagnose-schlüssel vorgenommen, das grundlegende Gerüst aber beibehalten. So wurde etwa die „Hypochondrie" nicht übernommen: Entweder wurden daran leidende Perso-nen dem „Trübsinn" (Melancholie) zugeschlagen oder sie wurden aufgrund der fehlenden Schwere ihrer Symptome gar nicht zur Aufnahme zugelassen. Der „Säu-ferwahnsinn" (Alkoholdelir), der bei Griesinger in der „Tobsucht" eingeordnet war, wurde in der praktischen Wiener Psychiatrie als eigene Krankheitseinheit geführt. Die „Nymphomanie", die Griesinger ebenfalls als eine alte Klassifikationsform der „Tobsucht" zurechnete, wurde in Wien nur selten als eigenständige Diagnose ver-wendet und in den meisten Fällen als „Tobsucht" ausgewiesen. Griesingers Exaltati-onszustände „Wahnsinn" und „Tobsucht" wurden in Wien nicht immer voneinander geschieden: öfters wurden beide zur übergeordneten Diagnose „Manie" vereinigt.

Nicht verwendet wurde Griesingers erster Schwächezustand, die „partielle Ver-rücktheit". Als zu unscharf, zu akademisch, erwies sich hier vermutlich die Abgren-zung zur „Verwirrtheit", die synonym in Wien auch „Verrücktheit" genannt wurde.

Tab. 15.10 Praktische Nosologie der Wiener Irrenanstalt (1855)

Kategorie	Diagnosen	Ober-/Unterkategorie
Exaltationsformen	Tobsucht Wahnsinn Nymphomanie	Manie
	Säuferwahnsinn	
Depressionsform	Trübsinn	1) Religiös 2) Mit Selbstmord
Schwächezustände	Verwirrtheit[a]	1) Einfach 2) Mit Exaltation 3) Mit Depression
	Sekundärer Blödsinn Paralytischer Blödsinn Angeborener Blödsinn	Blödsinn
Epilepsie	Epilepsie mit Geistesstörung	

[a] Synonym: „Allgemeine Verrücktheit"

Die verschiedenen Unterarten des „Blödsinns" wurden zwar diagnostiziert, aber in den offiziellen Rapporten meist unter der einheitlichen Bezeichnung zusammengerechnet.

Ob die Wiener Psychiatrie diese Diagnosen tatsächlich wie Griesinger als die fortlaufenden Stadien einer psychiatrischen Einheitserkrankung auffasste, ist zunächst unwesentlich: Die gute Anwendbarkeit des Systems und der hohe Auskunftsgehalt der einzelnen Diagnosen waren für ihre Anwendung ausschlaggebend, nicht die dahinterstehende Vorstellung der Verbundenheit der einzelnen Erkrankungen.

Die Tab. 15.11 [Vgl. 16, S. 322] gibt Auskunft über die Anzahl und prozentualen Verhältnisse der zwischen 1847 und 1856 vergebenen Diagnosen. Am häufigsten war der Exaltationszustand „Manie" mit etwa 32,6 %, der Griesingers „Tobsucht" und „Wahnsinn" in sich vereinigte. Als zweites folgte der Schwächezustand „Verwirrtheit" mit 20,9 %. Als drittes der Trübsinn (Melancholie) mit 20,6 %. Der „Blödsinn" mit seinen drei Unterarten kam zusammen auf 16,5 %. Rund 5 % litten an Epilepsie mit Geistesstörung, etwa 4 % am Alkoholdelir, vgl. auch Abb. 15.7.

Alle vergebenen Diagnosen wiesen bedeutende Geschlechtsunterschiede in ihrer Häufigkeit auf. „Männliche" Diagnosen waren: Manie (Männer 57,7 %, Frauen 43,3 %); Blödsinn (Männer 57,4 %, Frauen 43,6 %); Epilepsie (Männer 55,0 %, Frauen 45,0 %); und Säuferwahnsinn (Männer 84,5 %, Frauen 15,5 %). „Weibliche" Diagnosen waren Verwirrtheit (Männer 40,3 %, Frauen 59,7 %) und Trübsinn (Männer 40,0 %, Frauen 60,0 %). Siehe Abb. 15.8.

Tab. 15.11 Diagnosen 1847–1856 (Aufnahmepopulation)

	m	w	m (%)	w (%)	$\sum$	$\sum$ (%)
Manie	874	641	57,69	42,31	1515	32,62
Verwirrtheit	391	580	40,27	59,73	971	20,90
Trübsinn	384	576	40,00	60,00	960	20,67
Blödsinn	441	327	57,42	42,58	768	16,53
Epilepsie mit Geistesstörung	131	107	55,04	44,96	238	5,12
Säuferwahnsinn	163	30	84,46	15,54	193	4,16
Fallzahl	2384	2261	51,32	48,68	4645	–

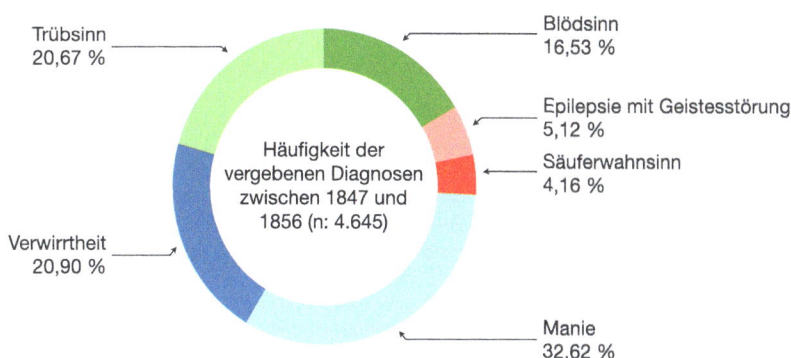

Abb. 15.7 Grafische Darstellung der Häufigkeit der Diagnosen von 1847 bis 1856

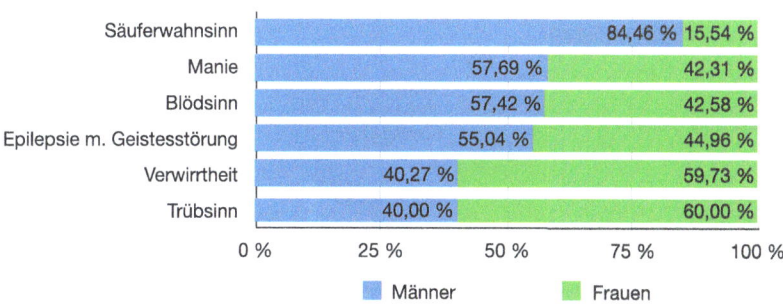

Abb. 15.8 Geschlechterverhältnisse der Diagnosen in den Jahren 1847 bis 1856

Blödsinnsformen

Die Tab. 15.12 zeigt die absolute und prozentuelle Häufigkeit der drei Unterarten des Blödsinns im Jahre 1853. [Vgl. 16, Jahresbericht 1853, Tabelle III] An „sekundärem Blödsinn", laut Griesinger der Endzustand der Einheitserkrankung, litten rund 63 % der als blödsinnig diagnostizierten PatientInnen. Paralytischer Blödsinn, ausgelöst durch eine Syphilisinfektion, kam auf rund 22 %, wobei die Krankheit die Geschlechter in sehr unterschiedlichem Maße betraf: Männer zu rund 84 %, Frauen zu nur 16 %. „Angeborener Blödsinn" machte rund 15 % aller Blödsinn-Diagnosen aus, hier war das Geschlechterverhältnis beinahe ausgeglichen, siehe auch Abb. 15.9.

Tab. 15.12 Blödsinnsformen 1853

	m	w	m (%)	w (%)	$\sum$	$\sum$ (%)
Sekundärer Blödsinn	83	71	53,90	46,10	154	62,60
Paralytischer Blödsinn	46	9	83,64	16,36	55	22,36
Angeborener Blödsinn	18	19	48,65	51,35	37	15,04
Fallzahl	147	99	59,76	40,24	246	

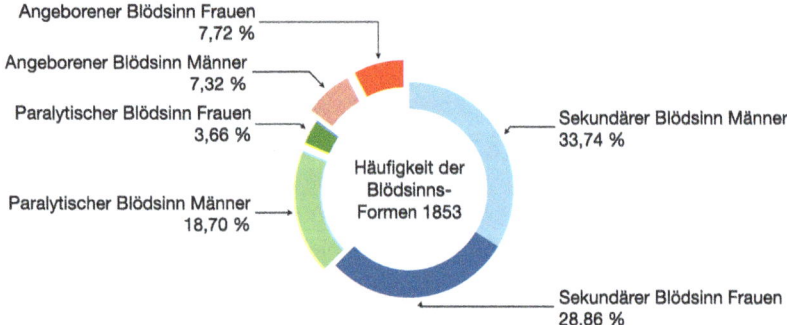

Abb. 15.9 Grafische Darstellung der Häufigkeit der drei Blödsinnsformen unterteilt nach Geschlechterverhältnissen

Vorgeschlagene Übersetzungen

Versucht man die historischen Diagnosen wie schon oben geschildert in heutige psychiatrische Beschreibungen zu übersetzen, dann ergeben sich folgende Patient-Innengruppen: Fasst man „Manie" und „Verwirrtheit" als psychotisch-manische Zustandsbilder, dann fielen 53,5 % aller PatientInnen in diese Gruppe. Ein depressives Zustandsbild zeigten 29,7 %. 16,5 % wurden mit einer geistigen Behinderung diagnostiziert, wobei der größte Teil von diesen (> 60 %) früher selbst an psychotisch-manischen Krankheiten gelitten hatten. Die Epilepsie war mit rund fünf Prozent vertreten, das Alkoholdelir mit rund vier Prozent. Vgl. dazu Abschn. 15.3.4.

15.3.3 Diagnosen 1869

Der Wiener Diagnoseschlüssel aus dem Jahre 1869 zeigt keine großen Veränderungen zu jenem der 1850er-Jahre. Griesingers Krankheitslehre hatte sich als Standardmodell in der Wiener Psychiatrie festgesetzt. Unter anderem veröffentlichte der Wiener Psychiatrieprofessor Max Leidesdorf 1865 ein umfangreiches und einflussreiches psychiatrisches Lehrbuch, das Griesingers Einteilung zum allergrößten Teil übernahm. [Vgl. 10]

In der hier angeführten Tab. 15.13 [Vgl. 7, Tabelle Krankenbewegungen] wurde „Manie" wieder in „Wahnsinn" und „Tobsucht" getrennt; das „Alkoholdelir" hingegen ist als selbständige Erkrankung verschwunden; entweder weil alkoholdelirante Personen nicht mehr aufgenommen wurden (was unwahrscheinlich ist), oder weil der Säuferwahnsinn mit anderen Diagnosen vereinigt wurde. Die Tab. 15.13 zeigt die Anzahl und prozentuelle Häufigkeit der im Jahre 1869 vergebenen Diagnosen. Am stärksten ist die „Tobsucht" mit rund 28 % vertreten. Die Diagnose „Trübsinn" wurde öfter als in früheren Jahren diagnostiziert und erscheint nun mit rund 27 % am zweiten Häufigkeitsrang. „Verwirrtheit" wurde mit 16,7 % weniger häufig festgestellt als in den Jahren 1847–1856. An „Blödsinn" litten rund 14 % aller PatientInnen. Die Exaltationsform „Wahnsinn" wurde in 12,6 % aller Fälle vergeben. Somit litten rund 40,8 % aller PatientInnen an der aus Tobsucht und Wahnsinn zusammengesetzten „Manie". An Epilepsie mit Geistesstörungen litten nur mehr 1,3 %: Dies muss als Hinweis darauf verstanden werden, dass Epileptische nur mehr selten zur Aufnahme zugelassen wurden, vgl. Abb. 15.10.

Das Verhältnis von Männern zu Frauen war bei allen Diagnosen ungleich. „Männliche" Diagnosen waren „Tobsucht" (Männer 71 %, Frauen 29 %); „Trüb-

Tab. 15.13 Diagnosen 1869 (Gesamtpopulation)

	m	w	m (%)	w (%)	$\sum$	$\sum$ (%)
Tobsucht[a]	182	73	71,37	28,63	255	28,24
Trübsinn	148	98	60,16	39,84	246	27,24
Verwirrtheit	32	119	21,19	78,81	151	16,72
Blödsinn	94	31	75,20	24,80	125	13,84
Wahnsinn[a]	40	74	35,09	64,91	114	12,62
Epilepsie mit Geistesstörung	7	5	58,33	41,67	12	1,33
Fallzahl	503	400	55,70	44,30	903	

[a] Unterarten der „Manie"

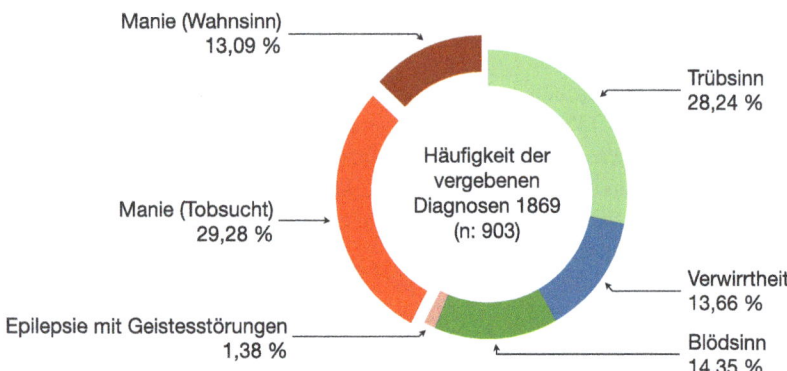

Abb. 15.10 Grafische Darstellung der Häufigkeit der Diagnosen im Jahre 1869

sinn" (Männer 60 %, Frauen 40 %) [4]; „Blödsinn" (Männer 75 %, Frauen 25 %); und „Epilepsie mit Geistesstörung" (Männer 58 %, Frauen 42 %). „Weibliche" Diagnosen hingegen waren: „Verwirrtheit" (Männer 21 %, Frauen 79 %); und „Wahnsinn" (Männer 35 %, Frauen 65 %), vgl. Abb. 15.11.

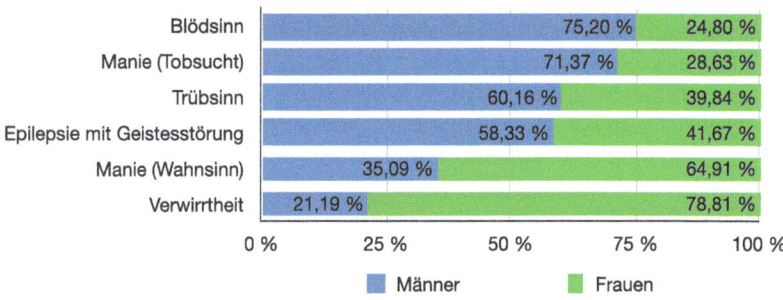

Abb. 15.11 Geschlechterverhältnisse der Diagnosen 1869

---

[4] Die depressive Verstimmung war 1829–1843 und 1847–1856 weiblich geprägt; die Zahlen aus 1869 können 1) ein Irrtum oder Druckfehler sein; 2) ein Zufall sein; 3) das Ergebnis der internen Verteilung von Patientinnen sein: möglicherweise wurden viele langjährig depressive Patientinnen in die Anstalten nach Ybbs oder Klosterneuburg gebracht, weshalb sie hier nicht mehr aufscheinen; 4) das Ergebnis davon sein, dass 1869 insgesamt weniger Frauen als Männer behandelt wurden: Anteil der Männer an allen PatientInnen 1869 55 %, Frauen 45 %.

Vorgeschlagene Übersetzungen

Teilt man die Diagnosen wieder den heutigen Beschreibungsgruppen zu, dann litten rund 57,5 % aller PatientInnen an einem psychotisch-manischen Zustandsbild (fasst hier „Tobsucht", „Wahnsinn" und „Verwirrtheit" zusammen). Depressive Verstimmungen machten 27 % aller Diagnosen aus. Rund 14 % aller Patientinnen wurden als geistig behindert eingestuft, vgl. auch Abschn. 15.3.4.

15.3.4 Vorgeschlagene Übersetzungen historischer Diagnosen

Die Tab. 15.14 zeigt die prozentuellen Verhältnisse der vorgeschlagenen „Übersetzungen" der historischen Diagnosen für die drei Jahresgruppen 1829–1843, 1847–1856 und 1869. In allen drei Gruppen wurden rund 53–57 % aller PatientInnen mit einem psychotisch-manischen Zustandsbild diagnostiziert. Depressive Zustandsbilder zeigten im Verlauf der Zeit einen stetigen Zuwachs: Waren von 1829–1843 nur rund 12 % aller PatientInnen diesem Zustandsbild zuzuordnen, waren es 1847–1856 schon 20 % und 1869 schon 27 %. Geistige Behinderung hingegen erfuhr über die Jahrzehnte eine Abnahme; von 17 % zwischen 1829–1843 zu rund 14 % im Jahr 1869. Die deutlichste Abnahme erfuhr die Diagnose Epilepsie von rund 5 % in 1829–1843 und 1847–1856 zu 1,3 % im Jahr 1869. Für das Alkoholdelir liegen aus 1869 keine Vergleichszahlen vor, vgl. Abb. 15.12.

Diese für die Wiener Irrenanstalt genannten Zahlen spiegeln nicht die tatsächliche Häufigkeit der Erkrankungszustände in der Bevölkerung wider, sondern sind das Ergebnis einer bewusst gesteuerten Aufnahmepolitik der Anstalt. So sollten etwa nach einer Verordnung vom 17. August 1851, Z. 20.381 keine PatientInnen mehr mit Blödsinn oder Fallsucht in die öffentlichen Irrenanstalten aufgenommen werden. Diese Verordnung wurde mit dem Erlass vom 6. August 1867, Z. 22.480 erneuert und könnte für den starken Rückgang der Epileptischen im Jahr 1869

Tab. 15.14 Zustandsbilder der historischen Diagnosen

Jahre	Zustandsbild (%)					
	Psychotisch-Manisch	Depressiv	Geistige Behinderung	Alkohol-delir	Epilepsie	Andere
1829–43	56,20	12,37	17,17	5,39	5,16	3,71
1847–56	53,52	20,67	16,53	4,16	5,12	n. a.
1869	57,59	27,24	13,84	n. a.	1,33	n. a.

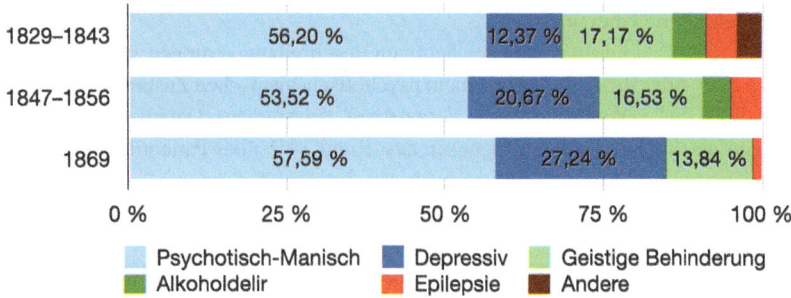

Abb. 15.12 Grafische Darstellung der Häufigkeit der hier vorgeschlagenen Übersetzungen historischer Diagnosen in heutige Begriffe. In allen drei Jahresgruppen überwogen bei Weitem die psychotisch-manischen Zustandsbilder. Depressive Zustandsbilder wuchsen im Laufe der 1850er-Jahre zur zweitgrößten Krankheitsgruppe heran. Die dritte immer vorhandene große Krankheitsgruppe war diejenige der geistigen Behinderungen

verantwortlich sein. [Vgl. 12, Bd. 1. S. 88] Außerdem waren die Diagnosen innerhalb der verschiedenen Anstalten des niederösterreichischen Irrenwesens sicherlich ungleich verteilt: Der Anteil der unheilbar „Blödsinnigen" wird in den Pflegeanstalten Ybbs und Klosterneuburg größer gewesen sein als in Wien, weil Wien die Unheilbaren in die beiden Schwesteranstalten übersetzen konnte.

An den oben gezeigten Zahlen lässt sich die Rolle der Wiener Anstalt innerhalb der psychiatrischen Versorgung ablesen: Sie behandelte überwiegend PatientInnen mit rezenten psychotisch-manischen und depressiven Zustandsbildern. Darüber hinaus versorgte sie als dritte große Gruppe Menschen mit geistiger Behinderung. Letztere wurden schlussendlich bei nicht eintretender Besserung bevorzugt in die Pflegeanstalten Ybbs oder Klosterneuburg übersetzt.

15.4   Vermutete Krankheitsursachen

Anders als bei anderen Krankheitsmodellen spielten bei Heinroths und Griesingers Systemen die vermuteten Krankheitsursachen keine, beziehungsweise nur eine untergeordnete Rolle. Die psychischen Krankheiten wurden hauptsächlich nach dem krankhaften Verhalten geordnet, das sie bedingten. Zeigen lässt sich das anhand der Diagnose „Säuferwahnsinn" bei Griesinger: Obwohl es sich hierbei um eine gut abgrenzbare Krankheitseinheit handelt, der eine ebenso gut nachvollziehbare Krankheitsursache zu Grunde liegt, verzichtete Griesinger darauf, sie als eigenständige Krankheit zu bezeichnen und ordnete sie der „Tobsucht" zu, weil sich beide

Krankheiten in der Anschauung äußerlich ähnelten. Da also die psychiatrischen Diagnosen wenig über die vermuteten Krankheitsursachen aussagten, begannen die Anstaltsärzte diese unabhängig von der Diagnose zu erheben.

Ab etwa 1853 kann man in der Wiener Irrenanstalt von einer zweiachsigen Krankheitslehre sprechen: Die erste Achse zeichnete mit der Diagnose den psychopathologischen Zustand des Patienten auf, während die zweite Achse Auskunft über die vermutete Krankheitsursache gab. Dies erlaubte es, die sehr begrenzte Diagnosepalette mit mehr wissenschaftlich relevanten Informationen anzureichern, vgl. Abb. 15.13. Aus heutiger Sicht stellen einige dieser sogenannten *„ätiologischen Momente"* selbst eigenständige Diagnosen dar.

Die Tab. 15.15 [Vgl. 16, S. 321] und die Tab. 15.16 [Vgl. 7, Tabelle Krankenbewegungen] zeigen die angenommen Krankheitsursachen in den beiden Jahresgruppen 1853–1856 und 1869. Viele dieser angenommen Krankheitsursachen sind heute kaum mehr verständlich: So stammen etwa Begriffe wie „Dsykrasie" oder „Plethora" noch aus der antiken Humoralpathologie und bezeichnen gestaute oder fehlerhaft zusammengesetzte Körpersäfte. Andere sind vordergründig moralisierend wie etwa „Exzesse in Venere et Baccho" (Übermaß im Trinken und der Liebe), fassen aber aus einer unangenehmen Geisteshaltung heraus die Tatsache, dass zum Beispiel ungeschützter Geschlechtsverkehr mit Prostituierten bei Männern oft zu einer Syphilisinfektion führte, die sich bei 2–5 % der Fälle zur progressiven Paralyse auswachsen konnte. Am häufigsten wurde in beiden Jahresgruppen „chronische und akute Gehirnerkrankungen" als Krankheitsursache angegeben, wobei für 1869 noch ein bedeutender Zuwachs zu verzeichnen ist (1853–1856: insgesamt rund 24,5 %, 1869: insgesamt rund 40,4 %).

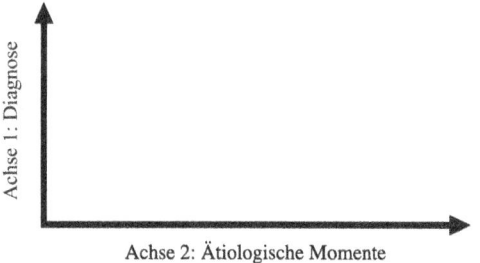

Abb. 15.13 Die zweiachsige Krankheitslehre der Wiener Irrenanstalt: Auf der Achse 1 wurde die vergebene Diagnose eingetragen, auf Achse 2 ätiologische Verdachtsmomente festgehalten. Dadurch konnten die sehr wenigen Diagnosen der Krankheitslehre von Griesinger genauer nach vermuteter Krankheitsursache voneinander differenziert werden

Tab. 15.15 Ätiologische Momente 1853 bis 1856

Angenommene Ursache	m	w	m (%)	w (%)	$\sum$	$\sum$ (%)
Unnatürliche und übermässige Befriedigung des Geschlechtstriebes	202	149	57,55	42,45	351	14,57
Chronische Gehirnerkrankung	179	129	58,12	41,88	308	12,79
Akute Gehirnerkrankung	82	201	28,98	71,02	283	11,75
Trunksucht	227	41	84,70	15,30	268	11,12
Neurosen[a]	69	67	50,74	49,26	136	5,65
Deprimierende Affekte	64	70	47,76	52,24	134	5,56
Menstruationsanomalien	0	113	0,00	100,00	113	4,69
Exaltierende Affekte	59	51	53,64	46,36	110	4,57
Marasmus	43	55	43,88	56,12	98	4,07
Dyscrasie	55	23	70,51	29,49	78	3,24
Angeborene Hirnleiden/psychische Schwäche	20	56	26,32	73,68	76	3,15
Störungen der Kreislauforgane	36	19	65,45	34,55	55	2,28
Unterleibsleiden. Plethora	52	0	100,00	0,00	52	2,16
Puerperal- und Lactationsstörung	0	36	0,00	100,00	36	1,49
Anämie	6	22	21,43	78,57	28	1,16
Erbliche Anlage	12	15	44,44	55,56	27	1,12
Traumatische Einwirkung auf den Kopf[b]	15	11	57,69	42,31	26	1,08
Körperlicher Bildungsfehler	8	11	42,11	57,89	19	0,79
Übermässige Geistesanstrengung	1	4	20,00	80,00	5	0,21
Exzesse in Venere et Bach[c]	n. a.	n. a.	n. a.	n. a.	n. a.	n. a.
Unbestimmbar	123	83	59,71	40,29	206	8,55
Fallzahl	1253	1156			2409	

[a] Ab 1869: „Neurosen und Rückenmarksstörungen"
[b] 1869 umbenannt in „Traumatische Einflüsse"
[c] Ab 1869

Bei rund 14,5 % aller Erkrankungen sah die Wiener Irrenanstalt 1853–1856 eine maßgebliche Ursache in der „unnatürlichen und übermäßigen Befriedigung des Geschlechtstriebs": Die Selbstbefriedigung wurde damit als zweithäufigste Krankheitsursache angenommen. 1869 verringerte sich dieser Wert auf etwa 4,5 %.

Tab. 15.16 Ätiologische Momente 1869

Angenommene Ursache	m	w	m (%)	w (%)	$\sum$	$\sum$ (%)
Unnatürliche und übermässige Befriedigung des Geschlechtstriebes	23	18	56,10	43,90	41	4,45
Chronische Gehirnerkrankung	219	87	71,57	28,43	306	33,22
Akute Gehirnerkrankung	26	40	39,39	60,61	66	7,17
Trunksucht	103	5	95,37	4,63	108	11,73
Neurosen[a]	24	18	57,14	42,86	42	4,56
Deprimierende Affekte	23	40	36,51	63,49	63	6,84
Menstruationsanomalien	0	27	0,00	100,00	27	2,93
Exaltierende Affekte	4	6	40,00	60,00	10	1,09
Marasmus	13	13	50,00	50,00	26	2,82
Dyscrasie	12	0	100,00	0,00	12	1,30
Angeborene Hirnleiden/psychische Schwäche	15	6	71,43	28,57	21	2,28
Störungen der Kreislauforgane	1	2	33,33	66,67	3	0,33
Unterleibsleiden. Plethora	4	0	100,00	0,00	4	0,43
Puerperal- und Lactationsstörung	0	15	0,00	100,00	15	1,63
Anämie	2	18	10,00	90,00	20	2,17
Erbliche Anlage	12	3	80,00	20,00	15	1,63
Traumatische Einflüsse[b]	9	1	90,00	10,00	10	1,09
Körperlicher Bildungsfehler	n. a.	n. a.	n. a.	n. a.	n. a.	n. a.
Übermässige Geistesanstrengung	n. a.	n. a.	n. a.	n. a.	n. a.	n. a.
Unbestimmbar[c]	9	100	8,26	91,74	109	11,83
Exzesse in Venere et Bach[d]	23	0	100,00	0,00	23	2,50
Fallzahl	522	399			921	

[a] Ab 1869: „Neurosen und Rückenmarksstörungen"
[b] Vor 1869: „Traumatische Einwirkung auf den Kopf"
[c] Beachte hierbei den großen unerklärlichen Geschlechtsunterschied zu Ungunsten der Frauen. 1853–1856 waren noch rund 58 % aller PatientInnen dieser Gruppe männlich
[d] Ab 1869

Die „Trunksucht" kann heute als Suchtkrankheit „Alkoholismus" gefasst werden. Bei rund 11 % aller PatientInnen in beiden Jahresgruppen wurde sie als Krankheitsursache festgestellt.

15.5 Herkunft der PatientInnen

Die Herkunft eines Patienten war für die Wiener Irrenanstalt insofern von Belang, als dass sich ihre eigentliche Zuständigkeit nur auf die Stadt Wien und das umliegende Land Niederösterreich erstreckte. Da die Wiener Anstalt aber auch besonders viele PatientInnen aus anderen österreichischen Kronländern aufnehmen musste, wurde sie von ihrem Direktor Josef Riedel einmal als eine „groß-österreichische" Anstalt bezeichnet. Die in den historischen Tabellen gegebenen Bezeichnungen für den Zuständigkeitsbereich sind leider uneinheitlich: Manchmal wird Wien, Niederösterreich und Oberösterreich gemeinsam als „Erzherzogtum Österreich" ausgegeben, manchmal nur als „Niederösterreich"; das heutige Oberösterreich wird also einmal dazugezählt, einmal nicht. In manchen Tabellen werden die anderen österreichischen Kronländer vollständig aufgeschlüsselt, andere Statistiken begnügen sich mit dem Überbegriff. Wie zu sehen sein wird, fallen diese Benennungsunschärfen im Endergebnis nicht besonders ins Gewicht.

Die Tab. 15.17 gibt Auskunft über die Herkunft der PatientInnen zwischen den Jahren 1829 und 1843. [Vgl. 18, Tabelle I] Aus dem „Erzherzogtum Österreich" (umfasste das heutige Wien, Nieder- und Oberösterreich) kamen rund 56,4 % aller PatientInnen. Etwa 26,5 % kamen aus den österreichischen Kronländern, wobei hierunter „Böhmen", „Ungarn" und „Mähren" den größten Anteil hatten. Immerhin rund 11 % kamen aus dem Ausland; laut Viszániks Originalanmerkung kamen die meisten dieser Ausländer aus dem Königreich Bayern.

Für die 1850er-Jahre gibt die Tab. 15.18 [Vgl. für 1853–1854: 9, S. 14] [Vgl. für 1855: 16, Jahresbericht 1855 Tabelle II, zwischen S. 242 und 243] die Herkunft der PatientInnen an. Im Vergleich zu den Jahren 1829 bis 1843 verringerte sich zwar die Anzahl der Ausländer in der Anstalt deutlich von rund 11 % auf rund 4,9 %, im selben Maße stieg jedoch die Anzahl der aus den österreichischen Kronländern Kommenden an, sodass der Anteil der Wiener, Nieder- und Oberösterreicher nur bei rund 52 % lag.

In den 1860er-Jahren stellten sich die Herkunftsverhältnisse wie in Tab. 15.19 [Vgl. 9, S. 15] und Tab. 15.20 [Vgl. 7, Tabelle Krankenbewegung] dar. Der Anteil Wiener und niederösterreichischer PatientInnen erreichte 1867 einen Höchststand mit rund 60 %. Dieser sank bis 1869 wieder auf rund 57 % ab.

Tab. 15.17 Herkunft 1829–1843 (Gesamtpopulation)

Herkunft		PatientInnen	in %
Erzherzogtum Österreich[a]		2065	56,39
Österreichische Kronländer	Böhmen	320	
	Ungarn	232	
	Mähren	210	
	Kaiser. Schlesien	53	
	Steiermark	48	
	Illyrien	35	
	Tirol	31	
	Kroatien, Slavonien, Militärgrenze	16	
	Galizien	15	
	Siebenbürgen	8	
	Dalmatien	1	
	Gesamt	969	26,46
Ausland[b]		398	10,87
Unbekannt		230	6,28
Fallzahl		3662	

[a]Ober-, Niederösterreich und Wien
[b]Originalanmerkung: „Meist aus Bayern"

Tab. 15.18 Herkunft 1853–1855

Herkunft	PatientInnen	in %
Wien & Erzherzogtum Österreich[a]	979	52,16
Österreichische Kronländer	807	42,99
Ausland	91	4,85
Fallzahl	1877	

[a]Originalbezeichnung für 1853–1854 „Niederösterreich"

Tab. 15.19 Herkunft 1867

Herkunft	PatientInnen	in %
Niederösterreich[a]	529	60,11
Österreichische Kronländer	330	37,50
Ausland	21	2,39
Fallzahl	880	

[a]Inklusive Wien

Tab. 15.20 Herkunft 1869 (Gesamtpopulation)

Herkunft		PatientInnen	in %
Wien		258	} 57,08
Erzherzogtum Österreich[a]		278	
Österreichische Kronländer	Böhmen	117	
	Ungarn und Siebenbürgen	76	
	Mähren und Schlesien	71	
	Galizien, Krakau und die Bukowina	39	
	Steiermark, Kärnten, Krain und Salzburg	14	
	Kroatien, Slavonien, Dalmatien und die Militärgrenze	14	
	Triest und das Küstenland	4	
	Tirol und Vorarlberg	0	
	Venedig	0	
	Gesamt	335	35,68
Ausland		68	7,24
Fallzahl		939	

[a] Ober- und Niederösterreich

Zusammenfassend lässt sich sagen, dass zwischen 1829 bis 1869 etwa 50–60 % aller behandelten PatientInnen ihre Herkunft wirklich im Zuständigkeitsbereich der Wiener Irrenanstalt hatten. 26–42 % kamen aus anderen österreichischen Kronländern und hierbei vor allem aus Böhmen, Mähren und Ungarn. Rund 2–10 % kamen aus dem Ausland. Die Anzahl der PatientInnen, die unbekannter Herkunft waren, verringerte sich bis ins Jahr 1869 stetig, vgl. auch die zusammenfassende Abb. 15.14.

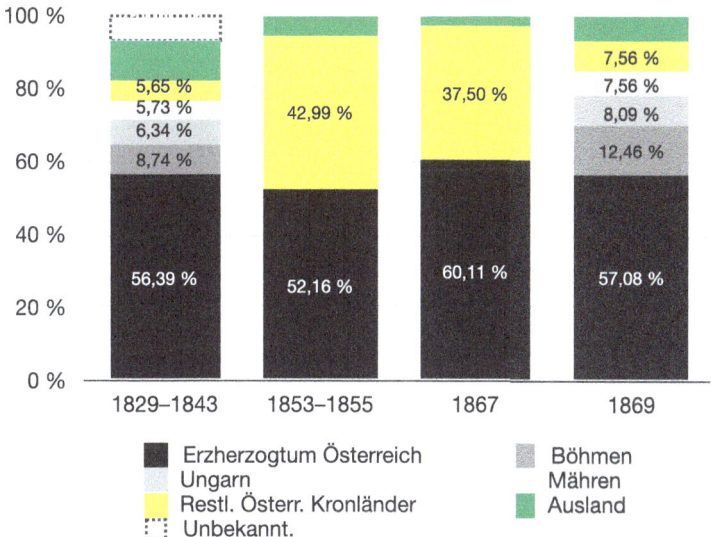

Abb. 15.14 Herkunft der PatientInnen der Wiener Irrenanstalt in den vier Jahresgruppen zwischen 1829 und 1869. Etwa 50–60 % aller PatientInnen stammten aus dem Erzherzogtum Österreich. 26–42 % kamen aus anderen österreichischen Kronländern und hierbei vor allem aus Böhmen, Mähren und Ungarn. Rund 2–10 % kamen aus dem Ausland

15.6   Altersverteilung

In der Tab. 15.21 wird die Altersverteilung der PatientInnen für die Jahre 1829–1843, [Vgl. 18, Tabelle F] 1847–1856 [Vgl. 16, S. 323] und 1869 [Vgl. 7, Tabelle Krankenbewegungen] gezeigt. Um die Vergleichbarkeit zu gewährleisten, wurden leichte Abänderungen an den Originaltabellen vorgenommen. Zwischen den drei Jahresgruppen besteht wenig Unterschied, vgl. Abb. 15.15.

Tab. 15.21 Patientenalter 1829–1843, 1847–1856 und 1869

Zeitraum		Alter (Jahre)								
		0–15	15–20	20–30	30–40	40–50	50–60	60–70	> 70	$\sum$
1829–1843	m	17	36	378	478	372	290	114	61	1746
	w	14	35	420	453	283	323	147	86	1761
	$\sum$	31	71	798	931	655	613	261	147	3507
	$\sum$ (%)	0,88	2,02	22,75	26,55	18,68	17,48	7,44	4,19	
1847–1856	m	52	167	523	741	528	241	73	31	2356
	w	25	146	626	567	409	263	136	73	2245
	$\sum$	77	313	1149	1308	937	504	209	104	4601
	$\sum$ (%)	1,67	6,80	24,97	28,43	20,37	10,95	4,54	2,26	
1869	m	n. a.	28	127	168	129	46	16	8	522
	w	n. a.	23	83	117	100	59	18	9	409
	$\sum$	n. a.	51	210	285	229	105	34	17	931
	$\sum$ (%)	n. a.	5,48	22,56	30,61	24,60	11,28	3,65	1,83	

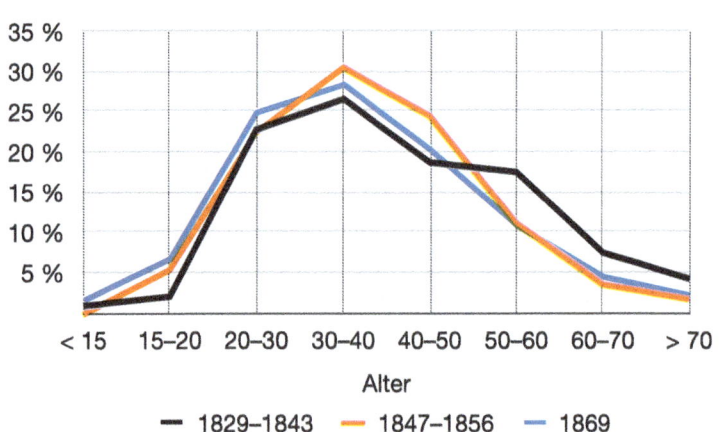

Abb. 15.15 Grafische Darstellung der Altersverteilung innerhalb der Anstaltspopulation während dreier Jahresgruppen. Die meisten Patientinnen der Wiener Irrenanstalt waren zwischen 20 und 60 Jahre alt, wobei die Gruppe der 30- bis 40-Jährigen jeweils den größten Anteil stellte

15.7 Aufenthaltsdauer

Die Aufenthaltsdauer der PatientInnen stellt eine der wissenswertesten Größen zur richtigen Einschätzung der damaligen Anstaltspsychiatrie dar. In den untenstehenden Tabellen bezeichnen die Spalten „n" und „(%)" die Anzahl und Prozentverhältnisse aller Abgegangener zwischen der zugeordneten Aufenthaltsdauer und der vorigen. Lies also die Zeitangabe „≤ 1" als den Zeitraum zwischen 0 und einem Jahr. Lies folgend „≤ 2" als Zeitraum zwischen erstem und zweitem Jahr. „≤ 3" als Zeitraum zwischen zweitem und dritten Jahr. Und so weiter.

„(%)+" bezeichnet hingegen den kumulativen Prozentsatz. Bei Spalten unter diesem Zeichen lies „≤ 1" als Zeitraum zwischen 0 und einem Jahr. Folgend aber „≤ 2" als Zeitraum zwischen 0 und zwei Jahren. „≤ 3" als Zeitraum zwischen 0 und drei Jahren.

Aufenthaltsdauer 1829–1843

Die Tab. 15.22 stellt die Aufenthaltsdauer aller zwischen 1829 und 1843 aus der Behandlung getretenen PatientInnen dar. [Vgl. 18, Tabelle L] Der Abgang konnte auf vier Arten geschehen: Durch Heilung, Tod, Transferierung oder Entlassung ohne Heilung.

Wie zu sehen ist, wurden rund 57,1 % aller PatientInnen kürzer als ein Jahr in der Wiener Irrenanstalt behandelt. Von insgesamt 1878 Abgängen im ersten Aufenthaltsjahr fielen 50,6 % auf „Geheilt"; 26,3 % auf „Gestorben"; 8,7 % auf „Transferiert"; und 14,4 % auf „Ungeheilt" entlassen. (Diese Zahlen werden in der Tabelle

Tab. 15.22 Aufenthaltsdauer der Abgangspopulation 1829–1843

Aufenthalt (Jahre)	Abgang										
	Geheilt		Gestorben		Transferiert		Ungeheilt		Gesamt		
	n	(%)	n	(%)	n	(%)	n	(%)	n	(%)	(%)+[a]
≤ 1	951	71,77	493	51,73	163	28,70	271	61,59	1878	57,15	57,15
≤ 2	306	23,09	264	27,70	174	30,63	123	27,95	867	26,38	83,54
≤ 3	44	3,32	85	8,92	113	19,89	21	4,77	263	8,00	91,54
≤ 4	13	0,98	47	4,93	45	7,92	14	3,18	119	3,62	95,16
≤ 5	8	0,60	24	2,52	31	5,46	7	1,59	70	2,13	97,29
≤ 6	0	0,00	19	1,99	16	2,82	1	0,23	36	1,10	98,39
> 6	3	0,23	21	2,20	26	4,58	3	0,68	53	1,61	100
Fallzahl	1325		953		568		440		3286		

[a] „(%)+" bezeichnet den kumulativen Prozentsatz

nicht dargestellt.) Rund 26,4 % aller PatientInnen verblieben zwischen einem und zwei Jahren in der Anstalt. Von diesen wurden 35,3 % geheilt; starben 30,4 %; wurden 20,1 % transferiert; und wurden 14,2 % als ungeheilt entlassen. Rund 8 % aller PatientInnen wurden zwischen zwei und drei Jahre lang behandelt. Von diesen wurden noch 16,7 % geheilt; starben 32,3 %; wurden 43 % transferiert; und 8 % als ungeheilt entlassen. Rund 8,4 % aller PatientInnen verblieben länger als drei Jahre in der Anstalt: 3,6 % zwischen drei und vier Jahren; 2,1 % zwischen vier und fünf Jahren; 1,1 % zwischen fünf und sechs Jahren; 1,6 % länger als sechs Jahre.

Rund 71,8 % aller Heilungen fanden im ersten Jahr statt; immerhin noch rund 23 % im zweiten; nur mehr 3,3 % im dritten. Nach vier Jahren Aufenthalt wurden kaum mehr PatientInnen als geheilt entlassen.

51,7 % aller Sterbefälle traten im ersten Jahr ein; 27,7 % im zweiten; rund 8,9 % im dritten. Der Rest starb nach einem Aufenthalt von über 3 Jahren.

Die meisten Transferierungen in andere Sozialanstalten – 30,6 % – wurden im zweiten Aufenthaltsjahr durchgeführt; im ersten Aufenthaltsjahr 28,7 %; im dritten Aufenthaltsjahr 19,9 %. Die restlichen 20,8 % verteilten sich auf die übrigen Jahre.

Aufenthaltsdauer 1847–1856
Die Tab. 15.23 stellt die Aufenthaltsdauer für alle laufenden und beendeten Behandlungen zwischen 1847 und 1856 dar. [Vgl. 16, S. 320] Sie unterteilt das erste Jahr in kleinere Zeiteinheiten, geht aber in der Langzeitbetrachtung nicht über zwei Jahre hinaus. Als wesentlich seien hier nur wenige Zahlen herausgegriffen: Zwischen 1847 und 1856 standen rund 77,9 % aller PatientInnen kürzer oder gleich einem Jahr in Anstaltsbehandlung. Bei rund 18 % dauerte der Aufenthalt gleich oder unter einem Monat, bei rund 62,4 % gleich oder unter sechs Monaten. Rund 11,7 % aller PatientInnen verblieben länger als zwei Jahre in der Anstalt.

Aufenthaltsdauer 1869
Die Tab. 15.24 stellt die Aufenthaltsdauer aller laufenden und beendeten Behandlungen im Jahr 1869 dar. [Vgl. 7, Tabelle Krankenbewegungen] Im Vergleich zu Tab. 15.23 ist vor allem auffällig, dass der Anteil der LangzeitpatientInnen stark angestiegen war: Standen 1847–1856 nur 11,69 % aller PatientInnen länger als zwei Jahre in Behandlung, waren es 1869 schon 39,5 %. Insgesamt 19,3 % aller PatientInnen waren 1869 sogar schon länger als sechs Jahre in Anstaltsbehandlung, vgl. auch die alle Tabellen zusammenfassende Abb. 15.16.

Tab. 15.23 Aufenthaltsdauer Gesamtpopulation 1847–1856

Aufenthaltsdauer	Anzahl	(%)	(%)+[a]
≤ 8 Tage	199	4,65	4,65
≤ 14 Tage	162	3,78	8,43
≤ 1 Monat	408	9,52	17,95
≤ 2 Monate	690	16,11	34,06
≤ 3 Monate	434	10,13	44,19
≤ 6 Monate	779	18,18	62,37
≤ 9 Monate	409	9,55	71,92
≤ 1 Jahr	256	5,98	77,89
≤ 2 Jahre	446	10,41	88,31
> 2 Jahre	501	11,69	100,00
Fallzahl	4284		

[a] „(%)+" bezeichnet den kumulativen Prozentsatz

Tab. 15.24 Aufenthaltsdauer Gesamtpopulation 1869

Aufenthaltsdauer	Anzahl	(%)	(%)+[a]
≤ 1 Monat	95	10,20	10,20
≤ 2 Monate	91	9,77	19,98
≤ 3 Monate	86	9,24	29,22
≤ 6 Monate	102	10,96	40,17
≤ 1 Jahr	108	11,60	51,77
≤ 2 Jahre	81	8,70	60,47
≤ 3 Jahre	66	7,09	67,56
≤ 4 Jahre	55	5,91	73,47
≤ 5 Jahre	36	3,87	77,34
≤ 6 Jahre	31	3,33	80,67
> 6 Jahre	180	19,33	100,00
Fallzahl	931		

[a] „(%)+" bezeichnet den kumulativen Prozentsatz

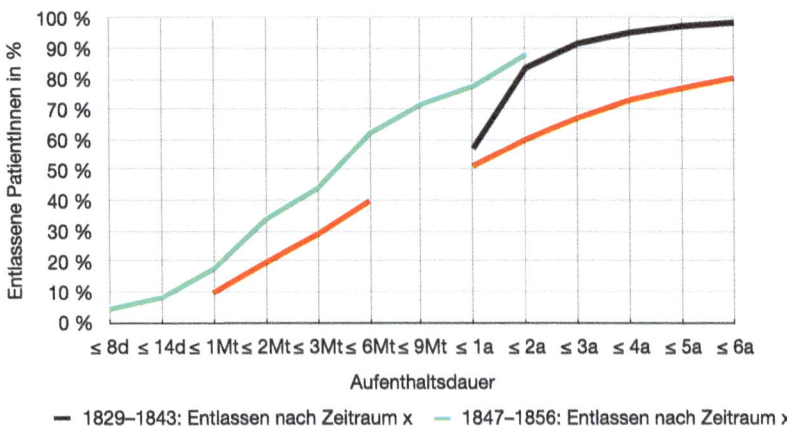

Abb. 15.16 Grafische Darstellung der Aufenthaltsdauer der PatientInnen in den drei Jahresgruppen 1829–1843, 1847–1856 und 1869

15.8 Sozioökonomischer Status: Selbstzahler und Unterstützungsbezieher

Der allergrößte Teil der PatientInnen der Wiener Irrenanstalt war arm und unterstützungsbedürftig.

Einen ersten deutlichen Hinweis auf diese Tatsache bietet die Tab. 15.25, die die „Standeszughörigkeit" von insgesamt 3371 PatientInnen zwischen 1829 und 1843 aufzeigt. [Vgl. 18, Tabelle G] (Frauen wurden dabei oft zum „Stand" ihrer Ehemänner oder nächsten Verwandten gezählt, daher wurden auch Frauen etwa dem „ärztlichen Personal" zugeordnet, obwohl sie damals keine Arztausbildung absolvieren durften.)

Wie zu sehen ist, gehörten die meisten PatientInnen dem Arbeiter- und Dienerstand an. Neben Beamten stellten auch noch Kleingrundbesitzer, Unterstützungsbezieher (Pfründner) und Kleinunternehmer größere PatientInnengruppen. Eine Besonderheit sind die rein weiblichen „Handarbeiterinnen", ein Wiener Schönwort, das auch Prostitution bezeichnen konnte.[5]

---

[5] „… unter der Bezeichnung: „Handarbeiterinnen" [werden] in Wien die verschiedenartigsten weiblichen Beschäftigungen inbegriffen …, die Stuhlarbeiten, die Näthereien (in Wäsche und Putz), …ferner kein geringer Theil der in Wien als Handarbeiterinnen bezeichneten Personen körperliche Preisgebung betreibt oder wenigstens im Concubinate lebt.". [16, S. 22].

Tab. 15.25 Standeszugehörigkeit 1829–1843

Stand	m	w	$\sum$	$\sum$ (%)
Handwerksleute und Fabrikanten	621	363	984	29,19
Dienstleute, Tagelöhner, Häusler	314	335	649	19,25
Beamtenpersonal	158	183	341	10,12
Inwohner, Ausnehmer, Pfründner	100	171	271	8,04
Landleute, Gärtner, und dergleichen	158	76	234	6,94
Wirtsleute, Verschleisser, und dergleichen	74	91	165	4,89
Handarbeiterinnen	0	160	160	4,75
Handelsleute	69	42	111	3,29
Militärpersonal	60	40	100	2,97
Künstlerpersonal	55	24	79	2,34
Eigentümer, Rentiers	39	31	70	2,08
Ärztliches Personal[a]	32	19	51	1,51
Studenten	44	0	44	1,31
Ohne Beschäftigung[b]	17	12	29	0,86
Geistliches Personal	14	4	18	0,53
Findlinge	6	3	9	0,27
Unbekannt	22	34	56	1,66
Fallzahl	1783	1588	3371	

[a]Originalanmerkung „*Meist Wundärzte*"
[b]Originalanmerkung „*Meist Sträflinge*"

Für die 1850er- und 1860er-Jahre liegen vergleichbare Standeslisten vor, die hier nicht wiedergegeben werden. Aufschlussreicher sind nämlich die Zahlen darüber, wie viele PatientInnen selbst für ihre Behandlung aufkommen und welche Verpflegsklasse sie sich leisten konnten. Die Tab. 15.26 zeigt die Klassenverhältnisse für die Jahre 1847–1856. [Vgl. 16, S. 318] Wie zu sehen ist, konnten nur rund 28,7 % aller PatientInnen ihre Behandlung aus eigener Tasche bezahlen. 71,3 % waren Unterstützungsbezieher: Für die große Mehrheit davon, die sogenannten „unentgeltlich Verpflegten", kam der staatliche Irrenfond auf. Für „Pfründner und Sträflinge" zahl-

Tab. 15.26   Verpflegungsklassen 1847–1856

	Klassentyp	Anzahl	
Selbstzahler	I. Klasse	160	
	II. Klasse	200	} 1333 (28,69 %)
	III. Klasse	973	
Unterstützungs-bezieher	Unentgeltlich	3141	
	Pfründner und Sträflinge	171	} 3312 (71,30 %)
Fallzahl (Gesamt)			4645

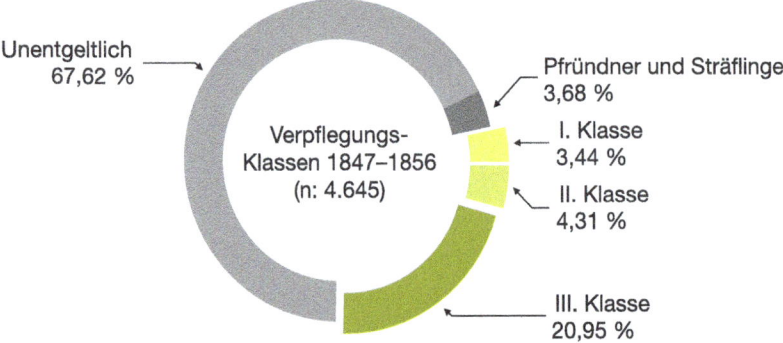

Abb. 15.17   Grafische Darstellung der Versorgungsklassen 1847 bis 1856

ten die jeweiligen Ursprungsanstalten, also Armenhäuser und Gefängnisse, vgl. auch Abb. 15.17.

Wie in Tab. 15.27 dargestellt, lag auch zwischen 1863 bis 1872 der Anteil der unentgeltlich Verpflegten bei rund 77,5 %. [Vgl. 21, S. 272]

Zusammenfassend lässt sich sagen, dass die große Mehrheit der PatientInnen der Wiener Irrenanstalt arm war und sich ohne staatliche Unterstützung die ärztliche Behandlung nicht hätte leisten können.

Tab. 15.27 Verpflegungsklassen 1863–1872

Jahr	Fallzahl	Unentgeltlich	
		Anzahl	in Prozent
1863	1684	1206	71,62
1864	1843	1372	74,44
1865	1775	1482	83,49
1866	1731	1478	85,38
1867	1669	1356	81,25
1868	1414	1225	86,63
1869	1091	751	68,84
1870	1054	772	73,24
1871	1177	850	72,22
1872	1178	843	71,56
Gesamt	14616	11335	77,55

Literatur

1. „Aerztlicher Bericht, über das k.k. allgemeine Krankenhaus in Wien (. . .) im Solar-Jahr 1849". In: *Zeitschrift der k.k. Gesellschaft der Aerzte zu Wien* 6.2 (1850), S. 487–503. http://anno.onb.ac.at/cgi-content/anno-plus?aid=zga&datum=1850&page=638&size=50 (besucht am 24.01.2022).
2. Angermeyer, Matthias C. und Steinberg, Holger, Hrsg. 200 *Jahre Psychiatrie an der Universität Leipzig*. Berlin, Heidelberg: Springer-Verlag, 2005.
3. Damerow, Flemming und Roller, Hrsg. *Allgemeine Zeitschrift für Psychiatrie und psychisch-gerichtliche Medizin 1846*. Bd. 3. Berlin, Leipzig: Verlag von August Hirschwald, 1846. https://opacplus.bsb-muenchen.de/title/3000977 (besucht am 24.01.2022).
4. Griesinger, Wilhelm. *Die Pathologie und Therapie der psychischen Krankheiten, für Aerzte und Studirende*. Stuttgart: Krabbe, 1845. http://www.deutschestextarchiv.de/book/show/griesinger_psychische_1845 (besucht am 24.01.2022).
5. Haller, Carl. „Aerztlicher Bericht über das k.k. allgemeine Krankenhaus in Wien (. . .) im Solar-Jahre 1848". In: *Zeitschrift der k.k. Gesellschaft der Aerzte zu Wien* 5.2 (1849), S. 493–581. http://anno.onb.ac.at/cgi-content/anno-plus?aid=zga&datum=1849&page=566&size=45 (besucht am 24.01.2022).
6. Heinroth, Johann Christian August. *Lehrbuch der Störungen des Seelenlebens oder der Seelenstörungen und ihrer Behandlung. Vom rationalen Standpunkt aus entworfen*. Leipzig: Vogel, 1818.

7. *Jahresbericht der n.ö. Landesirrenanstalt in Wien für das Jahr 1869*. Landesarchiv Niederösterreich LSt u. LA / F 48–48.07 (03)/Aktenzahl 9260. 1869.

8. Kahlbaum, Karl Ludwig. *Die Gruppierung der psychischen Krankheiten und die Eintheilung der Seelenstörungen: Entwurf einer historisch-kritischen Darstellung der bisherigen Eintheilungen und Versuch zur Anbahnung einer empirisch-wissenschaftlichen Grundlage der Psychiatrie als klinischer Disciplin*. Danzig: Kafemann, 1863. http:// opacplus.bsb-muenchen.de/title/BV008082892/ft/bsb10472916?page=5 (besucht am 24.01.2022).

9. Leidesdorf, Maximilian. *Erläuterungen zur Irrenhaus-Frage NiederÖsterreichs*. ger. Wien: Czermak, 1868. http://data.onb.ac.at/rec/AC10060775 (besucht am 26.01.2022).

10. Leidesdorf, Maximilian. *Lehrbuch der psychischen Krankheiten*. ger. 2., umgearb. u. wesentlich verm. Ausg.. Erlangen: Enke, 1865. http://data.onb.ac.at/rec/AC03730914 (besucht am 26.01.2022).

11. Medicinische Jahrbücher des kaiserl. *königl. österr. Staates*. ger. Bd. 1. Wien: Beck [usw.], 1811.   http://digital.onb.ac.at/OnbViewer/viewer.faces?doc=ABO_%2BZ184205404 (besucht am 26.01.2022).

12. Niederösterreichischer Landesausschuss, Hrsg. *Bericht des niederösterreichischen Landesausschusses über seine Amtswirksamkeit*. ger. Bd. 1 (November 1866 bis Ende Juli 1868). Wien: k.k. Hof- u. Staatsdr., 1868. http://data.onb.ac.at/rec/AC09700489 (besucht am 24.01.2022).

13. Niederösterreichischer   Landesausschuss,   Hrsg.   *Jahresbericht   der   niederösterreichischen   Landesirrenanstalten   Wien,   Ybbs   und   Klosterneuburg*. ger.   Wien: k.k.   Hof-   und   Staatsdr.,   1883–1899.   http://data.onb.ac.at/imgk/ AZ00463649SZ00594701SZ01296415SZ01325241

14. *Rapport der n.ö. Landesirrenanstalt Wien vom Jahre 1861–1870*. Landesarchiv Niederösterreich LSt u. LA / F 48 – 48.07 (04), 1871–1872. 1871.

15. Richter, Karl. „Krankenbewegungen der niederösterreichischen Landes-Irrenanstalt in Wien". In: *Psychiatrisch Neurologische Wochenschrift* 9.27/28 (28. Sep. 1907), S. 226–231. https://archive.org/details/PsychiatrischNeurologischeWochenschrift910. 190709/page/n283 (besucht am 26.01.2022).

16. Riedel, Josef. *Aerztliche Berichte über die k.k. Irren-Heil- und Pflege-Anstalt zu Wien in den Jahren 1853–1856*. Wien: Hof- u. Staatsdr., 1858. http://data.onb.ac.at/rec/ AC09701896 (besucht am 24.01.2022).

17. Statistik Austria. *Statistisches Jahrbuch 2015*. Techn. Ber. Statistik Austria, 2016. http:// www.statistik.at/web_de/static/k02_054401.pdf (besucht am 28.08.2020).

18. Viszánik, Michael von. *Leistungen und Statistik der k. k. Irrenanstalt zu Wien, seit ihrer Gründung im Jahre 1784 bis zum Jahre 1844*. ger. Wien: Mörschner, 1845. http://data. onb.ac.at/rec/AC10407681 (besucht am 26.01.2022).

19. Wagner, Michael. „Anmerkungen und Zusaetze". In: *Philosophischmedicinische Abhandlung über Geistesverirrungen oder Manie : Mit Figuren, welche die Formen des Schedels, und Abbildungen der Wahnsinnigen darstellen*. Hrsg. von Phillipe Pinel. Wien: Schaumburg, 1801, S. 356–364. http://mdz-nbn-resolving.de/urn:nbn:de:bvb:12-bsb10473949-4 (besucht am 24.01.2022).

20. Wien Geschichte Wiki, Hrsg. *Cholera*. 18. Dez. 2019. https://www.geschichtewiki.wien. gv.at/Cholera (besucht am 21.01.2022).

21. Wiener Städtisches Statistisches Bureau, Hrsg. *Das Armenwesen in Wien und die Armenpflege im Jahrzehnt 1863–1872: Geschichtlich, administrativ, und statistisch bearbeitet vom städtischen statistischen Bureau.* Wien: Verlag d. Städtischen Statistischen Bureaus, 1875. https://books.google.at/books?id=JWoSAAAAIAAJ& printsec=frontcover&hl=de&source=gbs_ge_summary_r&cad=0#v=onepage&q& f=false (besucht am 24.01.2022).

22. Wittelshöfer, Leopold. *Wien's Heil- und Humanitätsanstalten, ihre Geschichte, Organisation und Statistik ; Nach amtlichen Quellen.* Wien: Seidel, 1856. http://data.onb.ac.at/ rec/AC10446930 (besucht am 26.01.2022).

Anhang A. Karten

A.1 Standorte der niederösterreichischen Irrenversorgung 1784 bis 1907

Abb. A.1: Die Irrenversorgung in Anstalten war in Niederösterreich zunächst in Wien konzentriert, wobei der Wohlfahrtsbezirk Alservorstadt den Mittelpunkt bildete. Erst im Laufe des 19. Jahrhunderts wurden auch Einrichtungen für psychisch Kranke abseits der Stadt eröffnet. Zu Beginn des 20. Jahrhunderts verfügte Niederösterreich über ein dicht verwobenes Netz von Psychiatrien, das Stadt und Land gleichermaßen versorgen konnte.

1. Wohlfahrtsbezirk Alservorstadt

   a. *Wiener Irrenanstalt:* 1784–1907, danach übersiedelt auf den Steinhof.
   b. *Beobachtungszimmer:* 1815–1870, danach zur II. Psychiatrischen Klinik umgewandelt.
   c. *I. und II. Psychiatrische Klinik:* ab 1870, die Nachfolgeeinrichtung am Wiener Allgemeinen Krankenhaus besteht bis heute.

2. *N.ö. Landes-Heil- und Pflegeanstalt Am Steinhof:* ab 1907, im 20. Jahrhundert unter verschiedenen Namen bekannt wie *„Psychiatrisches Krankenhaus Baumgartner Höhe"*, zuletzt *„Sozialmedizinisches Zentrum Otto-Wagner-Spital"*, heute *„Klinik Penzing"*. Hauptpsychiatrie der Stadt Wien im 20. Jahrhundert. Seit 2018 erfolgt die schrittweise Absiedelung der psychiatrischen Abteilungen. Die endgültige Auflassung des Steinhofs als Krankenhaus ist derzeit für 2032 geplant.
3. *Irren-Siechenanstalt Klosterneuburg:* 1870–1922.
4. *Landesirrenanstalt Gugging-Kierling:* 1885–2007.

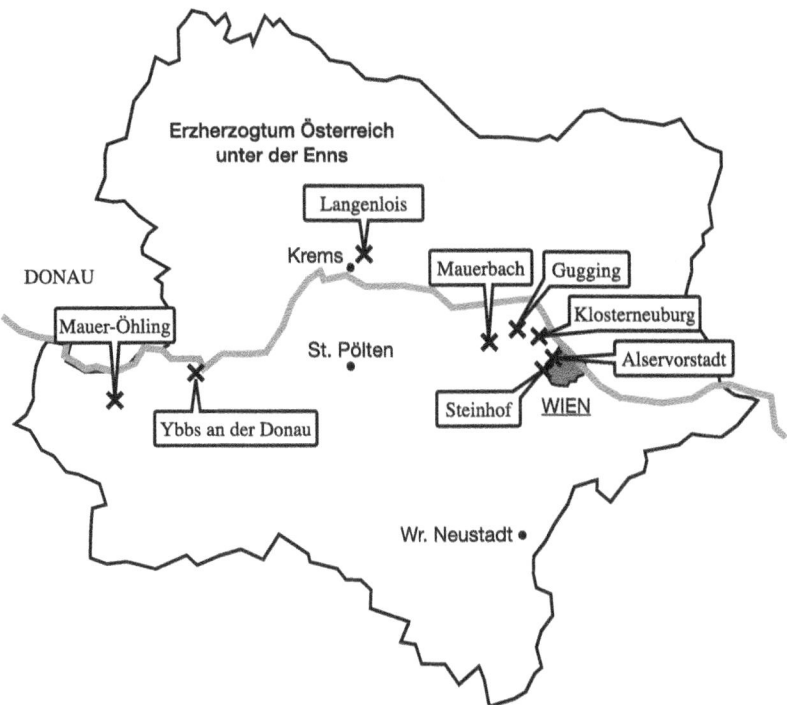

Abb. A.1 Das Erzherzogtum Österreich unter der Enns. Eingezeichnet sind die Standorte der öffentlichen psychiatrischen Anstalten von 1784 bis 1907

5. *Versorgungshaus Mauerbach:* 1816–?, Zeitpunkt der Auflassung unbekannt, wahrscheinlich zu Mitte des 19. Jahrhunderts.
6. *Filialanstalt Langenlois:* 1891–1902.
7. *Landesirrenanstalt Ybbs an der Donau:* ab 1816, heute „Therapiezentrum Ybbs".
8. *Landesirrenanstalt Mauer-Öhling:* ab 1902, heute „Landesklinikum Mauer".

A.2   Wohlfahrtsbezirk Alservorstadt um 1780

Abb. A.2: Der heutige 9. Wiener Gemeindebezirk Alsergrund war seit dem 17. Jahrhundert ein Angelpunkt der öffentlichen Wohlfahrt. Insbesondere im Bezirksteil Alservorstadt wurden große Fürsorgeanstalten in unmittelbarer Sichtweite zueinander errichtet.

A Der Hof I. des *Großarmen- und Militärinvalidenhaus* wurde 1694 bis 1697 erbaut. Ab den 1730er-Jahren wurde die Anlage durch die Anbauten der Höfe II, IV und VII erweitert; ab den 1750er-Jahren kamen noch die Höfe III, V und VI hinzu. Die Anstalt verfügte über etwa 1700 Versorgungsplätze. Die BewohnerInnen waren größtenteils Arme aus Niederösterreich; ein Hof war für arme Studenten vorgesehen. 1784 wurde das Armenhaus in das Allgemeine Krankenhaus umgewidmet und die bisherigen Bewohner entweder mit einem monatlichen Geldbetrag entschädigt oder in die Versorgungshäuser Ybbs oder Mauerbach übersiedelt.

B Der *Contumazhof* wurde in den 1650er-Jahren als Pesthaus errichtet. Er diente als Quarantäneanstalt für genesene Seuchenkranke und Personen, die Kontakt mit Seuchenkranken hatten. („Contumaz" bedeutet Quarantäne.) Nach der letzten europäischen Pestepidemie 1713 wurde die Anlage ab den 1730er-Jahren von der Armenkassa als Spital betrieben. Insgesamt verfügte der Hof über etwa 700 bis 800 Versorgungsplätze. Um 1780 waren dort neben Armen und Alten auch etwa 380 Kranke untergebracht. 1784 erwies sich die Anlage als baufällig und wurde abgerissen.

C Das Versorgungshaus *Am Alserbach* wurde 1747 ursprünglich als Pferde- und Wagenstallung des Großarmenhauses errichtet. Dem Großarmenhaus kamen seit 1697 die Gelder aus dem sogenannten „Lohnwagengefälle" zu, eine Steuer, die Lohnwagenbesitzer zu entrichten hatten. 1747 versuchte das Großarmenhaus selbst ein Fuhrunternehmen aufzubauen und errichtete daher die Stallungen am Alserbach. Das Unternehmen schlug fehl und das Gebäude wurde ab 1752 an die Armenkassa vermietet, die dort ein Armenversorgungshaus mit etwa 500 Plätzen einrichtete. Die Anstalt wurde in Abgrenzung zum Großarmenhaus auch *Kleines Armenhaus* genannt. Von 1784 bis 1791 wurde das Gebäude vom Allgemeinen Krankenhaus als Siechenhaus verwendet.

D Im *Bäckenhäusel* war seit 1648 eine Zweiganstalt des Bürgerspitals untergebracht. Während des 17. und 18. Jahrhunderts wurde es bei Überfüllung des Lazaretts auch als Pesthaus verwendet (siehe E). Vor 1784 zählte es neben St. Marx zu den beiden medizinisch organisierten Spitälern des Bürgerspitals, behandelte also vornehmlich Kranke. 1784 kam es als Siechenhaus zum Allge-

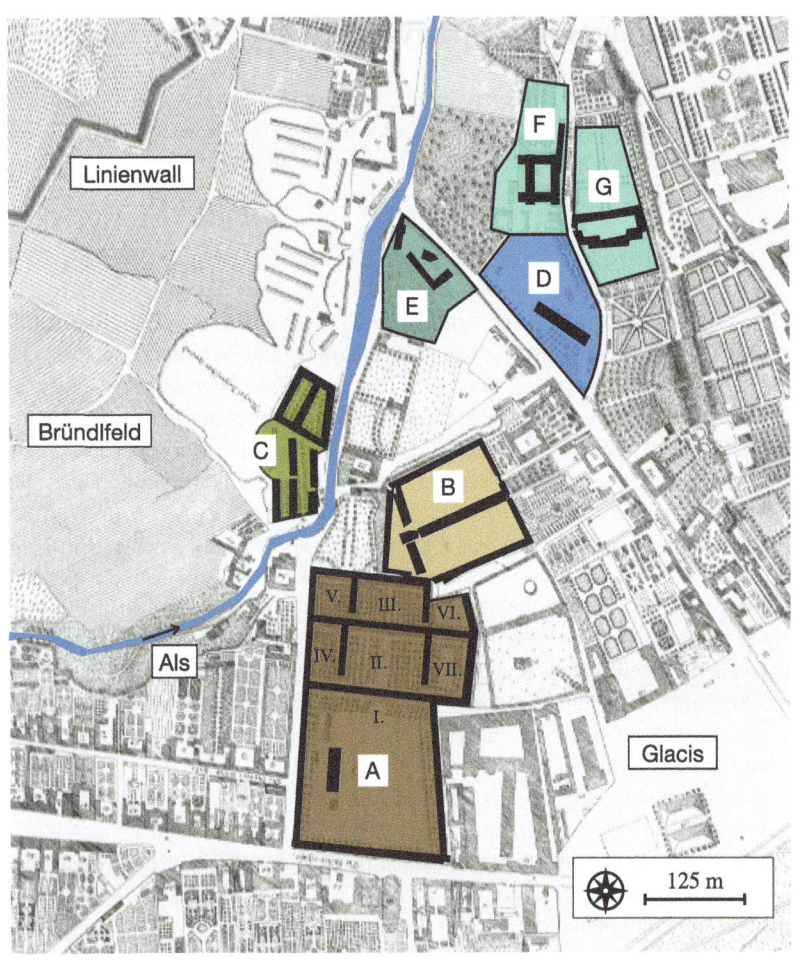

Abb. A.2 Die Alservorstadt um 1780. **A**: Großarmen- und Militärinvalidenhauses. **B**: Contu-mazhof. **C**: Versorgungshaus Am Alserbach. **D**: Bürgerspitalfiliale Bäckenhäusel. **E**: Lazarett. **F**: Spanisches Spital. **G**: Strudelhof. [2]

meinen Krankenhaus. 1791 wurde es zu einem Versorgungshaus für Alte und Arme umgewandelt.

E Das früheste bekannte Spital in der Alservorstadt war ein Siechenhaus, das im 13. Jahrhundert entstand und *Johannes in der Siechenals* genannt wurde. Es stand vermutlich auf dem Grund des um 1540 neuerrichteten *Pest-Lazaretts*. Das Lazarett diente während der nächsten zwei Jahrhunderte sowohl als Pesthaus als auch als Tochteranstalt des Wiener Bürgerspitals. 1784 wurde es dem Allgemeinen Krankenhaus zur Nutzung übergeben.

F Das vereinigte *Spanische und Dreifaltigkeits-Spital* galt vor 1784 als das höchstentwickelte Krankenhaus Wiens. Ab den 1720er-Jahren wurde an diesem Standort ein Krankenhaus für spanische, italienische und belgische Bürger der habsburgischen Krone betrieben. 1754 wurde es mit dem aufgelassenen Dreifaltigkeitsspital vereinigt, wobei der Standort des Spanischen Spitals beibehalten aber die innere Organisation des Dreifaltigkeitsspitals weitergeführt wurde. Um 1780 verfügte es über 130 Krankenbetten. Das Spanische Spital war der Standort der freien ambulanten Krankenordination für Bedürftige und der 1754 gegründeten *medizinisch-praktischen Lehrschule*. Das Spanische Spital gilt betreffend seiner inneren Aufstellung als das unmittelbare Vorbild für das Allgemeine Krankenhaus. 1784 wurde das Spanische Spital aufgelassen und das Gebäude in ein Waisenhaus umgewandelt.

G Der um 1700 erbaute *Strudelhof* gehörte seit 1759 dem Spanischen Spital und wurde als Krankenhauszweigstelle verwendet. Nach der Auflassung des Spanischen Spitals wurde dort von 1784 bis 1788 das mit dem Waisenhaus vereinigte Findelhaus untergebracht.

A.3   Wohlfahrtsbezirk Alservorstadt um 1800

Abb. A.3: Die Eröffnung des Allgemeinen Krankenhauses 1784 markierte das Ende der bisherigen Fürsorgeeinrichtungen und die Bündelung der großen Wohlfahrtszweige in einer Zentralanstalt. Die alten Anstalten wurden aufgelassen und ihre Gebäude einer neuen Nutzung zugeführt.

A Das *Allgemeine Krankenhaus* wurde im August 1784 als neues Wiener Zentralkrankenhaus eröffnet. Dazu wurde das seit den 1690er-Jahren bestehende Großarmenhaus baulich erneuert und umgewidmet. Im Vorfeld der Eröffnung wurden die bisher im Großarmenhaus wohnenden PfründnerInnen entweder mit einer Geldleistung entlassen oder in die Versorgungsanstalten Ybbs und Mauerbach übersiedelt. Die neue Anstalt bestand bei Eröffnung

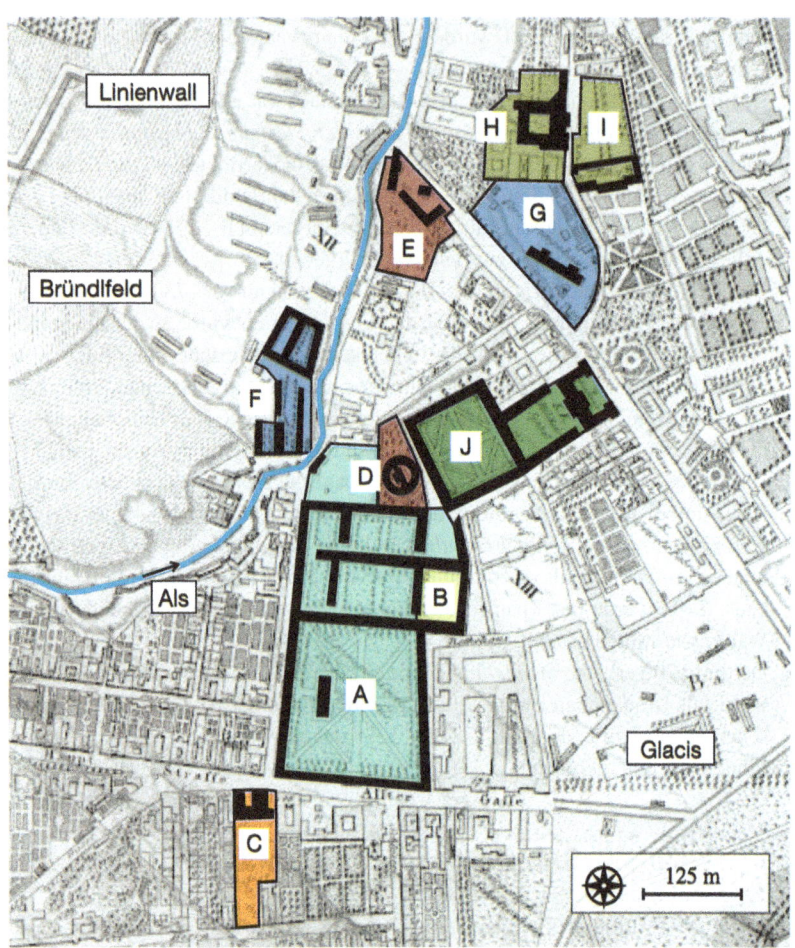

Abb. A.3 Die Alservorstadt um 1800. **A**: Allgemeines Krankenhaus, Krankenanstalt. **B**: Allgemeines Krankenhaus, Gebäranstalt. **C**: Findelanstalt (ab 1788). **D**: Allgemeines Krankenhaus, Irrenanstalt, Narrenturm. **E**: Allgemeines Krankenhaus, Irrenanstalt, Lazarett. **F**: Versorgungshaus Am Alserbach. **G**: Versorgungshaus Währingergasse. **H**: Waisenhaus. **I**: Findelanstalt (bis 1788). **J**: Militärspital mit Josephinum. [3]

aus fünf Anstaltsteilen, die – bis auf die Armen- und Altenversorgung – alle großen Wohlfahrtszweige abdecken sollten: Dem Krankenhaus (in der Karte türkis eingefärbt), der Gebäranstalt (B), der Irrenanstalt (D), den Siechenhäusern (F, G) und dem vereinigten Waisen- und Findelhaus (H, I). Allein die Kranken-, Irren- und Geburtsabteilungen verfügten zusammen über etwa 2000 Krankenbetten. Alle Anstalten sollten zunächst durch die Krankenhausoberdirektion gesteuert werden. Die Bündelung aller Wohlfahrtszweige in einer Anstalt sollte jedoch nicht von langer Dauer bleiben. 1788 wurde das Findelhaus von der Waisenanstalt abgetrennt. Während das Findelhaus 1806 wieder an die Gebäranstalt im Allgemeinen Krankenhaus angeschlossen wurde, blieb die Waisenanstalt eine unabhängige Einrichtung. 1791 wurden die Anstalt Am Alserbach und das ehemalige Bäckenhäusel in Wiener Versorgungshäuser umgewandelt und unterstanden damit nicht länger dem Allgemeinen Krankenhaus. Nach einigen Jahren blieben nur mehr die drei ärztlichen Kernaufgaben der Kranken-, Irren- und Gebärendenversorgung beim Allgemeinen Krankenhaus.

B Die *Gebäranstalt* im Allgemeinen Krankenhaus ermöglichte schwangeren Frauen ab 1784 anonyme Geburten. Damit sollten Abtreibungen und Kindsmorde durch ledige oder verzweifelte Mütter verhindert werden. Die Abteilung verfügte über etwa 120 Betten für Schwangere und Wöchnerinnen.

C & I Kinder, die in der Gebäranstalt des Allgemeinen Krankenhauses geboren wurden, konnten in die ebenfalls neugegründete *Findelanstalt* zur Pflege gegeben werden. Von 1784 bis 1788 befand sich die Findelanstalt im Strudelhof (I), übersiedelte dann aber in ein ehemaliges Kloster an der Alser Haupstraße (C). Das neue Haus bot etwa 220 Kindern Platz. Viele Kinder wurden auch außerhalb der Einrichtung bei Pflegefamilien untergebracht. 1806 wurde die Findelanstalt wieder mit der Gebäranstalt vereinigt.

D Die *Irrenanstalt* des Allgemeinen Krankenhauses befand sich seit 1784 im eigens dafür errichteten Narrenturm. Der Turm bot etwa 250 Menschen Platz. Anfangs verfügte er über keine Gartenanlage; erst ab dem Bau einer den Turm umlaufenden Mauer 1796 besaß die Anlage zwei kleine Gärten für ihre PatientInnen.

E Das *Lazarett* wurde seit 1792 von der Irrenanstalt verwendet, um darin ruhige PatientInnen unterzubringen. Es verfügte über einen Belagsraum von etwa 150 Betten und über eine große Gartenanlage. 1803 erhielt die Abteilung eigenes ärztliches Personal.

F Das Versorgungshaus *Am Alserbach* diente von 1784 bis 1791 dem Allgemeinen Krankenhaus als Siechenhaus. In dieser Funktion nahm es auch ruhige

oder wiedergenesene Irre aus der Irrenanstalt auf. 1791 wurde die Anlage
wieder zu einem Versorgungshaus für Arme und Alte zurückgewidmet.

G Nachdem das Bürgerspital aufgelassen worden war, wurde das Bäckenhäusel
   ab 1784 bis 1791 vom Allgemeinen Krankenhaus als Siechenhaus benutzt.
   1791 wurde es zum Versorgungshaus *Währingergasse* umgewidmet.

H Das Wiener Waisenhaus übersiedelte 1785 von seinem früheren Standort
   am Wiener Rennweg in das Gebäude des 1784 aufgelassenen Spanischen
   Spitals. Es bot dort einigen hundert Kindern Platz, wobei das Waisenhaus
   auch Kinder an Pflegefamilien weitergab.

 I Der Strudelhof diente zwischen 1784 bis 1788 als Findelhaus, das in jener
   Zeit auch mit dem gegenüberliegenden Waisenhaus verbunden war. Nach der
   Abtrennung und Absiedlung der Findelanstalt wurde der Strudelhof 1795
   verkauft und in mehrere Grundstücke aufgeteilt.

J Das 1784 eröffnete *Militärspital* war ausschließlich für die medizinische
   Versorgung von Militärangehörigen zuständig. In unmittelbarer Nähe zum
   Militärspital bestand die große Alser Kaserne. An das Spital angeschlos-
   sen war das *Josephinum,* eine medizinisch-chirurgische Lehrakademie für
   Militärärzte.

A.4   Wohlfahrtsbezirk Alsergrund um 1860

Abb. A.4: Die von Joseph II. 1784 geschaffene Zentralisierung der medizinischen Fürsorgeeinrichtungen prägte die öffentliche Wiener Medizin bis weit ins
19. Jahrhundert hinein. Etwa ab den 1850er-Jahren ist jedoch eine deutliche Aufweichung der josephinischen Ordnung zu beobachten, indem die ehemals miteinander verbundenen Anstalten eigene Leitungen zugewiesen bekamen und unabhängig
voneinander wurden.

A Das Allgemeine Krankenhaus wurde in den Jahren 1832 bis 1834 um die Höfe
   VIII und IX erweitert. Ohne Gebäranstalt umfasste das Krankenhaus nun 50
   Krankensäle für Männer und 43 Säle für Frauen, mit einem Normalbelagsraum
   von 2000 Betten. Von den 93 Krankensälen entfielen 46 auf innere Abteilungen,
   24 auf externe Abteilungen, 8 auf Ausschlagsabteilungen, 9 auf Syphilisabtei-
   lungen und 4 auf die Augenabteilung. Nach der Abtrennung der Gebär- (1851)
   und der Irrenanstalt (1853) verblieb das Krankenhaus unter eigener Direktion.

B Die Gebäranstalt wurde nach 1834 durch die Angliederung einer zweiten Abteilung in der Erweiterung des Allgemeinen Krankenhauses vergrößert. Sie verfügte nun etwa über 350 Krankenbetten. Ab 1854 stand der Gebäranstalt auch

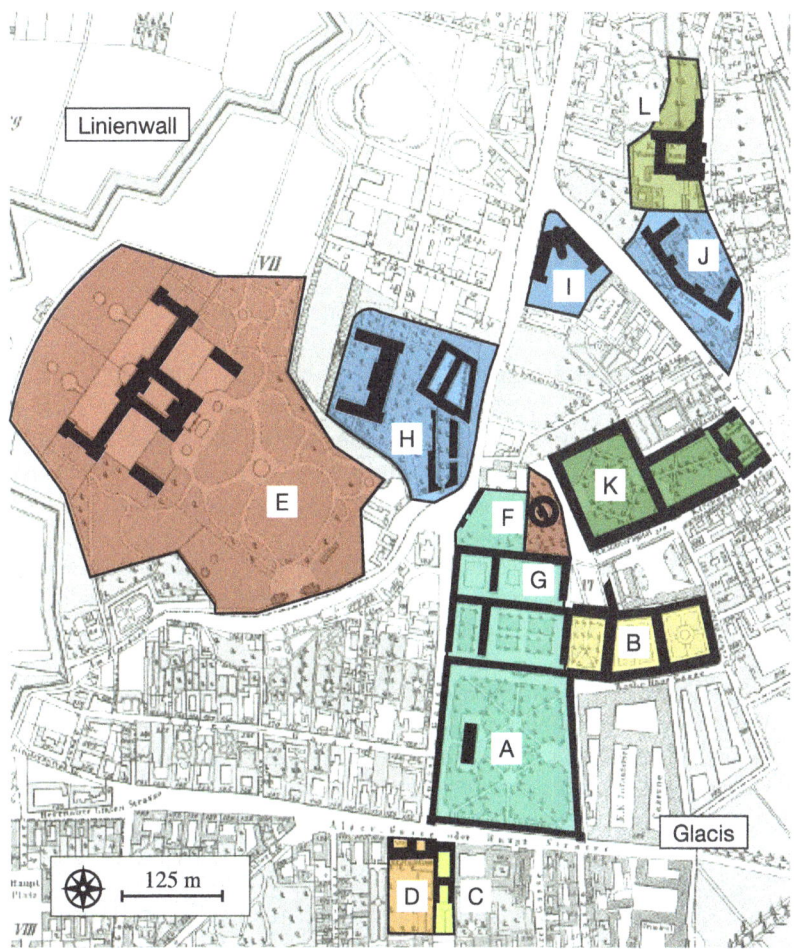

Abb. A.4 Die Alservorstadt um 1860. **A**: Allgemeines Krankenhaus. **B**: Gebär- und Findelanstalt, Gebäranstalt. **C**: Zahlabteilung der Gebäranstalt. **D**: Gebär- und Findelanstalt, Findelanstalt. **E**: Relativ verbundene Irrenheil- und Pflegeanstalt Wien, Heilanstalt Bründlfeld. **F**:
Relativ verbundene Irrenheil- und Pflegeanstalt Wien, Pflegeanstalt Narrenturm. **G**: Psychiatrische Beobachtungszimmer **H**: Versorgungshaus Am Alserbach. **I**: Bürgerversorgungshaus
der Stadt Wien. **J**: Versorgungshaus Währingergasse. **K**: Militärspital mit Josephinum. **L**:
Waisenhaus. Der in den beiden vorigen Karten blau eingezeichnete Alserbach wurde in den
1850er-Jahren vollständig überbaut. [1]

ein Haus neben der Findelanstalt in der Alserstraße als Zahlabteilung zur Verfügung (C). Bereits 1806 war die Findelanstalt an die Gebäranstalt angeschlossen
worden. 1851 wurde die vereinigte Gebär- und Findelanstalt vom Allgemeinen
Krankenhaus abgetrennt und kam unter eine eigene Direktion.

C Seit 1854 wurde das Haus neben der Findelanstalt in der Alserhauptstraße von
   der Gebäranstalt als Zahlabteilung für wohlhabende Patientinnen benutzt.

D Das Findelhaus war seit 1806 Teil der Gebäranstalt. Es blieb bis 1910 an diesem Standort. Der Häuserblock wurde danach abgerissen und die heute dort
   bestehende „Lange Gasse" geschaffen.

E Die *Heilanstalt Bründlfeld* wurde 1853 eröffnet und bildete gemeinsam mit
   dem Narrenturm bis 1869 die „relativ verbundene Irrenheil- und Pflegeanstalt
   Wien". Das Gebäude bot anfangs 400 PatientInnen Platz. 1878 wurde es durch
   Anbauten auf 700 Betten erweitert. 1907 siedelte die Wiener Landesirrenanstalt
   vom Bründlfeld zur neuen Anstalt Am Steinhof ab. Das Bründlfeld wurde dem
   inzwischen bis an seine Grundstücksgrenzen herangewachsenen Allgemeinen
   Krankenhaus zur Nutzung übergeben. 1974 erfolgte sein Abriss für den Bau des
   neuen Allgemeinen Krankenhauses.

F Der Narrenturm war bis 1869 die Pflegeanstalt der relativ verbundenen Irrenheil-
   und Pflegeanstalt Wien. Danach diente er als Speicher und Wohnraum für Ange-
   stellte des Allgemeinen Krankenhauses. Heute beherbergt er das Pathologische
   Museum Wien.

G Die psychiatrischen Beobachtungszimmer im Allgemeinen Krankenhaus sind ab
   1815 nachweisbar. In ihnen wurden zunächst krankenhausinterne PatientInnen
   behandelt. Ab 1828 bis 1853 dienten sie als Aufnahmestation der Wiener Irrenanstalt, blieben rechtlich aber Teil des Krankenhauses. Bedeutung gewannen die
   Beobachtungszimmer wieder 1870, als sie zur Zentralaufnahme des niederösterreichischen Irrenwesens wurden. 1875 wurde an diesem Standort die 2. Wiener
   Psychiatrische Klinik gegründet.

H Das Versorgungshaus Am Alserbach wurde 1852 durch einen im hinteren
   Bereich des Grundstücks gelegenen Neubau erweitert. Dieser fasste 600 bis 700
   Versorgungsbetten. 1863 wurden die an der Straße liegenden alten Gebäude der
   Versorgungsanstalt abgerissen. Im leergewordenen Teil des Grundstücks wurde
   1868 ein weiterer Neubau für rund 800 PfründnerInnen eröffnet (nicht auf der
   Karte verzeichnet). 1901 wurde die Liegenschaft an das Allgemeine Kranken-
   haus verkauft und die PfründnerInnen in Folge in die neue Versorgungsanstalt
   Lainz übersiedelt. Nach Umbauten bestehen heute noch das Administrationsge-
   bäude und die Kapelle des 1868 eröffneten Versorgungshauses.

I Das an diesem Standort bestehende Lazarett diente bis zum Jahreswechsel
   1855/56 als Pflegeanstalt der relativ verbundenen Irrenheil- und Pflegeanstalt

Wien. Danach wurde das Grundstück der Stadt Wien zurückgegeben und das alte Gebäude 1858 abgerissen. 1860 wurde an dessen Stelle das *Bürgerversorgungshaus* eröffnet, in das vor allem PfründnerInnen des 1861 aufgelassenen Bürgerversorgungshauses St. Marx übersiedelt wurden. 1928 wurde das Bürgerversorgungshaus eingeebnet und der Grund nicht mehr verbaut. Heute befindet sich dort der Arne-Karlsson-Park.

J Am Standort des ehemaligen Bäckenhäusels wurde zwischen 1824 bis 1827 ein großer Neubau errichtet. Dieses neue Versorgungshaus Währingergasse konnte etwa 600 PfründnerInnen aufnehmen. 1868 wurden die BewohnerInnen in den Neubau Am Alserbach übersetzt. Bis zu seinem Abriss im frühen 20. Jahrhundert beherbergte das Gebäude das „k. k. Tabak-Haupt-Magazin".

K Das Garnisonsspital I wurde 1920 dem Allgemeinen Krankenhaus angeschlossen. Heute ist darin die Zahnmedizinische Universität Wien untergebracht. Das Josephinum wurde als Ausbildungsstätte bereits 1872 geschlossen. Heute ist es ein Gebäude der Medizinischen Universität Wien.

L Ein Waisenhaus für Knaben bestand von 1857 bis 1912 im Gebäude des ehemaligen Spanischen Spitals.

Literatur

1. Ministerium des Inneren. *[Stadtplan]: Grundriss der Haupt- und Residenzstadt Wien mit sämtlichen Vorstädten.* WStLA, Kartographische Sammlung, Sammelbestand, P1: 383. 1858. https://www.wien.gv.at/actaproweb2/benutzung/archive. xhtml?id=Stueck++00002987ma8KartoSlg#Stueck__00002987ma8KartoSlg (besucht am 21. 01. 2022).

2. Nagel, Joseph Anton. *[Stadtplan] Wien mit Vorstädten und Vororten - Grundriß der kayserlich-königlichen Residenz-Stadt Wien, Ihrer Vorstädte, und der anstoßenden Orte.* Wiener Stadt- und Landesarchiv, Kartographische Sammlung, Sammelbestand, P1: 5: Druckversion (1780/1781). 1780/1781. https:// www.wien.gv.at/kultur/kulturgut/plaene/nagel.html(besucht am 21. 01. 2022).

3. Roscher, J. von und Reisser, F. *Wien und Vorstädte 1812.* WStLA, Pläne der Plan- und Schriftenkammer, P10/2: 112196.1: Auflage von 1812. 1812. https://www. wien.gv.at/kultur/kulturgut/plasene/stadtplan-1812.html (besucht am 21. 01. 2022).

Vor dem Narrenturm (vor 1784)

Mittelalter	Gefängnis am Salzgrieß
1611 und 1766	Irrenzellen im Bürgerspital *St. Clara*
Nach 1706	Zellengebäude für Irre in *St. Marx*
1760	Maxim Locher in *St. Marx*
1766	Irrenbehandlung im *Spanischen Spital*
	Irrenzellen bei den *Barmherzigen Brüdern* für Geistliche und Mönche
1766	128 psychiatrische PatientInnen in den Wiener Spitäler der Armenkassa (5 % der Gesamtanzahl)
1756–1784	Anekdotisch: *Dr. Jovis' Privatirrenspital*

1. Abschnitt der Wiener Irrenanstalt (1784–1853)

1784–1790 Direktorat Quarin und Joseph II.

19.April 1784	Eröffnung des *Narrenturms* als Teil des Allgemeinen Krankenhaus (278 Betten). Die alten Wiener Spitäler werden aufgelassen. Heilbare PatientInnen werden in den Turm gebracht, die meisten Unheilbaren in die Versorgungshäuser *Ybbs* und *Mauerbach*.
1789	Instruktionen für das Personal von Oberchirurg Rudtorffer
1785–1792	Filiale für Rekonvaleszente und ruhige PatientInnen im Versorgungshaus *Am Alserbach*

1791–1795 Direktorat Melly

1792	Adaptierung des *Lazaretts* für ruhige PatientInnen und Rekonvaleszente (150 Betten)

© Der/die Herausgeber bzw. der/die Autor(en), exklusiv lizenziert an Springer Fachmedien Wiesbaden GmbH, ein Teil von Springer Nature 2023
D. Vitecek, *Der Wiener Narrenturm*, Medizin, Kultur, Gesellschaft,
https://doi.org/10.1007/978-3-658-39050-1

1795–1805 Direktorat Frank und Primariat Nord

1796 | Bau der Gartenmauer um den Turm. Schaffung eines Männer-
und eines Frauengartens

1803 | Das Lazarett erhält eigenes ärztliches Personal und dient als
Haus für *„ruhige, reinliche, und heilbare Geisteskranke, und
solche, deren Wahnsinn nicht erwiesen ist."*

Enge Zusammenarbeit zwischen Anstalt und *Franz Josef Gall*

1805–1808 (–1813?) Primariat Görgen

Görgen eröffnet nach seiner Zeit als Primar 1819 die *Privatheilanstalt Görgen*

1808 (1813?)–1826 Primariat Eisl

1816 | Filiale *Mauerbach* für 40 bis 50 unheilbare PatientInnen aus
Wien.

1817 | Eröffnung der Filialabteilung in *Ybbs* an der Donau für ruhige
aber unheilbare PatientInnen (280-400 Betten)

Schaffung eines eigenen Primariats für die Irrenanstalt

1820 | Trennung der Finanzen des Allgemeinen Krankenhauses und
der Irrenanstalt. Die Anstalt wird zur *Staatsanstalt* und von
nun an aus den Geldern des *Irrenfonds* finanziert.

1820 | Erste Pläne für Neubau der Wiener Irrenheilanstalt durch Kran-
kenhausdirektor Raimann. Erwerb des unbebauten Bründlfelds
um 50.000 Gulden.

1823 | Bauplan und Programm einer neuen Irrenanstalt werden vor-
gelegt und 1827 genehmigt; der Bau wird nicht duchgeführt.

1826–1831 Primariat Güntner

1828 | Angliederung des *Krankenhauszimmers Nr. 22* an die Anstalt.
Das Zimmer dient der *„Beobachtung und Aufnahme recenter
oder zweifelhafter Fälle von Irresein".*

1831–1835 Primariat Folwarczny

1833 | Angliederung des *Krankenhauszimmers Nr. 21*. Beide Kran-
kenhauszimmeruh fortan Aufnahmestation der Irrenanstalt

1835–1839 Primariat Köstler (gest. 1839)

1837 | Köstlers Studienreise zu ausländischen Irrenanstalten

1839 — Köstler gibt „*Bemerkungen über mehrere Irrenanstalten von England, Frankreich und Belgien*" heraus

um 1840 — Planungsbeginn für eine neue Wiener Irrenanstalt, siehe Tabelle 15.1 auf Seite 428

1839–1851 Primariat Viszánik

1840 — Schließung des kleinen Lazarettgebäudes wegen Baufälligkeit.

1842 — Die Pflegeanstalt Ybbs bekommt eigenes ärztliches Personal und wird zur eigenständigen Irrenanstalt

1843 — Viszániks Studienreise zu ausländischen Irrenanstalten

1845 — Viszánik veröffentlicht „*Leistungen und Statistik*" und „*Irrenheil- und Pflegeanstalten*"

Anschluss der Krankenhauszimmer 21 und 22 an die Anstalt. Das *Krankenhauszimmer Nr. 23* wird zur Aufnahmestation

Renovierung des kleinen Lazarettgebäudes.

1839–1846 — Ende des Ankettens von PatientInnen

1846–1851 — Gründung des *Hilfsvereins* für unterstützungsbedürftige geheilte PatientInnen

1846 — Viszánik Dozent für Psychiatrie in Wien

Umbaumaßnahmen am Turm: Schaffung von zwei großen Räumen im obersten Stockwerk: Schule, Werkstatt, Versammlungsräume

1848 — Baubeginn für die neue Anstalt *Am Bründlfeld*

1850 — Übersiedlung von 50 PatientInnen in die Neubauten am Bründlfeld

1850 — Viszánik veröffentlicht „*Unterrichts-Grundzüge … verlässlicher Irrenwärter*"

1851 — Der Direktor der Prager Irrenanstalt, Josef Riedel, wird zum ersten Direktor der Wiener Irrenanstalt ernannt.

1851–1853 Direktorat Riedel

1852 — Riedels Vorschlag das neue Versorgungshaus *Am Alserbach* als Pflegeanstalt für die neue Irrenanstalt wird aus Geldmangel abgelehnt

1852 — Überführung von rund 100 PatientInnen in das neue Gebäude am Bründlfeld

01.08.1853 | Eröffnung der neuen *relativ verbundenen Wiener Irrenheil-und Pflegeanstalt* (858 Betten). Die neue Anstalt ist selbstständig und nicht mehr mit dem Allgemeinen Krankenhaus verbunden. *Heilanstalt* am Bründlfeld für heilbare PatientInnen, *Pflegeanstalt* im Turm und im Lazarett für Unheilbare.

2. Abschnitt der Wiener Irrenanstalt (1853–1870, unvollständig)

1853–1870 Direktorat Riedel (gest. 1870)

1855 | Die *Pflegeanstalt* im Lazarett wird aufgelassen

Ab 1861 | Wiener Filialabteilung für unheilbare Patientinnen in *Klosterneuburg*

1862 | Offizielle Eröffnung der ausgebauten Irrenanstalt in Ybbs (405 Betten)

1865 | Die k. u. k. Irrenanstalten werden in die Zuständigkeit der jeweiligen Kronländer übergeben: Wien und Ybbs werden zu *niederösterreichischen Landesirrenanstalten*

1869 | Nach jahrelangen Streitigkeiten Auflassung der Pflegeanstalt im Narrenturm

Umwidmung des Bründlfelds zur *Heil- und Pflegeanstalt*

3. Abschnitt der Wiener Irrenanstalt (1870–1907, unvollständig)

1870–1872 Direktorat Spurzheim (gest. 1872)

1870 | Grundlegende Neuorganisation der Wiener Psychiatrie

Gründung der *1. Psychiatrischen Klinik* in der Anstalt am Bründlfeld

Zentralaufnahme für die Wiener Anstalt in den alten Beobachtungszimmern des Allgemeinen Krankenhauses: jetzt *Psychiatrische Abteilung*

Eröffnung der *Irrensiechen- und Versorgungsanstalt Klosterneuburg* (250 Betten, Ausbau bis 1905 auf etwa 700 Betten)

Erstes psychiatrisches Ambulatorium Wiens von Max Leidesdorf

1870–1872 | Durchsetzung des *No-Restraint*-Systems in den n.ö. Landesirrenanstalten

1872–1885 Direktorat Ludwig Schlager (gest. 1885)

1875   Eröffnung der *2. Wiener Psychiatrischen Klinik* in den ehemaligen Beobachtungszimmern des AKHs

1878   An- und Zubauten am Bründlfeld (ca. 700 Betten)

1885–1895 Direktorat Moritz Gauster (gest. 1895)

1885   Eröffnung der Irrenanstaltsfiliale in *Gugging-Kierling* (105 Betten)

1890   Eröffnung des Neubaus der eigenständigen *Landesirrenanstalt Gugging-Kierling* (zuerst 600 Betten, Ausbau bis 1911 auf über 1.000 Betten)

1891   Eröffnung der Irrenanstaltsfiliale in *Langenlois* (ca. 200 Betten)

1895-1907 Direktorat Adalbert Tilkowsky (gest. 1907)

1902   Eröffnung der *Landesirrenanstalt Mauer-Öhling* (1.000 Betten)

Auflassung der Anstaltsfiliale in Langenlois

Umwandlung der Anstalt Ybbs in eine Pflegeanstalt

Festlegung von Aufnahmebezirke für die n.ö. Landesirrenanstalten

1907   Eröffnung der neuen Wiener *Heil- und Pflegeanstalt am Steinhof* (1.750 Betten)

Nachnutzung des Gebäudes am Bründfeld ab 1910 als *Psychiatrisch-Neurologische Klinik* des Wiener Allgemeinen Krankenhauses: Abriss 1974

	Inventar-Nummer	Name/ Bezeichnung	Vermutliche Originalbeschriftung	Spätere Beschriftung
1	41	Fourier	Vierte abteilung / Ein forier alt 38 / Die narheit Sein / her hat im der / schießen wollen.	Ein Fourier, Verfolgungswahn. Alt 38 Jahre. „Sein Herr hat ihn erschießen wollen"
2	57	Drahtzieher	Vonn 4 abteilung / ein halbnar / sein narheith / ein .... / alt 24	Halbnarr, Drahtzieher. 24 Jahre alt.
3	58	Aus dem Tollhaus	Tollhaus	Tollhaus
4	62	Junge Frau	27 Jahr altes Weib/ Narht. Sie sey ein Rittmeisterin	Vierte abteilung / ein weib 27 alt / Sie ist eine / Rittmeisterin.
5	67	Aus dem Narrenturm	Vierte abteilung / alt 64 ... / narheit / ...	Im Thurm. 64 Jahre alt.
6	68	Frau aus dem Narrenturm	Hat iren Mann / umbringen wollen	2 Jahre im Thurm. 32 Jahre alt. Hat ihren Mann umbringen wollen
7	69	Frau aus dem Tollhaus	Tollhaus, Frau	Tollhaus, Frau
8	70	Mann aus dem Narrenturm	Mann / 32 alt / 4 Abteilung /Thurm/ Die Narheit / Lachen und Singen	Mann. 32 Jahre alt. Narrheit: „Lachen und Singen".

D. Vitecek, *Der Wiener Narrenturm*, Medizin, Kultur, Gesellschaft,
https://doi.org/10.1007/978-3-658-39050-1

	Inventar-Nummer	Name/ Bezeichnung	Vermutliche Originalbeschriftung	Spätere Beschriftung
9	71	Aus dem Tollhaus	Tollhaus	Tollhaus
10	72	„Unsere Liebe Frau ist gestorben!"	37 Jahr alt / narht ...	Alt 37 Jahre. Seine Narrheit, „dass unsere liebe Frau gestorben sei"
11	74	Mann aus dem Tollhaus	Tollhaus	Tollhaus. Mann
12	78	Unglückliche Mutter	37 J / 4 Abt / Das Kint ist gestoln / worden 9 Kinter hat sie gehabt [al]le [ge]st[oln worden]	Wärterin. 37 Jahre alt. 9 Kinder gestorben. „Das Kind ist ihr gestorben". [Neue Beschriftung beruht auf zwei Verlesungen]
13	83	„Sie hat nichts"	Weib 32 alt / 4. Abteilung / die narht. _ _ _ Nichts / _ _ Erbla_dler _ _	Weib. 32 Jahre alt. „Sie hat nicht"
14	84	Stummer „Kaiser"	42 Jahr alt / .... / Stummer, Er sey ein Kayser/ von der zweyten / abteilung _ _ _ / narht: Er ist ein / Kayser	Ein Stummer. 42 Jahre alt. Seine Narrheit: „Er sei ein Kaiser.".
15	85	„Kleider zerreißen"	Weib alt 46 / vierte (?) Abteilung / Die narrheit: Kleider (?) / zerreißen.	46 Jahre alt. Narrheit: „Kleidung zerreißen".
16	87	„Er hat nichts geredt"	5 Abteilung (?) / .... ling /	„Er hat nichts geredt"
17	90	Frau T. E.	D. E. einer / gewesten Hausfraue bey Krinen / Kranz. Diese hat alle Dach 2 Mas / Brandwein auch noch mer gesofen / das van ihren ganzen Vernunft komen i. in ...	E. T. Hausfrau. Branntwein-Säuferin bis zur Verblödung.

Quelle: Maurer, Rudolf. Dr. Gall's Schädelsammlung. Katalogblätter des Rolletmuseums Baden 4. Baden: Rolletmuseum, 2008.

	Inventar-Nummer	Name/ Bezeichnung	Vermutliche Originalbeschriftung	Spätere Beschriftung
18	91	Der Ausgezehrte	48 Jahr alt / Narht: sagt, Toten, Leichen (?) zehrten ihn aus	Verrückter. 48 Jahre alt.
19	97	Musikerin	Mussig Verrückt (?) narrht	Verrückt. Musiker im Narrenthurm
20	99	Müller	32 Jahr alt / Milner, Narht, Er / sey ein Graf	Müllner. 32 Jahre alt. Verrückt: „Er sei ein Graf."
21	100	Musiker	Halbnar (?) alt 52 / Musigant	Musikant, Halbnarr. 52 Jahre alt.
22	103	Sattler	alt 84 im Durm / 4 iar ein Haus / Dieb satler	Ein Sattler, Hausdieb, 84 Jahre alt. Im Thurm 4 Jahre.
23	104	Frau A. S.	60jähriges Weib Verrükt Sie / wollte die Sonne zur Welt machen	Verrückt. 60jähriges Weib. „Sie hat wollen die Sonne zur Welt machen."
24	105	Herr J. Z.	J. Z. / alt 55 (!) / ein oberrischter (!) / er hat woln / die ganze welt hinter / im ziehen vonn Gulten / Zimer	45 Jahre alt. Ein Oberrichter. „Er hat wollen die ganze Welt hinter ihn ziehen, vom Gulden-Zimmer."
25	106	Herr J. H.	Vonn der 5 abteil/ung alt 40 / H. J. / narheith: Er ist / der keiser er / hat ein ietes babier / zu ein bankozet/el gemacht	40 Jahre alt. Narrheit: „Er ist der Kaiser. Er hat jedes Papier zu einem Bankozettel gemacht."
26	112	Herr F. S.	Lazereth 3 iar / da K(?)unth alt 59 / sein narheith: die / Heisser anzienten / namen F. / S.	3 Jahre Lazareth. 59 Jahre alt. Seine Narrheit: „Häuser anzünden"

Anhang D. Instruction für den Primararzt der Irrenanstalt (1814)

1. Die Irrenanstalt begreift in sich den Irrenthurm, das Lazareth und einige Zimmer der ersten Zahlungs-Classe.
2. Der Primararzt, welchem die Irrenanstalt anvertrauet ist, hat nebst den allgemeinen primarärztlichen, noch einige besondere Obliegenheiten.
3. Bey der Wahl seiner Subalternen, des Secundararztes und der Chirurgen sowohl, als selbst der Wärtersleute soll er äußerst strenge seyn, um sich die Versicherung zu verschaffen, daß in seiner Abwesenheit nicht nur alle seine getroffenen Anordnungen befolgt, sondern auch die angemessenste Benehmung mit jeder Art Irrsinnigen beobachtet werde.
4. Er darf nicht dulden, dass die Irrsinnigen von den Wärtern grob behandelt, oder gar misshandelt werden, und bey jedem Verdachte eines solchen Benehmens hat er die strengste Untersuchung vorzunehmen, und die Sträflichen dem Director zur Bestrafung oder zur Entlassung anzuzeigen. Jede Art von Unmenschlichkeit oder auch nur von Lieblosigkeit muss diesem Institute fremd seyn.
5. Es ist äußerst viel daran gelegen, daß die Wahnsinnigen nach den verschiedenen Abtheilungen des Irren-Institutes gehörig verheilet werden. Der Primararzt hat hierbey mit einer um so größern Vorsicht und Genauigkeit vorzugehen, als der Aufenthalt in diesen Abtheilungen in dem größten Bezuge auf den Gemüthszustand des Irren ist.
Rasende, sich und andern Gefährliche, Lärmende, Unreine, Unheilbare, dann alle jene, welche gern die Flucht ergreifen, sind in den Irrenthurm zu geben. Ruhige aber, Stille, Reinliche, Heilbare, oder auch deren Wahnsinn nicht erwiesen ist, gehören in das Lazareth.
Es können daher nach dem Befunde des Primararztes die Wahnsinnigen bey einem wechselnden Verlaufe ihres Wahnsinnes aus der einen dieser Anstalten in die andere gebracht werden, und zwar ohne Bestätigung des Directors. Jedoch sind die Onanisten, welche ihre Nachbarn oft zu diesem Laster ver-

leiten, und für die der halbfinstere unzweckmäßig gebaute Irrenthurm höchst verderblich ist, ausschließlich im Lazareth zu behandeln, und daher der bessern Aufsicht wegen in Sälen von zwölf bis vierzehn Betten für Convalescenten, zwey derselben zu legen.

6. Die Kranken, welche von den Krankensälen in den Irrenthurm oder in das Lazareth transferiert werden, müssen dem Director zur Kenntnis gebracht werden, und er hat den Aufnahmszettel solcher Kranken in die Irrenanstalt mit seiner Unterschrift zu bestätigen. Der Primararzt oder Wundarzt aber, welcher einen auf seiner Abtheilung wahnsinnig gewordenen Kranken in die Irrenanstalt schicken zu müssen glaubt, hat die vorzüglichsten Krankheitsformen, welche dem Wahnsinn vorausgingen, schriftlich beyzufügen.

7. Kein Individuum soll in der Irrenanstalt aufgenommen werden, wenn nicht ein ärztliches Zeugniss über die bestimmte Gegenwart des Wahnsinnes beygebracht ist.

Nur in dringenden Fällen, wo der Wahnsinn offenbar ist, oder die Polizeybehörde die Aufnahme verlangt, ist es erlaubt, so einen Kranken ohne ärztliches Zeugniß, oder in Erwartung eines nachträglichen aufzunehmen. Der Primararzt der Irrenanstalt, oder in dessen Ermanglung sein Secundararzt, in Abwesenheit desselben der Director, und im äussersten Nothfalle ein Chirurg der Irrenanstalt, haben bey der Ankunft eines Wahnsinnigen sich nach diesen Documenten genau zu erkundigen, sie gehörig zu prüfen, und hiernach die Aufnahme zu gestatten oder zu verweigern.

8. Bey jedem in der Irrenanstalt aufzunehmenden Kranken muss auch eine Krankengeschichte mitgebracht werden, und alle Aerzte, welche einen Wahnsinnigen in die Irrenanstalt schicken, sind zur Ablieferung dieser Geschichten durch eine Regierungsverordnung verbindlich. Sollte die abgängige Geschichte binnen acht Tagen nicht nachgetragen werden, so ist die Anzeige an die Spital-Direction zu machen. Von den wahnsinnigen Militär-Individuen sollen nach den bestehenden Verordnungen diese Krankengeschichten von einem Feldarzte beygebracht werden.

9. Jeder Wahnsinnige soll in Hinsicht seines Vermögens unter einer Curatel stehen, daher hat bey allen neu Ankommenden der Primararzt sich hierüber zu erkundigen, und es der Direction anzuzeigen, wenn ein solcher Kranker ohne Curator ist.

10. Beym Eintritt eines jeden Irren in die Irrenanstalt ist die größte Behutsamkeit anzuwenden, um künftigen Unglücksfällen vorzubeugen. Sie sind daher von den Wärtern auf das genaueste zu durchsuchen, ob sie keine Werkzeuge haben, mit welchen sie sich selbst oder andern einen Schaden und eine Verletzung

zufügen können; und im Falle welche betroffen würden, sind sie an der Stelle abzunehmen, und dem Oberkrankenpfleger zur Bewahrung zu übergeben.

11. Um diese Vorsichtsmaßregeln nie außer Acht zu lassen, muß mehrmahlen in jeder Woche in der gesammten Irrenanstalt durch die Chirurgen und durch die Oberkrankenpfleger eine genaue Durchsuchung bey den Wahnsinnigen vorgenommen werden, um zu sehen, ob nicht etwa Verletzungswerkzeuge bey ihnen gefunden werden. Selbst die Wohnplätze der Wärtersleute sind in dieser Hinsicht zu untersuchen, und es ist denselben nicht nur die Entfernung solcher Werkzeuge und Beschädigungsmittel mit der größten Strenge einzuschärfen, sondern es ist ihnen auch die Größe und Sträflichkeit dieser schweren Polizeyübertretung vorzustellen. Der Primararzt hat darauf zu wachen; daß diese Anordnung pünctlich erfüllt werde, indem nur er für die etwa hieraus entstehenden Unglücksfälle verantwortlich ist.

12. Es muß auch darauf gesehen werden, daß den Irren jede anderwärtige Gelegenheit zur eigenen Verletzung, zum Selbstmorde oder zur Verletzung anderer benommen werde, und sind diejenigen, welche nur den geringsten Hang hiezu äußern, mit vorzüglicher Vorsicht zu behandeln.

13. In dieser Hinsicht ist auch das Tabakrauchen in den Kammern der Irrenanstalt zu verbiethen, damit nicht etwa eine Feuersgefahr, sey es aufmuthwillige Art, oder unwillkürlich dadurch entstehen könne. Da aber die Erfahrung lehrt, dass die Entbehrung des Tabakrauches bey einem gewohnten Tabakraucher selbst auf die Gesundheit schädlich wirket, andererseits die Entziehung desselben bey einem solchen zu Zeiten als eine empfindliche Strafe angewendet werden kann; so darf solchen Kranken das Rauchen von einer bis zwey Pfeifen, jedoch nur in dem eigenen Zimmer des Wärters und unter der schärfsten Aufsicht, gestattet werden.

14. Der Primararzt der Irrenanstalt hat täglich ein Mahl, und zwar des Morgens, seine ärztliche Ordination in jeder Abtheilung der Irrenanstalt zu halten. Jedoch wenn sich ein oder der andere gefährliche Kranke darin befinden sollte, ist er verpflichtet, diesel- ben auch öfter zu besuchen.

15. Es ist ihm aber nicht erlaubt, diese Kranken zu seiner Bequemlichkeit etwa auf die Krankensäle zu transferieren, und es darf dieses niemahls ohne Vorwissen und Genehmigung des Directors geschehen.

16. Auch ist er verpflichtet, manchmahl außer den gewöhnlichen Ordinationszeiten, und zwar zu unbestimmten Stunden bey Tag und auch bey Nacht die Irrenanstalten zu besuchen, und sich von der Pflege und der Behandlung der Irren zu überzeugen. In seinem monathlich dem Director zu überreichenden Specialrapporte hat er ausdrücklich anzumerken, was ihm bey diesen Untersuchungen vorgefallen ist.

17. In Rücksicht der ärztlichen Verordnungen hat er sich ganz nach den für die Primarien aufgestellten Behandlungsvorschriften zu benehmen. Doch steht es ihm bey Anordnungen der Speiseportionen frey, einzelnen Irren, welche einen unersättlichen Hunger haben, eine noch größere, als die ganze Portion ist, zu verordnen, wenn es übrigens der Krankheitszustand zulässt.

18. Ueberdieß hat der Primararzt der Irrenanstalt auch darauf zu sehen, daß jene Irren, bey welchen es ohne Nachtheil für ihre Gesundheit oder für Andere geschehen kann, öfters und unter gehöriger Aufsicht in die freye Luft, und besonders zur Sommerszeit in den Garten gelassen werden, um einige Bewegung zu machen, und einige leichte Arbeiten verrichten zu können.

Ob aber ein Wahnsinniger zu seiner Erholung im Freyen oder zu einer Hausarbeit an diesem oder jenem Tage zuzulassen, oder in seinem Zimmer zurückbehalten werden müsse, hat nur der Primararzt, oder in dessen Ermanglung wenigstens der Secundararzt zu bestimmen, und keineswegs ist diese Bestimmung den Wärtersleuten zu überlassen. Auch hat der Primararzt der Irrenanstalt dafür zu sorgen, daß während der Anwesenheit der Irren im Garten oder bey einer Hausarbeit nicht nur die Wärtersleute stets gegenwärtig seyn, und die Irren genau im Auge halten, damit sie sich mit verletzenden Werkzeugen nicht schaden können, sondern daß wechselweise die Chirurgen und der Secundararzt der Irrenanstalt sowohl über die Irren, als auch selbst über die sie umgebenden Wärtersleute wachen oder Nachsicht pflegen.

19. Nur diejenigen, welche für andere Menschen gar nicht gefährlich sind, und den Hang zum Weglaufen nicht äußern, können sowohl zu ihrer eigenen Erholung als auch zum Nutzen des Hauses zu angemessenen häuslichen Arbeiten im Freyen verwendet werden.

Die übrigen sind in den Zimmern zu passenden Beschäftigungen anzuhalten, wobei sie oft zugleich, wie z. B. bey dem Garnhaspeln u. s. w. auch Abschreiben u. d. gl. einige Kreuzer zur Bestreitung kleiner Gemächlichkeiten erwerben können.

20. Es wird der Prudenz des Primararztes überlassen, ob und wann manche Irren zur Besserung ihres Gemüthszustandes zu strafen seyen, und unter welchen Modificationen diese moralische Arzney anzuwenden sey.

Allein diese Strafe muss niemahls aus Leidenschaft verfüget werden, und niemahls die Gränzen der Humanität überschreiten; verbothen muß es auch nicht nur den subalternen Aerzten, sondern vorzüglich den Wärtersleuten seyn, die Irren nach Willkür mit Anlegung des Spenzers oder der Handfesseln, des Gürtels u. d. gl. zu strafen, oder auf eine andere Art zu züchtigen.

Der Wärter, welcher sich dieses beykommen läßt, ist ungesäumt dem Director anzuzeigen.

21. Bey der Entlassung der Wahnsinnigen aus der Irrenanstalt muss der Primararzt die größte Vorsicht beobachten, damit nicht nur ungeheilte und zu Recidiven geneigte nicht in die gemeine Menschengesellschaft zurückgeschickt, sondern auch wirklich geheilte ohne Grund nicht in der Irrenanstalt behalten werden.

22. Gänzlich unschädliche Wahnsinnige können, wenn sich ein Mann trifft, der für ihren Unterhalt und für ihre Pflege, so wie auch für einen etwaigen Schadenersatz hinreichend bürgen kann, gegen Revers ungeheilt entlassen werden. Selbst vollkommen geheilt Scheinende aber sind nur selten, und wo es nicht anders thunlich ist, auf freyen Fuß zu stellen, sondern sind am füglichsten ihren Anverwandten, Vörmündern oder selbst den Obrigkeiten zu übergeben. Bey Entlassung der Militär- Individuen ist nach der bestehenden Vorschrift immer ein dem Director zu überreichender Entwurf von dem Primararzte zu verfassen, wie der Entlassene in seiner Convalescenz zu behandeln sey.

23. Jedes Entlassungszeugnis eines Wahnsinnigen ist dem Director zur Vidirung einzuschicken.

24. Bey Entweichung eines Wahnsinnigen ist die schnelle Anzeige an den Director, mit der Personalbeschreibung des Entwichenen, zu machen. Die Wärter, welche hieran Schuld haben, sind entweder zur Aufsuchung des Entwichenen oder zur Strafe zu ver- halten.

25. Jede Verunglückung und jeder Todesfall eines Wahnsinnigen muss sammt der Todesart dem Director an der Stelle angezeigt werden.

26. Am Ende eines jeden Monaths ist außer den gewöhnlichen Kranken- Rapporten auch ein eigener specieller Rapport der Irrenanstalt dem Director zu überreichen, in welchem insbesondere angezeigt seyn muß, wie viele von aussen ins Tollhaus oder Lazareth, wie viele vom Lazareth in den Irrenthurm und von dem Irrenthurm in das Lazareth, und wie vielevon den Krankensälen in den Thurm oder in das Lazareth gebracht worden sind, auch zum wie vielten Mahle der aufgenommene Irre in der Anstalt sey.

27. Auch der Primararzt der Irrenanstalt hat nach seinen Kräften die von ihm gemachten Beobachtungen seltener Fälle und glücklicher Heilarten zur Bereicherung der Kunst zu verwenden, und dergleichen Aufsätze dem Director zu übergeben. Er darf daher auch die Leichenöffnungen der Wahnsinnigen niemahls verabsäumen, und die interessanten Präparate, so wie auch die Schedel, welche eine Belehrung geben können, hat er sammt den Krankengeschichten an das pathologische Museum zu übergeben.

28. Da eine große Menschenmenge fast täglich aus Neugierde, oder um ihre Angehörigen zu besuchen, in die Irrenanstalt eingelassen zu werden verlangt, so sind bloss *Neugierige,* ohne eine Eintritts-Karte vom Director oder wenigstens vom Primararzte, nicht einzulassen, und die Eingelassenen stets vom Hauschirurgen

herum zu führen, der die besondere Weisung erhalten muss, welche Kranke den Gästen zu zeigen seyen.

Anverwandten oder Bekannten ist überdem nur gegen eine von dem Primararzte auszustellende Karte der Zutritt zu gestatten, weil nur dieser am besten die Wirkungen dieser Besuche auf seine Kranken beurtheilen und voraussehen kann.

Kein Kanzleybeamter darf daher, Eintrittsbilleten ertheilen, und eben so wenig der Primararzt bey seinen täglichen Besuchen eine große Anzahl angehender Aerzte mit sich nehmen, weil dieses gemeiniglich nachtheilig auf die Irren wirket.

Anhang E. Diskussion: Wiener Psychiatrie und politische Gefangene im 19. Jahrhundert

Nicht erst seit dem weitverbreiteten Missbrauch der Psychiatrie im 20. Jahrhundert und den darauf folgenden Arbeiten der psychiatriekritischen Bewegung in den 1960er- und 1970er-Jahren umschwebt die Psychiatrie ein allgemeines Misstrauen wie eine Rauchwolke: Vorgeworfen wird ihr, dass sie – ob absichtlich oder nicht – unbequeme, kritische, aufrührerische und besonders fortschrittliche Menschen lebendig in ihren Anstalten einmauern würde. Dabei wurde diese Befürchtung schon von den Irrenärzten des 19. Jahrhunderts stets als Vorurteil der ungelernten Allgemeinheit gegenüber der Psychiatrie dargestellt. So schrieb ein Anstaltsarzt 1843:

> Die Laien suchen meist in den Anstalten eine Gesellschaft jener schwankreichen Hofnarren früherer Jahrhunderte, und finden häufig Menschen, die auf die ihnen vorgelegten Fragen oft so schlagende Antworten geben, daß sie die Frager in Erstaunen, ja oft in Verlegenheit setzen. Es ereignete sich daher nicht selten, daß viele der Geisteskranken von den unkundigen Gästen als politische Opfer betrachtet wurden. [2, S. 337]

Die Angst vor der ungerechtfertigten Einweisung, durch Behörden und Obrigkeit, Konkurrenten und Feinde scheint so alt zu sein wie die Anstalten selbst, vgl. etwa die Schilderungen des Narrenspitals des Dr. Jovis in Abschn. 2.1.6.

Das berühmteste Psychiatrieopfer Wiens soll 1865 Ignaz SEMMELWEIS (* 1818; † 1865) geworden sein, jener Arzt, der 1847 in der I. Gebärabteilung des Allgemeinen Krankenhauses das Händewaschen mit Chlorkalk verpflichtend eingeführt hatte und dadurch die Sterberate bei Müttern und Kindern erheblich senken konnte (das heißt, an die Sterblichkeitsraten der II. Gebärabteilung anglich, in der nur weibliche Hebammen anstatt männliche Mediziner ausgebildet wurden!). Aus Missgunst und wegen der erlittenen Bloßstellung hätten seine Wiener Neider, darunter zuvorderst andere Ärzte, ihn 18 Jahre später in eine Irrenanstalt gelockt, wo er unter ungeklärten Umständen zu Tode gekommen, vielleicht sogar absichtlich ermordet worden sei. Die deutschsprachige Wikipedia verlautbart dazu:

> [Semmelweis] starb im Alter von 47 Jahren in Wien unter nicht näher geklärten Umständen während eines 2-wöchigen Aufenthalts in der Psychiatrischen Klinik „Landesirrenanstalt Döbling" bei Wien. Zahlreiche Widersprüche und Ungereimtheiten deuten neben dem Exhumierungsbericht aus dem Jahr 1963 und Motiven für seine Beseitigung auf willkürliche Psychiatrisierung und ein darauf folgendes Tötungsdelikt hin. [13]

(In verschiedenen Quellen wird als Semmelweis' Todesort die Landesirrenanstalt Döbling angegeben, die es nie gegeben hat. Es handelt sich bei dem Irrtum um eine Vermischung der Landesirrenanstalt Am Bründlfeld und der Privatirrenanstalt Oberdöbling.) Die in der Öffentlichkeit erhobenen Vorwürfe gegen die Wiener Psychiatrie wiegen also schwer. Was war geschehen? Semmelweis' Frau und seine ärztlichen Kollegen stellten im Laufe des Jahres 1865 bei dem Pester Professor eine zunehmende Geisteszerrüttung fest, die sich in bizarrem Verhalten, Verfolgungsgefühl, Unruhe, raschem Wechsel der Gemütslagen, strauchelnder Gangart und schließlich auch Eigen- und Fremdgefährdung zeigte. Nachdem eine häusliche Pflege bald nicht mehr möglich schien, wurde Semmelweis unter einem Vorwand von seinem langjährigen Freund und Unterstützer, dem Professor für Dermatologie Ferdinand HEBRA (* 1816; † 1880), nach Wien gelockt, in die niederösterreichische Landesirrenanstalt Am Bründlfeld gebracht – Hebra gaukelte Semmelweis vor, er wolle ihm seine neue Wasserheilanstalt zeigen – und dort als Patient der I. Klasse zwangseingewiesen. Das Bründlfeld war von Semmelweis' Kollegen wegen seines Direktors und seiner bekannten Fortschrittlichkeit als Behandlungsort ausgewählt worden. „Wenn Einer helfen konnte, so war es Riedel." Jedoch erlitt Semmelweis bei dieser derart ungeschickt und unlauter durch Täuschung vorbereiteten Aufnahme einen Tobsuchtsanfall und musste von sechs Wärtern niedergerungen werden. Das Aufnahmeprotokoll der Landesirrenanstalt verzeichnet Semmelweis' Aufnahme am 31. Juli als „laufende" und „Journalnummer" 449/441 des Jahres 1865. Als Einweisungsdiagnose wurde „Manie" angegeben. Das zur Einweisung gesetzlich benötigte Gutachten über seinen Wahnsinn wurde von drei Kollegen Semmelweis' ausgefertigt, die ihn schon vorher an seinem Wohnort betreut hatten. Der Direktor der Irrenanstalt Josef Riedel ließ die Aufnahme zu. So weit kann nicht von einer willkürlichen und unrechtmäßigen Psychiatrisierung gesprochen werden: Das Vorgehen der Ärzte und von Semmelweis' Frau geschah mit Begründung, in bester Absicht und in der Hoffnung, dass sich Semmelweis' Zustand noch bessern würde. Semmelweis starb jedoch unerwartet am 13. August 1865 in der Irrenanstalt an einer Wunde, multiplen Gangränen und Abszessen der Lunge. Nach den zeitgenössischen Erklärungen soll Semmelweis sich die Entzündung auslösende Wunde an der rechten Hand angeblich selbst während einer seiner letzten geburtshilflichen Operationen zugefügt haben. [Vgl. 3, 4. Hauptteil, Scanseite 266] Sie könnte ihm allerdings auch durch das Handgemenge mit den Wärtern bei seiner unglücklich verlaufenen Einweisung beigebracht worden oder zu einem unbekannten Zeitpunkt während seines Aufenthalts durch eine andere Ursache entstanden sein. Als Todesursache wurde im Anstaltsprotokoll „Gehirnlähmung" angegeben, was irreführend ist. In der anschließenden Obduktion, durchgeführt unter der Leitung von Theodor Meynert, fand man neben der ausgedehnten Infektion an Arm und Lunge noch offenbar bereits längere Zeit bestehende Schäden an Semmelweis' Gehirn, vereinbar mit Veränderungen bei progressiver Paralyse (auch andere neuropsychiatrisch-degenerative Erkrankungen sind denkbar). [Vgl. für Semmelweis' Krankengeschichte und Tod als beste Quelle: 10, S. 218–223] Ausgehend von dem Befund einer Totenbeschau des exhumierten Leichnams Semmelweis' aus den 1960er-Jahren vermuten einige Quellen auch, dass Semmelweis von Wärtern zu Tode geprügelt worden sei; hier steht sozusagen böswillige Mutmaßung gegen gutwillige Mutmaßung. [Vgl. 6]

Die vielfältigen Deutungen dieses Geschehens, das eigentlich bis auf Semmelweis' Tod recht gut nachvollziehbar ist, zeugen beispielhaft von den Schwierigkeiten, die die Nachwelt in der Bewertung solcher Fälle bedeutender Menschen hat, die zu PsychiatriepatientInnen wurden. Dabei zeigen sich gängige Erzählmuster, die beinahe bei jedem Fall Verwendung finden, sei es Friedrich HÖLDERLIN (* 1770; † 1843 nach langer Erkrankung in privater häuslicher Pflege), Robert SCHUMANN (* 1819; † 1865 in einer Privatirrenanstalt in Bonn), Robert WALSER (* 1878; † 1956 als Patient der Heil- und Pflegeanstalt Herisau) oder Philip K. DICK (* 1928; † 1982).[1] Diese Erzählungen gehen immer auf das Ende zu, letztlich die psychische Erkrankung bei dem Verehrten gänzlich zu leugnen, vermutlich in der guten Absicht das Werk vor der Entwertung, ein Wahnsinniger habe es verfasst, vorauseilend in Schutz zu nehmen. (Was über diese Inschutznehmer aussagt, dass sie an erster Stelle selbst die Werke und Ausdrücke von psychisch Kranken als von

---

[1] Zu letzterem vgl. [11]. Der Autor wehrt sich heftigst gegen die Möglichkeit, dass Dick psychisch krank gewesen sein könnte. Als möglichen Auslöser für Dicks Visionen stellt er hingegen eine Temporallappenepilepsie in den Raum. Das Stigma von psychischen Krankheiten wird darin deutlich, dass eine körperliche Erkrankung, die angeblich dieselben Symptome auslösen soll wie eine Geisteskrankheit, von diesem Biographen ohne weitere Vorbehalte vollständig anerkannt wird.

geringem Wert ansehen.) Aus diesem Wunschziel der Erzählung folgen ihre weiteren Bausteine: Die Krankheit sei ein Vorwand gewesen, den Betreffenden einzuweisen; dessen Krankheitszeichen seien erlogen, überhöht oder ein reines Missverständnis gewesen; hinter der Einweisung stünden dunkle Mächte, die Behörden, die politischen Feinde, die Unfortschrittlichen u. s. w., auf jeden Fall aber eine Verschwörung. Mithilfe der in diese Verschwörung miteingebundenen Psychiatrie sei der Patient dann entweder zum Schweigen gebracht oder gleich ermordet worden. Das hinter dieser Vorstellung stehende Psychiatrieverständnis wurde in den 1960er- und 1970er-Jahren im gelehrten Bereich zu einem vollständigen Modell ausgebaut, das sich in etwa wie in der Abb. E.1 darstellt.

Grundlegend dabei ist, dass die Psychiatrie hierbei nicht als Teil der Gesellschaft verstanden wird, sondern als Werkzeug eines übergeordneten Machtkreises, um Herrschaft über die untergeordnete Gesellschaft auszuüben. In diesem Sinne gelte in der Psychiatrie auch ein grundlegend anderes Regelwerk als in der Normalgesellschaft, nämlich dunkle, unverständliche Ordnungen, deren Grundlagen von der Normalgesellschaft gar nicht verstanden werden könnten. (Vorwurf der psychiatrischen Unwissenschaftlichkeit und Beliebigkeit.)

Diesem Bild versuchte schon die Psychiatrie im 19. Jahrhundert zu begegnen, die sich sehr wohl als Teil der Gesellschaft empfand und die vielfältigen Verbindungen zwischen Außen- und Innenwelt tiefgehend erforschte. Der „Begründer" der psychischen Therapie in der deutschsprachigen Irrenheilkunde, Johann Christian Reil,

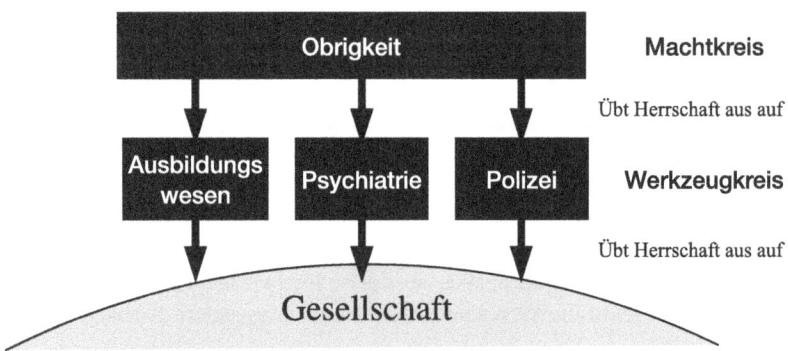

Abb. E.1 Postmodernes oder totalitäres Psychiatrieverständnis. Die Psychiatrie wird als Erfindung der Obrigkeit betrachtet, um eine bestimmte Gruppe von gesellschaftlichen Abweichlern zu beherrschen, die durch andere Werkzeuge wie Polizei oder Bildungswesen nicht genügend erreicht werden kann. Die Psychiatrie bildet hierbei eine Sonderzone mit eigenen Gesetzen

drückte das 1803 deutlich aus: „§. *1. Das Tollhaus ist im Kleinen, was die Welt im Grossen ist.*" [Vgl. 7, Vorrede und Inhaltsanzeige] Die Entwicklung eines Landes wurde demnach auch an deren Irrenanstalten abgelesen: *„Die Fürsorge um die Irren ist zum Barometer für den Kulturzustand [einer] Nation geworden (...)"* Die Autoren verstanden die Psychiatrie also als tief eingebettet in die Gesellschaft und begriffen, dass der Irrenarzt genauso der Unterstützung der Gesellschaft bedurfte wie die Kranken, *„da von der öffentlichen Meinung der Schwerpunkt der Irrenheilkunde abhängt."* [5, Vorrede, S. VII] In diesem Sinne lag auch die Pflicht der Aufklärung bei den Irrenärzten, die bestehenden Vorurteile und Irrtümer über psychische Krankheit und ihre Behandlung auszuräumen, denn im Verständnis der Zeit konnte die Irrenheilkunde nur so gut werden, wie es die um sie herum liegende Gesellschaft zuließ. Das verstärkte Bemühen der Irrenanstalten ab den 1840er-Jahren eine gute Nachrede zu erlangen, ist in diesem Zusammenhang zu sehen. (Vgl. dazu Kap. 11 und 10.2.1) Da die Psychiatrie derart vom guten Willen der Gesellschaft abhängig war, beteuerte sie auch stets ihre grundsätzliche Ordentlichkeit und ihren gesellschaftlichen Auftrag, im Sinne des Ganzen für den Einzelnen zu handeln. Der Vertrag lautete: Die Psychiatrie handelt für Gesellschaft und die Gesellschaft für die Psychiatrie und alle Gemeinsam damit (hoffentlich) zu Gunsten der Irren.

> (...) Niemand darf es läugnen, daß der Eintritt in eine Irrenanstalt einen wirklichen Verlust der Freiheit voraussetze, eine Gewaltthätigkeit, welche die Gesellschaft gegen eines ihrer Mitglieder nur im Interesse Aller, oder zum Wohl eines Bürgers, der ohne dieses Opfer seine Vernunft nicht erlangen kann, ausüben darf. [12, S. 29]

In den zeitgenössischen volksaufklärenden Schriften wird vielfach dargestellt, dass die Psychiatrie kein rechtsfreier Raum ist und nachvollziehbaren gesellschaftlichen Gesetzen folgt, also gegenüber den BürgerInnen – der Öffentlichkeit – keine Gefahr darstellt. Aus diesem Grund wird stets das Verfahren geschildert, das verhindern soll, dass nicht-kranke Menschen in die Anstalten aufgenommen werden.

> Der Kranke wird bei seiner Ankunft in ein eigenes Beobachtungszimmer gebracht, welches nicht im Thurme, sondern in einem nächstgelegenen Flügel des Spitales sich befindet, aber in den Garten des Thurmes geht. Dort wird der Kranke gehörig beobachtet, und erst nach einem Konsilium, bestehend aus dem Spitalsdirektor und drei Primarärzten, wird über einen Zustand und die daraus folgende Aufnahme oder Entlassung verfügt. [8, S. 1242]

In den 1840er-Jahren wurde ein Kranker von vier Ärzten in den Beobachtungszimmern des Allgemeinen Krankenhaues begutachtet, bevor die Entscheidung getroffen wurde, ob er in die Irrenanstalt aufgenommen werden sollte oder nicht. Nach der Eröffnung der neuen relativ verbundenen Heil- und Pflegeanstalt und der Ablöse der Einrichtung vom Allgemeinen Krankenhaus 1853 wurde eine staatliche Kommission gegründet, die jede Aufnahme in die Irrenanstalt auf ihre Rechtmäßigkeit überprüfte.

Unschuldige können nicht in den Irrenanstalten schmachten, da die Geistseskrankheit vor der Aufnahme ämtlich constatirt sein muß, nämlich durch ein ärztliches Zeugniß, welches von dem Bezirksarzte, oder von einem graduirten Doctor der Medicin ausgestellt und von jenen zugleich unterschrieben sein muß, die unter hoher Strafe für den wirklichen Irrsinn garantiren müssen. Nur so darf der Patient aufgenommen werden. Nach der Aufnahme wird er von den Anstaltsärzten neuerdings untersucht und längere Zeit beobachtet. Hierauf folgt die ämtliche Commission von Seite des Staates, die aus eigens zu diesem Zwecke aufgestellten psychiatrischen Aerzten (früher waren es die Stadtphysici) und weltlichen Beamten bestellt ist. Diese letztere staatsämtliche Commission wird von Zeit zu Zeit wiederholt, welche jederzeit den betreffenden Patienten sieht und anhört, und auf die Gesundheiterklärung derselben muß der Patient entlassen werden. [9, S. 316]

Die Medizin fasste die Psychiatrie also als Teilbereich der Gesellschaft auf, die im gesellschaftlichen Auftrag handelte und gesellschaftlichen Regeln folgte, wie in der Abb. E.2 dargestellt.

Trotz dieser Beteuerungen gab es jedoch in der Wiener Irrenanstalt zu Beginn ab 1784 eine besondere Schnittmenge von „Staatspatienten" (was ähnlich, aber nicht dasselbe ist wie politische Gefangene), wie in der geschichtlichen Darstellung bewiesen werden kann. Die Staatspatienten waren allerdings keine BürgerInnen, sondern diese PatientInnen gehörten einer anderen Untertanenklasse an: Es handelte sich um die Soldaten der Militärabteilung im Erdgeschoß. Wenig ist über diese Abteilung bekannt und ebenso wenig über diejenigen, die darin verpflegt wurden. Deutlich wird allerdings aus den frühen Statistiken und Augenzeugenberichten, dass es sich dabei um dutzende, vielleicht hunderte Menschen im Jahr gehandelt haben muss. Soldaten waren gesellschaftlich eine äußerst verletzliche Gruppe, weil ihr Schicksal ganz in den Händen und Einrichtungen des Staates lag. Auch forensische PatientInnen wurden, nachdem sie Verbrechen begangen hatten, statt ins Gefängnis in die Irrenanstalt geschickt (etwa ein Mann mit unstillbarer „Diebeswuth" oder ein wahnsinniger Mörder, vgl. Abschn. 6.2.1 und 6.2.3). Insofern kann argumentiert werden, dass für diese nichtbürgerlichen PatientInnen der Weg in die Psychiatrie tatsächlich dem im Modell Abb. E.1 gezeigten Pfad ähnelte.

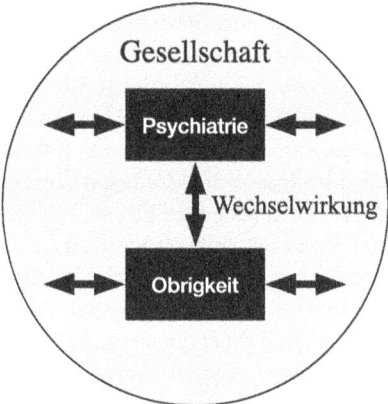

Abb. E.2 Medizinisches oder gesellschaftliches Psychiatrieverständnis. Die Psychiatrie ist hierbei ein Teilbereich der Gesellschaft, es gibt keinen psychiatrischen Sonderraum. Innerhalb der Psychiatrie gelten dieselben Regeln und Ordnungen wie außerhalb. Das Vorgehen der Psychiatrie kann größtenteils durch die vorherrschenden Strömungen innerhalb der Gesellschaft erklärt werden

Für zivile PatientInnen gab es aber immer den Unterschied, dass mehrere Privatleute, die nicht wegen ihrer Treue zum Staat, sondern wegen anderer Leistungen zu ihren Posten gekommen waren, über die Einweisung mitentschieden. Die Psychiatrie ist in einem nicht totalitären Staat, in dem die herrschende Ideologie nicht alle Denk- und Ausbildungsbereiche umfasst, keine eingestaltige Einheit, das heißt, dass die Kontrolle, die die Obrigkeit über diesen Zweig der Medizin ausüben kann, immer nur so stark ausgeprägt ist wie in der sie umgebenen Gesellschaft. Kommt es in einer Gesellschaft zu Aufständen neuen Bewegungen oder Revolutionen, so wird es auch Teilbereiche der Psychiatrie geben, die von diesen Vorkommnissen mitbewegt werden. Die Psychiatrie ist daher nicht uneingeschränkt einer Obrigkeit treu ergeben, weshalb es aus Sicht der Obrigkeit auch unklug wäre, die Psychiatrie zur gesellschaftlichen Ordnungsmacht zu erheben, denn dadurch würde sie sich zu viele Abweichler in die eigenen Reihen holen. (Dazu kommen die vielen alltäglichen Einwände, dass die Psychiatrie als Gefangenenhaus dienen könnte: Der mangelnde Raum, die unzureichenden Sicherungsmaßnahmen, das unvorbereitete und daher ungeeignete Personal, die potentiell hunderten Zeugen der Gefangenschaft u. s. w.)

Gut geschichtlich sichtbar wird breiteres gesellschaftliches Abweichlertum in der Psychiatrie auch während der 1848er-Revolution in Wien. Geht das postmoderne Modell in Abb. E.1 davon aus, dass in dieser Situation die Psychiatrie vom

Staat dazu benützt werden würde, um politisch Andersdenkende zum Schweigen zu bringen, zeigt das wirkliche Geschehen eine wesentlich vielfältigere Bandbreite. Zunächst ist wesentlich, dass der Staat, gegen den Aufstand geübt wurde, in der Wiener Psychiatrie nicht unbedingt Unterstützer hatte. So war etwa der Sekundararzt des Lazaretts und späterer Dozent für Psychiatrie, Karl Flögel, der Hauptmann der sogenannten Medizinerkompagnie und Gemeinderat im revolutionären Wien. Andere revolutionäre Ärzte waren auch Karl Esterle, früherer Wundarzt im Lazarett, und Primararzt Carl Folwarczny, früherer Vorstand der Wiener Irrenanstalt. Es wäre also für den Staat widersinnig gewesen, politische Gefangene in die Psychiatrie zu bringen, deren Ärzte selbst revolutionär bewegt waren. Aus dem Jahr 1848 ist auch am besten bekannt, welche PatientInnen die weltliche Krise wirklich in die Irrenanstalt spülte.

So wie das welterschütternde Jahr 1848 auch in die engere Welt des Krankenhauses seine dunklen Schlagschatten warf: in den Sommermonaten die syphilitischen Abteilungen überfüllte; in den traurigen Oktobertagen zahlreiche Verwundete hereindrängte, und den von Leichen der Gefallenen strotzenden Todtenhof in den Schauplatz jammervoller Erkennungs-Szenen umwandelte, im Ganzen aber eine auffallende Verminderung des Krankenstandes zur Folge hatte; gegen Ende des Jahres und zu Anfang des heurigen das Gebärhaus überfluthete [= aufgrund von ungewollten Schwangerschaften durch Vergewaltigungen oder dem Tod des Mannes], wodurch ein noch nie erfahrener Raum-Mangel eintrat, indem es die fleischgewordenen Gedanken eines verirrten Freiheitsdranges aufzunehmen genöthigt war, so musste auch die Irrenanstalt das bewegte Leben der Aussenwelt wiederspiegeln.

Es folgt eine Liste mit 36 Männer- und 24 Frauennamen, in der Dr. Maresch, Sekundararzt im Lazarett, *„eine Skizze jener Fälle"* entwirft, die vom Beginn der Revolution im März bis zum Ende des Jahres in die Anstalt eingeliefert wurden und in ihrer *„Entstehung und in ihren Formen das Gepräge der wechselnden Zeitereignisse erkennen liessen."* Darunter sind Zivilisten und Soldaten, Beamte und Frauen, deren Gatten während den Oktoberkämpfen umkamen. Alle sind durch und durch politisch verstrickt, aber niemand ist wegen seiner Politik da. *„Herr P., gewesener Professor, ward seit März sehr angeregt, und endlich verwirrt; er wurde von der National-Garde [bürgerliche Revolutionsarmee] eingeliefert."* *„Herr K. J., Privatschreiber der med. Fakultät. Die von ihm besorgte Fakultäts-Auflösung brachte ihn zur Verzweiflung."* *„Herr H. N., Wundarzt von Sechshaus. Trübsinn mit Kongestionen. Folge der Mai-Unruhen."* *„Herr S. A., gewesener Unterarzt. Verwirrtheit. Die Zeitereignisse bedingten den Rückfall eines früher bestandenen Leidens."* *„Herr F. G., Rittmeister der italienischen Garde. Tobsucht mit politischen Delirien."* *„Herr K. M., Büchsenschäfter, Melancholie. Gewissensbisse, dass er den Nationalgarden* *die Gewehre gemacht." „Frau H. P., Verwirrtheit. Die Unruhen des 13. März machten sie tobend, und sie insultierte eine Wache, indem sie ihr eine Wasserflasche bei den Füßen zerschlug." „Frau S. L., Fixer Wahn, dass ihr Sohn hingerichtet werde." „Frau E. T. Wurde bei den Judenverfolgungen in Pressburg verrückt." „Frau L. M., Trübsinn wegen des Todes ihres Mannes, der am 28. Oktober fiel."* [Für die vollständige Liste siehe: 4, S. 553–558]

Unter den Behandelten befanden sich Menschen aus allen Bevölkerungsgruppen, die wahrscheinlich unterschiedliche politischen Ansichten vertraten. Eine Ungleichbehandlung der einen oder der anderen Gruppe ist aber nicht zu erkennen: In die Anstalt kamen sie, weil sie an einem krankheitswertigen geistigen Zustand litten. Trotz des Bürgerkrieges wurden während des Jahres 1848 nicht mehr PatientInnen aufgenommen als in den übrigen 1840er-Jahren. Mehraufnahmen wären durch den begrenzten Raum auch gar nicht möglich gewesen; die einsackende Einkerkerung von Horden politischer Gefangener ebenso wenig. Die Wiener Revolution fand ihr Ende am 1. und 2. November 1848, nachdem kaisertreue Truppen die revolutionäre Stadt nach heftigen Kämpfen wieder eingenommen hatten, mit der Auslegung ihrer Opfer im Totenloch des Allgemeinen Krankenhauses, über das der Narrenturm wie eine Grabsäule hervorragte.

Die Todten lagen in vier Reihen auf dem schmutzigen Boden ausgestreckt, von Beschauern so umringt, daß ich es vorzog zu warten, bis der Platz auf welchem Drängen und Stoßen so wenig ziemte leerer würde Auf dieses Wogen und Treiben blickten vom Narrenthurm nebenan die Irren herab, einige blaß und schweigend, andere schwatzend und faselnd, bisweilen ein gellender Schrei, dem schallendes Gelächter folgte; es war eine schreckliche Scene. (…) Es waren ihrer mehr als vierhundert [Tote], und fast alle hatten die Wunden vorne. [= Erschießungskommando] (…) Mehrere Leichen zeigten die Spuren schrecklicher Mißhandlung; andere mit blauen aufgedunsene Gesichter hatten noch den Strick um den Hals, zwei, Mann und Weib, lagen verkohlt, ein Aschenhaufen, daneben Kopf und Oberleib. [1, 617f]

Ein Staat, der so mit seinen Gegner verfahren kann, braucht nicht die Psychiatrie, um seine schmutzige Arbeit zu erledigen.

Literatur

1. „Die lezten Tage des Oktobers in Wien. [Teil 2]". In: *Morgenblatt für gebildete Stände* 43.155 (29. Juni 1849), S. 617–619. https://anno.onb.ac.at/cgi-content/anno?aid=mgs&datum=18490629&seite=1&zoom=33 (besucht am 24. 01. 2022).
2. Esterle, Karl. „Erlebtes auf Berufswegen [Teil 1]". In: *Mnemosyne. Beiblatt zur Neuen Würzburger Zeitung* 84 (13. Juli 1843), S. 337–338. http://opacplus.bsb-muenchen.de/title/7375758/ft/bsb10531628?page=337 (besucht am 02. 02. 2022).

3. Halla, Josef und Kraft, Josef, Hrsg. *Vierteljahrschrift für die praktische Heilkunde*. Bd. 4. Vierteljahrschrift für die praktische Heilkunde Nr. 88 22. Prag: Medicinische Fakultät Prag, Verlag von Karl André, 1865.

4. Haller, Carl. „Aerztlicher Bericht über das k.k. allgemeine Krankenhaus in Wien (. . .) im Solar-Jahre 1848“. In: *Zeitschrift der k.k. Gesellschaft der Aerzte zu Wien* 5.2 (1849), S. 493–581. http://anno.onb.ac.at/cgi-content/anno-plus?aid=zga&datum=1849&page=566&size=45 (besucht am 24. 01. 2022).

5. Laehr, Heinrich. *Ueber Irrsein und Irrenanstalten. Für Aerzte und Laien*. Halle: Pfeffer, 1852. https://books.google.at/books?id=roNIAAAAYAAJ&hl=de&source=gbs_navlinks_s (besucht am 26. 01. 2022).

6. Meißner, Thomas. „Ignaz Semmelweis: Gewaltsamer Tod in der Irrenanstalt“. In: *Der prominente Patient*. Berlin, Heidelberg: Springer-Verlag, 2019, S. 397–400. doi: https://doi.org/10.1007/978-3-662-57731-8_98.

7. Reil, Johannes Christianus. *Rhapsodien über die Anwendung der psychischen Curmethode auf Geisteszerrüttungen*. Halle: Curt, 1803. http://data.onb.ac.at/rec/AC10238480 (besucht am 26. 01. 2022).

8. Schmidl, Adolf. „Das neue Wien : Ein Abend im Wiener Irrenhause [Teil 3]“. In: *Der Österreichische Zuschauer. Zeitschrift für Kunst, Wissenschaft und geistiges Leben* 13.156 (29. Sep. 1847), S. 1241–1242. https://anno.onb.ac.at/cgi-content/anno?aid=doz&datum=18470929&seite=1&zoom=33 (besucht am 01. 02. 2022).

9. Schön, Bruno. *Mittheilungen aus dem Leben Geistesgestörter*. Pest, Wien [u. a.]: Hartleben, 1859. http://data.onb.ac.at/rec/AC10296319 (besucht am 26. 01. 2022).

10. Schürer von Waldheim, Fritz. *Ignaz Philipp Semmelweis, sein Leben und Wirken: Urteile der Mit- und Nachwelt*. Wien, Leipzig: Hartleben, 1905. (Besucht am 26. 01. 2022).

11. Sutin, Lawrence. *Philip K. Dick: Göttliche Überfälle*. Frankfurt: Frankfurter Verlagsanstalt, 1994.

12. Viszánik, Michael von. *Unterrichts-Grundzüge zur Bildung brauchbarer verläßlicher Irrenwärter*. ger. Wien: Sommer, 1850. http://data.onb.ac.at/rec/AC10407682 (besucht am 26. 01. 2022).

13. Wikipedia, die freie Enzyklopädie. *Ignaz Semmelweis*. [Online; Stand 13. September 2021]. 2021. https://de.wikipedia.org/w/index.php?title=Ignaz_Semmelweis&oldid=215341939.

→ Allgemeine Krankenhäuser

Allgemeine Krankenhäuser waren ein Spitalstyp der in der österreichischen Monarchie ab den 1780er-Jahren in vielen der wichtigsten Städte errichtet wurde. In den Allgemeinen Krankenhäusern wurden die bisherigen Gesundheitseinrichtungen der betreffenden Städte an einem Ort zentralisiert. Da sie der Bevölkerung eine umfassende medizinische Betreuung sichern sollten, bestanden Allgemeine Krankenhäuser meist aus einer Krankenanstalt, einer Gebär- und Findelanstalt und einer Irrenanstalt. Nur der Wohlfahrtszweig der Armen- und Altenversorgung wurde nicht von den Allgemeinen Krankenhäusern abgedeckt; für diese standen die → *Versorgungshäuser* zur Verfügung.

Allgemeine Krankenhäuser wurden vor der Wende zum 19. Jahrhundert unter anderem in Wien, Graz, Brünn, Laibach, Olmütz, Lemberg, Tschernowitz, Klagenfurt und Prag eröffnet.

→ Ärzte und Wundärzte

Bis in die erste Hälfte des 20. Jahrhunderts bestanden in Österreich zwei ärztliche Berufe, die sich durch ihre Ausbildung und ihr Tätigkeitsfeld unterschieden.

Ärzte (auch *Mediziner* genannt) waren im 19. Jahrhundert für den Bereich der Inneren Medizin zuständig und mussten an einer der anerkannten Universitäten in Wien, Prag, Krakau oder Budapest graduiert sein. Nur Ärzte durften PatientInnen mittels Medikamenten behandeln; die Anwendung von chirurgischen Praktiken war ihnen nur im Notfall und bei Abwesenheit eines Wundarztes erlaubt. Zahlenmäßig den Wundärzten unterlegen, siedelten die meisten Ärzte in den großen Städten und besetzten die leitenden Positionen der Krankenhäuser und Universitäten. Betreffend der → *Psychiatrie* hatten ab etwa 1800 nur mehr graduierte Ärzte das Recht, einen Patienten für psychisch krank zu erklären und in eine Irrenanstalt einzuweisen.

Wundärzte (auch *Chirurgen* genannt) erhielten ihre Ausbildung entweder durch andere Wundärzte oder an medizinisch-chirurgischen Lehranstalten. Sie waren für die äußerliche Beschwerden zuständig und übten den Aderlass, das Eröffnen von Abszessen, die Wundbehandlung und die Versorgung von Brüchen und Verletzungen aus. Innere Krankheiten durften Wundärzte nur bei Abwesenheit eines Arztes behandeln. Während eines Großteils des 19. Jahrhunderts versorgten Wundärzte vor allem die österreichische Landbevölkerung. Beide Arztberufe standen in Wettbewerb zueinander. Ab Mitte des 19. Jahrhunderts wurden an den Universitäten ausgebildete Ärzte zunehmend Wundärzten vorgezogen, auch da sich immer mehr graduierte Ärzte zusätzlich im Fach Chirurgie promovierten. Mit Ende 1875 wurde die Ausgabe von Wundarztdiplomen eingestellt; die fertig ausgebildeten Wundärzte durften jedoch weiter praktizieren und von nun an auch innerliche Krankheiten behandeln (*Gesetz, betreffend die Praxis der Wundärzte*, RGBl 1873/0025/00125).

An der Wiener Irrenanstalt wurden, wie im gesamten Allgemeinen Krankenhaus, beide Berufsgruppen für unterschiedliche Aufgaben eingesetzt, wobei graduierte Ärzte die leitenden Posten innehatten.

→ Beobachtungszimmer

Psychiatrische Beobachtungszimmer waren eigens hergerichtete Krankensäle in Krankenhäusern oder Psychiatrien. In Beobachtungszimmern wurden 1) PatientInnen aufgenommen, bei denen eine psychische Erkrankung vermutet wurde, aber noch nicht ärztlich festgestellt worden war, oder 2) psychisch kranke PatientInnen nach ihrer Aufnahme für einen gewissen Zeitraum beobachtet, um sie richtig einschätzen zu können.

Im Wiener Allgemeinen Krankenhaus ist ein solches Beobachtungszimmer ab 1815 nachweisbar. Diese kleine Abteilung wurde zunächst von einem Primar einer Inneren Abteilung betreut, bevor sie von 1828 bis 1853 als Aufnahmestation für die Wiener Irrenanstalt diente. Wurde in den Beobachtungszimmern des Krankenhauses bei einem Patient keine Krankheit diagnostiziert oder genas er entsprechend schnell, wurde er aus den Beobachtungszimmern entlassen, ohne je formal in eine Irrenanstalt aufgenommen worden zu sein. Das Wort „Beobachtungszimmer" ist im Wiener Zusammenhang daher manchmal auch gleichbedeutend mit „Zentralaufnahme" zu verstehen.

→ Einheitspsychose

Die Einheitspsychose war ein einflussreiches psychiatrisches Krankheitsmodell der zweiten Hälfte des 19. Jahrhunderts. Es gründete auf der Beobachtung, dass melancholische und manische Krankheitszustände oft ineinander übergingen und unbehandelt zu einer geistigen Behinderung führten. Befürworter der Theorie nahmen an, dass die bisher getrennten Diagnosen lediglich Durchgangsstadien desselben Krankheitsprozesses wären. Der Hauptgegenstand der Psychiatrie wäre demnach nur eine einzige fortschreitende Erkrankung.

Ein wichtiger Vertreter der Einheitserkrankung war der deutsche Psychiater Wilhelm Griesinger, dessen Diagnoseschlüssel von 1845 die Wiener Psychiatrie stark beeinflusste.

→ **Erzherzogtum Österreich**

Das *Erzherzogtum unter der Enns* war ein historischer Verwaltungsbezirk, der aus den heutigen Bundesländern Wien und Niederösterreich bestand. Umgangssprachlich wurde er als *Niederösterreich* bezeichnet, was die Stadt Wien mit einschloss.

Die Wiener Irrenanstalt war primär für PatientInnen aus dem Erzherzogtum Österreich unter der Enns zuständig.

Die Abgrenzung des Erzherzogtums Österreich unter der Enns zum Kronland *Österreich ob der Enns*, dem heutigen Bundesland *Oberösterreich*, ist im 18. und 19. Jahrhundert oftmals nicht ganz eindeutig. Mit dem überspannenden Begriff *Erzherzogtum Österreich* konnten nämlich sowohl das heutige Niederösterreich und Wien, als auch Nieder-, Oberösterreich und Wien gemeint werden. Dazu kommt, dass die Grenzen Oberösterreichs während dieser Zeitspanne noch Änderungen unterworfen waren. Erst die Februarverfassung von 1861 gab Oberösterreich endgültig die heutige Gestalt auf der Landkarte.

In den Statistiken der Wiener Irrenanstalt wurden daher unter der Herkunftsangabe „Erzherzogtum Österreich" alle PatientInnen aus dem heutigen Wien, Nieder- und Oberösterreich verzeichnet, obwohl die meisten sicherlich aus Niederösterreich und Wien stammten.

→ **Gemischte Irrenanstalten**

Geschichtlich betrachtet handelt es sich hierbei um einen der frühesten Irrenanstaltstypen. Oft entwickelten sich gemischte Anstalten aus Vorläufereinrichtungen wie Gefängnissen, Kranken- oder Armenhäusern. Gemischte Anstalten zeichneten sich dadurch aus, dass es keine strenge räumliche Trennung von → *unheilbaren* und → *heilbaren* PatientInnen gab. Dadurch konnten die Anstalten leicht durch Unheilbare „überfüllt" werden, wodurch der Heilbetrieb Einschränkungen erfuhr.

Ab etwa 1800 brachte man Heil- und Unheilbare im deutschsprachigen Raum daher bevorzugt in getrennt voneinander bestehenden → *Heil-* und → *Pflegeanstalten* unter.

Die Wiener Irrenanstalt kann von 1784 bis 1853 zu den gemischten Anstalten gezählt werden, da sie dazu verpflichtet war, Heil- wie Unheilbare ohne Unterschied aufzunehmen und aufgrund ihres beschränkten Raumes keine strikte Trennung beider PatientInnengruppen vornehmen konnte.

→ **Heilbare PatientInnen**
Die heilbaren PatientInnen waren eine uneinheitliche Gruppe von psychisch und physisch Kranken, die in der damaligen Psychiatrie grob von der Gruppe der → *Unheilbaren* unterschieden wurde. Entgegen vieler anderslautender Aussagen wurde bereits vor dem 19. Jahrhundert nicht jeder Irre oder Narr in jedem Falle als unheilbar eingestuft.

Allgemein wurde die Heilbarkeit von PatientInnen an einigen der folgenden Punkte abgeschätzt: gestellte Diagnose, bisherige Dauer der Erkrankung, Schweregrad der Symptome, bestehende Vorerkrankungen und Komorbiditäten, bisherige Anzahl der Rückfälle u. s. w.

Heilbare PatientInnen wurden meist von Unheilbaren getrennt und etwa ab 1800 in sogenannten → *Heilanstalten* untergebracht, in denen ihnen eine bessere Betreuung zuteil wurde. Trat bei einem Kranken nach einer längeren Zeit (Monate bis Jahre) keine Genesung ein, wurde er als unheilbar eingestuft und dementsprechend weiter versorgt.

Etwa ab den 1830er-Jahren wurde die strikte Trennung von PatientInnen und ihre Unterbringung in zwei getrennte Anstaltstypen kritisiert. Argumentiert wurde damit, dass kein Arzt die absolute Unheilbarkeit eines Kranken sicher diagnostizieren könnte. Infolgedessen entwickelte sich das Konzept der → *relativ verbundenen Heil- und Pflegeanstalten,* in denen die Diagnose „unheilbar" nur noch vorläufig ausgesprochen werden und die chronisch Kranken besser versorgt werden sollten.

→ **Irrenheilanstalten**
Heilanstalten entstanden im deutschsprachigen Raum ab etwa 1800. Heilanstalten entstanden aus der Beobachtung heraus, dass zu viele → *Unheilbare* in einer Anstalt die Kur von → *heilbaren PatientInnen* einschränkten oder ganz behinderten. Daher nahmen Heilanstalten entweder nur → *heilbare PatientInnen* auf oder überlieferten Unheilbare in oft weit entfernte → *Pflegeanstalten.*

Dadurch entstand eine Zweiklassenpsychiatrie, die die Heilbaren stark bevorzugte, da die Heilanstalten über einen größeren Heilapparat verfügten. Dies hatte zur Folge, dass Unheilbarkeit nicht mehr als Diagnose sondern als Urteil wahrgenommen wurde. Als Antwort auf diese Missstände entstand in den 1830er-Jahren das Konzept der → *relativ verbundenen Heil- und Pflegeanstalt.* Dieser neue Anstaltstyp sollte die entstandene Ungleichheit beenden und beide PatientInnengruppen wieder in eine Anstalt zusammenführen.

→ Irrenpflegeanstalten

Pflegeanstalten entstanden im deutschsprachigen Raum ab etwa 1800. Pflegeanstalten nahmen jene → *unheilbare PatientInnen* auf, die entweder von einer → *Heilanstalt* abgelehnt oder nach einer Heilbehandlung bereits als unheilbar eingestuft worden waren. Üblicherweise versorgten Pflegeanstalten ihre PatientInnen bis zu deren Lebensende.

Die Anstaltsfiliale Ybbs diente seit ihrer Gründung 1817 als Pflegeanstalt für die Wiener Irrenanstalt.

→ Spitäler

Das Wort Hospital (frei übersetzt: gastfreundliches Haus) hat in den letzten 300 Jahren einen starken Bedeutungswandel erfahren. Heute versteht man darunter eine medizinische Einrichtung mit dem Auftrag zur Betreuung und Heilung von akut kranken Menschen, also ein Krankenhaus. Dieses auf medizinische Tätigkeiten eingeengte Verständnis steht im Gegensatz zur Bandbreite der Fürsorgeleistungen von Spitälern der vergangenen Jahrhunderte. Das Wort Spital bezeichnete bis ins 18. Jahrhundert hinein eine allgemeine Wohlfahrtseinrichtung. Für gewöhnlich waren diese Häuser Orte, in denen rund ein halbes Dutzend Wohlfahrtszweige unter einer Verwaltung eng nebeneinander und miteinander existierten. So gab es in frühneuzeitlichen Spitälern Abteilungen für Kranke, Wöchnerinnen, Findelkinder, Alte, Arme und Irre. (Je nach baulichen Verhältnissen mehr oder weniger getrennt voneinander.) Außerdem gaben die Spitäler ihren PatientInnen auch Arbeit, können also auch als Arbeitsanstalten angesehen werden.

Während des 17. und 18. Jahrhunderts kam es zu einer Trennung der einzelnen Wohlfahrtszweige mitsamt ihrer Auslagerung in eigene Anstalten. Bezeichnend für diese Entwicklung ist vor allem die Loslösung der akut kranken und hilfsbedürftigen Personen – Kranke, Irre und Wöchnerinnen – von den Alten, Armen, Kindern, Taubstummen und minder schwer Kranken. Für die erste Gruppe entwickelte sich der Typus des Krankenhauses; für zweitere Gruppe eine Vielzahl von anderen Anstalten, wie → *Versorgungshäuser*, Waisenhäuser, Taubstummenanstalten u. s. w.

→ Humoralpathologie

Seit der Antike die vorherrschende medizinische Theorie in Europa. Sie wird daher manchmal zur traditionellen europäischen Medizin gezählt. Die Humorallehre postuliert die Existenz von vier Körpersäften, deren Ungleichgewicht im menschlichen Körper Erkrankungen auslösen würden. Behandlungsmethoden der Humoralpathologie zielten darauf ab, die Körpersäfte der PatientInnen zu steuern. Typische äußere Heilverfahren waren der Aderlass, das Schröpfen und das Hervorrufen von eitrigen Wunden mittels Blasenpflastern oder kleinen Operationen. Innerlich wurden vor allem Brech- und Abfuhrkuren angewandt. Sowohl die innerlichen als auch die äußerlichen Heilverfahren konnten Schmerzen hervorrufen und bei wiederholter Anwendung PatientInnen körperlich schwächen. Die traditionellen humoralpathologischen Behandlungsweisen wurden in der Wiener Irrenanstalt bis weit in das 19. Jahrhundert hinein verwendet. Ab den 1830er-Jahren wurde die Humoralpathologie durch die breite Anwendung der → *Hydrotherapie* zurückgedrängt, da diese als unschädlicher für die PatientInnen galt. Vereinzelte theoretische und therapeutische Nachwirkungen der Humoralpathologie sind noch bis in die 1870er-Jahre in der Wiener psychiatrischen Praxis nachweisbar.

→ Hydrotherapie
Wasserheilkuren waren seit der Antike ein Bereich der Medizin. Zur Wirkweise der Hydrotherapie existiert bis heute keine gültige Theorie. Die meisten AutorInnen gehen davon aus, dass sie zwei Zwecken diente: 1. Förderung der Hygiene. 2. Ausnützung von wohltuenden oder heilenden Eigenschaften des Wassers.

Durch den Fortschritt der Technik war es ab dem 19. Jahrhundert möglich, Bade- und Sanitätsanstalten auch im städtischen Umfeld zu errichten, wodurch ein verstärktes medizinisches Interesse an der Bäderheilkunde entstand. Die großen Kurbäder dieser Zeit boten sowohl körperlich als auch psychisch kranken Menschen eine große Auswahl an Kurverfahren an. Übliche äußere hydrotherapeutische Verfahren waren das Abduschen, Voll- und Sitzbäder sowie kalte und warme Wickel. Innere Anwendungen waren vor allem das Wassertrinken und die Gabe von Einläufen.

Hydrotherapeutische Heilverfahren lösten ab den 1830er-Jahren in der Wiener Irrenanstalt schrittweise humoralpathologische Verfahren als Standardtherapie für die meisten PatientInnen ab. Ab da an gehörten Wasserheilverfahren für einige Jahrzehnte zu den primären psychiatrischen Behandlungsmethoden, was sich auch in der Architektur der neuen Anstalten niederschlug. Ein wesentlicher Bestandteil der 1853 eröffneten Heilanstalt Am Bründlfeld war ihre moderne Bäderanlage im Erdgeschoß. Hydrotherapeutische Heilverfahren wurden in der Psychiatrie noch bis ins 20. Jahrhundert regelmäßig angewandt.

→ No(n)-Restraint-System
Wie PatientInnen in der Psychiatrie körperlich beschränkt werden dürfen, ist großen Modeumschwüngen unterworfen. Was der einen Generation noch als gelindestes und menschenfreundlichstes Mittel gilt, gilt der nächsten bereits als Grausamkeit. Es ist daher nicht verwunderlich, dass viele Auseinandersetzungen in und über die Psychiatrie oft die Methode der körperlichen Beschränkungen als Thema haben. Bis heute gibt es in der Frage, was die geeignetste und am wenigsten schädliche Beschränkungsmethode ist, keine Einigkeit in der internationalen Psychiatrie.

Als No(n)-Restraint-System wurde der Verzicht auf mechanische Beschränkungsmethoden in der PatientInnenbehandlung bezeichnet. Das bedeutete, dass Zwangsjacken, Hand- und Fußfesseln und Bettgurte nicht zur Sicherung oder Fixierung eines Patienten eingesetzt werden sollten. Stattdessen wurden spezielle Weichzellen eingerichtet, in denen PatientInnen bei Bedarf isoliert werden konnten.

Der Begriff No-Restraint wurde in den 1840er-Jahren in England geprägt und danach ins Deutsche übernommen. Es ist anzumerken, dass bereits Bruno Görgen ab 1819 in seiner Privatirrenanstalt ein sehr ähnliches Konzept verfolgte. In den öffentlichen niederösterreichischen Irrenanstalten setzte sich das No-Restraint-System ab den 1870er-Jahren immer mehr durch, wobei u. a. Direktor Spurzheim als treibende Kraft dieser Umsetzung galt.

In den nächsten Jahrzehnten entwickelten sich in den Anstalten oft pragmatische Mischanwendungen aller verfügbaren Beschränkungssysteme.

→ PfründnerInnen

Als PfründnerInnen wurden Menschen bezeichnet, die staatliche Unterstützungsleistungen in Anspruch nahmen. Geldleistungen wurden manchmal auch als *Stipendiat* bezeichnet. Viele PfründnerInnen waren alte oder kranke Personen, die in sogenannten → *Versorgungshäusern* untergebracht waren.

Geschichtlich bestand eine enge Verbindung zwischen der staatlichen Armen- und Irrenversorgung. Einige → *unheilbare* Irre wurden, wenn sie ausreichend rein und ruhig waren, nach ihrer Behandlung in Versorgungshäusern einquartiert.

→ Protomedicus

Der Protomedicus war der höchste Gesundheitsbeamte einer österreichischen Provinz. Nachdem in Niederösterreich schon länger ein Protomedicus über die Gesundheitsagenden in der Regierung wachte, wurde das Amt der Protomediker, so die zeitgenössische Mehrzahl, 1773 unter Maria Theresia staatsweit eingeführt, indem jedes Erbland des Habsburgerstaates einen dieser Mediziner erhielt, der aus Wien stammen und in der betreffenden Landesstelle den *„vorfallenden Sanitäts-Angelegenheiten Sitz und Stimme"* geben sollte. Es liegt keine vollständige Liste der niederösterreichischen Protomediker vor. Bekannte Protomediker waren Anton Störck (im Amt 1772–1803), Joseph Andreas Stifft (ab 1803–1834?), Wiener (?), Vincenz Eduard Guldener von Lobes (ab 1814), und Joseph Johann Knolz (ab 1833).

→ **Psychiatrie**

Die Psychiatrie ist das medizinische Fachgebiet, das sich mit der Behandlung und Heilung von psychischen Störungen befasst. Der heutige Begriff Psychiatrie wurde erstmals 1808 vom deutschen Psychiater Johann Christian REIL (* 1759; † 1813) verwendet und setzt sich aus den altgriechischen Wörtern für Seele und Arzt zusammen. Der Gegenstand des Fachgebietes war im Deutschen im 18. und 19. Jahrhundert die sogenannte Irrenheilkunde, Irrenpflege oder Irrenversorgung. Die behandelnden Psychiater wurden auch als Psychiatriker oder Irrenärzte bezeichnet und waren graduierte → *Ärzte*.

Zu Beginn des 19. Jahrhunderts war die Psychiatrie größtenteils eine anstaltsbezogene praktische Medizin. Da es keine psychiatrischen Vorlesungen an den Universitäten gab, lernten interessierte Mediziner ihr Handwerk durch Eigenstudium und Anstellung in Anstalten. Die Irrenanstalten waren in dieser Zeit die Zentren der psychiatrischen Behandlung, Forschung und Lehre. In die Anstalten wurden zumeist Menschen mit schweren geistigen und körperlichen Störungen eingewiesen, was die medizinische Auffassung des Irreseins wesentlich mitprägte.

Ab den 1840er-Jahren begannen die österreichischen Universitäten Vorlesungen über Psychiatrie in ihre Lehrpläne einzubauen. Von einem praktischen Handwerk, das wesentlich von den Ansichten und Erfahrungen des behandelnden Irrenarztes geprägt war, wandelte sich die Psychiatrie in den nächsten Jahrzehnten langsam zu einer universitär gestützten Fachwissenschaft. Die Eröffnungen der I. und II. Psychiatrischen Kliniken in Wien (1870 und 1875) sind ein Ausdruck dieser Entwicklung. Die Psychiatrie ist seit 1903 ein verpflichtendes Prüfungsfach des Medizinstudiums.

→ **Relativ verbundene Irrenheil- und Pflegeanstalten**

Das Modell der relativ verbundenen Heil- und Pflegeanstalt entstand in den 1830er-Jahren als Antwort auf die Missstände, die durch die Aufteilung von PatientInnen in getrennte → *Heil- und* → *Pflegeanstalten* entstanden waren. Das Konzept strebte wieder eine Zusammenführung beider PatientInnengruppen in eine Anstalt an.

Im Gegensatz zu → *gemischten Anstalten* achtete man jedoch auf die räumliche Trennung von Heil- und Unheilbaren in eigenen Flügeln oder Gebäuden. Im Gegensatz zu getrennten Heil- und Pflegeanstalten sollte aber die Diagnose der Unheilbarkeit nur vorläufig ausgesprochen werden und die Behandlungsstandards in beiden Anstaltsteilen auf ähnlich hoher Stufe stehen.

Die Wiener Irrenanstalt gehörte seit 1853 diesem Typus an, wobei das Gebäude am Bründlfeld als Heilanstalt und der Narrenturm als Pflegeanstalt verwendet wurden.

→ **Unheilbare PatientInnen**

Uneinheitliche Gruppe von chronisch psychisch und physisch Kranken, die im damaligen Sprachgebrauch auch als *Sieche* bezeichnet wurden. Die Einteilung von PatientInnen in Heilbare und Unheilbare bestand schon vor dem Beginn der Anstaltspsychiatrie.

Die Psychiatrie im 19. Jahrhundert kannte mehrere Arten von unheilbaren PatientInnen: Erstens dachte man, dass jede psychische Erkrankung chronifizieren und zu einer lebenseinschränkenden Behinderung führen könnte (→ *Einheitspsychose*). Zweitens litten viele PatientInnen an körperlichen Erkrankungen, für die es keine ausreichenden Kurmöglichkeiten gab. Dazu gehörten vor allem Epilepsie mit Geistesstörung, Paralyse (Neurosyphilis) und angeborene oder erworbene Behinderungen.

Laut der damaligen Betrachtungsweise behinderte eine Anhäufung von Unheilbaren in einer Anstalt die Kur von möglicherweise heilbaren PatientInnen. Daher wurden für unheilbar Kranke ab etwa 1800 gesonderte → *Pflegeanstalten* errichtet, in denen die Unheilbaren meistens bis zu ihrem Tod gepflegt wurden. Alternativ konnten Unheilbare auch gegen Revers an einen Vormund entlassen werden.

→ **Versorgungshäuser**

Die *Versorgung* war jener Teil des öffentlichen Fürsorgewesens, das sich Menschen annahm, die zwar weder schwer noch akut krank aber nicht in der Lage waren, sich um ihren Lebensunterhalt eigenständig zu kümmern. Die → *PfründnerInnen* in den Versorgungsanstalten waren zum größten Teil alte Menschen und chronisch Kranke, sogenannte *Sieche*. Kleinere Gruppen waren AlkoholikerInnen, Ex-Sträflinge, Behinderte, Jugendliche und EpileptikerInnen.

Versorgungshäuser boten ihren Bewohnern Unterkunft, Kost und einfache medizinische Betreuung durch einen ordinierenden Hausarzt und/oder einen Hauschirurgen. In manchen Versorgungshäusern gab es darüber hinaus auch Werkstätten zur Beschäftigung und zum Zuverdienen.

Geschichtlich war die Verzahnung von Irren- und Armenfürsorge immer schon sehr dicht, da beide Sozialzweige eine gemeinsame Wurzel in den mittelalterlichen und frühneuzeitlichen → *Spitälern* hatten. Da viele Irre arm und durch Krankheit an Arbeit gehindert waren, gehörten sie natürlicherweise zum Klientel der Versorgungshäuser. Viele PatientInnen der Wiener Irrenanstalt wurden, wenn sie als ungefährlich eingestuft worden waren, in Versorgungshäuser abgegeben. In einigen Versorgungshäusern wurden daher psychiatrische Filialanstalten eröffnet, etwa in Ybbs oder Mauerbach. Das Versorgungshaus Ybbs wurde ab 1858 schließlich zur Gänze in eine Irrenanstalt umgewandelt.

Namensverzeichnis

© Der/die Herausgeber bzw. der/die Autor(en), exklusiv lizenziert an Springer Fach-   445
medien Wiesbaden GmbH, ein Teil von Springer Nature 2023
D. Vitecek, *Der Wiener Narrenturm*, Medizin, Kultur, Gesellschaft,
https://doi.org/10.1007/978-3-658-39050-1

Riedel, Josef, 216, 283, 308–315, 318, 320,
    326–330, 333, 334, 347, 350,
    351, 368, 382, 426
Röder, Philipp Ludwig Hermann, 119–121,
    135
Roller, Christian Friedrich Wilhelm, 207,
    303–305, 324
Rudolphi, Karl Asmund, 128, 130, 131
Rudtorffer, Franz Xaver, 89

S
Saurau, Franz Josef, 109
Scheibe, Theodor, 294
Schiefer, Cajetan Josef, 172
Schiffner, Johann Christian, 162, 176, 187,
    188, 308
Schlager, Ludwig, 326–330, 334
Schmidl, Adolf, 259, 260
Schön, Bruno, 295
Schroff, Carl Damian, 329
Schweninger d. Ä., Carl, 286
Schwenninger, Josef, 99
Semmelweis, Ignaz, 45, 425–427
Shelley, Mary, 65
Shorter, Edward, 169
Sprenger, Eduard, 308, 309
Spurzheim, Karl, 156, 270–275, 303, 309,
    311, 313, 314, 318, 324, 329,
    333–335, 441

Staffeld, Adolph Wilhelm Schack von, 67,
    69, 70
Sternberg, Kaspar Maria von, 121
Stifft, Joseph Andreas, 111, 172, 441
Stoll, Maximilian, 34, 35, 45
Svetlin, Wilhelm, 167–169
Szechenyi, István, 165

T
Tschallener, Johann, 206, 207

V
Viszánik, Michael, 80, 83, 150, 179,
    201–210, 212–217, 222–224,
    230, 232–235, 237, 238, 240, 241,
    250, 251, 253–255, 257–262,
    270, 283, 303, 306–309, 311,
    318, 333, 350, 351, 365–368, 382

W
Wadzeck, Daniel Friedrich, 135
Wagner-Jauregg, Julius, 97
Wagner, Michael, 83–87, 128–130, 350, 351
Wilde, William Robert, 249, 253–255, 268
Winsløw, Friderich Christian, 94

The manufacturer's authorised representative in the EU is Springer
Nature Customer Service Centre GmbH, Europaplatz 3, 69115 Heidelberg,
Germany. If you have any concerns regarding our products, please
contact ProductSafety@springernature.com

Printed and bound by CPI Group (UK) Ltd, Croydon, CR0 4YY
28/04/2026
02098500-0001